椎体强化技术
Vertebral Augmentation

主　编　（美）道格拉斯·P. 比尔（Douglas P. Beall）

Chief of Services

The Spine Fracture Institute at Summit Medical Center Oklahoma

Oklahoma City, Oklahoma, USA

副主编　（美）艾伦·L. 布鲁克（Allan L. Brook）

（美）M. R. 钱伯斯（M. R. Chambers）

（美）约书亚·A. 赫希（Joshua A. Hirsch）

（希）亚历克西斯·克莱基斯（Alexios Kelekis）

（韩）金永哲（Yong-Chul Kim）

（美）斯科特·克雷纳（Scott Kreiner）

（加拿大）基兰·墨菲（Kieran Murphy）

主　审　孙天胜　李　放　仉建国
主　译　张志成　李忠海　孟　斌

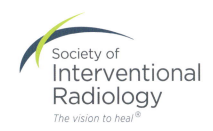

北方联合出版传媒（集团）股份有限公司

辽宁科学技术出版社

·沈　阳·

©2024 辽宁科学技术出版社
著作权合同登记号：第 06-2020-169 号。

图书在版编目（CIP）数据

椎体强化技术 /（美）道格拉斯·P. 比尔（Douglas P. Beall）主编；
张志成，李忠海，孟斌主译 . — 沈阳：辽宁科学技术出版社，2024.3
ISBN 978-7-5591-2520-0

Ⅰ . ①椎… Ⅱ . ①道… ②张… ③李… ④孟… Ⅲ . ①脊柱病—外科手
术 Ⅳ . ①R681.5

中国版本图书馆CIP数据核字（2022）第076134号

出版发行：辽宁科学技术出版社
　　　　　（地址：沈阳市和平区十一纬路25号　邮编：110003）
印 刷 者：辽宁新华印务有限公司
经 销 者：各地新华书店
幅面尺寸：210mm×285mm
印　　张：18.5
插　　页：4
字　　数：420千字
出版时间：2024年3月第1版
印刷时间：2024年3月第1次印刷
责任编辑：吴兰兰
封面设计：顾　娜
版式设计：袁　舒
责任校对：栗　勇

书　　号：ISBN 978-7-5591-2520-0
定　　价：248.00元

投稿热线：024-23284363
邮购热线：024-23284502
E-mail:2145249267@qq.com
http://www.lnkj.com.cn

审译者名单

主审

孙天胜　李　放　仉建国

主译

张志成　李忠海　孟　斌

副主译

于　斌　孙垂国　谭　荣　王林峰　刘　洋　孙　旭

参译人员（按姓氏汉语拼音排序）

蔡思怡　陈广辉　杜　培　杜长志　冯法博　高　杰　黄华桂　李若禹

李　源　刘　涛　刘　鑫　孟　浩　钮俊杰　潘明铭　蒲小江　祁　敏

任大江　孙柏峰　孙新志　索默然　万　雷　汪　东　王　飞　王　峰

王金佐　王开众　王　岩　徐　亮　张立志　张思萌　张　阳　张子凡

翻译秘书

刘秀梅　杨红梅

序言

自从 1994 年我做了第一例椎体强化术以来，这一直是我最喜欢的脊柱手术技术之一，我看到了令人难以置信且立竿见影的效果。这是在 John Mathis 医生的支持下完成的，他在 2006 年出版了最后一部关于椎体强化技术的专著。14 年后的今天，椎体强化术相关研究和强化装置等方面都有了很大进步，本书涵盖了这些主题。

对于椎体压缩性骨折（VCF）的治疗，我们现在所了解的是 10 年前我们不知道的，就是用强化术治疗这些骨折，显然起到了挽救生命和延长生命的效果，这是我们在医学上能做到的为数不多的作为治疗标准的技术。对于那些进行椎体强化术的从业人员来说，平均一年需要治疗的患者数量（统计上称为 NNT）仅为 15 例。平均而言，每位接受治疗的患者的额外生存期延长 2~7 年。

以我治疗脊源疼痛疾病的实践经验，在迄今为止最大的上市后试验中，我们的患者在第一次治疗后就诊时的平均疼痛评分从 9/10 降至 1.4/10，这是我们所做的研究中最好的结果。从椎体成形术到椎体内植物的技术转变已经提供了新的维度，在显著改善疼痛的同时，进行了更好的解剖重建，减少了再发骨折率。

这本书是对椎体强化技术全面的概述和指导，内容讨论并涵盖了关于椎体强化技术的各个方面，包括历史、技术、方法、缺点、植入物强化、术前和术后评估、骨质疏松症治疗、填充材料，以及脊柱外强化等。其中一章是由全球椎体强化大师们撰写的，其中包括他们在临床实践中的个人技巧和应用中的陷阱等。本书还包括了以前从未在医学文献中描述过的疾病和概念。能参与这本书的写作是我的荣幸，我要感谢所有的副主编、撰稿人，以及参与本书撰写和出版工作的所有人员。从令人惊叹的经口骨水泥注射到治疗 C2 椎体良性肿瘤疼痛开始，到今天取得长足的进步，椎体强化技术会变得越来越好。

Douglas P. Beall, MD

编者名单

John W. Amburgy, MD
Department of Neurological Surgery
University of Alabama at Birmingham
Birmingham, Alabama, USA

Thomas Guido Andreshak, MD
Physician
Consulting Orthopaedic Associates, Inc
Toledo, Ohio, USA

Hamed Asadi, PhD, FRANZCR, CCINR, EBIR
Interventional Radiology Service
Department of Radiology
Northern Hospital
Melbourne, Victoria, Australia

Luigi La Barbera, PhD
Postdoctoral Research Fellow
Laboratory of Biological Structure Mechanics
Department of Chemistry, Materials and Chemical
  Engineering "Giulio Natta"
Politecnico di Milano
Milan, Lombardy, Italy

John D. Barr, MD, FACR, FAHA, FSIR, FSNIS
Professor
Departments of Radiology and Neurological Surgery
University of Texas Southwestern Medical Center
Dallas, Texas, USA

Stephan Becker, MD
Orthopaedic Surgeon, Spine Surgeon, Sports Medicine,
  Chirotherapy
Fellow of the European Board of Orthopaedics and
  Traumatology
Fellow New Westminster College
New Westminster, British Columbia, Canada
Professor
Associé Université de Sherbrooke
Sherbrooke, Quebec, Canada

Andrew Brook
Bachelor of Sciences
University of Chicago
Chicago, Illinois, USA

Allan L. Brook, MD, FSIR, FACR
Director of Interventional Neuroradiology
Professor of Radiology and Neurosurgery
Montefiore Medical Center
The University Hospital for Albert Einstein College of
Medicine
Bronx, New York, USA

Nicole S. Carter, MBBS
Medical Doctor
Alfred Hospital
Research Fellow
Interventional Neuroradiology
Monash Health
Melbourne, Victoria, Australia

M. R. Chambers, DVM, MD
Professor
Department of Neurological Surgery
University of Alabama at Birmingham
Birmingham, Alabama, USA

Ronil V. Chandra, MMed, FRANZCR, CCINR
Associate Professor
Head of Interventional Neuroradiology Unit
Monash Imaging
Monash University
Melbourne, Victoria, Australia

Alessandro Cianfoni, MD
Head of Diagnostic and Interventional Neuroradiology
Neurocenter of Southern Switzerland- NSI-EOC
Lugano, Ticino, Switzerland

Olivier Clerk-Lamalice, MD-MSc, FRCPC, FIPP
President and Founder
Beam Interventional and Diagnostic Imaging
Calgary, Alberta, Canada

Tyler M. Coupal, MD
Vancouver General Hospital
The University of British Columbia
Vancouver, British Columbia, Canada

Aaron L. Cross, DO
Resident
University of Miami/ Jackson Memorial Hospital
Miami, Florida, USA

Timothy Deer, MD, DABPM, FIPP
President and CEO
The Spine and Nerve Center of the Virginias
Charleston, West Virginia, USA

Michael J. DePalma, MD
President and Medical Director
Virginia iSpine Physicians
President
Director of Research
Virginia Spine Research Institute, Inc
Richmond, Virginia, USA

J. Dana Dunleavy, MD
CEO and Co-founder
Imaging Law
Boca Raton, Florida, USA

Murray Echt, MD
Neurosurgery Resident
Leo M. Davidoff Department of Neurosurgery
Montefiore Medical Center
The University Hospital for Albert Einstein College of
Medicine
Bronx, New York, USA

Dimitrios K. Filippiadis, MD, PhD
Assistant Professor
Diagnostic and Interventional Radiology 2nd Department
  of Radiology
University General Hospital "ATTIKON" Medical School
National and Kapodistrian University of Athens
Haidari, Athens, Greece

Bassem Georgy, MD
Assistant Clinical Professor
Department of Radiology
University of California at San Diego
La Jolla, California, USA

Andrew I. Gitkind, MD, MHA
Vice Chairman and Medical Director
Montefiore Spine Center
Assistant Professor
Department of Physical Medicine and Rehabilitation
Montefiore Medical Center
The University Hospital for Albert Einstein College of
Medicine
Bronx, New York, USA

Bassam Hamze, MD
Department of Radiology
Lariboisière Hospital
Public Assistance of Paris Hospitals
Paris-Diderot University
Paris, France

Steven M. Henick
Medical Student
Albert Einstein College of Medicine
Bronx, New York, USA

Joshua A. Hirsch, MD
Vice Chair
Procedural Services and Service Line Chief of
  Neurointerventional Radiology
Chief of Interventional Spine Service
Massachusetts General Hospital
Boston, Massachusetts, USA

Alexios Kelekis, MD, PhD, EBIR
Associate Professor
Diagnostic and Interventional Radiology 2nd Radiology
  Department
University General Hospital "ATTIKON" Medical School
National and Kapodistrian University of Athens
Haidari, Athens, Greece

Danyal Khan
Medical Student
Royal College of Surgeons in Ireland
Dublin, Ireland

Majid Khan, MD
Director
Non Vascular Spine Intervention
Associate Professor
Radiology and Radiological Science
Johns Hopkins University Hospital
Baltimore. Maryland, USA

Young Hoon Kim, MD, PhD
Assistant Professor of Anesthesiology and Pain Medicine
Catholic University of
Seoul ST. Mary's Hospital
Seoul, Korea

Yong-Chul Kim, MD, PhD
Professor of Anesthesiology and Pain Medicine
Seoul National University School of Medicine
Director
Pain Management Center
Seoul National University Hospital
Seoul, Korea

Jae Hun Kim, MD, PhD
Associate Professor of Anesthesiology and Pain Medicine
Director
Pain Management Center
Konkuk University Medical Center
Seoul, Korea

Kyung-Hoon Kim, MD, PhD
Professor of Anesthesiology and Pain Medicine
Pusan National University College of Medicine
Director
Pain Management Center
Pusan National University Yangsan Hospital
Yangsan, Korea

**Hong Kuan Kok, MB BCh, BAO, MRCPI, FFRRCSI, FRCR,
EBIR**
Interventional Radiology Service
Department of Radiology
Northern Hospital
Melbourne, Victoria, Australia

David Kramer, MD
Associate Professor of Anesthesiology
Albert Einstein College of Medicine
Bronx, New York, USA

Scott Kreiner, MD
Director of Interventional Spine and Sports Medicine
Barrow Brain and Spine
Phoenix, Arizona, USA

Marie-Constance Lacasse, MD, CM, FRCPC
Neuroradiology Fellow
University of Toronto
Toronto, Ontario, Canada

Jean-Denis Laredo, MD
Senior Radiologist and Past Chairman
Department of Radiology
Lariboisière Hospital
Assistance Publique des Hôpitaux de Paris
Paris University
Paris, France

Pyung-Bok Lee, MD, PhD
Associate Professor of Anesthesiology and Pain Medicine
Seoul National University College of Medicine
Director
Pain Management Center
Seoul National University Bundang Hospital
Bundang, Gyeonggi-do, Korea

Thabele Leslie-Mazwi, MD
Interventional Neuroradiology Service
Department of Radiology
Austin Hospital
Melbourne, Victoria, Australia

Julian Maingard, BMedSci
Faculty of Health
School of Medicine
Deakin University
Waurn Ponds, Victoria, Australia

Paul I. Mallinson, MD
Radiologist
Vancouver General Hospital
The University of British Columbia
Vancouver, British Columbia, Canada

Grace Maloney, MD
Interventional Spine and Sports Physician
Barrow Brain and Spine
Phoenix, Arizona, USA

Laxmaiah Manchikanti, MD
Co-Director
Pain Management Centers of America
Medical Director
Pain Management Centers of Paducah and Marion
Ambulatory Surgery Center and Pain Care Surgery Center
Clinical Professor
Anesthesiology and Perioperative Medicine
University of Louisville
Professor of Anesthesiology-Research
Department of Anesthesiology School of Medicine
LSU Health Sciences Center
Paducah, Kentucky, USA

Luigi Manfre, MD
Chairperson
Diagnostic and Interventional Spine - European Society of
    Neuroradiology ESNR
Director
Department of Minimal Invasive Spine Therapy
Institute of Oncology for Mediterranean I.O.M
Viagrande (Catania), Sicily, Italy

Stefano Marcia, MD
Chairman
Department of Radiology
SS. Trinità Hospital
Cagliari, Sardinia, Italy

James Mooney, MD
Department of Neurological Surgery
University of Alabama at Birmingham
Birmingham, Alabama, USA

Sarah Morgan, MD, RD, CCD
Professor of Nutrition Sciences and Medicine
Department of Medicine
Division of Clinical Immunology and Rheumatology
University of Alabama at Birmingham
Birmingham, Alabama, USA

Peter L. Munk, MD
Director of Musculoskeletal Imaging
Vancouver General Hospital
The University of British Columbia
Vancouver, British Columbia, Canada

Kieran Murphy, MB, FRCPC, FSIR
Professor of Radiology
Director of Clinical Faculty
Techna Research Institute
University of Toronto
Toronto, Ontario, Canada

David Nussbaum, MD
Neuroradiology Specialist
Union Hospital
Elkton, Maryland, USA

Wayne J. Olan, MD
Director
Minimally Invasive and Endovascular Neurosurgery
The George Washington University Medical Center
Washington, DC, USA

Gregory Parnes, MD
Radiology Resident
Albert Einstein College of Medicine
Bronx, New York, USA

Marco C. Pinho, MD
Assistant Professor
Department of Radiology and Center for Advanced Imaging
    Research
University of Texas Southwestern Medical Center
Dallas, Texas, USA

Patrick R. Pritchard, MD
Associate Professor
Department of Neurological Surgery
University of Alabama at Birmingham
Birmingham, Alabama, USA

Susannah Ryan
Medical Student
Royal College of Surgeons in Ireland
Dublin, Ireland

Amanda Schnell, MD
Assistant Professor
Division of Clinical Immunology and Rheumatology
Department of Medicine
University of Alabama at Birmingham
Birmingham, Alabama, USA

Leah J. Schoel, MD
School of Medicine
University of Alabama at Birmingham
Birmingham, Alabama, USA

D. Mitchell Self, MD, MS IV
School of Medicine
University of Alabama at Birmingham
Birmingham, Alabama, USA

Andrew L. Sherman, MD
Professor and Vice Chair
Department of Physical Medicine and Rehabilitation
University of Miami Miller School of Medicine
Miami, Florida, USA

Neal H. Shonnard, MD
Orthopedic Surgeon
Proliance Surgeons, Inc
Seattle, Washington, USA

Lee-Anne Slater, FRANZCR, CCINR
Interventional Neuroradiologist
Monash Health
Melbourne, Victoria, Australia

Adam Thakore
Neuroscience Student
Trinity College
Dublin, Ireland

Steven M. Theiss MD
Professor
Department of Orthopedic Surgery
University of Alabama at Birmingham
Birmingham, Alabama, USA

Deborah H. Tracy, MD, MBA
Interventional Pain Physician
Institute of Interventional Pain Management
Brooksville, Florida, USA

Derrick D. Wagoner, DO
Interventional Pain Physician
Gershon Pain Specialists
Virginia Beach, Virginia, USA

James R. Webb, MD
Chief of Staff
Dr. James Webb and Associates
Tulsa, Oklahoma, USA

Edward Yoon, MD
Assistant Professor
Department of Radiology
Hospital for Special Surgery
New York, USA

目录

视频

视频 21.1 胸椎侧位透视视频显示穿刺针进入 T9 椎体后部，之前 T10 和 T11 椎体曾用骨水泥进行过椎体强化。T9 椎体压缩骨折并不稳定，其上终板可随呼吸上下移动。

视频 21.2 采用骨水泥在 T9 椎体强化后拍摄的胸椎侧位透视视频显示，T9 椎体内有两个空心穿刺针和骨水泥填充物，椎体骨折现已稳定，呼吸时未见上终板活动。

第一章　椎体强化术的历史与概述

M.R. Chambers

张　阳　张志成 / 译

摘要

　　椎体强化术是治疗由骨质疏松症、外伤或肿瘤引起的创伤性或病理性椎体压缩骨折（Vertebral Compression Fractures，VCF）的一类微创手术。椎体强化术的适应证最主要是骨质疏松性 VCF，另外还包括良性椎体肿瘤如血管瘤或脊柱朗格汉斯细胞组织细胞增生症，以及由于遗传疾病导致椎体强度减弱的疾病如成骨不全症。理论上讲，椎体内注射骨水泥可以稳定骨折椎体，降低骨折周围骨和骨膜的异常活动。此外，骨水泥热聚合作用同时还能够烧灼椎体内神经丛、骨小梁和终板软骨周围的疼痛感受器，从而达到增加椎体前柱即刻稳定性、缓解疼痛的目的。经过 30 多年的发展，椎体强化术领域产生了很多具有更高安全性和疗效的产品。大量涉及多种病因的临床研究均证实椎体强化术在减轻疼痛，改善功能和生活质量方面疗效显著。

　　关键词：椎体压缩骨折，椎体强化术，椎体成形术，球囊扩张椎体后凸成形术，骨质疏松症，脊柱转移瘤，多发性骨髓瘤，骨水泥，椎体植入物

1.1 引言

　　几十年来，丙烯酸骨水泥一直被应用于强化脆弱或部分破坏的骨质。1972 年，甲基丙烯酸甲酯最早作为内固定的补充手段用于治疗恶性肿瘤引起的椎体骨折。此后，椎体强化术逐渐成为骨质疏松、创伤或肿瘤引起的椎体压缩骨折（VCF）的主要治疗方法。该手术还用于治疗良性肿瘤（如血管瘤或脊柱朗格汉斯细胞组织细胞增生症）患者的骨折，以及遗传性疾病（如成骨不全症）导致的脆性椎骨。

　　骨质疏松性椎体压缩骨折（Osteoporotic Vertebral Compression Fractures，OVCF）是椎体强化术最常见的手术适应证。与其他骨折一样，VCF 的内固定原则包括椎体骨折复位（恢复正常解剖关系）、内固定（提供绝对或相对稳定性）、保留软组织和骨骼的血供，以及患者术后早期安全活动（图 1.1）。

　　在椎体强化术应用以前，椎体压缩骨折的主要手术方式是减压和固定融合。然而这种手术在老年骨质疏松患者中的疗效往往不佳。而非手术治疗的疗效同样令人失望。根据患者局部后凸和疼痛的程度，在可耐受的情况下，早期治疗包括卧床休息和支具固定。同时可采用镇痛药，使用鼻喷降钙素来达到抑制骨吸收和镇痛的作用。但是卧床休息和支具固定往往会加速骨流失，进而造成骨质疏松的进一步加重。此外，很多老年患者面临多种药物和麻醉剂的副作用风险，包括便秘、意识模糊、呼吸抑制以及许多因社会孤立导致的不被重视的后果。接受非手术治疗（Nonsurgical Management，NSM）的患者由于健康状况的持续恶化，更增加了因肺部感染而死亡的风险。

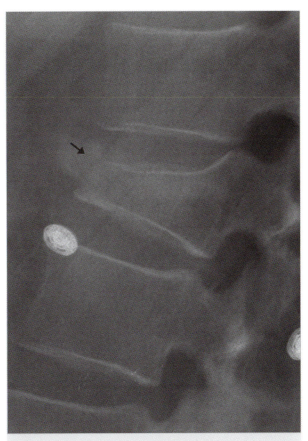

图 1.1　常规侧位 X 线片显示椎体压缩骨折（黑色箭头）

1.2 疼痛缓解机制

关于VCF椎体强化术缓解疼痛的机制,目前存在两种假设:(1)椎体内注射聚甲基丙烯酸甲酯(Polymethyl Methacrylate,PMMA)水泥可稳定椎体微骨折,消除骨膜微动和疼痛;(2)注射后PMMA的热凝作用可消融骨小梁、椎骨骨膜和血管结构中的疼痛受体。这两种效应可在术后立即使脊椎前柱稳定并减轻疼痛。尽管对椎基底神经的射频消融术确实可以缓解由椎间盘源性腰痛和终板退行性改变引起的疼痛,但是低放热或非放热骨水泥也可以使VCF患者的疼痛减轻,达到放热骨水泥对神经热凝消融相同的临床效果。因此,VCF患者疼痛的减轻更可能归因于椎体机械稳定性的恢复,而不是骨水泥对椎体支配神经的热凝消融作用。

1.3 技术

1.3.1 椎体成形术

椎体成形术(Vertebroplasty,VP)最早实施于1984年,但直到1987年才被报道。在第一个有图像记录的经皮椎体强化术病例中,Galibert等成功地将PMMA注入了C2椎体中,该C2椎体被侵袭性血管瘤部分破坏了。

椎体成形术主要是将骨水泥(如PMMA)经皮直接注入骨折椎体的松质骨中,以减轻疼痛并防止椎体高度进一步降低或后凸畸形的发展。尽管该手术不能改善脊柱畸形,但可以稳定椎体并改善VCF患者的术后功能(图1.2)。

1.3.2 椎体后凸成形术

椎体后凸成形术(Kyphoplasty,KP)最早实施于1998年,是对椎体成形术的一种改良,旨在恢复椎体高度并减少后凸畸形角度,从而改善预后并降低手术风险。VCF会产生使机体逐渐衰弱的疼痛,也会导致严重的后凸畸形。脊柱的后凸畸形可以压缩胸部、腹部和盆腔脏器的空间,进而导致呼吸受限、食欲下降和尿失禁。这些病理进展将会导致患者生活质量下降、体重减轻、社会孤立感和沮丧感的加重。

在进行椎体后凸成形术时,在注入骨水泥之前,通过置入椎体内的球囊充气扩张,以压缩和重塑松质骨,进而形成可以复位椎体骨折的空腔,并且在移除球囊后可以将骨水泥直接注入空腔中,这是骨水泥注入阻力最小的路径。向空腔中注入骨水泥可

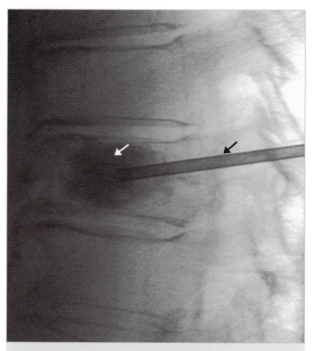

图1.2 椎体成形术操作时将穿刺套管(黑色箭头)插入椎体,聚甲基丙烯酸甲酯通过套管注射至椎体内(白色箭头)

以更好地控制骨水泥的量,有效降低骨水泥渗漏的风险(图1.3)。

通过球囊扩张可以恢复椎体高度、减少后凸角度、改善矢状位序列,通过减小力矩(M)来降低后凸畸形进行性加重的风险。为了说明力臂的重要性,阿基米德曾说过:"给我一个足够长的杠杆和支点,我将撬动地球"。椎体失败被认为是由过度的力矩引起的,力矩是力臂(椎体中心与重心的铅垂线之间的距离,D)和作用于力矩上的力(重力,F)的乘积(图1.4)。力臂、力矩和椎体失败风险随着脊柱后凸的进展而增加。

1.3.3 射频消融椎体后凸成形术

射频消融椎体后凸成形术(Radiofrequency Kyphoplasty,RFK)是一种在2008年获准在美国使用的新技术(StabiliT椎体强化系统,Merit Medical,约旦,犹他州,美国)。RFK使用射频热量来控制注入椎体中的骨水泥黏度。RFK并不使用充气式球囊,而是将一个小的工作套管经单侧插入椎体中。通过套管为骨水泥建立通道,并保留了更多的松质骨。通道中充满了超高黏度骨水泥,渗透到周围的骨质中,稳定骨折并恢复了椎体高度(图1.5)。采用缓慢可控的方式注入超高黏度骨水泥可以降低骨水泥渗漏的风险。

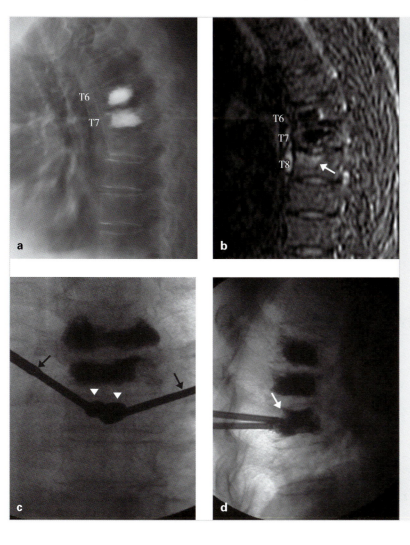

图 1.3 （a）患者 T6 和 T7 行两次椎体后凸成形术。（b）患者疼痛复发，T8 出现了相邻椎体骨折（白色箭头）。（c）胸椎正位透视图，通过两个套管针（黑色箭头）注射球囊（白色箭头尖）。（d）侧位透视显示骨水泥注入椎体（白色箭头）

1.3.4 经皮射频消融术

射频消融术（Radiofrequency Ablation，RFA）是一种改良的电凝技术，适用于部分脊柱转移瘤患者的疼痛治疗。RFA 和椎体强化术是一种联合疗法，用于治疗放疗无效或不能完全缓解脊柱转移瘤引起的疼痛。RFA 和椎体强化术联合治疗已成功用于缓解疼痛并改善患者功能和生活质量。在透视引导下，将连接到射频器的电极刀头穿刺至椎体内。射频刀头产生的热量（50~90℃）能够破坏椎体内病变组织，并在椎体内形成空腔（图 1.6）。此外，射频消融同时破坏了感觉神经纤维以及释放神经刺激因子的肿瘤细胞。有证据表明，在经皮椎体强化术之前进行 RFA 可以降低骨水泥渗漏的风险。

用于射频消融的设备包括 STAR 肿瘤消融系统（Merit Medical，约旦，犹他州，美国）、CAVITY SpineWand（ArthroCare，奥斯汀，得克萨斯州，美国）和 OsteoCool 射频消融系统（Medtronic，都柏林，爱尔兰）。OsteoCool 射频刀头内部采用循环水冷却。射频能量可加热组织，而循环水能够降低局部温度。该系统能够自动调节功率以将射频消融温度保持在所需的治疗范围内。这种组合可在不过度加热的情况下尽可能破坏大范围病变组织，从而降低了对相邻组织造成潜在热损害的风险。

1.3.5 伴有植入物的椎体强化术

椎体成形术和椎体后凸成形术均已实现了显著且持久的止痛效果。恢复椎体高度并不是疼痛缓解的必要条件，但是恢复高度和减小后凸角却是维持脊柱矢状位平衡、预防继发骨折的重要手段。然而随着时间的推移，椎体后凸成形术后椎体高度可能会部分丢失。因此需研制新一代的椎体强化系统，以期改善椎体骨折复位效果、长期维持椎体高度，进一步降低骨水泥渗漏的风险。

SpineJack（Stryker，卡拉马祖市，密歇根州，美国）是一种钛金属植入物，采用双侧经椎弓根入路置入椎体内，用于治疗 T5~L5 之间（包括 T5 和 L5）的椎体骨折。其机制就像汽车千斤顶一样，通过垂直撑开椎体复位骨折，逐步可控地恢复椎体高度，然后注入骨水泥（图 1.7）。

OsseoFix 脊柱骨折复位系统（Alphatec Spine，2009）是一种钛网支架装置，可作为支架置入椎体中，复位骨折维持椎体高度，可用于治疗 T6~L5 之间的椎体骨折。虽然并非直接撑开椎体，但在置入椎体后通过钛管的缩短对上下终板施加压力来复位骨折。支架网眼扩张可以压实骨小梁并恢复椎体高度，从而使骨水泥与周围骨质充分黏合。该装置是椎体成形术和后凸成形术的替代产品，旨在减少骨水泥渗漏（图 1.8）。

椎体支架系统（Vertebral Body Stenting System，VBS）由安装在球囊导管上的可扩展钴铬合金支架组成。该装置通过双侧经椎弓根入路置入，并充气至最大 3040kPa，以对称扩展双侧两个支架。支架最佳膨胀直径为 17mm，然后放气撤出球囊，保留两个支架以维持椎体高度，然后注入骨水泥（图 1.9）。

Kiva VCF 系统用于治疗 T6~L5 的胸椎和 / 或腰椎骨折，已于 2014 年 1 月 24 日获得美国食品和药品监督管理局（FDA）批准。Kiva 系统是一种经皮单通道椎体强化装置，以恢复椎体高度并减少骨水泥渗漏。该系统主要原理是将聚醚醚酮柔性植入物（PEEK–OPTIMA）通过可去除的、弹簧状的镍钛合金导丝置入椎体内。其步骤是将弹簧导丝插入椎体中作为支架，然后将 Kiva 植入物沿导丝呈弹簧状置入椎体，取出导丝，最后通过带孔的植入物可控地注射骨水泥（图 1.10）。

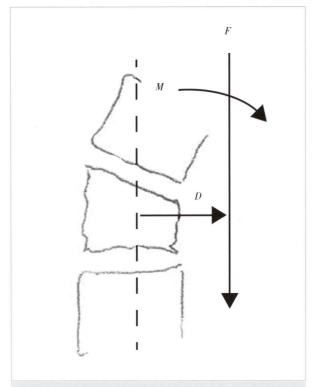

图 1.4 力矩（*M*）是力臂（*D*）和重力（*F*）的乘积。随着脊柱后凸的进展，力臂增加，从而增加了椎体失败的风险

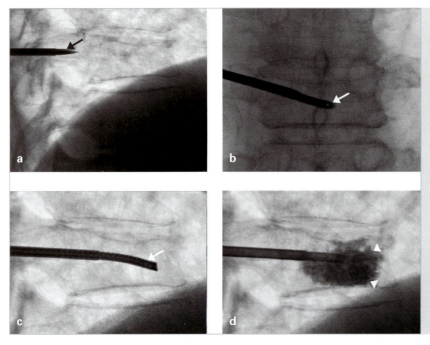

图 1.5 射频消融椎体后凸成形术。（a）侧位透视显示，针头通过椎弓根入路靠近椎体后壁（黑色箭头）。（b，c）正位和侧位透视显示穿刺通道装置（白色箭头）刚好穿过椎体中线到达椎体前方。（d）侧位透视显示射频消融后，骨水泥被注入椎体内（白色箭头尖）

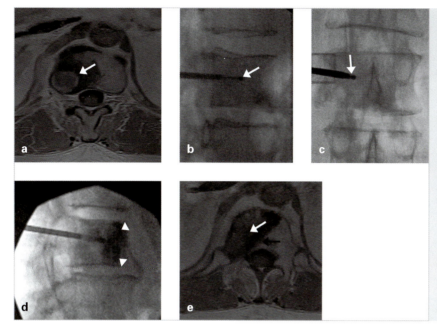

图 1.6 射频消融术。(a) T1 加权 MRI 显示 55 岁男性患者肺癌转移灶（白色箭头）。(b, c) 侧位和正位透视显示 L2 椎体后外侧部分的星形射频装置（白色箭头）。(d) 侧位透视显示骨水泥注入椎体（白色箭头尖）。(e) 射频消融 3 个月后的 T1 加权 MRI 显示椎体内的骨水泥（黑色箭头），白色箭头处未见进一步转移的证据

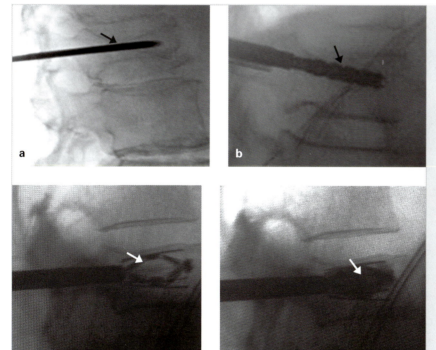

图 1.7 SpineJack。侧位透视显示 SpineJack 椎体强化术中穿刺针进入椎体（a 图黑色箭头），紧随其后的是采用磨钻进行局部钻孔清理（b 图黑色箭头），接着把 SpineJack 置入椎体内并撑开（c 图白色箭头），最后在植入物周围注射骨水泥（d 图白色箭头）

1.4 适应证与禁忌证

椎体强化术的主要适应证包括骨质疏松性椎体压缩骨折、脊柱转移瘤、多发性骨髓瘤、椎体血管瘤、椎体骨坏死、创伤性椎体压缩骨折，以及在脊柱重建手术之前和过程中用于强化病变椎体。临床上最常见的适应证是痛性骨质疏松性椎体压缩骨折，

并经卧床休息、支具固定、镇痛药、抗骨质疏松药物鼻喷降钙素等保守治疗无效者。

2018 年，包括骨科和神经外科、介入放射科和疼痛科医生组成的多学科专家小组使用 RAND/UCLA 合适度检测法（RAND/UCLA Appropriateness Method, RUAM）开发了临床治疗路径，制定了针对椎体脆性骨折患者的临床指南。专家组评估了各种症状中怀

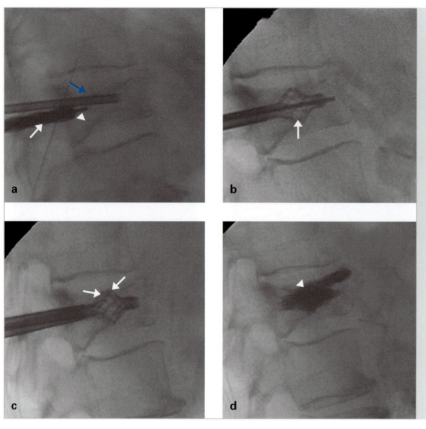

图1.8 OsseoFix 脊柱骨折复位系统。（a）T12椎体压缩骨折的侧位透视显示穿刺套管针进入T12椎体（蓝色箭头），以及由K线导丝（a图白色箭头尖）引导的钻头用以创建工作通道（a图白色箭头）。（b）侧位透视显示了OsseoFix系统置入至椎体内（白色箭头）。（c）侧位透视见两个植入物被放置在T12椎体内（白色箭头）。（d）注射骨水泥以稳定植入物（白色箭头尖）

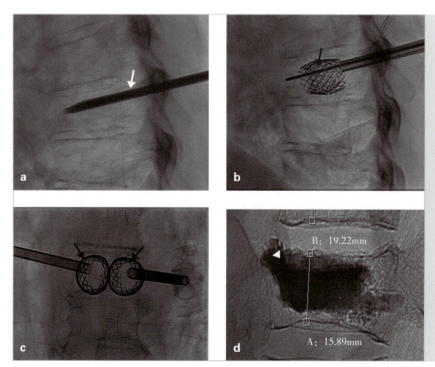

图1.9 椎体支架系统（VBS）。（a）T7椎体压缩骨折的侧位透视显示一根穿刺针进入T7椎体（白色箭头）。（b）侧位透视显示两个重叠的VBS植入物（黑色箭头）。（c）正位透视显示两个VBS植入物置入椎体（黑色箭头）。（d）CT侧位透视显示骨水泥注入植入物内（白色箭头尖）

疑VFF的体征和症状的相对重要性、相关的诊断程序，以及椎体强化术与保守治疗的适应证。该指南中有关绝对和相对禁忌证的表述如下。

绝对禁忌证包括：手术部位活动性感染、未经治疗的血源性感染，以及无痛的骨质疏松性椎体骨折（已完全愈合或保守治疗明显有效）。强烈禁忌证

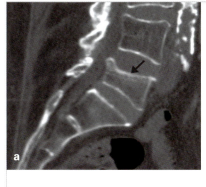
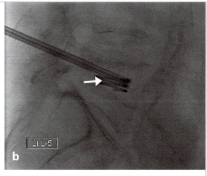
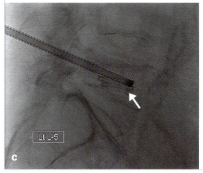
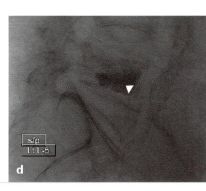

图 1.10 Kiva 植入物。（a）CT 矢状位图像显示 L5 椎体压缩骨折（黑色箭头）。（b）侧位透视显示椎体中的镍钛诺线圈（白色箭头）。（c）侧位透视显示 PEEK（聚醚醚酮）椎体内植入物（白色箭头）盘绕在椎体内。（d）显示注射骨水泥后的植入物（白色箭头尖）

包括：骨髓炎、妊娠、对骨水泥材料过敏、凝血功能异常、脊柱不稳、骨折引起的脊髓压迫、神经功能障碍和神经卡压。

相对禁忌证包括：心肺功能不全以致无法耐受安全的镇静或麻醉，肿瘤破坏椎体后壁和/或肿瘤侵犯至椎管内。只要没有出现神经卡压或相关临床症状，椎体后壁破裂突入椎管通常并非禁忌证。而伴有骨折块移位突入椎管的椎体骨折则是相对禁忌证。CT 扫描可用于评估有轻度骨折块移位患者椎体后壁的完整性。扁平椎曾被认为是相对禁忌证，因为这将使手术操作变得困难，但是 RUAM 专家组认为扁平椎并不是进行椎体强化术的相对禁忌证。

1.5 风险与并发症

椎体强化术的并发症很少，但与任何外科手术一样，其并发症可能包括：感染、出血、麻醉引起的心脏或呼吸系统并发症、局部损伤以及无法达到预期目标。经皮椎体强化术特有的并发症包括：骨水泥渗漏、肺栓塞、神经放射痛、肋骨骨折、继发椎体骨折，以及脊髓或神经卡压。

1.6 临床应用和证据

本书第十五章提供了全面系统的文献综述。已

有大量的临床随机对照试验、系统评价和 Meta 分析比较了不同椎体强化方法的临床疗效。当我们考虑随机对照试验的结果时，需要注意的是这些研究主要是为了评估药物治疗而设计的，而不是针对医疗器械和外科手术。鉴于大部分椎体强化装置均是相对较新的产品，可靠的临床数据有限，因此不足以给出临床决策建议，期待将来有更多的相关观察研究和长期随访研究来进一步评估这些新型椎体强化装置。

1.6.1 骨质疏松症

椎体压缩骨折是与骨质疏松症相关的最常见的骨折类型，具有高发病率和高死亡率的特点。在美国每年的相关直接医疗支出超过 10 亿美元（1 美元≈6.35 人民币）。相关数据表明，超过 70% 的中度或重度疼痛患者可能在症状发作后的 12 个月内无法显著缓解疼痛。1989 年，法国里昂大学医院的神经放射科医生开始用椎体成形术治疗骨质疏松性椎体压缩骨折。他们使用 18G 的穿刺针将骨水泥注入 7 例患者椎体中，其中 4 例患有骨质疏松性椎体压缩骨折、2 例椎体血管瘤，另 1 例患者为脊柱转移瘤引起的椎体压缩骨折。他们的报告显示，7 例患者中有 6 例椎体成形术的疼痛明显减轻，1 例患者疼痛有所缓解。

椎体成形术

椎体成形术于 20 世纪 90 年代初引入美国，由弗

吉尼亚大学的医生采用法国医生的技术首次实施。随后椎体成形术的使用急剧增加，主要是用于OVCF的治疗，直到20世纪90年代末期球囊后凸成形术（Balloon Kyphoplasty，BKP）的出现。

发表于2009年的两项随机对照试验引发了巨大争议，这两项研究比较了椎体成形术和假手术治疗骨质疏松性椎体压缩骨折的疗效，旨在解释椎体成形术中的安慰剂效应。研究者指出，尽管两组患者的总体疼痛都有明显缓解，但椎体成形术并没有统计学上的显著优势。反对者指出了这两项试验在研究设计、患者选择、研究效力以及结论的普遍性等方面存在许多不足。

第一项研究将75例经MRI证实为骨质疏松性椎体压缩骨折且病程小于1年的患者随机分为椎体成形术组或假手术组。受试者按照治疗医院、性别和症状持续时间进行分层。主要指标为术后3个月时的"总体疼痛"。两组患者的总体疼痛均有明显减轻，但与对照组相比，椎体成形术患者在所有结局指标上均无显著优势。这项由Buchbinder等学者实施的研究最初拟纳入200例患者，但4年内只有78例患者入选。4家医院中有2家在仅入组5例患者后退出试验。由此导致的结果是68%的手术是由一家医院的同一名放射科医生实施的。仅有32%的患者在疼痛发作后6周内接受了手术，这表明许多患者在接受手术治疗时骨折已愈合，而MRI上的表现是骨折愈合过程中的持续性水肿。

第二项研究将131例患有1~3个痛性OVCF的患者随机分为椎体成形术组和模拟手术组（无骨水泥）。主要指标是功能障碍评分和术后1个月随访时24h内平均疼痛评分。该研究仅纳入门诊患者，排除了因急性骨折疼痛住院的患者。该研究方案需要患者用药4周才可入组，并且患者骨折病史最长可达1年。只有44%的患者疼痛持续时间少于6周，56%的患者疼痛超过3个月。入组患者的最低疼痛评分为3/10分，平均疼痛评分为6.9分。由于腰痛严重的患者往往在疼痛评分上改善明显，因此可能发生选择偏倚，因为腰痛严重的患者可能不同意参加将其随机分配到非治疗组的试验中。最后，与椎体成形术组相比，对照组的交叉率明显更高，这可能表明假手术组患者对假手术不满意，但最终的疼痛评分量表并不能反映出这种情况。

椎体后凸成形术

Garfin等学者于2001年报道了用于治疗痛性OVCF的新技术（BKP），他们指出BKP术后患者疼

痛改善了95%，功能评分也显著改善。在骨折3个月内进行椎体后凸成形术时，椎体高度和后凸畸形可改善50%以上，而如果3个月后再手术，则改善达不到50%。对于保守治疗无效的痛性OVCF，椎体成形术和椎体后凸成形术是安全且有效的。椎体后凸成形术可促进脊柱序列重排并恢复椎体高度，形态学的改善可减少椎体骨折后肺部、胃肠道和早期相关并发症的发生。此后很多前瞻性和回顾性研究均证明了椎体后凸成形术在治疗OVCF的疼痛和畸形方面的安全性和有效性。

一项发表于2009年的随机对照试验即FREE试验，比较了BKP与非手术治疗VCF的有效性和安全性。研究对象分布在8个国家21个研究中心，涉及T5~L5的1~3个急性椎体压缩骨折的成年患者，病因包括原发性或继发性骨质疏松症、多发性骨髓瘤或溶骨性脊柱转移瘤。研究对象被随机化分组，主要指标为简明36评分（SF-36）中的生理总评分（Physical Component Summary，PCS）从术前至术后1个月的变化值。与对照组相比，椎体后凸成形术组患者在术后1个月时的SF-36 PCS评分显著改善，差异具有统计学意义。

接下来，Van Meirhaeghe等学者进行了一项多中心随机对照试验，比较了BKP与NSM在手术和椎体后凸畸形矫正方面的差异。该研究纳入了患有1~3个急性VCF（伤后3个月内）的成年患者，将其随机分配至双侧BKP组或NSM组。与NSM相比，BKP组患者术后1个月时的SF-36 PCS评分有了显著的提高，功能改善也更明显（通过"起立行走试验"评估）。在24个月随访时，BKP有效改善了患者的生活质量，减轻了24个月内的平均疼痛，同时也改善了椎体的后凸畸形。

2017年发表的EVOLVE试验是一项后凸成形术的大样本前瞻性临床研究，专门针对Medicare医疗保险覆盖的人群，代表了真实世界临床实践中的典型患者，研究调查了术后12个月患者的功能状况、生活质量和手术安全性。研究共纳入了354例VCF患者，涉及美国24个研究中心，最终有350例患者接受了椎体后凸成形术。4个主要指标包括腰痛、残疾、功能和生活质量。结果显示，患者所有指标在每个随访时间点均显著改善，差异具有统计学意义，椎体后凸成形术是一种治疗骨质疏松症或癌症引起的疼痛性VCF的安全、有效且持久的方法。

SpineJack

一项包括24例VB骨折的尸体研究对比了SpineJack

与 BKP 的支撑效果，结果显示 SpineJack 组的椎体高度恢复更好。SpineJack 技术的临床意义包括更好地恢复矢状面平衡，减少脊柱后凸畸形以降低邻近椎体骨折的风险。

一项纳入 30 例 OVCF 患者的单中心前瞻性随机对照研究比较了 SpineJack 与 KyphX Xpander 充气式骨填充术的安全性和有效性，结果显示两组患者的生活质量都有明显改善；SpineJack 组患者术后即刻和术后 12 个月时的疼痛和功能障碍缓解更显著；SpineJack 组患者术后 1 年内邻近椎体骨折发生率更低，而两组再发 VCF 的发生率相似；SpineJack 能够恢复更大的椎体角度，并且在置入后 12 个月时角度仍能得到维持。

一项前瞻性随机安慰剂对照试验 SAKOS 研究比较了 SpineJack 与 KyphX Xpander 充气式骨填充治疗椎体压缩骨折的临床疗效，初步研究结果表明 SpineJack 和 BKP 在改善患者功能和生活质量方面疗效相似，但 SpineJack 在缓解疼痛、恢复椎体高度和降低邻近椎体骨折发生率方面均显著优于 BKP。在采用视觉模拟量表（Visual Analog Scale，VAS）评估疼痛缓解方面，术后 5 天两组患者的疼痛均显著减轻，平均降低约 50mm，但两组间没有显著差异；SpineJack 组在术后 6 个月内的疼痛改善明显，术后 1 个月（$P=0.029$）和 6 个月（$P=0.021$）时疼痛评分改善均优于 BKP 组。在评估邻近椎体骨折时，与 BKP 相比，SpineJack 组患者手术后第 6 个月在意向治疗（Intention to Treat，ITT）人群中的有效率显著高于 BKP 组（88.1% 比 59.7%；$P < 0.0001$）；SpineJack 降低邻近椎体骨折的优势在术后 12 个月时可以体现出来，有效率为 73.5%，而 BKP 组为 42.9%（$P < 0.0001$）。在 ITT 人群中，SpineJack 组术后椎体中线高度的平均恢复明显高于 BKP 组［（1.14 ± 2.61）mm 比（0.24 ± 2.21）mm；中位数：0.90mm 比 0.45mm；$P=0.0163$］，符合方案数据分析也证实该结果（$P=0.0060$）。

OsseoFix

一项前瞻性连续队列研究证实 OsseoFix 是一种治疗 OVCF 有效、安全的微创手术方法，即使对椎体后壁受累的患者也同样适用。研究者采用 OsseoFix 治疗了 24 例 OVCF 患者，涉及 T6~L4 的 32 个椎体。术后 12 个月随访时，患者 ODI 评分（70.6% 降至 30.1%）、VAS 疼痛评分（7.7 分降至 1.4 分）和局部后凸角（矫正了 11.7°）均显著改善。术后只有 1 例患者出现椎体高度丢失、1 例出现迟发性血肿，椎体

后壁无明显变化，无邻近椎体骨折和骨水泥渗漏情况发生。

椎体支架系统

发表于 2014 年的一项随机对照研究比较了 BKP 与 VBS 支架系统治疗 OVCF 的疗效，主要指标是局部后凸角，次要指标包括射线暴露时间、并发症和骨水泥渗漏。BKP 的平均后凸角矫正 4.5°，VBS 的平均后凸角矫正 4.7°，差异无统计学意义；两组患者射线暴露时间和骨水泥渗漏率也没有显著差异。该项研究结论是，由于 VBS 系统球囊压力稍高，与材料相关的并发症较多（BKP 1 例，VBS 9 例），VBS 并不优于 BKP 系统。

Kiva

Korovessis 等于 2013 年通过一项前瞻性随机对照试验比较了 BKP 和 Kiva 椎体增强技术治疗骨质疏松性椎体压缩骨折的疗效。研究结果显示，尽管两组患者的疼痛及残障功能改善结果相似，但 Kiva 组患者的局部后凸角（Gardner 角）显著恢复，而 BKP 组患者未达到统计学差异。此外，Kiva 组的骨水泥用量更少，渗漏率更低。

Otten 等于 2013 年前瞻性地比较了采用 Kiva VCF 和 KyphX 系统（Kyphon 公司，桑尼维尔，加利福尼亚州，美国）的 BKP 手术的临床疗效和安全性。评估各两组患者术前和术后 6 个月的各项指标变化。对于 Kiva VCF 采用标准的 10cm VAS 评分，BKP 采用数字评分量表（0~100 分）来评估腰痛严重程度，采用 ODI 评分来评估患者的临床功能，记录两组患者的手术时间，以及所有可能归因于治疗的不良事件和远期并发症（例如新骨折）。利用术中透视和术后 X 线检查来证实骨水泥的渗漏及渗漏位置，通过影像学方法来评估新发骨折。在影像学数字系统中测量术前、术后即刻、术后 3 个月和 6 个月时的伤椎前缘和中央的椎体高度。研究结果显示，Kiva 治疗痛性 VCF 和 BKP 一样安全有效。在术后 6 个月时 Kiva 较 BKP 能更好地控制腰痛症状。与 BKP 相比，Kiva 系统手术时间更短，骨水泥用量更少，术后继发骨折发生率更低。作者认为该研究的不足是研究样本量相对较小，且 6 个月的随访时间相对较短。

一项发表于 2015 年的大样本随机对照研究（KAST 试验）纳入了 300 例痛性 OVCF 患者，随机分为 Kiva 组和 BKP 组，其主要结局指标为术后 12 个月时的疼痛评分、功能改善以及器械相关的严重不良事件，次要指标包括骨水泥用量、骨水泥渗漏和邻近椎体骨

折。研究结果显示 Kiva 在缓解疼痛、改善功能以及无器械相关的严重不良事件方面不劣于 BKP。次要结局指标结果显示与 BKP 相比，Kiva 在骨水泥使用量和骨水泥渗漏方面具有统计学优势，Kiva 组邻近椎体骨折的发生率较低，但差异无统计学意义。

KAST 研究表明，使用 Kiva 的邻近椎体骨折的相对危险度降低了 31.6%（95% 置信区间：-22.5%，61.9%）。Beall 等根据 KAST 的数据以及相关文献的成本数据进行预测，相比 BKP，Kiva 可直接节省的医疗费用分别为每位患者 1118 美元和每家美国医院 280 876 美元。

1.6.2 创伤

关于胸腰椎创伤性损伤的诊治尚存在争议，包括合适的影像学评估、手术方式的选择、手术适应证以及手术时机等。65% 的胸腰椎骨折是由交通事故伤和高处坠落伤造成的，其余的是运动损伤和暴力造成的。由于这些都是高能量损伤，因此胸腰椎骨折常伴有其他损伤，例如肋骨骨折、气胸、大血管损伤、心包积膜和膈肌破裂。安全带骨折（Chance 骨折）和屈伸牵张型损伤常伴随着腹部内脏损伤。因此详细的病史包括受伤机制、疼痛以及神经症状至关重要。最常见的症状是轴向的腰部刺痛或酸痛，无放射痛。神经系统损伤的患者可出现损伤平面以下肌力下降、感觉异常以及尿潴留。对患者进行轴向翻身来进行仔细的脊柱查体，以检查是否有擦伤、压痛、局部后凸畸形以及棘突间隙是否增宽。神经系统评估应遵循美国脊髓损伤协会（ASIA）的准则进行（请参阅第二章）。

椎体成形术和椎体后凸成形术

Verlaan 等学者于 2002 年通过尸体研究发现，短节段椎弓根螺钉固定治疗椎体骨折失败的原因是椎间盘通过骨折上下终板重新分布到椎体内，导致脊椎前柱支撑力下降。缺乏前柱支撑可能导致内固定断裂和内固定取出后复发性后凸畸形。他们认为球囊椎体成形术（椎体后凸成形术）是一种安全可行的创伤性胸腰椎骨折复位手术。

介入放射学学会实践标准委员会于 2003 年发布了《经皮椎体成形术质量改进指南》，当时的椎体成形术适应证包括：（1）原发性和继发性痛性 OVCF，药物治疗无效；（2）良性或恶性肿瘤（血管瘤、多发性骨髓瘤或转移瘤）继发的椎体骨溶解或骨破坏；（3）伴有骨坏死的疼痛性椎体骨折（Kummel 氏病）。

从那时起，很多非骨质疏松性椎体骨折患者都

接受了椎体增强技术。2004 年，Chen 等成功地用椎体成形术治疗了一例 33 岁男性 L1、L2 和 L5 椎体爆裂性骨折患者，作者建议该手术可作为腰椎爆裂骨折的有效治疗措施。在 2015 年的一项前瞻性队列研究中，Elnoamy 证实椎体成形术是治疗非骨质疏松性椎体压缩性骨折的一线方法，可以减轻疼痛、增加患者活动能力、减少患者的镇痛药物用量。

Kiva

Korovessis 等于 2014 年回顾性比较了两种椎体增强技术和两组不同类型骨水泥：BKP/磷酸钙（A 组）和 Kiva/PMMA（B 组）。研究共纳入了 38 例年龄和诊断相匹配的连续患者，诊断均为 AO 分型中 A2 和 A3 型单椎体新鲜的非骨质疏松性腰椎（L1~L4）骨折，手术方式均采用椎体增强技术辅助三节段椎弓根螺钉固定。结果显示，两组患者均有显著的疼痛减轻和功能改善，并且椎体前缘高度、节段性后凸畸形和椎管内侵犯均明显改善。Kiva/PMMA 组的椎体后缘高度也得到明显改善，然而短节段结构恢复对患者功能结果并没有影响。作者建议在新鲜创伤性腰椎骨折中可使用 PMMA。

SpineJack

最近，Polis 等报道了 1 例采用经皮椎体强化技术置入 SpineJack 支架治疗 1 名 15 岁男孩的创伤性 T8 椎体骨折的病例。CT 显示 T8 骨折为 A2.2 型（AO/Magerl）。经过 6 个月的保守治疗，患者剧烈疼痛仍持续存在，胸椎后凸角持续进展。该手术在保留椎间活动度的情况下消除了患者的临床症状，使骨折椎体部分复位，恢复了胸椎序列。

1.6.3 骨病、癌症、转移瘤和多发性骨髓瘤

良性疾病如椎体血管瘤和骨巨细胞瘤可能会引起严重的顽固性疼痛。据报道，超过 30% 的晚期癌症患者可发生脊柱转移。乳腺癌、肺癌或前列腺癌的发生率更高（70%）。脊柱转移瘤常引起骨溶解、椎骨脆性增加，进而导致发病率很高的痛性病理骨折。多发性骨髓瘤是一种典型的起源于骨髓的恶性肿瘤，脊柱受累非常常见。对于这类患者，开放性手术减压和内固定并不可行，手术失败可导致灾难性后果。此外，这类患者疼痛治疗往往并不理想，而放射治疗起效缓慢。

椎体成形术和椎体后凸成形术

1987 年，Nicola 和 Lins 介绍了"一种采用甲基

丙烯酸甲酯聚合物进行术中椎体内逆行栓塞的新方法"，将甲基丙烯酸甲酯聚合物注射到椎体血管瘤中，无须进一步固定或放疗。

脊柱骨巨细胞瘤是一种罕见的侵袭性良性肿瘤，具有很高的复发率，常伴有椎体和椎弓根的破坏。脊柱骨巨细胞瘤首选治疗方法是全脊椎切除重建术，以保持脊柱的完整性，但该手术并不适合所有的情况。Chui 等于 1997 年报道了一种侵犯椎管的骨巨细胞瘤的治疗方法，即在椎板切除减压和后外侧融合术后，将骨水泥注入骨巨细胞瘤体内，术后 7 年随访时影像学上未见肿瘤复发。

Fourney 等于 2003 年报道椎体成形术和椎体后凸成形术用于治疗因骨髓瘤和脊柱转移瘤引起的难治性疼痛是安全可行的。作者当时就指出，该类技术的准确适应证仍在发展，当时北美的经验主要局限于骨质疏松性椎体压缩骨折。这是迄今为止唯一一项直接比较椎体成形术和椎体后凸成形术治疗癌症（多发性骨髓瘤和脊柱转移瘤）的研究，结果显示两组手术缓解疼痛具有同等疗效，这两种手术方法都能显著缓解大部分患者的疼痛，而且随着时间的推移，这种效果是持久的。

Shaibani 等于 2007 年回顾分析了椎体成形术和椎体后凸成形术的适应证和禁忌证、合适的患者选择和评估、手术技术、临床结果以及治疗脊柱转移瘤时的潜在并发症。作者指出，尽管椎体成形术和椎体后凸成形术在减轻骨质疏松性或病理性 VCF 和溶骨性肿瘤引起的疼痛方面都非常有效，但支持性证据均是基于个人经验和病例系列研究，而并非前瞻性随机对照试验。

许多研究已经证实椎体成形术和椎体后凸成形术治疗脊柱转移瘤的有效性和安全性，能够迅速、显著和持续地减少疼痛、残疾以及止痛药的用量，提高患者生活质量。

癌症患者骨折评估（CAFÉ）试验是第一个随机对照试验，旨在比较 BKP 和 NSM 治疗癌症患者疼痛性 VCF 的安全性和有效性。患者来自欧洲、美国、加拿大和澳大利亚的 22 个研究中心，主要观察指标为术后 1 个月时腰部特异的功能状态，结果显示 BKP 治疗癌症患者疼痛性 VCF 的有效性和安全性均优于 NSM。

为了明确 CAFÉ 试验与其他已发表的癌症和 VCF 患者的研究结果是否一致，Bastian 等于 2012 年对相关文献进行了系统回顾。作者对 22 项已发表的研究（12 项前瞻性研究，包括 CAFÉ 试验和 10 项回顾性研究）进行了系统回顾，扩充了 CAFÉ 试验的结论，并

证实 BKP 是一种安全有效的治疗方法，可迅速减轻疼痛、稳定椎体高度、纠正后凸畸形、改善癌症和疼痛性 VCF 患者的身体状况以及生活质量。

Astur 和 Avanzi 对由脊柱转移瘤或多发性骨髓瘤导致的病理性压缩性骨折的患者进行了一项系统回顾，以评估椎体后凸成形术在控制疼痛和改善生活质量方面的疗效。中等质量证据表明，与接受常规治疗的患者相比，接受 BKP 治疗的患者在疼痛、残疾、生活质量和 Karnofsky 功能状态评分方面评分更高，该研究得出结论，BKP 可作为脊柱肿瘤导致病理性骨折的早期治疗选择。

射频消融术

射频消融术和椎体增强术的联合治疗在减轻患者疼痛、改善功能和生活质量方面取得了成功。对于伴有病理性 VCF 的癌症患者，早期进行射频消融术和椎体增强术干预能改善患者的剩余生活质量。虽然尚无比较性临床试验，但临床上已有证据表明，经皮椎体强化术前进行 RFA 可降低骨水泥渗漏的风险。

Zheng 等于 2005—2009 年进行了一项回顾性研究，收治了 26 例（38 个椎体）脊柱转移瘤的患者，结果显示在仔细考虑骨水泥体积 / 黏度、注射部位和温度的情况下，透视下 RFA 联合椎体后凸成形术治疗胸腰椎转移瘤是安全有效的。

Wallace 等对 2012 年 4 月至 2014 年 7 月期间接受 RFA 和椎体强化术治疗的 72 例（110 个椎体）脊柱转移瘤患者进行了回顾性分析，其中 81%（89/110）的转移瘤累及椎体后方，45%（49/110）累及椎弓根。患者的疼痛评分在术后 1 周和 4 周随访时均显著降低，没有发生与 RFA 相关的严重并发症，也没有出现有症状的骨水泥渗漏。该研究证实，联合治疗是一种安全有效的治疗方法，可有效缓解疼痛性脊柱转移瘤的症状，包括肿瘤累及椎体后方和 / 或椎弓根。

Kiva

Anselmetti 等在 2012 年的病例报告中，将 Kiva 系统描述为一种新型、有效的微创治疗方案，可用于治疗因骨溶解性脊柱转移瘤而遭受严重疼痛的患者。该发现随后得到了 40 例累及椎体后壁的脊柱转移瘤患者的数据支持，这些患者对常规治疗无效且无手术指征，采用 Kiva 和骨水泥强化来缓解疼痛。所有患者在术后 1 个月均出现功能改善和疼痛减轻。所有服用阿片类药物的患者转而服用非甾体类抗炎

药或无须用药。所有患者在治疗后都能停止支具治疗。43 例接受治疗的椎体中有 7 例（16.3%）发生了骨水泥渗漏。

在一项随机对照研究中，椎体后凸成形术和 Kiva 植入物对伴有骨溶解性转移瘤患者均显著缓解了疼痛。患者椎体前、中和后部高度比和 Gardner 角均明显改善。两组患者术后疼痛和残疾改善程度相似。Kiva 组患者采用了低黏度 PMMA 水泥，无骨水泥渗漏发生。两种椎体强化术具有很好的安全性，即使是有显著的骨溶解的患者。

1.6.4 脊柱朗格汉斯细胞组织细胞增生症（LCVH）

LCVH 是一种良性疾病，在成人腰椎极其罕见。虽然少见，但已报道有多种治疗方法，包括全身化疗、病灶刮除植骨或不植骨、内固定和融合、病灶内皮质类固醇注射和放疗。Cardon 等于 1994 年报道了第一例经皮椎体成形术治疗 LCVH 的病例，将其描述为保守和开放手术不可行时的一种合适的选择，可以缓解疼痛、稳定骨折、快速恢复和早期负重。

1.6.5 成骨不全症

Rami 等于 2002 年报道了第一例椎体成形术治疗继发于成骨不全症的 VCF，扩大了椎体增强术的适应证。

1.7 结论

椎体强化术是一种微创脊柱手术，已成为 VCF 治疗的核心技术。许多临床试验、系统评价和 Meta 分析已经对越来越多的椎体强化术进行了研究和比较。结果证实，对各种病因（包括骨质疏松、外伤、原发性和转移性肿瘤）的治疗均有显著且持久的疗效。椎体强化术可以有效缓解疼痛，并且椎体后凸成形术和植入物系统还能够恢复椎体高度，纠正后凸角度，从而降低邻近节段继发骨折的风险。恰当的患者选择是疗效成功的关键。

正如 Albers 和 Latchaw 在 *Pain Physician* 的一篇述评中指出的那样："……一位日常活跃的 78 岁女性，如果患有骨质疏松性椎体压缩骨折，且显著改变了她的生活方式，她该怎么办？如果她只接受药物治疗，她就有可能遭受孤立、失调、依赖症、抑郁症、血栓性静脉炎、中风以及肺部疾病（肺栓塞和感染等）。阿片类止痛药物可能使她恶心和便秘，因此她不能接受。这位患者并非个例。发病率和死亡率风险是现实生活中的重要问题，而不仅仅是统计学数字。"

椎体强化术对于因骨质疏松症、创伤或恶性肿瘤引起的疼痛性病理性 VCF 患者有统计学上的显著益处。自 1984 年第一例椎体成形术实施以来，该术式已经有了许多创新进展，现在已有许多种术式选择，每种术式都有各自的优缺点和适应证。作为医生和临床研究人员，我们有责任严格把握适应证，确保手术疗效，尤其是对弱势人群。老年骨质疏松症女性患者的例子深刻地提醒我们，我们的使命是为患者提供最安全、循证、有效以及负担得起的治疗方案。

参考文献

[1] Harrington KD, Johnston JO, Turner RH, Green DL. The use of methylmethacrylate as an adjunct in the internal fixation of malignant neoplastic fractures. J Bone Joint Surg Am 1972;54(8):1665–1676.
[2] McGraw JK, Lippert JA, Minkus KD, Rami PM, Davis TM, Budzik RF. Prospective evaluation of pain relief in 100 patients undergoing percutaneous vertebroplasty: results and follow-up. J Vasc Interv Radiol 2002; 13(9, Pt 1):883–886.
[3] Zoarski GH, Snow P, Olan WJ, et al. Percutaneous vertebroplasty for osteoporotic compression fractures: quantitative prospective evaluation of longterm outcomes. J Vasc Interv Radiol 2002;13(2, Pt 1):139–148.
[4] Atalay B, Caner H, Gokce C, Altinors N. Kyphoplasty: 2 years of experience in a neurosurgery department. Surg Neurol 2005;64(Suppl 2):S72–S76.
[5] Burton AW, Mendel E. Vertebroplasty and kyphoplasty. Pain Physician 2003;6(3):335–341.
[6] Kaemmerlen P, Thiesse P, Jonas P, et al. Percutaneous injection of orthopedic cement in metastatic vertebral lesions. N Engl J Med 1989;321(2):121.
[7] Tschirhart CE, Finkelstein JA, Whyne CM. Optimization of tumor volume reduction and cement augmentation in percutaneous vertebroplasty for prophylactic treatment of spinal metastases. J Spinal Disord Tech 2006;19 (8):584–590.
[8] Dickman CA, Fessler RG, MacMillan M, Haid RW. Transpedicular screw-rod fixation of the lumbar spine: operative technique and outcome in 104 cases. J Neurosurg 1992;77(6):860–870.
[9] Kim HJ, Yi JM, Cho HG, et al. Comparative study of the treatment outcomes of osteoporotic compression fractures without neurologic injury using a rigid brace, a soft brace, and no brace: a prospective randomized controlled non-inferiority trial. J Bone Joint Surg Am 2014;96(23):1959–1966.
[10] Rzewuska M, Ferreira M, McLachlan AJ, Machado GC, Maher CG. The efficacy of conservative treatment of osteoporotic compression fractures on acute pain relief: a systematic review with meta-analysis. Eur Spine J 2015;24(4): 702–714.
[11] Cauley JA, Thompson DE, Ensrud KC, Scott JC, Black D. Risk of mortality following clinical fractures. Osteoporos Int 2000;11(7):556–561.
[12] Levine SA, Perin LA, Hayes D, Hayes WS. An evidence-based evaluation of percutaneous vertebroplasty. Manag Care 2000;9(3):56–60, 63.
[13] Fischgrund JS, Rhyne A, Franke J, et al. Intraosseous basivertebral nerve ablation for the treatment of chronic low back pain: a prospective randomized double-blind sham-controlled multi-center study. Eur Spine J 2018;27(5):1146–1156.
[14] Bae H, Hatten HP Jr, Linovitz R, et al. A prospective randomized FDA-IDE trial comparing Cortoss with PMMA for vertebroplasty: a comparative effectiveness research study with 24-month follow-up. Spine 2012;37(7):544–550.
[15] Galibert P, Deramond H, Rosat P, Le Gars D. Preliminary note on the treatment of vertebral angioma by percutaneous acrylic vertebroplasty Neurochirurgie 1987;33(2):166–168.
[16] Lieberman IH, Dudeney S, Reinhardt MK, Bell G. Initial outcome and efficacy of "kyphoplasty" in the treatment of painful osteoporotic vertebral compression fractures. Spine 2001;26(14):1631–1638.
[17] Feltes C, Fountas KN, Machinis T, et al. Immediate and early postoperative pain relief after kyphoplasty without significant restoration

of vertebral body height in acute osteoporotic vertebral fractures. Neurosurg Focus 2005;18(3):e5.

[18] Benzel E. Physical Principles and Kinematics. Biomechanics of Spine Stabilization. New York, NY: Thieme Publishers; 2001:19–28.

[19] Bornemann R, Kabir K, Otten LA, et al. [Radiofrequency kyphoplasty - an innovative method for the treatment of vertebral compression fractures - comparison with conservative treatment]. Z Orthop Unfall 2012;150(4):392–396.

[20] Dalton BE, Kohm AC, Miller LE, Block JE, Poser RD. Radiofrequency-targeted vertebral augmentation versus traditional balloon kyphoplasty: radiographic and morphologic outcomes of an ex vivo biomechanical pilot study. Clin Interv Aging 2012;7:525–531.

[21] Erdem E, Akdol S, Amole A, Fryar K, Eberle RW. Radiofrequency-targeted vertebral augmentation for the treatment of vertebral compression fractures as a result of multiple myeloma. Spine 2013;38(15):1275–1281.

[22] Robertson SC. Percutaneous vertebral augmentation: StabiliTi a new delivery system for vertebral fractures. Acta Neurochir Suppl (Wien) 2011;108: 191–195.

[23] Moser FG, Maya MM, Blaszkiewicz L, Scicli A, Miller LE, Block JE. Prospective single-site experience with radiofrequency-targeted vertebral augmentation for osteoporotic vertebral compression fracture. J Osteoporos 2013;2013:791397.

[24] Goldberg SN, Gazelle GS, Dawson SL, Rittman WJ, Mueller PR, Rosenthal DI. Tissue ablation with radiofrequency using multiprobe arrays. Acad Radiol 1995;2(8):670–674.

[25] Kam NM, Maingard J, Kok HK, et al. Combined vertebral augmentation and radiofrequency ablation in the management of spinal metastases: an update. Curr Treat Options Oncol 2017;18(12):74.

[26] Lencioni R, Goletti O, Armillotta N, et al. Radio-frequency thermal ablation of liver metastases with a cooled-tip electrode needle: results of a pilot clinical trial. Eur Radiol 1998;8(7):1205–1211.

[27] Miao Y, Ni Y, Yu J, Zhang H, Baert A, Marchal G. An ex vivo study on radiofrequency tissue ablation: increased lesion size by using an "expandable-wet" electrode. Eur Radiol 2001;11(9):1841–1847.

[28] Livraghi T, Goldberg SN, Monti F, et al. Saline-enhanced radio-frequency tissue ablation in the treatment of liver metastases. Radiology 1997;202(1): 205–210.

[29] Schaefer O, Lohrmann C, Herling M, Uhrmeister P, Langer M. Combined radiofrequency thermal ablation and percutaneous cementoplasty treatment of a pathologic fracture. J Vasc Interv Radiol 2002;13(10):1047–1050.

[30] Zheng L, Chen Z, Sun M, et al. A preliminary study of the safety and efficacy of radiofrequency ablation with percutaneous kyphoplasty for thoracolumbar vertebral metastatic tumor treatment. Med Sci Monit 2014;20:556–563.

[31] Munk PL, Murphy KJ, Gangi A, Liu DM. Fire and ice: percutaneous ablative therapies and cement injection in management of metastatic disease of the spine. Semin Musculoskelet Radiol 2011;15(2):125–134.

[32] Goetz MP, Callstrom MR, Charboneau JW, et al. Percutaneous image-guided radiofrequency ablation of painful metastases involving bone: a multicenter study. J Clin Oncol 2004;22(2):300–306.

[33] Kassamali RH, Ganeshan A, Hoey ET, Crowe PM, Douis H, Henderson J. Pain management in spinal metastases: the role of percutaneous vertebral augmentation. Ann Oncol 2011;22(4):782–786.

[34] Mooney J, Amburgy J, Self D, Agee B, Pritchard P, Chambers M. Vertebral Height Restoration Following Kyphoplasty. Unpublished Data.

[35] Fields AJ, Lee GL, Keaveny TM. Mechanisms of initial endplate failure in the human vertebral body. J Biomech 2010;43(16):3126–3131.

[36] Noriega D, Krüger A, Ardura F, et al. Clinical outcome after the use of a new craniocaudal expandable implant for vertebral compression fracture treatment: one year results from a prospective multicentric study. BioMed Res Int;2015:927813.

[37] Ender SA, Gradl G, Ender M, Langner S, Merk HR, Kayser R. OsseoFix system for percutaneous stabilization of osteoporotic and tumorous vertebral compression fractures - clinical and radiological results after 12 months. RoFo Fortschr Geb Rontgenstr Nuklearmed 2014;186(4):380–387.

[38] Vanni D, Galzio R, Kazakova A, et al. Third-generation percutaneous vertebral augmentation systems. J Spine Surg 2016;2(1):13–20.

[39] Hirsch J, Chambers M, Beall DP. Management of Vertebral Fragility Fractures: A Clinical Care Pathway Developed by a Multispecialty Panel Using the RAND/UCLA Appropriateness Method. Unpublished Data.

[40] Padovani B, Kasriel O, Brunner P, Peretti-Viton P. Pulmonary embolism caused by acrylic cement: a rare complication of percutaneous vertebroplasty. AJNR Am J Neuroradiol 1999;20(3):375–377.

[41] Deramond H, Depriester C, Galibert P, Le Gars D. Percutaneous vertebroplasty with polymethylmethacrylate. Technique, indications, and results. Radiol Clin North Am 1998;36(3):533–546.

[42] Mika A, Unnithan VB, Mika P. Differences in thoracic kyphosis and in back muscle strength in women with bone loss due to osteoporosis. Spine 2005;30(2):241–246.

[43] Goldstein CL, Chutkan NB, Choma TJ, Orr RD. Management of the Elderly With Vertebral Compression Fractures. Neurosurgery 2015;77(Suppl 4): S33–S45.

[44] Hadjipavlou AG, Tzermiadianos MN, Katonis PG, Szpalski M. Percutaneous vertebroplasty and balloon kyphoplasty for the treatment of osteoporotic vertebral compression fractures and osteolytic tumours. J Bone Joint Surg Br 2005;87(12):1595–1604.

[45] Bouza C, López T, Magro A, Navalpotro L, Amate JM. Efficacy and safety of balloon kyphoplasty in the treatment of vertebral compression fractures: a systematic review. Eur Spine J 2006;15(7):1050–1067.

[46] Manchikanti L, Singh V, Caraway DL, Benyamin RM, Hirsch JA. Medicare physician payment systems: impact of 2011 schedule on interventional pain management. Pain Physician 2011;14(1):E5–E33.

[47] Burge R, Dawson-Hughes B, Solomon DH, Wong JB, King A, Tosteson A. Incidence and economic burden of osteoporosis-related fractures in the United States, 2005–2025. J Bone Miner Res 2007;22(3):465–475.

[48] Suzuki N, Ogikubo O, Hansson T. The course of the acute vertebral body fragility fracture: its effect on pain, disability and quality of life during 12 months. Eur Spine J 2008;17(10):1380–1390.

[49] Lapras C, Mottolese C, Deruty R, Lapras C Jr, Remond J, Duquesnel J. Percutaneous injection of methyl-metacrylate in osteoporosis and severe vertebral osteolysis (Galibert's technic). Ann Chir 1989;43(5):371–376.

[50] Jensen ME, Evans AJ, Mathis JM, Kallmes DF, Cloft HJ, Dion JE. Percutaneous polymethylmethacrylate vertebroplasty in the treatment of osteoporotic vertebral body compression fractures: technical aspects. AJNR Am J Neuroradiol 1997;18(10):1897–1904.

[51] Kallmes DF, Comstock BA, Heagerty PJ, et al. A randomized trial of vertebroplasty for osteoporotic spinal fractures. N Engl J Med 2009;361:569-579.

[52] Garfin SR, Yuan HA, Reiley MA. New technologies in spine: kyphoplasty and vertebroplasty for the treatment of painful osteoporotic compression fractures. Spine 2001;26(14):1511–1515.

[53] Van Meirhaeg, he J, Bastian L, Boonen S, Ranstam J, Tillman JB, Wardlaw D; FREE investigators. A randomized trial of balloon kyphoplasty and nonsurgical management for treating acute vertebral compression fractures: vertebral body kyphosis correction and surgical parameters. Spine 2013;38(12): 971–983.

[54] Wardlaw D, Cummings SR, Van Meirhaeghe J, et al. Efficacy and safety of balloon kyphoplasty compared with non-surgical care for vertebral compression fracture (FREE): a randomised controlled trial. Lancet 2009;373(9668): 1016–1024.

[55] Beall DP, Chambers MR, Thomas S, et al. Prospective and multicenter evaluation of outcomes for quality of life and activities of daily living for balloon kyphoplasty in the treatment of vertebral compression fractures: the EVOLVE trial. Neurosurgery 2019;84(1):169–178.

[56] Krüger A, Oberkircher L, Figiel J, et al. Height restoration of osteoporotic vertebral compression fractures using different intravertebral reduction devices: a cadaveric study. Spine J 2015;15(5):1092–1098.

[57] A Prospective, Multicenter, Randomized, Comparative Clinical Study to Compare the Safety and Effectiveness of Two Vertebral Compression Fracture (VCF) Reduction Techniques: the SpineJack and the KyphX Xpander Inflatable Bone Tamp. Identification No NCT02461810; 2015.

[58] Interim clinical study report for: Prospective A. Multicenter, Randomized, Comparative Clinical Study to Compare the Safety and Effectiveness of Two Vertebral Compression Fracture (VCF) Reduction Techniques: The SpineJack and the KyphX Xpander Inflatable Bone Tamp. The U.S. National Library of Medicine and Clinical Trials.gov Web site. https://clinicaltrials.gov/ct2/show/ NCT02461810. Published May 1, 2018. Accessed June 17, 2018.

[59] Werner CM, Osterhoff G, Schlickeiser J, et al. Vertebral body stenting versus kyphoplasty for the treatment of osteoporotic vertebral compression fractures: a randomized trial. J Bone Joint Surg Am 2013;95(7):577–584.

[60] Korovessis P, Vardakastanis K, Repantis T, Vitsas V. Balloon kyphoplasty versus KIVA vertebral augmentation: comparison of 2 techniques for osteoporotic vertebral body fractures: a prospective randomized study. Spine 2013;38(4):292–299.

[61] Otten LA, Bornemnn R, Jansen TR, et al. Comparison of balloon kyphoplasty with the new Kiva VCF system for the treatment of vertebral compression fractures. Pain Physician 2013;16(5):E505–E512.

[62] Tutton SM, Pflugmacher R, Davidian M, Beall DP, Facchini FR, Garfin SR. KAST Study: the Kiva System as a vertebral augmentation treatment-a safety and effectiveness trial: a randomized, noninferiority trial comparing the Kiva System with Balloon Kyphoplasty in treatment of osteoporotic vertebral compression fractures. Spine 2015;40(12):865–875.

[63] Beall DP, Olan WJ, Kakad P, Li Q, Hornberger J. Economic analysis of Kiva VCF treatment system compared to balloon kyphoplasty using randomized Kiva Safety and Effectiveness Trial (KAST) data. Pain Physician 2015;18(3): E299–E306.

[64] Benson DR, Burkus JK, Montesano PX, Sutherland TB, McLain RF. Unstable thoracolumbar and lumbar burst fractures treated with the AO fixateur interne. J Spinal Disord 1992;5(3):335–343.

[65] McLain RF, Sparling E, Benson DR. Early failure of short-segment pedicle instrumentation for thoracolumbar fractures. A preliminary report. J Bone Joint Surg Am 1993;75(2):162–167.

[66] Chance GQ. Note on a type of flexion fracture of the spine. Br J Radiol

1948;21(249):452.

[67] Verlaan JJ, van Helden WH, Oner FC, Verbout AJ, Dhert WJ. Balloon vertebroplasty with calcium phosphate cement augmentation for direct restoration of traumatic thoracolumbar vertebral fractures. Spine 2002;27(5): 543–548.

[68] Sacks D, McClenny TE, Cardella JF, Lewis CA. Society of Interventional Radiology clinical practice guidelines. J Vasc Interv Radiol 2003;14(9, Pt 2): S199–S202.

[69] Chen JF, Wu CT, Lee ST. Percutaneous vertebroplasty for the treatment of burst fractures. Case report. J Neurosurg Spine 2004;1(2):228–231.

[70] Elnoamany H. Percutaneous vertebroplasty: a first line treatment in traumatic non-osteoporotic vertebral compression fractures. Asian Spine J 2015;9(2):178–184.

[71] Korovessis P, Vardakastanis K, Repantis T, Vitsas V. Transpedicular vertebral body augmentation reinforced with pedicle screw fixation in fresh traumatic A2 and A3 lumbar fractures: comparison between two devices and two bone cements. Eur J Orthop Surg Traumatol 2014;24(Suppl 1):S183–S191.

[72] Polis B, Krawczyk J, Polis L, Nowosławska E. Percutaneous extrapedicular vertebroplasty with expandable intravertebral implant in compression vertebral body fracture in pediatric patient-technical note. Childs Nerv Syst 2016;32(11):2225–2231.

[73] Wibmer C, Leithner A, Hofmann G, et al. Survival analysis of 254 patients after manifestation of spinal metastases: evaluation of seven preoperative scoring systems. Spine 2011;36(23):1977–1986.

[74] Callander NS, Roodman GD. Myeloma bone disease. Semin Hematol 2001;38(3):276–285.

[75] Lecouvet FE, Malghem J, Michaux L, et al. Vertebral compression fractures in multiple myeloma. Part II. Assessment of fracture risk with MR imaging of spinal bone marrow. Radiology 1997;204(1):201–205.

[76] Nicola N, Lins E. Vertebral hemangioma: retrograde embolization-stabilization with methyl methacrylate. Surg Neurol 1987;27(5):481–486.

[77] Lee CG, Kim SH, Kim DM, Kim SW. Giant cell tumor of upper thoracic spine. J Korean Neurosurg Soc 2014;55(3):167–169.

[78] Fourney DR, Schomer DF, Nader R, et al. Percutaneous vertebroplasty and kyphoplasty for painful vertebral body fractures in cancer patients. J Neurosurg 2003;98(1, Suppl):21–30.

[79] Berenson J, Pflugmacher R, Jarzem P, et al; Cancer Patient Fracture Evaluation (CAFE) Investigators. Balloon kyphoplasty versus non-surgical fracture management for treatment of painful vertebral body compression fractures in patients with cancer: a multicentre, randomised controlled trial. Lancet Oncol 2011;12(3):225–235.

[80] Chen F, Xia YH, Cao WZ, et al. Percutaneous kyphoplasty for the treatment of spinal metastases. Oncol Lett 2016;11(3):1799–1806.

[81] Pflugmacher R, Taylor R, Agarwal A, et al. Balloon kyphoplasty in the treatment of metastatic disease of the spine: a 2-year prospective evaluation. Eur Spine J 2008;17(8):1042–1048.

[82] Eleraky M, Papanastassiou I, Setzer M, Baaj AA, Tran ND, Vrionis FD. Balloon kyphoplasty in the treatment of metastatic tumors of the upper thoracic spine. J Neurosurg Spine 2011;14(3):372–376.

[83] Dalbayrak S, Onen MR, Yilmaz M, Naderi S. Clinical and radiographic results of balloon kyphoplasty for treatment of vertebral body metastases and multiple myelomas. J Clin Neurosci 2010;17(2):219–224.

[84] Gerszten PC, Germanwala A, Burton SA, Welch WC, Ozhasoglu C, Vogel WJ. Combination kyphoplasty and spinal radiosurgery: a new treatment paradigm for pathological fractures. J Neurosurg Spine 2005;3(4):296–301.

[85] Sandri A, Carbognin G, Regis D, et al. Combined radiofrequency and kyphoplasty in painful osteolytic metastases to vertebral bodies. Radiol Med (Torino) 2010;115(2):261–271.

[86] Gerszten PC, Monaco EA III. Complete percutaneous treatment of vertebral body tumors causing spinal canal compromise using a transpedicular cavitation, cement augmentation, and radiosurgical technique. Neurosurg Focus 2009;27(6):E9.

[87] Khanna AJ, Reinhardt MK, Togawa D, Lieberman IH. Functional outcomes of kyphoplasty for the treatment of osteoporotic and osteolytic vertebral compression fractures. Osteoporos Int 2006;17(6):817–826.

[88] Köse KC, Cebesoy O, Akan B, Altinel L, Dinçer D, Yazar T. Functional results of vertebral augmentation techniques in pathological vertebral fractures of myelomatous patients. J Natl Med Assoc 2006;98(10):1654–1658.

[89] Lane JM, Hong R, Koob J, et al. Kyphoplasty enhances function and structural alignment in multiple myeloma. Clin Orthop Relat Res 2004(426):49–53.

[90] Huber FX, McArthur N, Tanner M, et al. Kyphoplasty for patients with multiple myeloma is a safe surgical procedure: results from a large patient cohort. Clin Lymphoma Myeloma 2009;9(5):375–380.

[91] Zou J, Mei X, Gan M, Yang H. Kyphoplasty for spinal fractures from multiple myeloma. J Surg Oncol 2010;102(1):43–47.

[92] Qian Z, Sun Z, Yang H, Gu Y, Chen K, Wu G. Kyphoplasty for the treatment of malignant vertebral compression fractures caused by metastases. J Clin Neurosci 2011;18(6):763–767.

[93] Dudeney S, Lieberman IH, Reinhardt MK, Hussein M. Kyphoplasty in the treatment of osteolytic vertebral compression fractures as a result of multiple myeloma. J Clin Oncol 2002;20(9):2382–2387.

[94] Astolfi S, Scaramuzzo L, Logroscino CA. A minimally invasive surgical treatment possibility of osteolytic vertebral collapse in multiple myeloma. Eur Spine J 2009;18(Suppl 1):115–121.

[95] Cardoso ER, Ashamalla H, Weng L, et al. Percutaneous tumor curettage and interstitial delivery of samarium-153 coupled with kyphoplasty for treatment of vertebral metastases. J Neurosurg Spine 2009;10(4):336–342.

[96] Ashamalla H, Cardoso E, Macedon M, et al. Phase I trial of vertebral intracavitary cement and samarium (VICS): novel technique for treatment of painful vertebral metastasis. Int J Radiat Oncol Biol Phys 2009;75(3):836–842.

[97] Pflugmacher R, Schulz A, Schroeder RJ, Schaser KD, Klostermann CK, Melcher I. A prospective two-year follow-up of thoracic and lumbar osteolytic vertebral fractures caused by multiple myeloma treated with balloon kyphoplasty. Z Orthop Ihre Grenzgeb 2007;145(1):39–47.

[98] Lieberman I, Reinhardt MK. Vertebroplasty and kyphoplasty for osteolytic vertebral collapse. Clin Orthop Relat Res 2003(415, Suppl):S176–S186.

[99] Bastian L. Balloon Kyphoplasty in the Treatment of Vertebral Compression Fractures in Cancer Patients. Eur Oncol Haematol 2012;8(3):144–147.

[100] Vrionis FD et al., Tech Reg Anesth Pain Manag, 2005;9:39.

[101] Astur N, Avanzi O. Balloon kyphoplasty in the treatment of neoplastic spine lesions: a systematic review. Global Spine J 2019;9(3):348–356.

[102] Wallace AN, Greenwood TJ, Jennings JW. Radiofrequency ablation and vertebral augmentation for palliation of painful spinal metastases. J Neurooncol 2015;124(1):111–118.

[103] Anselmetti GC, Tutton SM, Facchini FR, Miller LE, Block JE. Percutaneous vertebral augmentation for painful osteolytic vertebral metastasis: a case report. Int Med Case Rep J 2012;5:13–17.

[104] Anselmetti GC, Manca A, Tutton S, et al. Percutaneous vertebral augmentation assisted by PEEK implant in painful osteolytic vertebral metastasis involving the vertebral wall: experience on 40 patients. Pain Physician 2013;16(4):E397–E404.

[105] Korovessis P, Vardakastanis K, Vitsas V, Syrimpeis V. Is Kiva implant advantageous to balloon kyphoplasty in treating osteolytic metastasis to the spine? Comparison of 2 percutaneous minimal invasive spine techniques: a prospective randomized controlled short-term study. Spine 2014;39(4): E231–E239.

[106] Cheyne C. Histiocytosis X. J Bone Joint Surg Br 1971;53(3):366–382.

[107] Zhong WQ, Jiang L, Ma QJ, et al. Langerhans cell histiocytosis of the atlas in an adult. Eur Spine J 2010;19(1):19–22.

[108] Cardon T, Hachulla E, Flipo RM, et al. Percutaneous vertebroplasty with acrylic cement in the treatment of a Langerhans cell vertebral histiocytosis. Clin Rheumatol 1994;13(3):518–521.

[109] Rami PM, McGraw JK, Heatwole EV, Boorstein JM. Percutaneous vertebroplasty in the treatment of vertebral body compression fracture secondary to osteogenesis imperfecta. Skeletal Radiol 2002;31(3):162–165.

[110] Albers SL, Latchaw RE. The effects of randomized controlled trials on vertebroplasty and kyphoplasty: a square PEG in a round hole. Pain Physician 2013;16(4):E331–E348.

[111] Beall DP, Tutton SM, Murphy K, Olan W, Warner C, Test JB. Analysis of Reporting Bias in Vertebral Augmentation. Pain Physician 2017;20(7): E1081–E1090.

[112] Wilson DC, Connolly RJ, Zhu Q, et al. An ex vivo biomechanical comparison of a novel vertebral compression fracture treatment system to kyphoplasty. Clin Biomech (Bristol, Avon) 2012;27(4):346–353.

[113] Olivarez LM, Dipp JM, Escamilla RF, et al. Vertebral augmentation treatment of painful osteoporotic compression fractures with the Kiva VCF Treatment System. SAS J 2011;5(4):114–119.

[114] Korovessis P, Repantis T, Miller LE, Block JE. Initial clinical experience with a novel vertebral augmentation system for treatment of symptomatic vertebral compression fractures: a case series of 26 consecutive patients. BMC Musculoskelet Disord 2011;12:206.

第二章　椎体压缩骨折

Amanda Schnell, Sarah Morgan, James Mooney, D. Mitchell Self, John W. Amburgy, M.R. Chambers

孟　浩　张志成 / 译

摘要

椎体压缩骨折（VCF）是由外伤或骨质疏松、恶性肿瘤等疾病造成的病理性骨破坏所致，常引起严重的疼痛、活动受限和残疾，往往伴随着较高的发病率和死亡率，且需要花费昂贵的医疗费用。骨折分类系统用以明确脊柱稳定性并指导治疗。这类疾病对公众健康和经济的影响是巨大的。不论病因如何，及时而准确的诊断将有助于治疗方法的选择。

关键词：椎体压缩骨折，椎体骨折分类系统，椎体强化，骨质疏松症，骨密度，创伤，多发性骨髓瘤，恶性肿瘤，后凸成形术

2.1 引言

椎体压缩骨折（VCF）是由外伤或由骨质疏松、恶性肿瘤等疾病造成的病理性骨破坏所致。常引起严重的疼痛、活动受限和残疾，并导致较高的发病率和死亡率，同时还要花费昂贵的医疗费用。有症状或无症状的椎体骨折往往伴随着较高的发病率和死亡率，骨质疏松性椎体压缩骨折的患者与年龄相匹配的对照组相比，死亡风险明显增加。每年用于诊断和治疗椎体压缩骨折的医疗费用相当巨大，并且还在持续增加。

胸腰椎区域是脊柱骨折最常见的部位。胸椎在功能上是很稳定的，主要由呈冠状面的关节突关节、椎间盘以及肋骨提供其稳定性，除非椎体病理性破坏，否则需要严重的暴力才会造成其骨折（图2.1）。如果骨折累及椎管，可能会对椎管内的神经组织造成损伤。腰椎由于椎间盘较厚，关节突关节呈矢状面，以及没有肋骨附着，相对灵活（图2.2）。腰椎骨折中神经系统损伤的发生率相对较低，可能归因于腰椎椎管容积较大和马尾神经根的顺应性更大。胸腰椎交界处（T10~L2）位于较稳定的胸椎和活动性较大的腰椎之间，从活动性较差的胸椎及其相关的肋骨和胸骨到活动性较大的腰椎的过渡使该区域容易受到明显的生物机械应力影响。在胸腰椎损伤患者中，有50%~60%的患者是过渡区（T11~L2）受累，25%~40%累及胸椎，只有10%~14%累及下腰椎或骶骨。

2.2 表现与诊断

椎体压缩骨折可能对生活质量产生深远而不利的影响。VCF患者的病情多取决于病因、骨折严重程度以及骨折的节段和数目。经常有上举或弯腰动作诱发的轴性背痛的报道，可能伴或不伴坐骨神经痛。疼痛通常与姿势相关，负重活动时、变换体位以及仰卧位时疼痛加重。非严重创伤患者很少有神经功能障碍，但是老年骨质疏松患者由于姿势改变和疼痛导致其活动明显减少，所以存在明显的功能障碍。多发胸椎压缩骨折可引起严重的后凸畸形，可进一步导致限制性肺疾病。腰椎压缩骨折可能会影响腹部的解剖结构，进而导致便秘、腹痛、腹胀、食欲下降和尿失禁。此外，活动能力的限制增加了患者丧失生活自理能力、产生社交孤立和抑郁的风险。

2.3 流行病学

2.3.1 骨质疏松症

与椎体压缩骨折相关的最常见疾病是骨质疏松症，美国每年约有70万人患有骨质疏松症，全球50岁以上的人群中有30%~50%患有骨质疏松症。骨质疏松症是由骨形成与骨丢失之间的不平衡造成的，其特征是骨强度的降低。骨骼强度取决于骨骼质量和骨骼矿物质密度（BMD）。骨骼质量是指结构、矿化、损伤（微骨折）的积累和循环。骨密度由峰值骨质量决定，峰值骨质量通常在30岁及以后的骨丢失中达到。

男女均可发生骨质疏松症，但在绝经后的女性中更普遍。中年患者由于骨吸收增加，骨密度随年龄增长明显减低。由于女性在绝经后早期骨质丢失更快，因此在女性中更为多见。只有在线性骨生长停止后才能达到峰值骨质量，因此，在生长发育早期获得的骨量可能是骨骼强度的最重要决定因素。影响峰值骨量的因素包括钙和维生素D摄入、体育锻

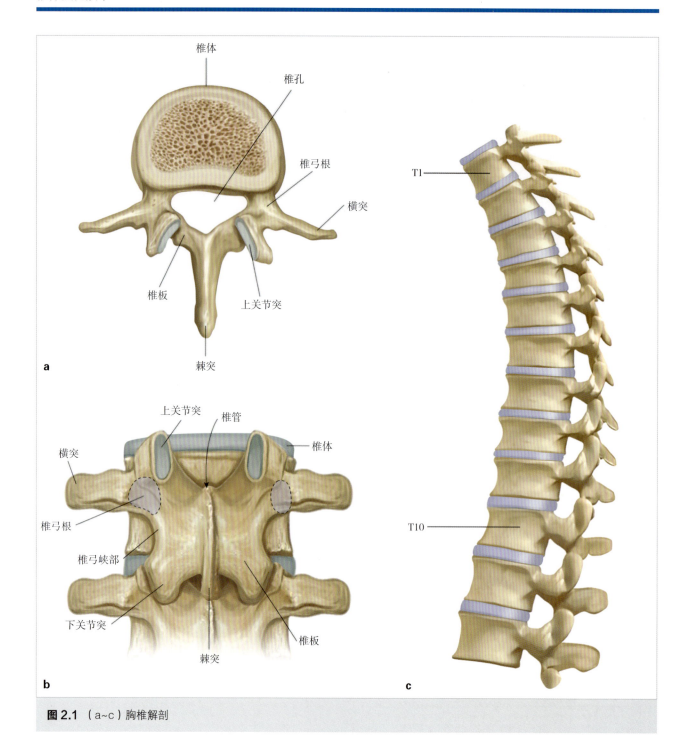

图中标注（a图）：椎体、椎孔、椎弓根、横突、椎板、上关节突、棘突

图中标注（b图）：上关节突、椎管、横突、椎体、椎弓根、椎弓峡部、下关节突、椎板、棘突

图中标注（c图）：T1、T10

图 2.1 （a~c）胸椎解剖

炼、吸烟、饮酒、饮食和内分泌紊乱。与低骨质量相关的特征包括女性、年龄增长、雌激素缺乏症，白人、低体重指数（BMI）和骨折家族史。

作为骨质疏松症的并发症，椎体压缩骨折与高发病率和高死亡率相关，并且随着人口的持续老龄化，其公共卫生风险也在增加（图 2.3）。男性和女性的椎体压缩骨折发生率均随着年龄的增长而显著增加。椎体压缩骨折的年发病率从 50~60 岁中年女

性的 0.9% 上升到 80 岁及以上的 1.7%。单纯的椎体压缩骨折会增加未来骨折的风险。如果患者出现一处椎体压缩骨折，则在第一年内再次出现另一处椎体压缩骨折的风险增加了 5 倍。如果患者出现两处椎体压缩骨折，则风险增加了 12 倍；如果存在 3 处或更多的骨折，则再次发生骨折的风险增加了 75 倍。

以克每平方厘米（g/cm^2）为单位测量的 BMD 及

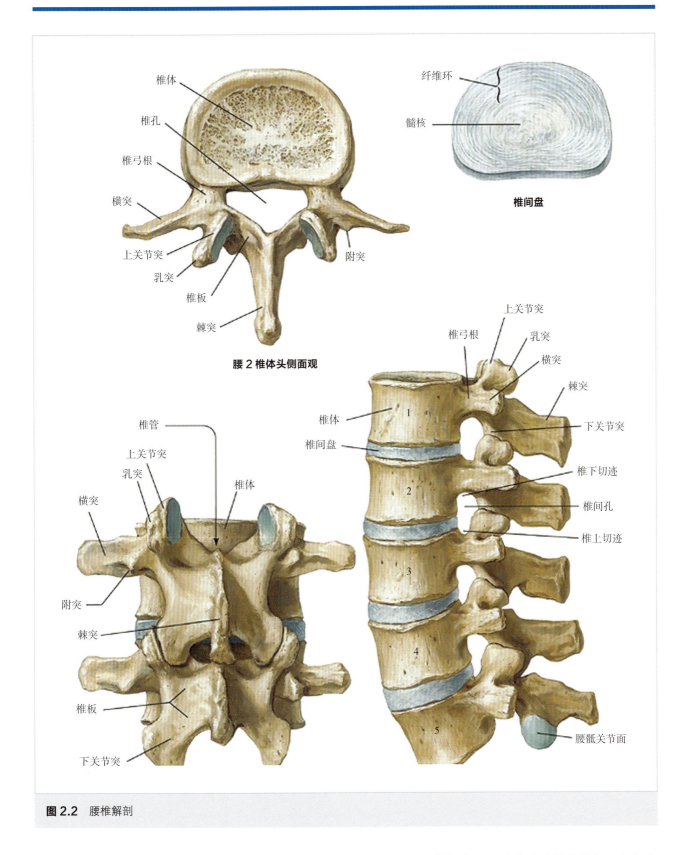

椎体
椎孔
椎弓根
横突
上关节突
乳突
椎板
棘突

纤维环
髓核

椎间盘

腰 2 椎体头侧面观

椎管
上关节突
乳突
横突
附突
棘突
椎板
下关节突
椎体

上关节突
椎弓根
乳突
横突
棘突
下关节突
椎体
椎间盘
椎下切迹
椎间孔
椎上切迹
腰骶关节面

1
2
3
4
5

图 2.2　腰椎解剖

其相关的 T 值用于筛选骨质疏松症。T 值是 30 岁健康人群的平均 BMD 之上或之下的标准偏差数。美国标准是采用 30 岁同性同种族的数据，但世界卫生组织（WHO）建议采用 30 岁白人女性的数据。老年人采用绝经后妇女和 50 岁以上的男性，因为他们可以更好地预测将来发生骨折的风险。WHO 的标准如下：

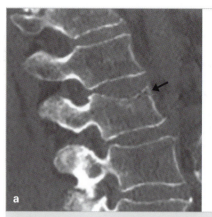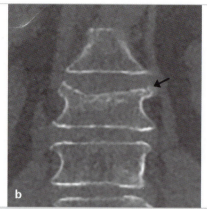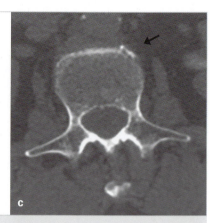

图 2.3 椎骨压缩性骨折用黑色箭头表示，并在矢状面（a）、冠状面（b）和轴位（c）中显示

正常是 T 得分 −1.0 或更高，骨质减少症定义为 −2.5~−1.0，骨质疏松症的定义为 −2.5 或更低，这意味着骨密度比参考值的平均值低 2.5 个标准差。

应当注意的是，尽管从筛查和治疗监测的角度来看，进行骨密度检查并确定患者的 BMD 和 T 值是有价值的，但由于患者中发生椎体脆性骨折的比例更高，因此无法确定哪些椎体骨折是骨质疏松性的。与 T 值显示骨质疏松的患者相比，骨密度正常或骨质减少的患者产生椎体压缩骨折比 T 值能更好地明确患者的骨折是外伤性的还是骨质疏松的结果。

根据美国国家健康与营养调查（NHANES）的数据，美国大约 16% 的男性和 30% 的 50 岁以上女性通过骨密度确诊为骨质疏松症。约有 50% 的女性和 20% 的男性一生之中会发生骨质疏松性骨折。男性和女性的椎体压缩骨折发病率相近，并且随着年龄的增长，年龄在 60 岁以下的人群不到 5%，在 70~79 岁的年龄段中占 11%，在 80 岁或以上的人群中占 18%。美国与年龄相关的发病率与欧洲椎体骨质疏松相关的研究结果类似。

2005 年诊断出超过 200 万的骨质疏松性骨折，包括 70 万个椎体压缩骨折，到 2025 年，骨质疏松性骨折的数量预计将增加 52%，达到 300 万以上。重要的是，这种计算方法可能会低估实际情况，临床上明确诊断的患者数量不到实际所有椎体压缩骨折的 1/3（参见第三十四章：椎体成形术后抗骨质疏松治疗）。

2.3.2 肿瘤

转移瘤

脊柱是骨转移瘤的最常见部位。在肿瘤患者中，病理性椎体压缩骨折是由脊椎骨受累引起的，

多发性骨髓瘤（MM）、乳腺癌、前列腺癌和肺癌患者的病理性骨折发生率分别为 24%、14%、6% 和 8%。这些骨折通常是压缩性或爆裂性，可能会导致轴性或放射痛，有时还会引起神经系统功能障碍，造成运动和 / 或感觉障碍。在美国，有症状的脊柱转移瘤的发病率为每年约 16 万例，预计这些患者中有 6%~24% 在其病程中会发生椎体压缩骨折。椎体压缩骨折通常是脊柱转移瘤的最初表现（图 2.4）。

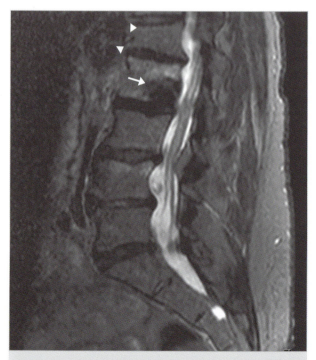

图 2.4 矢状反转恢复（STIR）MRI 图像，在 L2 椎体的后下部分内出现与转移一致的信号减少区域（白色箭头）。在 L1 椎体（白色箭头尖）中注意到椎体高度降低和正常的骨髓信号提示慢性骨质疏松性椎体压缩骨折

多发性骨髓瘤

尽管多发性骨髓瘤通常被认为是一种罕见疾病，但实际上它是西方国家第二被最常诊断的血液系统恶性肿瘤。多发性骨髓瘤占美国所有骨恶性肿瘤的1.6%，主要发病年龄平均为69岁。5年生存率低于50%。椎体压缩骨折是多发性骨髓瘤患者中最常见的骨折类型，发生率为34%~64%。

与导致骨小梁结构破坏和骨量减少的骨质疏松症不同，多发性骨髓瘤导致骨结构破坏的机制尚不完全清楚。由于破骨细胞前体的分化增加，导致骨吸收增强。早期诊断和治疗对于延缓疾病进程和相应的生活质量下降至关重要。

大多数多发性骨髓瘤患者在初诊时主诉背痛。超过80%的多发性骨髓瘤患者可以通过常规的影像学检查确诊。影像学检查结果包括弥漫性骨丢失，局灶性溶骨性骨破坏，骨髓水肿和脆性骨折。骨髓水肿是急性椎体压缩骨折的常见MRI影像表现，但在多发性骨髓瘤患者中也可见到骨髓信号异常故难以区分。多发性骨髓瘤如果仅仅是弥漫性骨丢失容易被误诊为骨质疏松症，除非出现更多的相关症状。当出现局灶性溶骨性病变或明显的弥漫性骨质丢失时，椎体压缩骨折的风险加大。

患者的骨质疏松状况可能是疾病进展为多发性骨髓瘤的指标。椎体压缩骨折的骨质疏松患者中有20%可能患有意义不明的单克隆丙种球蛋白病或多发性骨髓瘤。几乎80%的多发性骨髓瘤患者诊断出患有骨质疏松，并且BMD水平对存活率有重大影响。但是将BMD用作多发性骨髓瘤的诊断工具存在一些问题。首先，由于衰老和/或骨质疏松可导致骨密度下降。由于衰老，骨密度每年下降0.1%~0.2%，而在绝经和骨质疏松症出现后，骨密度下降1%~2%，然后减慢到正常衰老水平的下降。多发性骨髓瘤引起BMD下降鲜为人知且难以预测。Borggrefe等在最近的一项研究中发现，多发性骨髓瘤患者骨折病例的BMD在男性中显著降低，但在女性中却没有。其次，如前所述，BMD和T值由双能X线确定射线吸收法（DXA）作为骨质疏松症本身的诊断工具受到了挑战，因为它只能估计部分骨折的风险。DXA作为多发性骨髓瘤诊断工具的有效性甚至更低。此外，由于这些方法学上的困难以及所有有症状的多发性骨髓瘤患者常常使用双膦酸盐，因此不建议对多发性骨髓瘤患者进行BMD的常规评估。最后，目前尚无明确的临床标准来区分骨质疏松性椎体压缩骨折和多发性骨髓瘤导致的椎体压缩骨折，但是MRI检查对怀疑患有多发性骨髓瘤的患者可能会有帮助（图2.5）。

2.3.3 创伤

在北美，每年的创伤性脊柱损伤发病率超过16万人。Hu等报道，仅在加拿大，创伤性脊柱损伤的发生率为64/100 000人口/a。在胸腰椎区域的损伤中，有50%~60%累及过渡区（T11~T12），另外25%~40%累及胸椎，其余的累及腰椎和骶骨。在20~40岁的患者中，胸腰椎骨折的发病率最高，并且在男性中更为常见。20%~36%的胸腰椎骨折病例伴有神经系统损伤，骨折的类型影响神经系统损伤的概率和程度。在一项多中心研究中，根据骨折类型的不同，神经功能损伤的发生率为22%~51%（AO分型：A型22%，B型28%，C型51%；表2.1）。

大多数胸腰椎骨折与外伤有关，其中65%是由

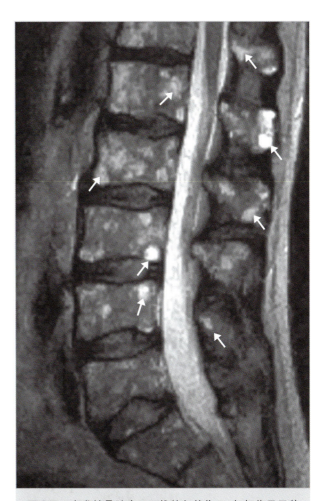

图2.5 多发性骨髓瘤。腰椎的矢状位T2加权像显示整个腰椎出多个界线清楚、高信号的病变（白色箭头），与腰椎骨髓的浆细胞浸润一致

表 2.1 AO 分型

A 型：压缩型
（前方结构压缩，即便后方附件有骨折，但后方软组织无损伤）
A1：压缩骨折——不累及后壁的单个终板骨折 ・A1.1：终板嵌压 　－终板压缩小于等于 5° 　－后壁完整
・A1.2：楔形嵌压 　－终板压缩大于 5° 　－后壁完整
・A1.3：椎体塌陷 　－椎体高度丢失 　－后壁完整
A2：劈裂骨折——不累及后壁的上下终板骨折 ・A2.1：矢状面 　－胸腰段罕见 　－后壁完整
・A2.2：冠状面 　－后壁完整
・A2.3：钳夹样 　－椎体中嵌入椎间盘组织 　－后壁完整
A3：爆裂型（骨折累及椎体后壁；骨折累及单一终板） ・A3.1：不完全 　－上半部或下半部爆裂 　－后壁不完整 　－骨折块进入椎管 　－后方韧带复合体完整
・A3.2：爆裂分离 　－椎体 1/2 爆裂 　－另外 1/2 矢状位分离 　－后壁不完整 　－骨折块进入椎管
・A3.3：完全分离 　－多伴有神经损伤 　－后壁不完整 　－骨折块进入椎管

B 型：牵张型
前方及后方结构牵张性损伤
B1：后方韧带结构损伤（屈曲牵张型损伤）
B2：后方骨性结构损伤
B3：经椎间盘前方损伤

C 型：前方及后方结构旋转性损伤
累及所有结构导致脱位或移位
C1：A 型损伤伴旋转
C2：B 型损伤伴旋转
C3：剪切旋转样骨折

于机动车事故或从高处跌落造成的，这些骨折中的一小部分归因于运动损伤或暴力。由于这些高能量的致伤因素，通常伴有其他部位的损伤，例如血气胸、肋骨骨折、血管损伤和膈肌破裂。安全带骨折（Chance 骨折）和屈曲牵张损伤是另一类创伤性脊柱骨折，通常与腹腔内脏损伤有关。最早在 1948 年由

G.Q. 报道的 Chance 骨折是单纯骨折，骨折线从棘突到椎弓、椎弓根和椎体延伸。它最常见于成人的上腰椎，通常是由于过度屈曲而引起的，这是由于在机动车事故中未系安全带（无肩带支撑）受伤引起的。在汽车中使用安全带，可大大降低骨折发生率。

病史和体格检查有助于选择合适的影像学检查。很多时候，需要动力位影像来评估脊柱稳定性。疼痛特点、是否存在神经系统损伤症状以及详细病史对于判断脊柱骨折损伤机制至关重要。患者可能会主诉与运动和 / 或长时间站立有关的疼痛，并表现出虚弱或"不稳定"的感觉。最常见的症状是性质为刺痛或酸痛的背部轴性痛。神经系统损伤的患者可能会主诉损伤平面以下的无力、感觉异常或麻木，并可能伴有排尿功能障碍。在小心进行轴向翻身后，应对脊柱进行彻底检查，查看是否有擦伤、压痛、局部后凸畸形以及棘突间隙的明显增宽。神经系统评估应遵循标准的美国脊髓损伤协会（ASIA）指南

（图 2.6）。

由于脊髓通常在 L1 和 L2 水平之间终止，马尾神经充盈远端椎管，因此胸腰椎骨折可观察到多种神经损伤模式。L1 或以上的神经损伤可能会伤害脊髓，L2 以下的伤害通常仅影响马尾神经。T12~L1 损伤的特征是圆锥综合征，其特征是骶神经受累，直肠和膀胱的神经支配完好无损。

2.4 椎体骨折分类系统篇

骨质疏松症、肿瘤形成或创伤导致的胸腰椎脊柱骨折分类系统较多。每个系统都在不断改进脊柱不稳诊断的可靠性，并最终指导治疗。

1938 年，Watson-Jones 首次提出了脊柱不稳的概念，并设计了一种分级系统，该系统整合了后方韧带复合体，通过 3 型（简单楔形骨折、粉碎性骨折和骨折脱位）描述了 7 种亚型的骨折。

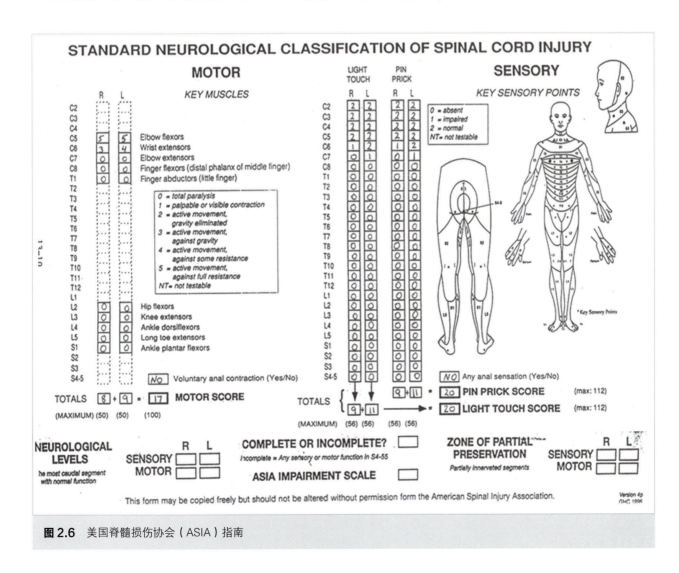

图 2.6　美国脊髓损伤协会（ASIA）指南

21

1949 年，Nicoll 进一步定义了稳定的概念，并认为椎体、椎间盘、椎间小关节以及棘间韧带共同维持了脊柱的稳定性，从而优化了分类系统。他强调了棘突间韧带在维持脊柱稳定中的重要性。

Holdsworth 首次提出"双柱"的概念。在他的理论中，前柱的压缩会导致后柱分离，反之亦然。Holdsworth 充分利用和发展了 Nicoll 关于稳定的概念，即棘突间韧带对于稳定性至关重要。他提出了后方韧带复合体（后柱）的概念，认为维持脊柱稳定最重要的是整个后柱体系的完整，并将后方韧带复合体的完整性丧失定义为失稳。Holdsworth 还将脊柱损伤的类型分为 6 类：前方楔形压缩性骨折、骨折脱位、旋转骨折脱位、过伸性损伤、爆裂骨折和剪切骨折。由于这种分类系统早于现代影像学检查，现在较少使用。

Panjabi 和 White 等提出了维持脊柱稳定性的 3 个概念，它们相互独立又相互依赖：（1）一个被动子系统，由椎体、关节突、椎间盘、脊柱韧带和关节囊组成；（2）脊柱肌肉和肌腱的主动子系统；（3）用于控制神经反馈的子系统，包括位于韧带、肌腱和肌肉中的神经控制中心和压力传感器。

1982 年引入的 Allen 和 Ferguson 系统也是一种很少使用的"机械"系统，它根据 3 种常见的脊柱衰竭机械模式对脊柱损伤进行分类：压缩 – 屈曲、分离 – 屈曲和压缩 – 伸展。

于 1982 年引入的 Denis"三柱"理论系统描述了骨折类型并包括了可能的损伤机制。前柱定义为前纵韧带、椎体的前半部分和纤维环的前半部分。后柱由后纵韧带后的所有部分组成：关节突关节、椎弓根、棘上和棘间韧带。中柱包含椎体的后半部分、后纵韧带和纤维环后半部分（图 2.7）。

由于此分型增加了中柱的概念，因此描述了新

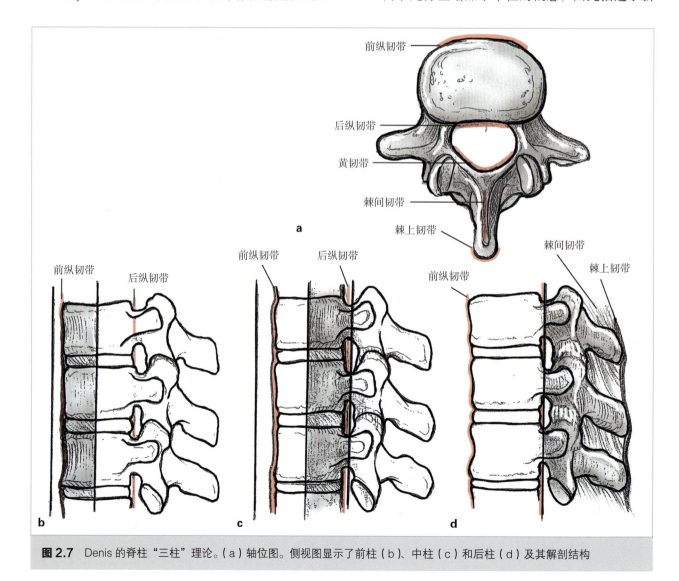

图 2.7 Denis 的脊柱"三柱"理论。（a）轴位图。侧视图显示了前柱（b）、中柱（c）和后柱（d）及其解剖结构

的损伤机制。骨折类型主要有 4 种类型，包括：压缩性骨折、爆裂性骨折、Chance 骨折和骨折脱位。压缩性骨折分为前屈型和侧屈型，这些损伤会导致前柱压缩，有时也与后柱分离有关。爆裂性骨折的分类根据是否仅由轴向载荷引起，或者是否也包括屈曲、旋转和 / 或横向屈曲。这些损伤会导致前柱和中柱压缩，有时会导致相关的后柱分离。Chance 骨折是独特的屈曲损伤机制，前柱可能完整或分离，但中柱和后柱分离。根据脱位是否伴有旋转、剪切还是屈曲 – 骨折脱位进行分类。这些损伤中的每一个类型都被进一步细分，并且可以产生任何涉及三柱的模式（表 2.2 和图 2.8）。一般认为较小的骨折，即横突、关节突和棘突的骨折仅涉及后柱的一部分，不会导致失稳。

　　根据该分型系统，如果仅仅是压缩性骨折，不累及椎体后壁可进行椎体成形治疗。目前认为低暴力压缩性骨折是稳定的，但 Denis 认为所有爆裂性骨折都是不稳定的，因此需要使用内固定重建脊柱稳定性。由于爆裂性骨折都需要进行相同的处理，所以 5 个亚型被认为临床意义不大。

　　随后 McAfee 等简化了 Denis 分型系统，并首次描述了稳定的爆裂性骨折：具有前柱和中柱受压而不累及后柱的骨折。McAfee 针对急性创伤性脊柱损伤的分类系统基于 3 种应力（轴向压缩力、轴向牵张力和横向平面内的平移力），因为这 3 种应力会导

表 2.2 脊柱骨折 Denis 分型

类型	机制	累及三柱
压缩性 · 前屈 · 侧屈	屈曲 前屈 侧屈	前柱压缩伴 / 不伴后柱分离
爆裂性 · A · B · C · D · E	轴向负荷 轴向负荷加屈曲 轴向负荷加屈曲 轴向负荷加旋转 轴向负荷加侧屈	前柱、中柱压缩伴 / 不伴后柱分离
Chance	屈曲 – 牵张	前柱完整或分离，中柱和后柱分离
骨折 – 脱位 · 屈曲 – 旋转 · 剪切 · 屈曲 – 分离	屈曲 – 旋转 剪切 屈曲 – 分离	三柱均可单独或合并累及

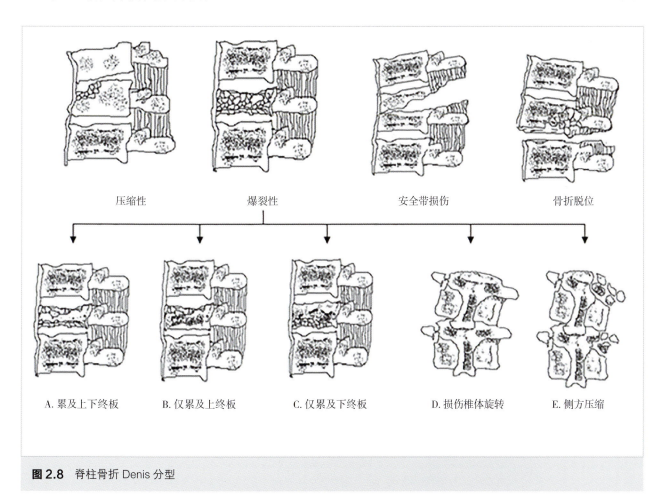

压缩性　　　　爆裂性　　　　安全带损伤　　　　骨折脱位

A. 累及上下终板　　B. 仅累及上终板　　C. 仅累及下终板　　D. 损伤椎体旋转　　E. 侧方压缩

图 2.8　脊柱骨折 Denis 分型

致中柱损伤。通过计算机断层扫描显示小关节半脱位或椎弓根断裂，可以用于判断不稳定的爆裂性骨折。使用此分型系统，椎体成形术适用于压缩性骨折，包括稳定的爆裂性骨折。

AO（Arbeitsgemeinshaft fur Osteosynthesefrafra）分型是由 Magerl 等于 1994 年提出的一种综合分类系统。该分型又回到"双柱"模型，是现代骨折固定的基础。根据损伤机制，将胸腰椎骨折分为三大类：压缩型（A 型）、张力带型（B 型）和多方向移位或旋转型（C 型）。该分型综合考虑了骨折的形态学、移位的方向以及骨折破坏的严重程度，全面描述了损伤的性质、不稳定性的程度以及对选择对预后最合适的治疗。

修正后的 AO 分类包括对骨折的形态、神经功能状态以及临床修正参数的评估（图 2.9）。骨折的形态依据 3 种主要的损伤类型进行评估：A0~A4 型（压缩型损伤）累及前方椎体或椎间盘，不伴后方韧带的损伤及移位，B1~B3 型（张力带型损伤，累及前方或后方张力带结构）和 C 型（移位 / 分离型损伤）。神经功能状态分类如下：神经功能正常（N0），短暂的神经功能障碍（N1），存在神经根损伤的症状或体征（N2），不完全的脊髓或马尾神经损伤（N3），完全性脊髓损伤（N4），以及未知的神经系统状态（NX）。还包括两个附加修饰参数：M1 表示不确定的张力带损伤情况，M2 表示患者特异的合并症（这可能会对手术决策造成影响，例如强直性脊柱炎或手术节段的皮肤损伤）。

根据这种分类，A4 型骨折（包括 2 个终板的爆裂或矢状位骨折）以及 B1~B3 型和 C 型损伤几乎总是需要通过辅助内固定以达到最佳结果。可能需要椎体成形手术治疗 A 型损伤，具体包括：A1.1、A1.2、A1.3、A2.1、A2.2、A2.3 和 A3.1。

胸腰椎损伤分类系统（TLICS）是由脊柱创伤研究小组（STSG，表 2.3）于 2005 年提出的。它已经过验证并显示出良好的可靠性。TLICS 是一种基于损伤机制（通过影像学表现确定）、后方韧带复合体的完整性以及患者神经功能状态的综合评分系统。后方韧带复合体的评估有赖于 MRI，这种方式有一定的局限性。TLICS 旨在指导胸腰椎脊柱损伤的临床治疗，并利用其对脊柱稳定性、远期畸形和进行性神经功能障碍进行预测，并对治疗提供适当的指导。3 个主要的形态学指标是压缩或爆裂、旋转 / 平移和脱

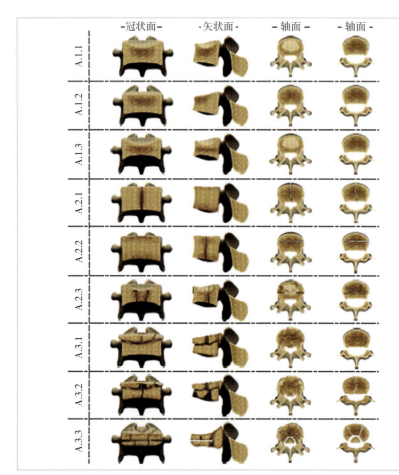

图 2.9 AO 骨折分型：A 型及其亚型

表2.3 胸腰椎损伤类型系统（TLICS）

TLICS 评分 3 个独立预测因素				
1	骨折形态	·压缩型 ·爆裂型 ·剪力及旋转型 ·牵张型	1分 2分 3分 4分	·X线 ·CT
2	后方韧带复合体	·无损伤 ·不确定 ·断裂	1分 2分 3分	·MRI
3	神经损伤状态	·无损伤 ·神经根损伤 ·脊髓或圆锥完全性损伤 ·脊髓或圆锥不完全性损伤 ·马尾神经损伤	0分 2分 2分 3分 3分	·体检
预测		·是否需要手术	0~3分 4分 >4分	·非手术治疗 ·非手术/手术治疗 ·手术治疗

位。对于压缩性损伤，轴向、屈曲或横向前缀更准确地描述了损伤的形态。

与压缩性损伤一样，评分 ≤ 3 分表明骨折稳定，而评分 ≥ 5 分则提示应考虑手术。该分类系统还提供了根据后方韧带复合体的完整性和患者神经功能状况确定最佳手术治疗方案（前路、后路和前后路联合）的指南。评分为 4 分是保守治疗还是手术干预取决于医生的判断。根据 AO 系统分类的 A1、A2 和 A3.1 型骨折，TLICS 系统分别评分 0~3 分，椎体成形术包括在治疗方案中。

上述系统均旨在明确脊柱不稳，并最终指导临床治疗。1993 年，Harry Genant 提出了用 Genant 半定量方法对骨质疏松性椎体骨折进行分型的方法，他指出："椎体骨折是骨质疏松症的最常见后果，发生在大部分绝经后人群中。但是，大多数椎体骨折在临床上并未得到确诊，并且逐渐累积。可以确定的是，椎体骨折是随后发生骨质疏松性骨折的重要危险因素，其中骨密度低且合并椎体骨折的那些患者风险最高。"

在引入 Genant 系统之前，骨质疏松性椎体骨折在世界范围内常常被漏诊，尽管严格的 X 线检查可以提供明确的椎体骨折证据，并最大限度地减少了胶片质量不佳的影响，但假阴性率仍高达 30%。失败是一个全球性问题，原因可能是缺乏放射线检查或在影像报告中使用了不明确的术语，因此需要一种检查和定义椎体骨折的标准化方法。

Genant 分型系统基于涉及前、后和/或中柱椎体高度的丢失（图 2.10）。在此半定量评估中，会根据每个椎体高度丢失的程度进行严重程度分级。与其他方法不同，形态学改变的类型（楔形变型，双凹型或压缩型）与分级无关。根据 T4~L4 的侧位 X 线片椎体前缘高度和椎体投影面积进行分型，椎体形态及大小正常为 0 级，轻度（1 级：椎体前缘高度降低了 20%~25% 和椎体投影面积降低 10%~20%），中度（2 级：椎体前缘高度降低 26%~40%，椎体投影面积降低 21%~40%），重度（3 级：椎体前缘高度和椎体投影面积减少 40% 以上）；0.5 级表示"临界"椎体，椎体表现出一定程度的变形，但不能明确地归类为 1 级的骨折。

Genant 半定量方法已通过测试，并已在许多临床药物试验和流行病学研究中应用。该方法用于诊断椎体骨折的可重复性很高，观察者内一致性达 93%~99%，观察者间一致性达 90%~99%。对于有经验者而言，该方法灵敏度和特异度高。可以从这种半定量评估中计算出"脊柱骨折指数"，即所有椎体的等级总和除以椎体的数量。可以通过连续成像评估单个椎体高度的丢失，并解释后续的 X 线片。

2.5 治疗

无论病因如何，对稳定的椎体骨折进行椎体成形手术的基本原理是保留或恢复椎体高度、稳定性或矫正后凸畸形并减轻疼痛，使患者尽早恢复活动。

2.5.1 骨质疏松性椎体压缩骨折

在引入椎体成形手术之前，稳定的骨质疏松性椎体压缩骨折患者的治疗措施主要包括休息、镇痛药物和支具固定。这些患者中有许多会出现残疾疼痛，畸形（驼背）和肺功能下降。此外，骨质疏松

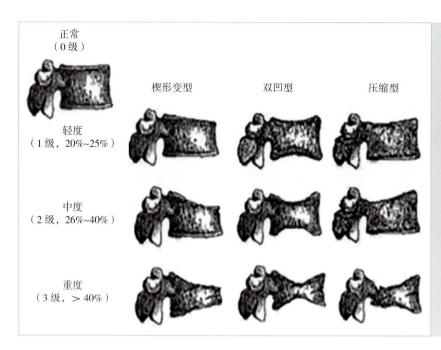

正常
（0级）

楔形变型　　双凹型　　压缩型

轻度
（1级，20%~25%）

中度
（2级，26%~40%）

重度
（3级，>40%）

图 2.10 骨质疏松性椎体骨折的 Genant 半定量分型系统

症患者的骨质丢失会因失能导致持续且加速的骨质流失，每周高达 2% 的速度。负重是预防骨质丢失的重要因素，是阻止或减缓患者进行性骨质丢失的重要一步。在治疗中，虽然药物确实存在副作用的风险（例如，双膦酸盐已与颌骨坏死和非典型股骨骨折有关），但包括非甾体类抗炎药、降钙素、特立帕肽、双膦酸盐和甲状旁腺激素已被证明对控制疼痛和功能具有一定的益处。

在患有骨质疏松性椎体骨折的老年患者中，包括那些累及椎体后壁的患者，椎体后凸成形术已被证明是一种行之有效的手术，仅有很少的并发症。2002—2008 年，Krüger 等对 97 例患者［68 例女性；平均年龄：76.1（59~98）岁］进行了椎体后凸成形术，每例患者至少是 AO 分类 A3.1 的骨折。其中 75 例患者是由于跌倒造成的，5 例患者由于交通事故，另外 17 例患者没有任何外伤。根据 AO 分型，共有 109 处 A3.1.1 骨折和 1 处 A3.1.3 骨折。术前所有患者神经功能均正常。79 处骨折伴有椎管狭窄，平均狭窄程度为 15%（10~40）。总体而言，134 节椎体行椎体成形术（81×1 节椎体，22×2 节椎体，3×3 节椎体）。术后有 47.4% 的患者观察到骨水泥渗漏，但均无症状。使用视觉模拟量表（VAS 1~10 分）进行评估，疼痛由手术前的 8.1 分，下降至手术后的 1.6 分（P < 0.001）。

2.5.2 肿瘤导致的椎体病理性骨折

在因肿瘤形成而导致病理性骨折的患者中，最常见的治疗方法是针对原发疾病进行各种类型的内科、外科治疗和放疗。因恶性肿瘤而导致的病理性椎体骨折的治疗包括放疗、射频消融、椎体成形和 / 或开放性外科手术以进行神经减压，减轻肿瘤压迫并维持脊柱稳定性。有证据表明椎体成形术可显著减轻疼痛并改善生活质量。

在一项针对椎体后凸成形术在转移性脊柱疾病或多发性骨髓瘤和脊柱病理性压缩性骨折患者中疼痛控制和生活质量改善的系统性评估中，Astur 和 Avanzi 发现适度证据表明与传统方法相比，行椎体成形术的患者其疼痛（视觉疼痛评分量表）、残疾（Roland-Morris 功能障碍问卷）、生活质量（SF-36 健康调查问卷）和功能状态（Karnofsky 功能状态评分标准）得分更高，并且椎体高度也得到了更好的恢复。

将任何其他治疗方式作为对照组，这项研究得出的结论是后凸成形术可作为有症状的肿瘤性脊柱椎体压缩骨折的早期治疗选择，并建议进行进一步的随机临床试验（RCT）以提高证据等级。

一项早期的 RCT 研究对球囊后凸成形术与非手术治疗进行了比较，并在入组后 1 个月允许进行选择性交叉治疗，其中包括患有各种肿瘤性疾病（包括多发性骨髓瘤、乳腺癌、肺癌和前列腺癌）的患者。结果显示通过视觉评分量表、Roland-Morris 功能障碍问卷和 SF-36 健康调查问卷来衡量，患者的疼痛、功能和生活质量有显著改善，而非手术治疗患者的生活质量和功能没有变化，疼痛改善很小。最初接受非手术治疗的患者中有 73% 进行了后凸成形术，其中 55% 的患者在随访 1 个月后的 1 周内进行了交叉。研究得出结论，在所有治疗措施中，后凸成形术在 1 个月时均优于非手术治疗，这些改善通常可维持 1 年。结果还显示，两组之间发生不良事件的患者人数无差别，后凸成形术用于肿瘤性椎体病变的治疗是安全有效的。

2.5.3　外伤性椎体骨折

值得注意的是，缺乏能够解决矢状位平衡或持续性临床疾病的创伤性椎体骨折的分型系统。创伤性椎体骨折评估中最常用的分型是 AO 和 TLICS。使用 AO 分型，A1、A2（钳夹样骨折除外：A2.3）和 A3.1 型骨折是稳定的，包括 A1.1、A1.2、A1.3、A2.1、A2.2 和 A3.1 在内的均可以行椎体成形术治疗。根据 TLICS 系统，这些骨折评分不超过 3 分，不需要手术进行固定，可以选择椎体成形术。

Chen 等研究发现进行椎体成形术治疗的椎体骨折患者与非手术治疗的患者相比，椎体成形术的患者住院时间和死亡率显著降低。最新的一项研究表明，与非手术治疗的患者相比，椎体成形术治疗的患者虽然住院时间稍长，但其出院率更高，而非手术治疗的患者需要长期就治于护理机构。最新的一项超过 100 万名椎体压缩骨折患者 5~10 年的随访结果显示，与采取非手术治疗的患者相比，行椎体成形术的患者的发病率和死亡率均明显降低。非手术治疗患者的肺部并发症、深静脉血栓、心血管并发症和尿路感染的发生率更高。

多项研究表明，椎体成形术或后凸成形术对于症状性的椎体压缩骨折是一种经济有效的治疗措施，既可以减轻疼痛，又可以改善生存率。

2.6　公共卫生与经济影响

2.6.1　骨质疏松

骨质疏松症及其相关的骨质疏松性骨折具有深远的经济负担和公共卫生影响。如前所述，每年实际上诊断出的骨质疏松性骨折的数量可能被低估了，据估计，椎体骨折的临床诊断率只有 1/3。这会影响付款人的报销方式和相关政策的制定，鼓励制药公司进行新药临床试验以降低骨折风险。

最新的数据表明，美国每年发生骨质疏松性椎体压缩骨折多达 1 000 000 人，25% 的女性一生之中会发生椎体压缩骨折。采用 Premier Healthcare 数据库进行的回顾性分析显示，2010—2013 年，在所有与骨质疏松相关的骨折接受住院治疗的患者中，平均住院费用为 12 839 美元，平均住院时间为 5.1 天。

住院期间，7.4% 的患者曾在重症监护病房接受治疗，死亡率为 1.5%，出院后 60 天内，有 2.3% 的患者发生了新发或邻近的椎体骨折。主要的花费依次为住院花费、长期护理和门诊护理。骨折后的 1 年，医疗和住院花费分别是骨折前的 1.6~6.2 倍，比对照组的费用高 2.2~3.5 倍。髋部骨折的总费用最高为 71 000 美元，椎体骨折的最高费用为 68 000 美元。医疗保险支付了其中约 80% 的费用。除医疗费用外，还有其他的间接费用，包括因残疾导致生产力降低、骨质疏松症的护理费用。由于人口老龄化，预计到 2025 年将增加到 253 亿美元。

2.6.2　癌症

继发于前列腺癌、乳腺癌或多发性骨髓瘤的骨转移患者易患骨骼相关事件，包括脊柱手术或脊柱放疗、病理性骨折和脊髓压迫。Barlev 等从付款人的角度检查了多发性骨髓瘤或者继发于前列腺癌或乳腺癌的骨转移患者相关住院的费用。从 MarketScan 商业和 Medicare 数据库中选择住院的患者（自 2003 年 1 月 1 日至 2009 年 6 月 30 日），抽样患者平均至少有两项医疗要求，其具有针对前列腺癌、乳腺癌或多发性骨髓瘤的主要或次要 ICD-9-CM 诊断代码，以及至少随后的一次住院，其主要诊断或治疗代码提示骨科手术、病理性骨折或脊髓压迫。共有 555 例患者，住院 572 人次。年龄范围为 61~72 岁，每次住院时间为 5.9~11.6 天。对于没有脊髓压迫的病理性骨折，不同肿瘤类型每次住院的医疗花费为 22 390~26 936 美元。

2.6.3　创伤

在考虑外伤性胸腰椎骨折患者的住院治疗和门诊费用的估计成本时，必须记住，尽管手术治疗患者的住院时间可能比非手术治疗患者短，但包括手术费用在内的总成本可能会更高。成本效益成为中心，即外科手术必须提供与增加成本相对应的更好的治疗结果，必须将结果纳入分析以获得可靠的成本效益值。不稳定骨折和伴有神经功能障碍的骨折可能需要手术治疗、持续的康复服务，这些患者通常会发展为长期的残疾。

Siebenga 等比较了手术和非手术治疗胸腰椎外伤性骨折，这项研究包括直接费用、全科医生就诊和缺勤费用以及私人医疗保健支出。该研究纳入了 1998—2003 年在一家欧洲机构中接受治疗的创伤性胸腰椎脊柱骨折（不伴神经功能障碍的 T10~L4 骨折）的患者。手术治疗的平均直接费用（21 960 美元）显著高于保守治疗（11 880 美元）。但是，手术治疗的全科医生就诊费用、私人支出和误工费用（分别为 13 美元、550 美元和 6630 美元）明显低于非手术组（分别为 34 美元、816 美元和 10 329 美元）。

全国急诊科样本（NEDS）是一组基于医院的急诊科数据库，包含在"医疗保健成本和使用项目（HCUP）"系列中。这些数据库是由美国医疗保健研究与质量局（AHRQ）通过联邦 – 州 – 行业合作关系创建的。根据 HCUP 全国住院患者样本（NIS）和所查询的 NEDS 数据库，2010—2011 年，美国约有 795 300 例出院和急诊就诊患者为脊柱骨折。绝大多数脊柱骨折患者（773 000 例，占 97%）接受了骨质疏松或病理性椎体压缩骨折的治疗，几乎没有创伤。近一半椎体压缩骨折出院和就诊的是 75 岁及以上的患者，女性占 58%。创伤性骨折的发生率要低得多，仅 27 100 例（3%）出院或门诊就诊。数量太少，无法在国家健康统计中心（NCHS）数据库中进行可靠的报告。这些骨折主要发生在男性（约 60%），最常发生于 18~44 岁的患者。

诊断为脊柱骨折的患者的平均住院时间为 6.8 天，平均花费为 69 500 美元。对于创伤性脊柱骨折的患者，平均住院时间是骨质疏松 / 病理性椎体压缩骨折的 2 倍以上（14 天比 6.6 天），平均费用是其 3 倍（197 700 美元比 65 700 美元）。结果表明，年龄小于 45 岁的住院时间和花费差异更大（图 2.11）。

只有一小部分因脊柱骨折住院的患者接受手术

治疗（图 2.12）。根据 NIS 数据库，最常见的手术方式是融合（8.8%）和椎体成形（椎体后凸成形术或椎体成形术，占 10.6%）。NEDS 住院患者和全国医院出院调查（NHDS）数据库中的结果类似。在诊断为椎体压缩骨折的出院患者中，仅 12% 接受了后凸成形或椎体成形手术治疗。这些患者中女性是男性的 2 倍，年龄多为 65 岁或以上。大多数脊柱融合手术主要是针对 44 岁以下的外伤性骨折患者。

2.6.4 成本效益

成本效益分析是一种确定干预价值的方法，确定可接受的成本效益阈值是一种价值判断，即我们愿意为干预措施支付的金额。患者的门槛可能与付款人不同。Garber 和 Phelps 建议："美国大多数（但不是全部）决策者会得出结论，每增加一个质量调整生命年（QALY），花费少于 50 000~60 000 美元的干预措施是相当有效的。"

2013 年，Borse 对两种最常用于治疗骨质疏松性椎体压缩骨折的手术方法——后凸成形术和椎体成形术的成本效用进行分析。椎体成形术的成本 – 效用比为每质量调整生命年 34 688 美元，后凸成形术为每质量调整生命年 32 767 美元。在椎体后凸成形术和椎体成形术之间的增量比较中，与椎体成形术相比，椎体后凸成形术更具成本效益。有关椎体成形术的成本 – 效益的更多信息，请参见第十六章：椎体强化术的成本效益。

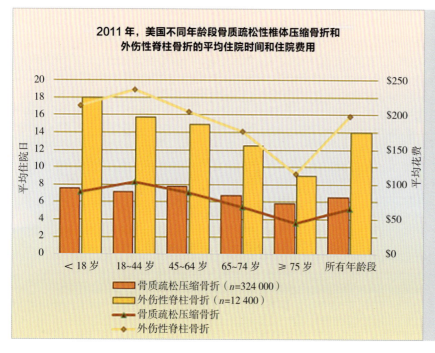

图 2.11　2011 年，美国不同年龄段骨质疏松性椎体压缩骨折和外伤性脊柱骨折的平均住院时间和住院费用

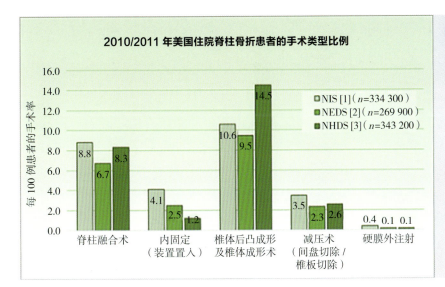

图 2.12 2010/2011 年美国住院脊柱骨折患者的手术类型比例。缩写：NIS. 全国住院患者样本；NEDS. 全国急诊科样本；NHDS. 全国医院出院调查

2.7　结论

椎体压缩骨折可能导致严重的疼痛、活动受限和残疾，并增加发病率和死亡率。患有骨质疏松症或恶性肿瘤等疾病的患者中，骨骼质量的病理性减弱导致即使是轻微的创伤也会引起骨折。由于这些骨折非常普遍，对公众健康和经济影响相当大。椎体骨折的最常见原因是骨质疏松、转移性肿瘤、多发性骨髓瘤和外伤。无论病因如何，及时准确的诊断对于确定合适的治疗方案至关重要。

外伤导致脊柱失稳的患者必须早期接受治疗，并应特别注意损伤的机制、损伤的类型以及充分保护脊柱所需的治疗措施。此外，为脊柱转移性肿瘤患者和骨质疏松性椎体压缩骨折的老年患者提供准确、及时的诊断同样重要。必须考虑所有安全的治疗方案，以及支持这些方案的指征和文献证据。保守治疗通常仅包括休息和疼痛管理，但必须注意避免消除疼痛的影响、副作用或缺乏有效的药物管理。重要的是，骨质疏松患者卧床休息可能会加速骨质流失，使患者的功能状况恶化，并显著增加其发病率和死亡率。

考虑到骨质疏松椎体压缩骨折对社会、公共卫生和经济的影响，必须了解骨质疏松的自然病史，不仅要对这些骨折进行介入治疗，而且还要通过治疗骨质疏松本身来预防未来的骨折，并教育患者其导致骨质疏松性骨折的潜在疾病。当压缩性骨折继发于骨质疏松症时，医生应解释什么是骨质疏松症，为什么患者可能患有骨质疏松症，以及如何更好地治疗，确保患者接受进行椎体成形手术治疗或骨质疏松症专科就诊。这是一种治疗途径，可以优化患者的骨骼健康并减少或预防将来的脆性骨折。除了优化治疗方案外，重要的是让患者了解骨骼健康的重要性以及改变生活方式的好处，例如摄取钙和维生素 D、适当运动和预防跌倒。

椎体成形术可以安全、持久地缓解疼痛，并且有机会在各种病因中以极好的风险收益率显著改善生活质量。

参考文献

[1] Chen AT, Cohen DB, Skolasky RL. Impact of nonoperative treatment, vertebroplasty, and kyphoplasty on survival and morbidity after vertebral compression fracture in the medicare population. J Bone Joint Surg Am 2013;95(19): 1729–1736.

[2] Zampini JM, White AP, McGuire KJ. Comparison of 5766 vertebral compression fractures treated with or without kyphoplasty. Clin Orthop Relat Res 2010;468(7):1773–1780.

[3] Edidin AA, Ong KL, Lau E, Kurtz SM. Morbidity and mortality after vertebral fractures: comparison of vertebral augmentation and nonoperative management in the Medicare population. Spine 2015;40(15):1228–1241.

[4] Lange A, Kasperk C, Alvares L, Sauermann S, Braun S. Survival and cost comparison of kyphoplasty and percutaneous vertebroplasty using German claims data. Spine 2014;39(4):318–326.

[5] Silverman SL. The clinical consequences of vertebral compression fracture. Bone 1992;13(Suppl 2):S27–S31.

[6] Ong KL, Beall DP, Frohbergh M, Lau E, Hirsch JA. Were VCF patients at higher risk of mortality following the 2009 publication of the vertebroplasty "sham" trials? Osteoporos Int 2018;29(2):375–383.

[7] Grigoryan M, Guermazi A, Roemer FW, Delmas PD, Genant HK. Recognizing and reporting osteoporotic vertebral fractures. Eur Spine J 2003;12(Suppl 2):S104–S112.

[8] Assessment of fracture risk and its application to screening for postmenopausal osteoporosis. Report of a WHO Study Group. World Health Organ Tech Rep Ser 1994;843:1–129.

[9] Kado DM, Browner WS, Palermo L, Nevitt MC, Genant HK, Cummings SR; Study of Osteoporotic Fractures Research Group. Vertebral fractures and mortality in older women: a prospective study. Arch Intern Med 1999;159(11):1215–1220.

[10] Baaj AA, Downes K, Vaccaro AR, Uribe JS, Vale FL. Trends in the treatment of lumbar spine fractures in the United States: a socioeconomics perspective: clinical article. J Neurosurg Spine 2011;15(4):367–370.

[11] Rajasekaran S, Kanna RM, Shetty AP. Management of thoracolumbar spine trauma: an overview. Indian J Orthop 2015;49(1):72–82.

[12] Wood KB, Li W, Lebl DR, Ploumis A. Management of thoracolumbar spine fractures. Spine J 2014;14(1):145–164.

[13] el-Khoury GY, Whitten CG. Trauma to the upper thoracic spine: anatomy, biomechanics, and unique imaging features. AJR Am J Roentgenol 1993;160(1):95–102.

[14] Gertzbein SD. Scoliosis Research Society. Multicenter spine fracture study. Spine 1992;17(5):528–540.

[15] Harrison RA, Siminoski K, Vethanayagam D, Majumdar SR. Osteoporosis-related kyphosis and impairments in pulmonary function: a systematic review. J Bone Miner Res 2007;22(3):447–457.

[16] Cosman F, de Beur SJ, LeBoff MS, et al; National Osteoporosis Foundation. Clinician's guide to prevention and treatment of osteoporosis. Osteoporos Int 2014;25(10):2359–2381.

[17] Lindsay R, Silverman SL, Cooper C, et al. Risk of new vertebral fracture in the year following a fracture. JAMA 2001;285(3):320–323.

[18] Ensrud KE, Schousboe JT. Clinical practice. Vertebral fractures. N Engl J Med 2011;364(17):1634–1642.

[19] Felsenberg D, Silman AJ, Lunt M, et al; European Prospective Osteoporosis Study (EPOS) Group. Incidence of vertebral fracture in europe: results from the European Prospective Osteoporosis Study (EPOS). J Bone Miner Res 2002;17(4):716–724.

[20] Riggs BL, Melton LJ III. The worldwide problem of osteoporosis: insights afforded by epidemiology. Bone 1995;17(5, Suppl):505S–511S.

[21] NIH Consensus Development Panel on Osteoporosis Prevention, Diagnosis, and Therapy, March 7–29, 2000: highlights of the conference. South Med J 2001;94(6):569–573.

[22] Heaney RP, Abrams S, Dawson-Hughes B, et al. Peak bone mass. Osteoporos Int 2000;11(12):985–1009.

[23] Ballane G, Cauley JA, Luckey MM, El-Hajj Fuleihan G. Worldwide prevalence and incidence of osteoporotic vertebral fractures. Osteoporos Int 2017;28(5):1531–1542.

[24] Prevention and Management of Osteoporosis: report of a WHO Scientific Group. Paper presented at WHO Scientific Group on the Prevention and Management of Osteoporosis2000; Geneva, Switzerland.

[25] Wright NC, Saag KG, Dawson-Hughes B, Khosla S, Siris ES. The impact of the new National Bone Health Alliance (NBHA) diagnostic criteria on the prevalence of osteoporosis in the United States: supplementary presentation. Osteoporos Int 2017;28(11):3283–3284.

[26] Cosman F, Krege JH, Looker AC, et al. Spine fracture prevalence in a nationally representative sample of US women and men aged ≥40 years: results from the National Health and Nutrition Examination Survey (NHANES) 2013–2014. Osteoporos Int 2017;28(6):1857–1866.

[27] Wong CC, McGirt MJ. Vertebral compression fractures: a review of current management and multimodal therapy. J Multidiscip Healthc 2013; 6:205–214.

[28] Francis RM, Baillie SP, Chuck AJ, et al. Acute and long-term management of patients with vertebral fractures. QJM 2004;97(2):63–74.

[29] Nevitt MC, Cummings SR, Stone KL, et al. Risk factors for a first-incident radiographic vertebral fracture in women > or = 65 years of age: the study of osteoporotic fractures. J Bone Miner Res 2005;20(1):131–140.

[30] Melton LJ III, Lane AW, Cooper C, Eastell R, O'Fallon WM, Riggs BL. Prevalence and incidence of vertebral deformities. Osteoporos Int 1993;3(3):113–119.

[31] O'Neill TW, Felsenberg D, Varlow J, Cooper C, Kanis JA, Silman AJ. The prevalence of vertebral deformity in european men and women: the European Vertebral Osteoporosis Study. J Bone Miner Res 1996;11(7):1010–1018.

[32] Burge R, Dawson-Hughes B, Solomon DH, Wong JB, King A, Tosteson A. Incidence and economic burden of osteoporosis-related fractures in the United States, 2005–2025. J Bone Miner Res 2007;22(3):465–475.

[33] Cooper C, Atkinson EJ, O'Fallon WM, Melton LJ III. Incidence of clinically diagnosed vertebral fractures: a population-based study in Rochester, Minnesota, 1985–1989. J Bone Miner Res 1992;7(2):221–227.

[34] Cho JH, Ha JK, Hwang CJ, Lee DH, Lee CS. Patterns of treatment for metastatic pathological fractures of the spine: the efficacy of each treatment modality. Clin Orthop Surg 2015;7(4):476–482.

[35] Saad F, Lipton A, Cook R, Chen YM, Smith M, Coleman R. Pathologic fractures correlate with reduced survival in patients with malignant bone disease. Cancer 2007;110(8):1860–1867.

[36] Beall DP, Chambers MR, Thomas S, et al. Prospective and multicenter evaluation of outcomes for quality of life and activities of daily living for balloon kyphoplasty in the treatment of vertebral compression fractures: the EVOLVE Trial. Neurosurgery 2019;84(1):169–178.

[37] Siegel RL, Miller KD, Jemal A. Cancer statistics, 2015. CA Cancer J Clin 2015;65(1):5–29.

[38] Mitsiades CS, Mitsiades N, Munshi NC, Anderson KC. Focus on multiple myeloma. Cancer Cell 2004;6(5):439–444.

[39] Anitha D, Baum T, Kirschke JS, Subburaj K. Risk of vertebral compression fractures in multiple myeloma patients: a finite-element study. Medicine (Baltimore) 2017;96(2):e5825.

[40] Howlader N, Noone A, Krapcho M. SEER Cancer Statistics Review, 1975–2013. 2016. http://seer.cancer.gov/csr/1975_2013/.

[41] Edwards BJ, Langman CB, Bunta AD, Vicuna M, Favus M. Secondary contributors to bone loss in osteoporosis related hip fractures. Osteoporos

Int 2008;19(7):991–999.

[42] Anselmetti GC, Manca A, Montemurro F, et al. Percutaneous vertebroplasty in multiple myeloma: prospective long-term follow-up in 106 consecutive patients. Cardiovasc Intervent Radiol 2012;35(1):139–145.

[43] Mirza F, Canalis E. Management of endocrine disease: secondary osteoporosis: pathophysiology and management. Eur J Endocrinol 2015;173(3): R131–R151.

[44] Pittari G, Costi D, Raballo M, Maulucci L, Baroni MC, Mangoni M. Intravenous neridronate for skeletal damage treatment in patients with multiple myeloma. Acta Biomed 2006;77(2):81–84.

[45] Tipples K, Robinson A. Optimal management of cancer treatment-induced bone loss: considerations for elderly patients. Drugs Aging 2011;28(11): 867–883.

[46] Sezer O. Myeloma bone disease: recent advances in biology, diagnosis, and treatment. Oncologist 2009;14(3):276–283.

[47] Faiman B, Licata AA. New tools for detecting occult monoclonal gammopathy, a cause of secondary osteoporosis. Cleve Clin J Med 2010;77(4):273–278.

[48] Layton KF, Thielen KR, Cloft HJ, Kallmes DF. Acute vertebral compression fractures in patients with multiple myeloma: evaluation of vertebral body edema patterns on MR imaging and the implications for vertebroplasty. AJNR Am J Neuroradiol 2006;27(8):1732–1734.

[49] Kanis JA. Diagnosis of osteoporosis and assessment of fracture risk. Lancet 2002;359(9321):1929–1936.

[50] Golombick T, Diamond T. Prevalence of monoclonal gammopathy of undetermined significance/myeloma in patients with acute osteoporotic vertebral fractures. Acta Haematol 2008;120(2):87–90.

[51] Weiss BM, Abadie J, Verma P, Howard RS, Kuehl WM. A monoclonal gammopathy precedes multiple myeloma in most patients. Blood 2009;113(22): 5418–5422.

[52] Tosi P. Diagnosis and treatment of bone disease in multiple myeloma: spotlight on spinal involvement. Scientifica (Cairo) 2013;2013:104546.

[53] Coleman R. Skeletal Complications of Malignancy. Skeletal Complications of Malignancy Symposium, Bethesda, MD; 1997.

[54] Borggrefe J, Giravent S, Thomsen F, et al. Association of QCT bone mineral density and bone structure with vertebral fractures in patients with multiple myeloma. J Bone Miner Res 2015;30(7):1329–1337.

[55] Anitha D, Kim KJ, Lim SK, Lee T. Implications of local osteoporosis on the efficacy of anti-resorptive drug treatment: a 3-year follow-up finite element study in risedronate-treated women. Osteoporos Int 2013;24(12): 3043–3051.

[56] British Committee for Standards in Haematology in Conjunction with the UK Myeloma Forum(UKMF). Guidelines on the Diagnosis and Management of Multiple Myeloma. 2010. http://www.bcshguidelines.com/. Accessed May 1, 2018.

[57] Mulligan M, Chirindel A, Karchevsky M. Characterizing and predicting pathologic spine fractures in myeloma patients with FDG PET/CT and MR imaging. Cancer Invest 2011;29(5):370–376.

[58] Singh A, Tetreault L, Kalsi-Ryan S, Nouri A, Fehlings MG. Global prevalence and incidence of traumatic spinal cord injury. Clin Epidemiol 2014;6: 309–331.

[59] Hu R, Mustard CA, Burns C. Epidemiology of incident spinal fracture in a complete population. Spine 1996;21(4):492–499.

[60] Gertzbein SD, Khoury D, Bullington A, St John TA, Larson AI. Thoracic and lumbar fractures associated with skiing and snowboarding injuries according to the AO comprehensive classification. Am J Sports Med 2012;40(8): 1750–1754.

[61] Magerl F, Aebi M, Gertzbein SD, Harms J, Nazarian S. A comprehensive classification of thoracic and lumbar injuries. Eur Spine J 1994;3(4):184–201.

[62] Kraemer WJ, Schemitsch EH, Lever J, McBroom RJ, McKee MD, Waddell JP. Functional outcome of thoracolumbar burst fractures without neurological deficit. J Orthop Trauma 1996;10(8):541–544.

[63] Knop C, Blauth M, Bühren V, et al. Surgical treatment of injuries of the thoracolumbar transition. 1: epidemiology Unfallchirurg 1999;102(12):924–935.

[64] Benson DR, Burkus JK, Montesano PX, Sutherland TB, McLain RF. Unstable thoracolumbar and lumbar burst fractures treated with the AO fixateur interne. J Spinal Disord 1992;5(3):335–343.

[65] McLain RF, Sparling E, Benson DR. Early failure of short-segment pedicle instrumentation for thoracolumbar fractures. A preliminary report. J Bone Joint Surg Am 1993;75(2):162–167.

[66] Maynard FM Jr, Bracken MB, Creasey G, et al; American Spinal Injury Association. International Standards for Neurological and Functional Classification of Spinal Cord Injury. Spinal Cord 1997;35(5):266–274.

[67] Watson-Jones R. The results of postural reduction of fractures of the spine. J Bone Joint Surg 1938;20:567–586.

[68] Nicoll EA. Fractures of the dorso-lumbar spine. J Bone Joint Surg Br 1949;31B(3):376–394.

[69] Holdsworth F. Fractures, dislocations, and fracture-dislocations of the spine. J Bone Joint Surg 1963;45:6.

[70] Holdsworth F. Fractures, dislocations, and fracture-dislocations of the spine. J Bone Joint Surg Am 1970;52(8):1534–1551.

[71] Panjabi MM. The stabilizing system of the spine. Part I. Function, dysfunction, adaptation, and enhancement. J Spinal Disord 1992;5(4):383–389, discussion 397.

[72] White AA III, Johnson RM, Panjabi MM, Southwick WO. Biomechanical analysis of clinical stability in the cervical spine. Clin Orthop Relat Res 1975(109):85–96.

[73] Allen BL Jr, Ferguson RL, Lehmann TR, O'Brien RP. A mechanistic classification of closed, indirect fractures and dislocations of the lower cervical spine. Spine 1982;7(1):1–27.

[74] Denis F. Updated classification of thoracolumbar fractures. Orthopaedic Transactions 1982;6:8–9.

[75] Denis F. The three column spine and its significance in the classification of acute thoracolumbar spinal injuries. Spine 1983;8(8):817–831.

[76] McAfee PC, Yuan HA, Fredrickson BE, Lubicky JP. The value of computed tomography in thoracolumbar fractures. An analysis of one hundred consecutive cases and a new classification. J Bone Joint Surg Am 1983;65(4): 461–473.

[77] Gomleksiz C, Egemen E, Senturk S, et al. Thoracolumbar fractures: a review of classifications and surgical methods. J Spine 2015;4:250.

[78] Vaccaro AR, Oner C, Kepler CK, et al; AOSpine Spinal Cord Injury & Trauma Knowledge Forum. AOSpine thoracolumbar spine injury classification system: fracture description, neurological status, and key modifiers. Spine 2013;38(23):2028–2037.

[79] Lee JY, Vaccaro AR, Lim MR, et al. Thoracolumbar injury classification and severity score: a new paradigm for the treatment of thoracolumbar spine trauma. J Orthop Sci 2005;10(6):671–675.

[80] Kepler CK, Vaccaro AR, Schroeder GD, et al. The Thoracolumbar AOSpine Injury Score. Global Spine J 2016;6(4):329–334.

[81] West C, Roosendaal S, Bot J, Smithuis F. Spine Injury—TLICS Classification: Thoraco-Lumbar Injury Classification and Severity. http://www.radiologyassistant. nl/en.

[82] Genant HK, Wu CY, van Kuijk C, Nevitt MC. Vertebral fracture assessment using a semiquantitative technique. J Bone Miner Res 1993;8(9): 1137–1148.

[83] Delmas PD, van de Langerijt L, Watts NB, et al; IMPACT Study Group. Underdiagnosis of vertebral fractures is a worldwide problem: the IMPACT study. J Bone Miner Res 2005;20(4):557–563.

[84] Heuck AF, Block J, Glueer CC, Steiger P, Genant HK. Mild versus definite osteoporosis: comparison of bone densitometry techniques using different statistical models. J Bone Miner Res 1989;4(6):891–900.

[85] Storm T, Thamsborg G, Steiniche T, Genant HK, Sørensen OH. Effect of intermittent cyclical etidronate therapy on bone mass and fracture rate in women with postmenopausal osteoporosis. N Engl J Med 1990;322(18):1265–1271.

[86] Watts NB, Harris ST, Genant HK, et al. Intermittent cyclical etidronate treatment of postmenopausal osteoporosis. N Engl J Med 1990;323(2):73–79.

[87] Wu CY, Li J, Jergas M, Genant HK. Comparison of semiquantitative and quantitative techniques for the assessment of prevalent and incident vertebral fractures. Osteoporos Int 1995;5(5):354–370.

[88] Palombaro KM. Effects of walking-only interventions on bone mineral density at various skeletal sites: a meta-analysis. J Geriatr Phys Ther 2005;28(3):102–107.

[89] Brown CJ, Friedkin RJ, Inouye SK. Prevalence and outcomes of low mobility in hospitalized older patients. J Am Geriatr Soc 2004;52(8):1263–1270.

[90] Creditor MC. Hazards of hospitalization of the elderly. Ann Intern Med 1993;118(3):219–223.

[91] Hoenig HM, Rubenstein LZ. Hospital-associated deconditioning and dysfunction. J Am Geriatr Soc 1991;39(2):220–222.

[92] Harper CM, Lyles YM. Physiology and complications of bed rest. J Am Geriatr Soc 1988;36(11):1047–1054.

[93] Krüger A, Zettl R, Ziring E, Mann D, Schnabel M, Ruchholtz S. Kyphoplasty for the treatment of incomplete osteoporotic burst fractures. Eur Spine J 2010;19(6):893–900.

[94] Schuster JM, Grady MS. Medical management and adjuvant therapies in spinal metastatic disease. Neurosurg Focus 2001;11(6):e3.

[95] Genev IK, Tobin MK, Zaidi SP, Khan SR, Amirouche FML, Mehta AI. Spinal compression fracture management: a review of current treatment strategies and possible future avenues. Global Spine J 2017;7(1):71–82.

[96] Berenson J, Pflugmacher R, Jarzem P, et al; Cancer Patient Fracture Evaluation (CAFE) Investigators. Balloon kyphoplasty versus non-surgical fracture management for treatment of painful vertebral body compression fractures in patients with cancer: a multicentre, randomised controlled trial. Lancet Oncol 2011;12(3):225–235.

[97] Astur N, Avanzi O. Balloon kyphoplasty in the treatment of neoplastic spne lesions: a systematic review. Global Spine J 2019;9(3):348–356.

[98] Svedbom A, Alvares L, Cooper C, Marsh D, Ström O. Balloon kyphoplasty compared to vertebroplasty and nonsurgical management in patients hospitalised with acute osteoporotic vertebral compression fracture: a UK cost-effectiveness analysis. Osteoporos Int 2013;24(1): 355–367.

[99] Garfin SR, Reilley MA. Minimally invasive treatment of osteoporotic vertebral body compression fractures. Spine J 2002;2(1):76–80.

[100] Edidin AA, Ong KL, Lau E, Kurtz SM. Mortality risk for operated and nonoperated vertebral fracture patients in the medicare population. J Bone Miner Res 2011;26(7):1617–1626.

[101] Siris ES, Adler R, Bilezikian J, et al. The clinical diagnosis of osteoporosis: a position statement from the National Bone Health Alliance Working Group. Osteoporos Int 2014;25(5):1439–1443.

[102] Edidin AA, Ong KL, Lau E, Kurtz SM. Life expectancy following diagnosis of a vertebral compression fracture. Osteoporos Int 2013;24(2):451–458.

[103] Weycker D, Li X, Barron R, Bornheimer R, Chandler D. Hospitalizations for osteoporosis-related fractures: economic costs and clinical outcomes. Bone Rep 2016;5:186–191.

[104] Budhia S, Mikyas Y, Tang M, Badamgarav E. Osteoporotic fractures: a systematic review of U.S. healthcare costs and resource utilization. Pharmacoeconomics 2012;30(2):147–170.

[105] Office of the Surgeon General. Bone Health and Osteoporosis: A Report of the Surgeon General. Rockville, MD: Office of the Surgeon General (US); 2004.

[106] Barlev A, Song X, Ivanov B, Setty V, Chung K. Payer costs for inpatient treatment of pathologic fracture, surgery to bone, and spinal cord compression among patients with multiple myeloma or bone metastasis secondary to prostate or breast cancer. J Manag Care Pharm 2010;16(9):693–702.

[107] The Burden of Musculoskeletal Diseases in the United States(BMUS). Paper presented at United States Bone and Joint Initiative, Rosemont, IL; 2014.

[108] Siebenga J, Segers MJ, Leferink VJ, et al. Cost-effectiveness of the treatment of traumatic thoracolumbar spine fractures: nonsurgical or surgical therapy? Indian J Orthop 2007;41(4):332–336.

[109] Owens DK. Interpretation of cost-effectiveness analyses. J Gen Intern Med 1998;13(10):716–717.

[110] Garber AM, Phelps CE. Economic foundations of cost-effectiveness analysis. J Health Econ 1997;16(1):1–31.

[111] Borse MS. Cost utility analysis of balloon kyphoplasty and vertebroplasty in the treatment of vertebral compression fractures in the United States. Theses and Dissertations: University of Toledo: Toledo, OH; 2013.

第三章　椎体强化术前评估

Scott Kreiner, Grace Maloney

张思萌　张志成 / 译

摘要

椎体压缩骨折（VCF）是一种常见的骨折，随着人口老龄化发病率呈逐年上升趋势。VCF 患者需要准确和及时的诊断和治疗。必须认识到无症状患者与中、重度疼痛患者治疗策略的不同，因为后者非手术治疗（NSM）通常效果欠佳。通过断层成像正确识别 VCF 非常重要。术前评估主要包括：手术风险、经济成本、患者对 NSM 或经皮椎体强化术（PVA）的耐受能力等。如果患者暂时被认为是 PVA 的候选者，应该对适应证和禁忌证进行评估。PVA 的理想患者是断层影像上显示有明确的骨折、不能耐受 NSM，有明确的体征，并且没有绝对的禁忌证。PVA 手术应在专用手术间由专人进行操作。患者术后需要接受定期的随访，以确保获得最佳的术后康复指导，同时患者还应接受导致椎体压缩骨折潜在疾病的治疗。

关键词：椎体压缩骨折，经皮椎体强化术，禁忌证，术前评估，镇静，术后处理

3.1 引言

椎体压缩骨折很常见，随着人口老龄化越来越普遍。准确的早期诊断和治疗是获得良好预后的关键。虽然许多患者只是在骨折后的某个时间点影像学检查偶然发现，但单一压缩性骨折的存在大大增加了未来继发邻近节段骨折的风险。除了常见的无症状骨折外，还有一部分患者表现为中度到重度疼痛，往往不能通过 NSM 缓解。基于这些原因，早期诊断和治疗椎体压缩性骨折对于改善患者的预后尤为重要。

3.2 椎体压缩骨折的解剖、放射学成像、诊断和评估

选择合适的 PVA 患者是获得最佳疗效的关键。传统上，认为从 PVA 获益最多的患者群体通常分为3 类：老年骨质疏松症患者、急性或亚急性期 VCF 患者，NSM 难治性压缩性骨折患者，以及恶性肿瘤继发的压缩性骨折患者。

陈旧性椎体压缩性骨折是经皮椎体强化术的一个适应证。在疼痛性陈旧骨折患者保守治疗失败后，PVA 手术可以很好地缓解疼痛和改善功能，尤其在骨髓水肿或骨折不愈合病例中效果更好。

使用当前的影像学技术来确定这些骨折是至关重要的。大多数骨质疏松性 VCF 发生在胸腰椎交界处。患者的体格检查包括触诊和叩诊，有助于确定累及节段（见第四章：椎体压缩骨折患者体格检查）。脊柱的影像学检查最好采用磁共振成像（MRI）。在严重的幽闭恐惧症或 MRI 不兼容（体内存在非 MRI 兼容起搏器、人工耳蜗植入物等）的情况下，可选择受累区域的计算机断层扫描（CT）。矢状位 T2 抑脂像或短时间反转恢复序列（STIR）结合矢状位 T1 加权像是区分急性或亚急性骨折的最佳指标。在磁共振成像不兼容的情况下，通常需要 CT 扫描结合核医学骨扫描或单光子发射计算机断层成像术（SPECT）来区分新鲜骨折和陈旧骨折。在复杂骨折的情况下，利用 MRI 和 / 或 CT 对脊柱进行影像学评估，可以优化骨折的可视化效果，并可以进行更具体且针对性的治疗。

3.3 术前评估

虽然急性或亚急性压缩性骨折患者在接受 PVA 治疗后可能会获得良好的临床疗效，但需要考虑的因素包括手术风险、经济成本、患者的功能和对 NSM 的耐受能力。

老年骨质疏松性压缩性骨折的患者是一个从 PVA 中获益的群体。VCF 引起的疼痛对所有年龄段患者的活动都有明显的限制，活动能力的下降对于老年人群尤其不利，这些患者往往更容易出现肺炎、肺栓塞、皮肤损伤和许多其他并发症。活动能力下降常引起肌肉萎缩，并导致日常活动能力（ADL：日常生活活动功能量表）下降，这与死亡率增加密切相关。此外，老年人对镇痛类药品的耐受性较差。将老年骨质疏松压缩骨折人群行 PVA 的风险与活动功能下降引起的风险相比，手术的益处通常大于风

险，并且在中重度疼痛的老年患者中，NSM 的风险通常高于 PVA。

对于创伤性 VCF 的年轻患者，通常先尝试 NSM。年轻患者在功能减退、疼痛药物耐受性和骨折愈合能力方面有更好的恢复力。但对于严重或持续疼痛的 NSM 无效患者，PVA 应该是合理的治疗方法，前提是影像学检查结果与患者的临床表现和体格检查结果相符合。

第三组从 PVA 中获益显著的是肿瘤引起的病理性骨折患者。病理性骨折（图 3.1），如果没有已知的既往恶性肿瘤病史，在 PVA 时应进行骨组织活检以帮助明确诊断。

3.4 适应证、禁忌证和手术并发症

如前所述，无疼痛症状的椎体压缩骨折通常在影像学检查中偶然发现（图 3.2）。然而，对于有严重腰背痛的椎体压缩骨折患者，PVA 可能是合适的。椎体强化的主要适应证是有症状的骨质疏松性单个或多个椎体骨折，这些骨折对药物治疗无效，或对患者来说症状过于明显，不能耐受 NSM，椎体因肿瘤累及而骨折。这些骨折包括有症状的非移位椎体骨折（在磁共振成像或核素骨扫描上可见，但没有明显的椎体高度损失）和有进展的骨折和椎体高度逐渐丢失的患者。对于轻度疼痛、无功能损害或疼痛的患者，通过 NSM 治疗（如口服药物和支具）效果良好，PVA 可稍后进行，也可以不做。

PVA 的绝对禁忌证是骨折椎体处存在感染和未经治疗的血源性感染。脊柱骨髓炎也是绝对禁忌证。一般禁忌证是孕妇。可能导致手术中止的相对禁忌证包括：对填充材料过敏、凝血功能障碍、脊柱不稳、椎体骨折累及椎管造成脊髓、神经压迫，功能障碍。

总的来说，PVA 是一种非常安全和耐受性好的治疗方法。尽管它的安全性最好，但也有一些手术并发症的病例报告，主要包括软组织感染、椎间盘炎和 / 或骨髓炎、出血和有症状的聚甲基丙烯酸甲酯（PMMA）渗漏。椎间盘内 PMMA 渗漏会增加邻近节段骨折的风险。

3.5 设备和手术室设置

手术所用的房间设置和设备将根据医生的喜好和应用性而有所不同（图 3.3、图 3.4）。本节将介绍椎体强化术的最低安全要求配置。

与任何手术一样，最重要的是手术医生已接受过椎体强化术的培训，并准备好处理手术过程中可能出现的任何并发症。同样重要的是，经过适当培训的人员在场协助介入医生 / 外科医生（包括护士、放射技术人员和其他适当的手术室人员）。

接受 PVA 治疗的患者手术过程中根据需要进行静脉输液和药物治疗。镇静在椎体强化术中是有益的，因为这些患者通常存在与骨折相关的中度到重度疼痛，穿刺椎体和骨折复位的过程可能是痛苦的。正确使用局麻药很重要，可以有效减少患者镇静药物的使用量。镇静药物的使用应视具体情况而定，如果术者决定术中使用镇静药物，应接受相关的培训并取得资格。在这些情况下，需要一个单独的医疗人员（注册护士或其他经过培训的人员）协助管理药物和监测患者。术中需要定时记录生命体征，如果使用镇静药物，则必须使用脉搏血氧仪和心电监测。

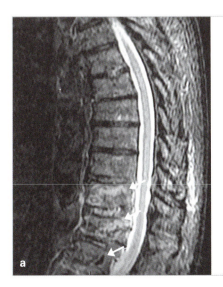
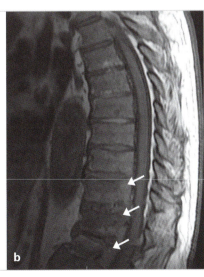

图 3.1 （a）短时间反转恢复序列（STIR）和（b）T1 加权 MRI 图像显示椎体压缩性骨折伴有骨髓水肿（图 a 和 b 中的白色箭头）。骨折的原因被确定与多发性骨髓瘤有关

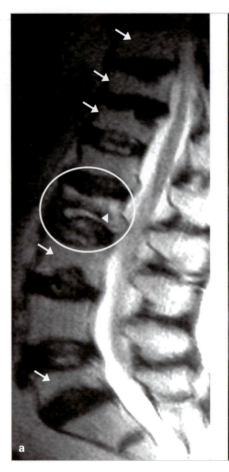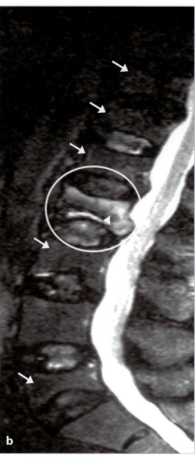

图 3.2 （a）矢状位 T2 加权和（b）短时间反转恢复序列（STIR）MRI 图像显示多个椎体压缩性骨折，无明显骨髓水肿（a 和 b 中的白色箭头），为典型的陈旧性椎体骨折。L2 椎体显示骨髓水肿（白色圆圈内的区域），表明急性或亚急性椎体压缩性骨折。椎体内充满液体的裂隙也见于 L2 椎体（白色箭头尖）

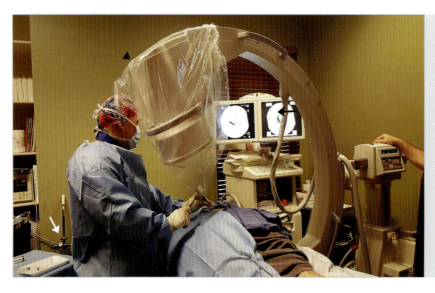

图 3.3 手术基础组成。器械护士（未显示）在左侧；透视显示器（黑色箭头）、C 形臂（黑色箭头）和吸入氧气管道（白色箭头）。严格的无菌技术是椎体强化术的必要条件

由于骨折的性质，建议使用抗生素降低围手术期感染的风险。头孢菌素（头孢唑林或头孢呋辛）因为其低毒性，所以是首选药物，万古霉素和克林霉素可作为头孢菌素或青霉素过敏患者的替代品。这些抗生素主要覆盖革兰阳性菌，可与主要覆盖革兰阴性菌的庆大霉素联合使用，已被证明比其他围

手术期抗生素更容易渗入椎间盘。

在设备、手术器械、医患术前准备和 PVA 材料方面，应始终严格遵循无菌技术。示例包括但不限于以下内容：

·覆盖目标区域的皮肤应准备进行无菌操作，最好使用氯己定醇或聚维酮碘。然后将该区域完全覆

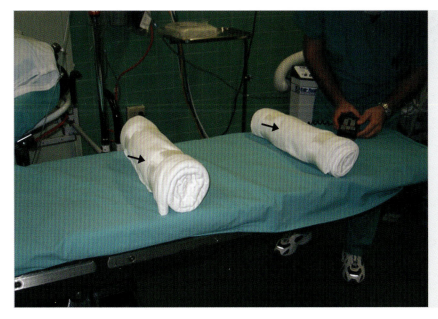

图 3.4　患者术中俯卧位，肩部和骨盆下方垫有毛巾卷（黑色箭头）或凝胶垫，目的是使脊柱伸展，便于骨折复位

盖，形成一个无菌区域。

·手术过程中应使用无菌手套、无菌手术衣、外科帽子和口罩。

·应使用无菌设备，包括无菌 C 形臂。

·应使用一次性注射器 / 针头和单剂量瓶。

3.6 手术

·患者俯卧位。圆枕垫于上胸部和骨盆下方，促进胸腰椎的伸展，有助于压缩骨折椎体的复位。

·应使用 CT 或透视辅助下进行椎体的穿刺（图3.5）。见第六章：椎体穿刺路径。

·尽可能对骨折椎体进行复位，这样可以有效降低相邻节段椎体骨折的风险，并最大限度地减少后凸畸形。

·一旦骨水泥制备完成后，便可注入椎体。为了充分治疗骨折，恢复椎体的强度和刚度，以及减轻疼痛，骨水泥注入量需要达到正常椎体容积的15%~25%。术中应避免因过度填充骨折椎体而造成骨水泥渗漏。

·切口应通过皮肤黏合剂或免缝胶带关闭。此外，如果有伤口引流，应使用适当的敷料。

·患者应保持俯卧位不动的姿势至骨水泥凝固。骨水泥凝固时间与温度和骨水泥种类有关，一般多在 10~20min 内。具体信息请详细参阅产品说明，具体了解所使用的 PMMA 工作时间。

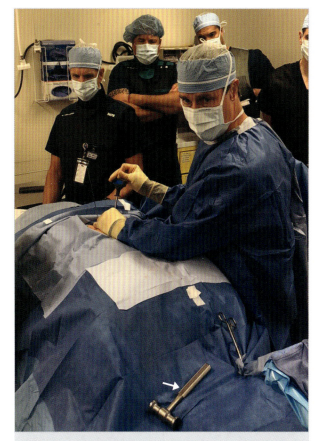

图 3.5　术区常规消毒、铺无菌单已完成，术者穿无菌手术衣，戴无菌手套和口罩，在 C 形臂引导下用锤子（白色箭头）将穿刺针置入椎体

3.7 术后管理

通常椎体强化术是门诊手术。在适当的麻醉结束后可以让患者出院回家。在术后应即刻进行神经功能状况评估，术后开始行走时必须密切进行监督。

当患者正在接受椎体骨折治疗时，应指导患者避免进行可能导致额外或相邻节段骨折的活动，这主要包括大幅度增加脊柱轴向负荷的活动，如举起重物、从高处跳下或在大阻力下拉动物体。

患者还应接受常规的术后指导，降低感染风险，些措施包括保持切口清洁干燥，术后至少 48h 内不得泡浴、热水浴、游泳池或水中浸泡。

最后，应在明确骨折椎体的病理性质后进行相应的治疗，如骨质疏松症、恶性肿瘤的治疗，这部分内容不在本文范围内。

参考文献

[1] Tanigawa N, Komemushi A, Kariya S, et al. Percutaneous vertebroplasty: relationship between vertebral body bone marrow edema pattern on MR images and initial clinical response. Radiology 2006;239(1):195–200.

[2] Maynard AS, Jensen ME, Schweickert PA, Marx WF, Short JG, Kallmes DF. Value of bone scan imaging in predicting pain relief from percutaneous vertebroplasty in osteoporotic vertebral fractures. AJNR Am J Neuroradiol 2000;21(10):1807–1812.

[3] Brown CJ, Friedkin RJ, Inouye SK. Prevalence and outcomes of low mobility in hospitalized older patients. J Am Geriatr Soc 2004;52(8):1263–1270.

[4] Cherasse A, Muller G, Ornetti P, Piroth C, Tavernier C, Maillefert JF. Tolerability of opioids in patients with acute pain due to nonmalignant musculoskeletal disease. A hospital-based observational study. Joint Bone Spine 2004;71(6):572–576.

[5] Wardlaw D, Cummings SR, Van Meirhaeghe J, et al. Efficacy and safety of balloon kyphoplasty compared with non-surgical care for vertebral compression fracture (FREE): a randomised controlled trial. Lancet 2009;373(9668): 1016–1024.

[6] Berenson J, Pflugmacher R, Jarzem P, et al; Cancer Patient Fracture Evaluation (CAFE) Investigators. Balloon kyphoplasty versus non-surgical fracture management for treatment of painful vertebral body compression fractures in patients with cancer: a multicentre, randomised controlled trial. Lancet Oncol 2011;12(3):225–235.

[7] ACR. ACR–ASNR–ASSR–SIR–SNIS Practice parameter for the performance of vertebral augmentation. 2017.

[8] Hirsch JA, Beall DP, Chambers MR, et al. Management of vertebral fragility fractures: a clinical care pathway developed by a multispecialty panel using the RAND/UCLA Appropriateness Method. Spine J 2018;18(11):2152–2161.

[9] Abdelrahman H, Siam AE, Shawky A, Ezzati A, Boehm H. Infection after vertebroplasty or kyphoplasty. A series of nine cases and review of literature. Spine J 2013;13(12):1809–1817.

[10] Alfonso Olmos M, Silva González A, Duart Clemente J, Villas Tomé C. Infected vertebroplasty due to uncommon bacteria solved surgically: a rare and threatening life complication of a common procedure: report of a case and a review of the literature. Spine 2006;31(20):E770–E773.

[11] Mummaneni PV, Walker DH, Mizuno J, Rodts GE. Infected vertebroplasty requiring 360 degrees spinal reconstruction: long-term follow-up review. Report of two cases. J Neurosurg Spine 2006;5(1):86–89.

[12] Park JW, Park SM, Lee HJ, Lee CK, Chang BS, Kim H. Infection following percutaneous vertebral augmentation with polymethylmethacrylate. Arch Osteoporos 2018;13(1):47.

[13] Syed MI, Avutu B, Shaikh A, Sparks H, Mohammed MI, Morar K. Vertebral osteomyelitis following vertebroplasty: is acne a potential contraindication and are prophylactic antibiotics mandatory prior to vertebroplasty? Pain Physician 2009;12(4):E285–E290.

[14] Walker DH, Mummaneni P, Rodts GE Jr. Infected vertebroplasty. Report of two cases and review of the literature. Neurosurg Focus 2004;17(6):E6.

[15] Chen JK, Lee HM, Shih JT, Hung ST. Combined extraforaminal and intradiscal cement leakage following percutaneous vertebroplasty. Spine 2007;32(12):E358–E362.

[16] Chen YJ, Tan TS, Chen WH, Chen CC, Lee TS. Intradural cement leakage: a devastatingly rare complication of vertebroplasty. Spine 2006;31(12): E379–E382.

[17] Esmende SM, Daniels AH, Palumbo MA. Spinal cord compression after percutaneous kyphoplasty for metastatic compression fracture. Spine J 2013;13(7):831–832.

[18] Grelat M, Le Van T, Fahed E, Beaurain J, Madkouri R. Rare complication of percutaneous technique: intradural cement leakage and its surgical treatment. World Neurosurg 2018;118:97.

[19] Kulkarni AG, Shah SP, Deopujari CE. Epidural and intradural cement leakage following percutaneous vertebroplasty: a case report. J Orthop Surg (Hong Kong) 2013;21(3):365–368.

[20] Teng MM, Cheng H, Ho DM, Chang CY. Intraspinal leakage of bone cement after vertebroplasty: a report of 3 cases. AJNR Am J Neuroradiol 2006;27(1):224–229.

[21] Wu CC, Lin MH, Yang SH, Chen PQ, Shih TT. Surgical removal of extravasated epidural and neuroforaminal polymethylmethacrylate after percutaneous vertebroplasty in the thoracic spine. Eur Spine J 2007;16 (Suppl 3):326–331.

[22] Jesse MK, Petersen B, Glueck D, Kriedler S. Effect of the location of endplate cement extravasation on adjacent level fracture in osteoporotic patients undergoing vertebroplasty and kyphoplasty. Pain Physician 2015;18(5): E805–E814.

[23] Jackson AR, Eismont A, Yu L, et al. Diffusion of antibiotics in intervertebral disc. J Biomech 2018;76:259–262.

[24] Martinčič D, Brojan M, Kosel F, et al. Minimum cement volume for vertebroplasty. Int Orthop 2015;39(4):727–733.

第四章 椎体压缩骨折患者体格检查

Scott Kreiner

任大江 张志成 / 译

摘要

脊柱疼痛症状是比影像学评估更加快速的诊断手段，椎体压缩骨折是最常见的疼痛原因。有些骨折自行愈合，患者感受不到疼痛，但有些人会出现持续的剧烈疼痛，出现身体明显不适。显著升高的发病率和永久功能丧失让越来越多的人意识到正确处理椎体压缩骨折（VCF）的重要性。椎体压缩骨折通常发生在前柱，并在体位改变时出现疼痛。严重的骨质疏松患者在轻微暴力情况下就会出现一个或多个椎体骨折，其他椎体再次骨折的风险也会大大增加。骨折、肿瘤或感染出现的脊柱疼痛一定要引起足够重视，确保患者能及时准确接受治疗。此外，充分了解骨质疏松性椎体压缩骨折的临床表现和特点，有助于更快做出准确诊断。患者通常在体位变化时会出现疼痛，脊柱局部叩击痛阳性和平卧位疼痛都是可靠的阳性体征。

关键词：椎体压缩骨折，体格检查，骨质疏松，握拳叩诊，术后处理

4.1 引言

众所周知，大多数脊柱疼痛并不剧烈，很快就能完全缓解。因此，大部分治疗指南都会推荐避免进行过度的影像学检查，减少不必要的花费和对人体的电离辐射。然而在某些特殊情况下则需要必要的影像学检查，最常见的就是椎体压缩骨折。当椎体对轴向应力缺乏有效支撑时，就会出现压缩骨折。常见引起骨强度下降的原因有骨质疏松和累及脊柱的肿瘤。其他情况也多见于椎体感染或高能量损伤削弱或破坏了椎体的强度。

在过去几十年中，随着人口老龄化加剧，椎体压缩骨折发病率也不断攀升。很多骨折直到愈合都没有任何症状或是在拍片子时偶然发现，但绝大多数骨折都会产生剧烈疼痛，很多会转变成慢性疼痛并造成严重的功能障碍。多个椎体压缩骨折，经过数月或数年后会导致脊柱后凸畸形以及后续的问题，如肺功能损害、进食腹胀、营养不良以及死亡率升高等。基于此，早期诊断、早期及时有效干预可以提高椎体压缩骨折的预后。

4.2 椎体压缩骨折临床表现

典型的胸腰段椎体压缩骨折是由屈曲型损伤引起的。骨折累及椎体前柱（包括椎体前方和前纵韧带），最常见的是椎体外观楔形变（图 4.1）。压缩骨折的主要症状是当体位改变时骨折部位产生疼痛。骨质疏松性椎体压缩患者神经功能受损并不多见。疼痛多在患者从坐姿变为站姿或从躺着变为坐姿时，这种疼痛也会导致患者无法站立和行走。

如前所述，当椎体强度不足以支撑轴向应力，就会发生椎体压缩骨折。骨质疏松或重度骨质疏松症患者，在轻微外伤如剧烈咳嗽或打喷嚏，甚至在床上翻身都可能导致骨折出现。重度骨质疏松症患者中有 30% 的椎体骨折发生在床上。其原因有可能是因为椎旁肌收缩引起轴向负荷增加导致的。对于

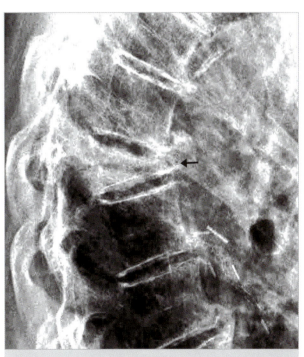

图 4.1 胸椎侧位 X 线片显示 T7 椎体压缩骨折后楔形变（黑色箭头）

轻度骨质疏松症的患者，骨折多发生在日常活动中，如抬东西、推拉、从一定高度台阶迈步下来或摔倒。对没有骨质疏松的人而言，高能量损伤如机动车车祸或高处坠落伤也会导致椎体压缩骨折。55 岁以下的患者或在不常见椎体发生孤立椎体骨折（如 L5 或 T5 以上椎体）要排除肿瘤的可能。

椎体压缩骨折并非总会出现疼痛，很多都是因为其他原因做检查时在影像学上无意中发现。有时候多个椎体压缩骨折导致脊柱后凸畸形，造成矢状位力线失衡并位于"经济锥"外侧（图 4.2）。患者因为生物机械应力增加和椎旁肌痉挛导致人体需要更多能量维持直立姿势而出现疲劳或疼痛症状。

4.3 危险因素

某些健康因素会增加椎体压缩骨折的风险。骨质疏松是最大的危险因素。当骨密度降低 2 个标准差时，骨折风险就会增加 4~6 倍。其余危险因素中许多也是骨质疏松症的风险因素。一些患者可控的

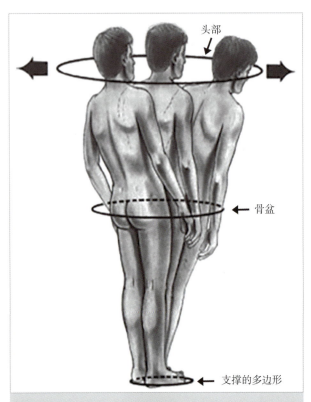

图 4.2 经济锥。图示围绕躯体的"稳定"区域，该区域从头部到足部呈现为一个倒锥形。偏离中线但尚在锥形区域会导致肌肉做功增加并消耗额外的能量去维持身体直立姿势。完全偏离到经济锥区域外会导致跌倒或需要外界支撑

有代表性的高风险活动及行为如表所示（表 4.1），包括饮酒、吸烟、雌激素缺乏、虚弱、低体重、日常活动不足、饮食缺钙、饮食缺乏维生素 D。不可控因素（表 4.1）包括高龄、种族（白种人或亚洲人）、女性、易跌倒、成年后骨折史、直系亲属骨折史和既往类固醇治疗史。

一些其他的病史也会预测出现椎体压缩骨折。最大的可能性就是既往曾有椎体压缩骨折病史，这会导致椎体压缩骨折的发生率会增加 5 倍。而以往有过两个节段压缩骨折的患者发生再骨折的风险会增加 12 倍，3 个或更多椎体骨折的患者，发生再骨折的风险增加 75 倍。新的骨折椎体多为既往骨折椎体的邻近节段或附近区域，在中胸段或胸腰段多见。

4.4 预警

基层医生会经常接受培训确定哪些情况属于"危险信号"，评估腰背痛的患者是否需要进一步行影像学检查。大量研究工作关注了这些腰背痛患者中的"危险信号"。这些研究发现与骨质疏松性椎体压缩骨折的危险因素相似，一些因素的有无可用于指导治疗。最常见的压缩骨折相关的危险信号包括：高龄（> 70 岁）、女性、夜间痛、低骨密度、近期体重下降、免疫抑制、使用类固醇以及外伤史。

4.5 建议与意见

很少有研究评估骨折患者在体格检查中有什么

表 4.1 椎体压缩骨折风险因素

可控	不可控
骨质疏松	既往压缩骨折病史
吸烟（烟草）	年龄（> 55 岁）
饮酒	女性
缺乏身体锻炼	种族（白种人，亚洲人）
低体重	成人后骨折病史
视力受损	直系亲属中有椎体压缩骨折
虚弱	痴呆
饮食缺钙	容易跌倒
饮食缺乏维生素 D	
雌激素缺乏	
过早闭经	
双侧输卵管、卵巢切除	
绝经后 1 年以上	

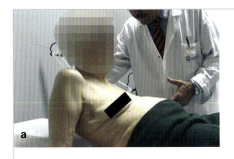
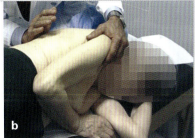
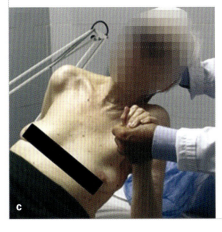
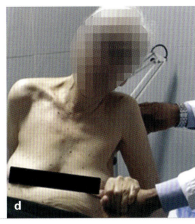

图4.3 76岁老年女性患者，T8椎体骨折2周。（a）患者尝试仰卧位。（b）左侧卧位。（c）坐起。（d）几乎完全坐起

明显的发现。Postacchini等通过评估疼痛相关行为，旨在确定是否存在某些特定行为表现可以在胸背部疼痛患者中预测椎体压缩骨折。在他们的研究中用视频记录胸背部疼痛患者的不同姿势，包括要求他们在检查床上连续做出6个连贯性动作：坐下并躺在床上、仰卧、翻身到侧卧位、翻身到俯卧位，翻身到另外一侧以及起身坐在床边。评估者使用6种表现评价患者行为：愁眉苦脸、叹气、眼睛紧闭、张大或紧闭双唇、翻身时需要试验者帮助以及因为疼痛拒绝活动或无法完成俯卧位。在这项研究中，他们发现6个动作中出现2个以上不能完成在提示椎体压缩骨折方面具有高敏感性和特异性（图4.3）。

Langdon等通过评价两项体格检查来确定其在诊断和预测急性椎体压缩骨折中的作用。第一个是握拳叩诊，检查者握拳叩击患者脊柱相应节段，同时在对面的镜子中观察患者面部表情变化。当患者出现剧烈或锐性疼痛时表明试验阳性。83例患者中握拳叩诊试验具有88%的敏感度和90%的特异性。他们同时还评估患者在检查床上仰卧的能力。当患者因为疼痛无法完成动作则判定为阳性，这个试验的敏感度为81%，特异性为93%。

参考文献

[1] Phillips FM. Minimally invasive treatments of osteoporotic vertebral compression fractures. Spine 2003;28(15, Suppl):S45–S53.

[2] Leech JA, Dulberg C, Kellie S, Pattee L, Gay J. Relationship of lung function to severity of osteoporosis in women. Am Rev Respir Dis 1990;141(1):68–71.

[3] Lyles KW, Gold DT, Shipp KM, Pieper CF, Martinez S, Mulhausen PL. Association of osteoporotic vertebral compression fractures with impaired functional status. Am J Med 1993;94(6):595–601.

[4] Schlaich C, Minne HW, Bruckner T, et al. Reduced pulmonary function in patients with spinal osteoporotic fractures. Osteoporos Int 1998;8(3):261–267.

[5] Leidig-Bruckner G, Minne HW, Schlaich C, et al. Clinical grading of spinal osteoporosis: quality of life components and spinal deformity in women with chronic low back pain and women with vertebral osteoporosis. J Bone Miner Res 1997;12(4):663–675.

[6] Lad SP, Patil CG, Lad EM, Boakye M. Trends in pathological vertebral fractures in the United States: 1993 to 2004. J Neurosurg Spine 2007;7(3):305–310.

[7] Bostrom MP, Lane JM. Future directions. Augmentation of osteoporotic vertebral bodies. Spine 1997;22(24, Suppl):38S–42S.

[8] Garfin SR, Yuan HA, Reiley MA. New technologies in spine: kyphoplasty and vertebroplasty for the treatment of painful osteoporotic compression fractures. Spine 2001;26(14):1511–1515.

[9] Kim DH, Vaccaro AR. Osteoporotic compression fractures of the spine; current options and considerations for treatment. Spine J 2006;6(5):479–487.

[10] Leblanc AD, Schneider VS, Evans HJ, Engelbretson DA, Krebs JM. Bone mineral loss and recovery after 17 weeks of bed rest. J Bone Miner Res 1990;5(8): 843–850.

[11] Shen MS, Kim YH. Vertebroplasty and kyphoplasty: treatment techniques for managing osteoporotic vertebral compression fractures. Bull NYU Hosp Jt Dis 2006;64(3–4):106–113.

[12] Lieberman IH, Dudeney S, Reinhardt MK, Bell G. Initial outcome and efficacy of "kyphoplasty" in the treatment of painful osteoporotic vertebral compression fractures. Spine 2001;26(14):1631–1638.

[13] Schwab F, Patel A, Ungar B, Farcy JP, Lafage V. Adult spinal deformity-postoperative standing imbalance: how much can you tolerate? An overview of key parameters in assessing alignment and planning corrective surgery. Spine 2010;35(25):2224–2231.

[14] Wu SS, Lachmann E, Nagler W. Current medical, rehabilitation, and surgical management of vertebral compression fractures. J Womens Health (Larchmt) 2003;12(1):17–26.

[15] Marshall D, Johnell O, Wedel H. Meta-analysis of how well measures of bone mineral density predict occurrence of osteoporotic fractures. BMJ 1996;312(7041):1254–1259.

[16] Alexandru D, So W. Evaluation and management of vertebral compression fractures. Perm J 2012;16(4):46–51.

[17] Cummings SR, Melton LJ. Epidemiology and outcomes of osteoporotic fractures. Lancet 2002;359(9319):1761–1767.

[18] Lindsay R, Burge RT, Strauss DM. One year outcomes and costs following a vertebral fracture. Osteoporos Int 2005;16(1):78–85.

[19] Meunier PJ, Delmas PD, Eastell R, et al; International Committee for Osteoporosis Clinical Guidelines. Diagnosis and management of osteoporosis in postmenopausal women: clinical guidelines. Clin Ther 1999;21(6):1025–1044.

[20] Lindsay R, Silverman SL, Cooper C, et al. Risk of new vertebral fracture in the year following a fracture. JAMA 2001;285(3):320–323.

[21] Ross PD, Davis JW, Epstein RS, Wasnich RD. Pre-existing fractures and bone mass predict vertebral fracture incidence in women. Ann Intern Med 1991;114(11):919–923.

[22] Melton LJ III, Kallmes DF. Epidemiology of vertebral fractures: implications for vertebral augmentation. Acad Radiol 2006;13(5):538–545.

[23] Downie A, Williams CM, Henschke N, et al. Red flags to screen for malignancy and fracture in patients with low back pain: systematic review. BMJ 2013;347:f7095.

[24] Downie A, Williams CM, Henschke N, et al. Red flags to screen for malignancy and fracture in patients with low back pain. Br J Sports Med 2014;48(20):1518.

[25] Enthoven WT, Geuze J, Scheele J, et al. Prevalence and "red flags" regarding specified causes of back pain in older adults presenting in general practice. Phys Ther 2016;96(3):305–312.

[26] Ferrari R. Imaging studies in patients with spinal pain: practice audit evaluation of Choosing Wisely Canada recommendations. Can Fam Physician 2016;62(3):e129–e137.

[27] Greene G. "Red flags": essential factors in recognizing serious spinal pathology. Man Ther 2001;6(4):253–255.

[28] Henschke N, Maher CG, Refshauge KM. A systematic review identifies five "red flags" to screen for vertebral fracture in patients with low back pain. J Clin Epidemiol 2008;61(2):110–118.

[29] Henschke N, Maher CG, Refshauge KM, et al. Prevalence of and screening for serious spinal pathology in patients presenting to primary care settings with acute low back pain. Arthritis Rheum 2009;60(10):3072–3080.

[30] Premkumar A, Godfrey W, Gottschalk MB, Boden SD. Red flags for low back pain are not always really red: a prospective evaluation of the clinical utility of commonly used screening questions for low back pain. J Bone Joint Surg Am 2018;100(5):368–374.

[31] Underwood M, Buchbinder R. Red flags for back pain. BMJ 2013;347:f7432.

[32] Verhagen AP, Downie A, Popal N, Maher C, Koes BW. Red flags presented in current low back pain guidelines: a review. Eur Spine J 2016;25(9): 2788–2802.

[33] Williams CM, Henschke N, Maher CG, et al. Red flags to screen for vertebral fracture in patients presenting with low-back pain. Cochrane Database Syst Rev 2013(1):CD008643.

[34] Postacchini R, Paolino M, Faraglia S, Cinotti G, Postacchini F. Assessment of patient's pain-related behavior at physical examination may allow diagnosis of recent osteoporotic vertebral fracture. Spine J 2013;13(9):1126–1133.

[35] Langdon J, Way A, Heaton S, Bernard J, Molloy S. Vertebral compression fractures--new clinical signs to aid diagnosis. Ann R Coll Surg Engl 2010; 92(2):163–166.

第五章 椎体压缩骨折的临床疼痛管理

Young Hoon Kim, Yong-Chul Kim

杜　培　张志成 / 译

摘要

骨质疏松、外伤或肿瘤均可导致椎体压缩骨折（VCF）。骨质疏松性椎体压缩骨折是最常见的骨折类型。其临床表现范围广，无症状至剧烈疼痛均有可能。骨折愈合后症状可在 6~12 周内改善。在此期间，生活质量有可能下降。因此，患者的症状管理包括充分的控制疼痛是必需的。保守治疗是传统一线的管理方案，同时也可使用药物及椎体成形术或椎体后凸成形术予以治疗。尽管相关的药物治疗方案文献相对缺乏，但专家推荐使用对乙酰氨基酚或非甾体抗炎药（NSAIDs）作为初始镇痛用药。止痛药（包括麻醉剂及曲马朵）、肌肉松弛剂和经皮利多卡因也可以用来控制疼痛。此外，药物镇痛也适用于控制伴有椎间孔狭窄的神经根性疼痛或肿瘤浸润性疼痛。需要引起注意的是 VCF 常见于老年人，外科医生要警惕相关药物的药理特性及对老年人的副作用。

关键词：对乙酰氨基酚，镇痛药，临床管理，非甾体抗炎药，非手术治疗，椎体压缩骨折

5.1 引言

骨质疏松、外伤或肿瘤均可导致椎体压缩骨折（VCF）。骨质疏松性压缩骨折是最常见的骨折类型，其症状范围从无症状到剧痛不等。非手术管理是 VCF 的传统一线治疗方案。其目标是控制疼痛、早期活动、预防畸形和功能康复。尽管 VCF 采用非手术治疗相当普遍，但关于其临床疗效的报道却相对较少。同时，有关非手术治疗相关成本效益的研究也很少。在一项对 2740 例 VCF 患者（椎体成形术、后凸成形术和非手术治疗）使用倾向性匹配法的回顾性研究中，发现椎体成形术和后凸成形术在 1 年的随访中花费更高，但在 2 年和 4 年的随访中，没有发现显著的差异。此外，美国骨科医师学会认为，由于缺乏数据支撑，对 VCF 患者使用阿片类药物 / 止痛药的推荐强度尚不能确定。然而，在实践中，通常推荐药物治疗（无论戴支具与否）作为 VCF 的初始常规治疗。虽然药物常需结合其他疗法一起用于腰背痛的治疗，但其仍是中、重度椎体骨折疼痛

的主要治疗手段。

VCF 通常表现为损伤性疼痛。然而，当伴有椎间孔狭窄、椎管严重狭窄或肿瘤侵袭时，也可伴随神经性疼痛。神经性疼痛可由神经系统的直接损伤损伤或压迫性刺激引起。相关随机对照试验缺乏，获得相关基础信息较少导致其治疗并不容易。在此条件下，治疗方案可能是基于个别医生的观点和经验。相关疼痛管理药物包括对乙酰氨基酚、非甾体抗炎药、止痛药（包括麻醉剂和曲马朵）、肌肉松弛剂、利多卡因透皮贴和用于减轻神经性疼痛的辅助剂。虽然由 VCF 引起的急性疼痛通常可以忍受或可在 6~12 周内消失，也建议从对乙酰氨基酚和 / 或非甾体抗炎药开始进行药物治疗。如果一线药物不能减轻疼痛，则可使用阿片类药物（表 5.1）。最后，由于 VCF 在老年患者中更为常见，所以医生应该了解这些药物的药理特征，以及在这一特定患者群体中可能出现的不良反应。

5.2 非甾体抗炎药（NSAIDs）

非甾体抗炎药是管理疼痛最常见的处方药，它有解热、消炎和镇痛作用，后两者解释了它们在患者疼痛治疗中的用途。非甾体抗炎药的作用机制是通过抑制环氧化酶（COX）（COX-1 和 COX-2）来抑制前列腺素的合成，从而产生抗炎和镇痛作用。COX-2 酶可在某些应激条件下被诱导出来，如神经损伤。部分器官，如中央神经系统和肾脏可表达

表 5.1　治疗椎体压缩骨折的常用药物

药物	急性期	亚急性至慢性期
对乙酰氨基酚	+	+
非甾体抗炎药	+	-
肌肉松弛剂	+	-
曲马朵	+	+
利多卡因透皮贴	+	+
阿片类药物	-	+
抗惊厥类药物		
+. 可用；-. 不可用		

COX-1。能够抑制 COX-1 和 COX-2 的非甾体抗炎药包括阿司匹林、吲哚美辛、舒林达、双氯芬酸、布洛芬、萘普生和吡罗昔康。选择性抑制 COX-2 的药物包括塞来昔布、依托考昔和尼美舒利。尽管很少有关于非甾体抗炎药在 VCF 患者中使用的相关研究发表，但仍有一些低质量的证据表明非甾体抗炎药在减轻 VCF 患者疼痛方面有即时和短期疗效。此外，在对 65 项关于非甾体抗炎药在不同类型腰背痛的随机对照试验的系统回顾中，非甾体抗炎药比安慰剂和对乙酰氨基酚更有效。然而，循证等级更强的证据表明，不同类型的非甾体抗炎药，包括 COX-2 非甾体抗炎药的效果没有差异。此外，在对 13 项非甾体抗炎药治疗慢性腰痛的随机对照试验的系统评价中，作者发现不同类型的非甾体抗炎药在疗效上没有差异。

非甾体抗炎药对各器官系统有多种副作用，包括心血管系统（心血管血栓形成、心肌梗死和中风）、胃肠道（急性胃黏膜糜烂和胃溃疡）、肾（肾功能不全、钠水潴留、高血压、水肿）。非甾体抗炎药引起的胃肠道并发症的危险因素包括高龄、溃疡史、合并使用皮质类固醇、高剂量非甾体抗炎药、同时使用抗凝剂、严重系统性疾病、吸烟、饮酒和同时感染幽门螺杆菌。长期使用非甾体抗炎药、多次使用非甾体抗炎药、脱水、容量耗竭、充血性心力衰竭、血管疾病、高肾素血症、休克、败血症、系统性红斑狼疮、肝病、钠耗竭、肾病综合征、利尿、合并其他药物治疗以及 60 岁以上的人，其肾毒性风险增加。

从药理上讲，COX-1 参与细胞保护类前列腺素的形成，并在血小板和胃肠道中组成性表达。因此，抑制 COX-1 会增加胃肠道出血的风险。非甾体抗炎药抑制血小板聚集也可能导致既有胃溃疡出血。尽管确切的机制还不完全清楚，但胶囊内窥镜已明确发现 NSAIDs 可诱发小肠和大肠病。此外，COX酶、COX-1 和 COX-2 的发现导致选择性 COX-2 抑制剂的产生。与非选择性 COX 抑制剂相比，其相关的胃肠道溃疡发生率和并发症减少。在一项对比研究中，接受 COX-2 选择性非甾体抗炎药（塞来昔布）治疗的患者发生胃肠道不良事件的风险低于接受接受非选择性非甾体抗炎药（双氯芬酸）。使用塞来昔布与布洛芬加奥美拉唑相比，小肠黏膜破裂发生率也显著减少。然而，对 COX-2 选择性药物减少胃肠道并发症的使用恰恰可能导致心血管副作用的增加。各种研究发现的心血管并发症已导致 3 种 COX-2 选择性药物中的两种（考罗非昔和伐地考

昔）停用。只有塞来昔布仍在市，且注明了心血管相关影响。

心血管风险增加的机制被认为是由于促血栓性前列腺素和抗血栓性前列腺素之间的失衡。血栓素 A2 是一种血小板激活剂和血管收缩剂，而前列环素（PGI2）是一种血小板抑制剂和血管舒张剂。血小板活性是通过血栓素 A2 对血小板的作用和 PGI2 对内皮的作用之间的平衡来维持的。阿司匹林和非选择性非甾体抗炎药均抑制 COX-1 和 COX-2，并降低血栓素 A2 和 PGI2。相反，COX-2 选择性非甾体抗炎药在不影响血栓素 A2 合成的情况下减少 PGI2 的合成。凝血功能失衡可能因此导致心血管风险的增加。尽管如此，美国食品和药物管理局（FDA）宣布了对于所有的非甾体抗炎药变更说明，无论是选择性 COX-2 还是非选择性 COX-2，都可能有类似的心血管风险。因此，无心血管危险因素和低胃肠道风险的患者可以接受非甾体抗炎药的单一治疗。但是，低心血管风险未预防性使用阿司匹林但有高胃肠道风险的患者应接受 COX-2 选择性非甾体抗炎药治疗或传统非甾体抗炎药加质子泵抑制剂治疗。

非甾体抗炎药还可能导致肾功能恶化和肾功能衰竭。其引起肾功能不全的机制是肾脏前列腺素分泌减少，从而导致肾血流减少和髓质缺血。非甾体抗炎药引起的肾病模型与钠潴留和肾小球滤过率的改变相关。所有的非甾体抗炎药都与高血压和水肿有关，但大多数都可在停药后改善。

5.3 对乙酰氨基酚

目前尚无研究报道对乙酰氨基酚（扑热息痛）治疗 VCF 的疗效。它的使用是基于传统，低经济负担，胃肠安全性和罕见的副作用。对乙酰氨基酚，又称扑热息痛，是一种具有止痛和解热特性的对氨基酚衍生物。其作用机制尚不完全清楚，但通常认为是通过中央和外围机制共同发挥作用。其对前列腺素合成的抑制作用与阿司匹林相似，但对前列腺素合成的外周抑制作用不明显。因此，与阿司匹林相比，它对于疼痛性炎症情况下的外周抗炎抑制效果较差。600~650mg 的剂量比 300~350mg 的剂量更有效，但在 1000mg 以上没有显示出更好的效果，这表明其镇痛的上限效应。每日 2600~3200mg 的剂量已足够进行慢性疼痛管理，但其总剂量不应超过每日 4g。肾毒性也有可能发生，但比非甾体抗炎药少。对乙酰氨基酚几乎完全在肝脏代谢，其代谢产物过量可引起肝毒性。

5.4 阿片类镇痛药

阿片类药物是最有效的止痛剂，在急性和慢性疼痛的管理中发挥重要作用。损伤性疼痛对阿片类镇痛药比神经性疼痛更敏感。有足够的证据证明阿片类镇痛药在慢性腰痛管理中短期应用是安全有效的，但不应长期使用。虽然目前缺乏 VCF 保守治疗的数据和研究，但在一项 Meta 分析研究中发现，与使用安慰剂或中药相比，阿片类药物（曲马朵、羟考酮和他培多）在疼痛控制方面有显著优势。阿片类药物可用于一线药物治疗无效的疼痛患者。阿片类镇痛通常持续到急性疼痛减轻，患者已可进行适当的活动且没有发生畸形进展。

阿片类药物功能与在中枢和周围神经系统 μ、κ、δ 受体相关。它们是 G 蛋白偶联受体，调节离子通道和细胞内途径。阿片类药物可与非甾体抗炎药联合使用，可显著的减少阿片类药物使用剂量。在现有的阿片类药物中，哌替啶不适宜使用，因为它的口服生物利用度低，有潜在的代谢物积累以及长期用药后毒性。虽然阿片类药物没有上限效应，但高剂量会增加不良反应的发生，并导致过量服用的风险增高；因此，在临床应用中应考虑实际上限效应。阿片类药物的副作用包括便秘、尿潴留、恶心和呕吐、瘙痒、镇静、性欲下降、认知障碍和呼吸抑制。其中，便秘是最常见的副作用。因此，应该建议高纤维饮食并进行良好的肠道功能管理，在使用阿片类药物治疗时，通常应该开泻药。患者可对阿片类药物的一些副作用产生耐受性，如镇静、恶心和呼吸抑制，但对便秘、出汗和尿潴留等其他副作用则耐受性不佳。

5.5 肌肉松弛剂

肌肉松弛剂是一种主要作用于中枢神经系统的药物。许多 VCF 患者经常表现为肌肉痉挛，肌肉松弛剂可能有助于处理椎旁肌痉挛性疼痛。建议肌肉松弛剂仅在急性期使用，没有其应用于慢性腰痛的长期随访研究结果。肌肉松弛剂的副作用包括嗜睡、头晕、依赖和长期滥用。

5.6 降钙素

一篇关于使用降钙素治疗近期骨质疏松性椎体骨折患者的系统评价和 Meta 分析，其中有 5 项随机双盲安慰剂对照试验共涉及 246 例患者，提示降钙

素在疼痛控制方面有显著改善。降钙素可能有助于患者住院期间早期下地活动。许多机制被认为可以解释降钙素的止痛作用，包括脑垂体中血浆 β-内啡肽的释放增加，前列腺素或其他体液因子的合成减少，通过涉及降钙素相关的中枢机制调节痛觉并可能通过降钙素在周围的结合位点对局部疼痛介质产生影响。

5.7 经皮利多卡因

虽然没有随机试验报道利多卡因透皮贴对治疗骨质疏松性椎体骨折患者有益，但其在临床中已广泛使用。每日推荐的最大剂量是每 12h 同时服用 3 片。经皮利多卡因除了轻微的皮肤反应外没有任何副作用。然而，接受口服 I 类抗心律失常药物（如美西勒汀）的患者和有严重肝功能障碍的患者需要注意，以避免拮抗心脏效应或中毒。

5.8 双膦酸盐

双膦酸盐用于减轻与急性椎体骨折有关的腰背痛。在一项随机、双盲对照试验中，比较了静脉注射帕米膦酸钠（30mg 静脉注射帕米膦酸钠连续 3 天）和安慰剂，帕米膦酸钠为急性疼痛性骨质疏松性 VCF 患者提供了快速和持续的疼痛缓解。在比较帕米膦酸钠和降钙素对骨质疏松性 VCFs 的镇痛效果时，推荐使用降钙素，因为两组镇痛效果无差异，而降钙素的成本较低。

5.9 抗惊厥药

抗惊厥药，包括加巴喷丁、卡马西平和普瑞巴林，传统上被用于治疗慢性神经性疼痛。虽然加巴喷丁最初是作为抑制性神经递质-氨基丁酸（GABA）的结构模拟物生产的，但它并不与 GABA 受体结合，其机制尚未完全阐明。它的镇痛作用可能作用于其与之有显著亲和性的电压依赖性钙离子通道的 α2δ 亚基，其具有实质性的亲和力，并在背根神经节和周围神经损伤后脊髓中上调。加巴喷丁的镇痛作用是通过与突触前抑制电压依赖性钙通道结合，阻止钙内流，进而抑制突触前端谷氨酸等兴奋性氨基酸的释放。已证实加巴喷丁在治疗多种慢性神经性疼痛方面是有效的。但加巴喷丁对急性疼痛的治疗效果存在争议，尚未有关于加巴喷丁治疗急性疼痛性 VCF 疗效的随机对照试验。加巴喷丁可适用于损伤

性疼痛和神经性疼痛并存的患者，如椎间孔狭窄或肿瘤侵犯。一项 Meta 分析显示加巴喷丁可以显著减轻围手术期疼痛，减少阿片类药物的使用，但是在文献中很少有关于使用抗惊厥药物治疗疼痛性椎体压缩性骨折的证据，这一点需要更多的研究证据来支持。

5.10 结论

VCF 可导致严重的疼痛，并降低患者的生活质量。虽然 VCF 引起的急性疼痛通常在 6~12 周内缓解，但它可能持续存在，在急性期和亚急性期都建议对疼痛进行药物治疗。药物治疗应该从对乙酰氨基酚和 / 或非甾体抗炎药开始。对一线药物没有反应的患者可以采用阿片类药物。对于有神经性疼痛迹象的患者，可以添加辅助药物治疗。医生应了解与这些药物相关的作用和副作用，以达到最佳疗效的保守治疗目标，充分控制疼痛、早期活动、预防畸形和功能康复。

参考文献

[1] Esses SI, McGuire R, Jenkins J, et al. The treatment of symptomatic osteoporotic spinal compression fractures. J Am Acad Orthop Surg 2011;19(3):176–182.

[2] McConnell CT Jr, Wippold FJ II, Ray CE Jr, et al. ACR appropriateness criteria management of vertebral compression fractures. J Am Coll Radiol 2014;11(8):757–763.

[3] Rzewuska M, Ferreira M, McLachlan AJ, Machado GC, Maher CG. The efficacy of conservative treatment of osteoporotic compression fractures on acute pain relief: a systematic review with meta-analysis. Eur Spine J 2015;24(4):702–714.

[4] Hazzard MA, Huang KT, Toche UN, et al. Comparison of vertebroplasty, kyphoplasty, and nonsurgical management of vertebral compression fractures and impact on US healthcare resource utilization. Asian Spine J 2014;8(5):605–614.

[5] Eisenberg E, Peterson D. Neuropathic pain pharmacotherapy. In: Fishman S, Ballantyne J, Rathmell JP, eds. Bonica's Management of Pain. Philadelphia, PA: LWW; 2010:1194–11207.

[6] Ensrud KE, Schousboe JT. Clinical practice. Vertebral fractures. N Engl J Med 2011;364(17):1634–1642.

[7] Lipman A, Buvanendran A. Nonsteroidal anti-inflammatory drugs and acetaminophen. In: Fishman SJ, Ballantyne JC, Rathmell JP, eds. Bonica's Management of pain. Philadelphia, PA: LWW; 2010:1157–1171.

[8] Roelofs PD, Deyo RA, Koes BW, Scholten RJ, van Tulder MW. Non-steroidal anti-inflammatory drugs for low back pain. Cochrane Database Syst Rev 2008(1):CD000396.

[9] Enthoven WT, Roelofs PD, Deyo RA, van Tulder MW, Koes BW. Non-steroidal anti-inflammatory drugs for chronic low back pain. Cochrane Database Syst Rev 2016;2:CD012087.

[10] Brune K, Patrignani P. New insights into the use of currently available non-steroidal anti-inflammatory drugs. J Pain Res 2015;8:105–118.

[11] Ković SV, Vujović KS, Srebro D, Medić B, Ilic-Mostic T. Prevention of renal complications induced by non- steroidal anti-inflammatory drugs. Curr Med Chem 2016;23(19):1953–1964.

[12] Hawkey CJ, Hawthorne AB, Hudson N, Cole AT, Mahida YR, Daneshmend TK. Separation of the impairment of haemostasis by aspirin from mucosal injury in the human stomach. Clin Sci (Lond) 1991;81(4):565–573.

[13] Lanas A, Sopeña F. Nonsteroidal anti-inflammatory drugs and lower gastrointestinal complications. Gastroenterol Clin North Am 2009;38(2):333–352.

[14] Chan FK, Lanas A, Scheiman J, Berger MF, Nguyen H, Goldstein JL. Celecoxib versus omeprazole and diclofenac in patients with osteoarthritis and rheumatoid arthritis (CONDOR): a randomised trial. Lancet 2010;376(9736):173–179.

[15] Goldstein JL, Eisen GM, Lewis B, Gralnek IM, Zlotnick S, Fort JG; Investigators. Video capsule endoscopy to prospectively assess small bowel injury with celecoxib plus omeprazole, naproxen plus omeprazole, and placebo. Clin Gastroenterol Hepatol 2005;3(2):133–141.

[16] Goldstein JL, Eisen GM, Lewis B, et al. Small bowel mucosal injury is reduced in healthy subjects treated with celecoxib compared with ibuprofen plus omeprazole, as assessed by video capsule endoscopy. Aliment Pharmacol Ther 2007;25(10):1211–1222.

[17] McGettigan P, Henry D. Cardiovascular risk with non-steroidal anti-inflammatory drugs: systematic review of population-based controlled observational studies. PLoS Med 2011;8(9):e1001098.

[18] Trelle S, Reichenbach S, Wandel S, et al. Cardiovascular safety of non-steroidal anti-inflammatory drugs: network meta-analysis. BMJ 2011;342:c7086.

[19] Scarpignato C, Lanas A, Blandizzi C, Lems WF, Hermann M, Hunt RH; International NSAID Consensus Group. Safe prescribing of non-steroidal antiinflammatory drugs in patients with osteoarthritis: an expert consensus addressing benefits as well as gastrointestinal and cardiovascular risks. BMC Med 2015;13:55.

[20] Ungprasert P, Cheungpasitporn W, Crowson CS, Matteson EL. Individual non-steroidal anti-inflammatory drugs and risk of acute kidney injury: a systematic review and meta-analysis of observational studies. Eur J Intern Med 2015;26(4):285–291.

[21] Anderson BJ. Paracetamol (Acetaminophen): mechanisms of action. Paediatr Anaesth 2008;18(10):915–921.

[22] Skoglund LA, Skjelbred P, Fyllingen G. Analgesic efficacy of acetaminophen 1000 mg, acetaminophen 2000 mg, and the combination of acetaminophen 1000 mg and codeine phosphate 60 mg versus placebo in acute postoperative pain. Pharmacotherapy 1991;11(5):364–369.

[23] Bertin P, Keddad K, Jolivet-Landreau I. Acetaminophen as symptomatic treatment of pain from osteoarthritis. Joint Bone Spine 2004;71(4):266–274.

[24] Peloso PM, Fortin L, Beaulieu A, Kamin M, Rosenthal N; Protocol TRP-CAN-1 Study Group. Analgesic efficacy and safety of tramadol/acetaminophen combination tablets (Ultracet) in treatment of chronic low back pain: a multicenter, outpatient, randomized, double blind, placebo controlled trial. J Rheumatol 2004;31(12):2454–2463.

[25] Hale ME, Ahdieh H, Ma T, Rauck R; Oxymorphone ER Study Group 1. Efficacy and safety of OPANA ER (oxymorphone extended release) for relief of moderate to severe chronic low back pain in opioid-experienced patients: a 12-week, randomized, double-blind, placebo-controlled study. J Pain 2007;8(2): 175–184.

[26] Katz N, Rauck R, Ahdieh H, et al. A 12-week, randomized, placebo-controlled trial assessing the safety and efficacy of oxymorphone extended release for opioid-naive patients with chronic low back pain. Curr Med Res Opin 2007;23(1):117–128.

[27] Vorsanger GJ, Xiang J, Gana TJ, Pascual ML, Fleming RR. Extended-release tramadol (tramadol ER) in the treatment of chronic low back pain. J Opioid Manag 2008;4(2):87–97.

[28] Inturrisi CE, Lipman AG. Opioid analgesics. In: Fishman SJ, Ballantyne JC, Rathmell JP, eds. Bonica's Management of Pain. Philadelphia, PA: LWW; 2010:1172–1187.

[29] Zhang Z, Xu H, Zhang Y, et al. Nonsteroidal anti-inflammatory drugs for postoperative pain control after lumbar spine surgery: a meta-analysis of randomized controlled trials. J Clin Anesth 2017;43:84–89.

[30] Abdel Shaheed C, Maher CG, Williams KA, McLachlan AJ. Efficacy and tolerability of muscle relaxants for low back pain: systematic review and meta-analysis. Eur J Pain 2017;21(2):228–237.

[31] Browning R, Jackson JL, O'Malley PG. Cyclobenzaprine and back pain: a meta-analysis. Arch Intern Med 2001;161(13):1613–1620.

[32] Knopp JA, Diner BM, Blitz M, Lyritis GP, Rowe BH. Calcitonin for treating acute pain of osteoporotic vertebral compression fractures: a systematic review of randomized, controlled trials. Osteoporos Int 2005;16(10):1281–1290.

[33] Lyritis GP, Paspati I, Karachalios T, Ioakimidis D, Skarantavos G, Lyritis PG. Pain relief from nasal salmon calcitonin in osteoporotic vertebral crush fractures. A double blind, placebo-controlled clinical study. Acta Orthop Scand Suppl 1997;275:112–114.

[34] Plosker GL, McTavish D. Intranasal salcatonin (salmon calcitonin). A review of its pharmacological properties and role in the management of postmenopausal osteoporosis. Drugs Aging 1996;8(5):378–400.

[35] Dworkin RH, O'Connor AB, Backonja M, et al. Pharmacologic management of neuropathic pain: evidence-based recommendations. Pain 2007;132(3): 237–251.

[36] Armingeat T, Brondino R, Pham T, Legré V, Lafforgue P. Intravenous pamidronate for pain relief in recent osteoporotic vertebral compression fracture: a randomized double-blind controlled study. Osteoporos Int 2006;17(11): 1659–1665.

[37] Laroche M, Cantogrel S, Jamard B, et al. Comparison of the analgesic

efficacy of pamidronate and synthetic human calcitonin in osteoporotic vertebral fractures: a double-blind controlled study. Clin Rheumatol 2006;25(5):683–686.

[38] Gee NS, Brown JP, Dissanayake VU, Offord J, Thurlow R, Woodruff GN. The novel anticonvulsant drug, gabapentin (Neurontin), binds to the alpha2delta subunit of a calcium channel. J Biol Chem 1996;271(10):5768–5776.

[39] Newton RA, Bingham S, Case PC, Sanger GJ, Lawson SN. Dorsal root ganglion neurons show increased expression of the calcium channel alpha2delta-1 subunit following partial sciatic nerve injury. Brain Res Mol Brain Res 2001;95 (1–2):1–8.

[40] Shimoyama M, Shimoyama N, Hori Y. Gabapentin affects glutamatergic excitatory neurotransmission in the rat dorsal horn. Pain 2000;85(3):405–414.

[41] Hurley RW, Cohen SP, Williams KA, Rowlingson AJ, Wu CL. The analgesic effects of perioperative gabapentin on postoperative pain: a meta-analysis. Reg Anesth Pain Med 2006;31(3):237–247.

第六章　椎体穿刺路径

D. Mitchell Self, James Mooney, John W. Amburgy, M.R. Chambers

王　飞　张志成 / 译

摘要

经皮椎体强化术和椎体活检术在影像引导下，有多种单侧或双侧穿刺路径可供选择。术者应根据骨折节段、椎体形态、自身经验及习惯进行选择。在此，我们将对各种路径的适应证、风险及优点进行逐一介绍。与所有影像引导下穿刺技术一样，患者体位及影像设备投照位置以及术者对手术部位解剖结构的详尽掌握至关重要。

关键词：椎体强化，经皮，微创，经椎弓根，椎弓根外，椎弓根旁，前外侧，经口，椎体活检

6.1 引言

Galibert 于 1984 年开展了世界首例椎体成形术，并于 1987 年对此进行了报道。1 例患者因侵袭性血管瘤导致 C2 椎体部分破坏，采用经口入路于 C2 椎体注入聚甲基丙烯酸甲酯（PMMA）骨水泥，使该患者获得了较长时间的疼痛缓解。尽管首例椎体成形术采用了经口入路，但该入路在目前椎体成形术中已很少使用。随后在胸椎中发展了后外侧经椎弓根外入路，但由于存在沿穿刺轨迹骨水泥渗漏导致肋间神经痛的风险，逐渐被经椎弓根入路取代。采用经椎弓入路时，穿刺针通过椎弓根进入椎体，减少了骨水泥沿穿刺轨迹渗漏的风险。

自开展椎体成形术以来，在治疗各种类型椎体压缩骨折引起的疼痛和畸形中，为了获得更好的治疗效果和提高手术的安全性，发展了多种穿刺路径。除了首先出现的前外侧入路，现有的穿刺路径还包括经椎弓根入路、经椎弓根外入路、经椎弓根旁入路（图 6.1）和改良的经椎弓根外入路和改良的经椎弓根旁入路。在颈椎采用前外侧入路（图 6.2）。经椎弓根入路沿着椎弓根长轴进入椎体。经椎弓根旁入路于椎体 / 椎弓根交接区中上部进入椎体，从而避免破坏椎弓根内壁。经椎弓根外入路于椎弓根水平靠近横突外侧水平进入椎体，或靠近椎弓根前方于下终板上方水平以 45° 角进入椎体。这两种经椎弓根外入路均不进入椎弓根。入路的选择取决于骨折节段、椎体形态、术者的经验及习惯等诸多因素。

6.2 适应证

经皮椎体成形术的最常见适应证是伴有明显疼痛的稳定性骨质疏松性椎体压缩骨折，其他常见适应证包括椎体骨折不愈合、椎体恶性肿瘤导致的溶骨性破坏、原发性骨肿瘤、侵袭性血管瘤及骨坏死导致疼痛。

6.3 解剖学

脊椎由椎体和包含关节突、横突、棘突的椎弓组

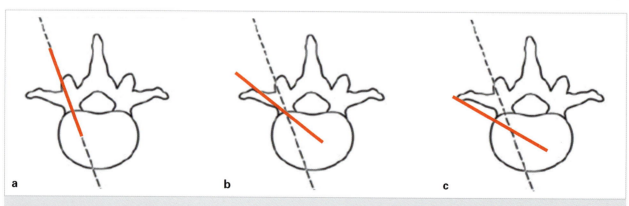

图 6.1　基本入路：(a) 经椎弓根入路。(b) 经椎弓根旁入路。(c) 经椎弓根外入路。虚线表示椎弓根纵轴

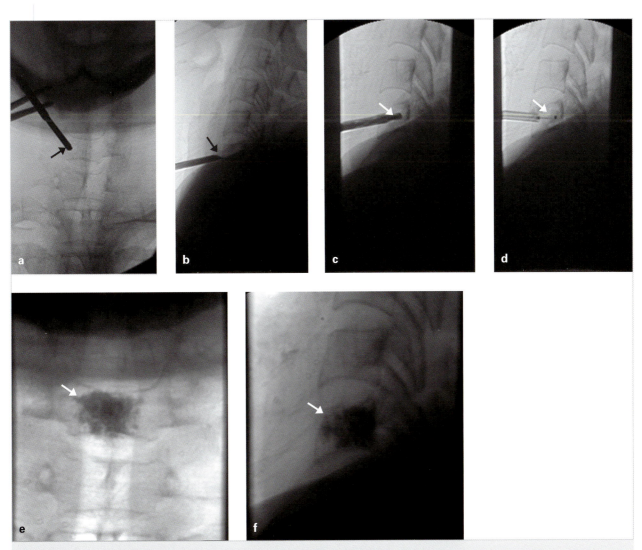

图6.2 正位（a）和侧位（b）透视显示自右前外侧入路采用11号穿刺针穿刺C6椎体（图a和图b中黑箭头所示）。颈椎侧位透视显示穿刺针位于C6椎体前部，钻头通过穿刺针（图c白色箭头）开创出便于球囊（图d白色箭头）进入的通道。正位（e）和侧位（f）透视显示C6椎体聚甲基丙烯酸甲酯（PMMA）注入后，椎体中的骨水泥影像（图e和图f中白色箭头）。该例椎体后凸成形强化是用于治疗痛性C6侵袭性血管瘤

成。椎体主要包括松质骨和骨髓，以及外缘皮质骨和上下终板组成。椎弓由左右椎弓根（将其与椎体相连）和左右椎板组成（图6.3）。横突由椎弓根和椎板交界处向两侧突出，背侧或后侧的棘突从左右椎板连接处向后突出。节后神经根自椎弓根下自两侧椎间孔离开椎管。胸椎处肋间动脉以及4对腰动脉与椎骨相邻。

穿刺轨迹的规划

椎体压缩骨折（VCF）最常见部位为中胸椎和胸腰段。触诊定位骨性标志并不可靠，因此，手术计划以及手术实施均需依托影像。椎弓根的大小对确定穿刺针的型号与穿刺轨迹很重要，椎弓根的角度

决定了穿刺轨迹的方向。胸椎的角度较腰椎要更大；因此，在胸椎更适宜选择经椎弓根外入路、改良的经椎弓根外入路或经椎弓根旁入路。除了正常解剖外，骨折引起的结构变化也是影响入路选择的因素。例如，上终板的骨折时轨迹要偏向尾侧，而下终板的骨折时穿刺点应向头侧调整并使穿刺轨迹保持水平。上下终板均骨折时，穿刺点及轨迹的规划应与上下终板等距。扁平椎几乎难有空间穿刺至椎体中央，但其两侧往往有更多的骨质保留，因此，尽管中心压缩明显，仍可进行穿刺。椎体后缘骨折增加骨水泥进入椎管的风险，但既往研究表明，这种骨折行椎体成形仍然是很安全的。

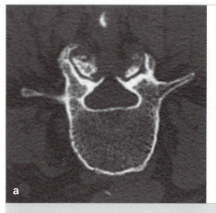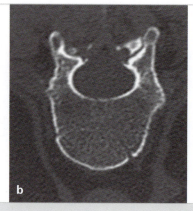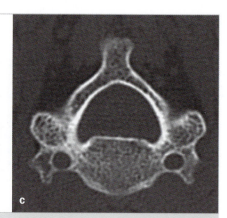

图6.3 腰椎（a）、胸椎（b）、颈椎（c）轴位CT影像

6.4 双侧入路与单侧入路的比较

尽管有大量数据支持双侧入路行球囊扩张后凸成形术能获得最佳的治疗效果，但单侧入路在获得相似治疗效果的同时，具有缩短手术时间并减少放射暴露的优势。

在一项包含296例骨质疏松性椎体压缩骨折的回顾性研究中，Bozkurt等证实与单侧入路后凸成形或椎体成形相比，双侧入路后凸成形能更好的恢复高度。一篇包含5项短期随访研究的Meta分析也证实了双侧入路恢复椎体高度的优势。双侧入路后凸成形术较单侧入路后凸成形术能更好的恢复椎体前缘高度（$P=0.03$）。

为了克服侧位透视时穿刺通路重叠及一侧骨水泥注射后造成的对侧穿刺通路遮挡，从而引入了单侧入路。根据骨折椎体形态、椎弓根直径大小、椎弓根与椎体夹角、骨质及术者经验等情况，单侧入路获得了与双侧入路相似的治疗效果。

当行多椎体注射治疗时，注射前应先完成全部注射通路的穿刺，这样可以通过一次填充材料的制备完成所有椎体注射，从而缩短注射时间。当注射治疗的目标椎体连续且间距较小时，可采取两侧交替穿刺注射通路，避免相互妨碍，从而完成多椎体单边注射。与同一侧入路相比，可以为穿刺提供更多的操作空间，显著缩短手术时间及术者放射暴露。

几项大型的随机对照研究比较了单侧入路和双侧入路在恢复椎体高度、矫正后凸畸形及缓解患者疼痛方面的差异。

Yang对包含850例患者的15项随机对照研究分析发现，单侧入路与双侧入路在改善患者生活质量或手术并发症方面没有差异。Chen等发现单侧入路能缩短手术时间，减少骨水泥注入量，降低骨水泥渗漏风险。但两种手术方法在患者疼痛评分、椎体高度恢复及后凸角度变化方面无统计学差异。Papanastassiou等发现在治疗多发性骨髓瘤的患者中，两者临床及影像学结果无差异。通过对包含253例患者的5项研究进行系统评价，Huang等发现两者临床结果无显著差异，单侧入路可缩短手术时间并降低手术花费。同样，在一项包含263例患者的系统评价及Meta分析中，Sun等指出单侧入路可以缩短手术时间，减少骨水泥注入量，降低骨水泥渗漏风险，减少辐射量，降低住院费用，并改善了患者短期健康状况。在一项比较单侧和经双侧穿刺的后凸成形术的研究中，Yan等发现两种手术方式均能有效地缓解骨质疏松性压缩骨折的疼痛。然而，单侧入路能显著减少放射暴露量、缩短手术时间、减少并发症和降低骨水泥渗漏风险。在这项研究中，单侧入路能更好地矫正畸形和恢复椎体高度（前缘和和后缘）。尽管单侧和双侧穿刺均能有效地恢复椎体高度和力线，但单侧入路具有更好的恢复椎体高度能力，这主要归功于单侧入路骨水泥主要分布于椎体前方和中部。

在双侧入路组中，10.5%的患者在术后1个月时有明显的穿刺点疼痛，经局部阻滞治疗后，末次随访时疼痛均消失。这种并发症可能与穿刺技术有关。与双侧穿刺相比，单侧穿刺点更偏向关节突的外侧，因此小关节损伤的可能性较小，而骨水泥主要分布于椎体前中部。在术后12个月随访时，两组在疼痛缓解和功能改善方面无统计学差异。两种治疗方法获得了相似的临床结果。

总体来说，基于以上文献，单侧入路的优点是缩短手术时间，降低费用，减少放射量及骨水泥渗漏，同时能获得更好的短期随访结果。与单侧入路相比，双侧入路在术后 2 年随访时椎体高度丢失较少。两种手术方法在疼痛缓解及生活质量改善方面无明显差异。手术相关并发症，如骨水泥渗漏在各项研究中报道不一，原因之一可能在于骨水泥渗漏本身与术者技术相关，另外与检测骨水泥渗漏所采用的影像手段有关，例如与 X 线相比，计算机断层扫描（CT）在检出少量骨水泥渗漏时就要敏感得多。

6.5 影像和设备

手术操作需在单平面或双平面透视甚至 CT 引导下进行。根据我们的经验，透视足以明确受累椎体并辨别解剖结构，当对骨折受累节段及解剖结构仍不明确时，可进行 CT 检查。MRI 可用于评估骨折分期及解剖形态。尽管解剖学细节有限且空间分辨率较差，但核素骨扫描成像也有助于发现骨折。

6.6 手术步骤

与其他影像引导操作一样，术前患者体位及影像设备位置至关重要。手术可选择局部麻醉或全身麻醉，由于大多数椎体压缩骨折患者存在多种合并症，因此在这些体弱患者中，局部麻醉更有优势。患者取俯卧位，肩部和骨盆/臀部垫枕，所有有压力的部位均垫枕保护。侧位透视显示标准侧位，包括清晰显示椎体后缘、椎管，并使两侧椎弓根完全重叠。当骨折造成椎体明显畸形时，以相邻椎体作为参考。正位应使棘突位于椎体中线，两侧椎弓根均清晰可见并对称，椎弓根投影位于椎体上半部（图6.4），按照这种方式，用二维图像来指导三维操作。尽管我们常规采用这种透视方法来指导穿刺，但部分医生可能愿意采用正面透视方法，即沿着椎弓根方向垂直向下透视，从而显示出椎弓根边缘圆形或椭圆形轮廓引导穿刺（图6.5），这种透视方法需从标准正位调整出 10°~30° 同侧倾斜。需要牢记的是，侧位透视用于调整上下方向，而正位透视用于指导内外侧调整。

所有椎体强化技术均需要建立一个注入骨水泥或植入物的工作通道。所有入路均从皮肤小切口（-5mm）开始，然后通过置入 Jamshidi 式穿刺针建立进入椎体的工作通道。在腰椎或下胸椎常采用 11 号

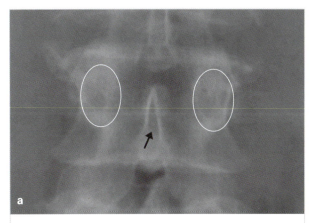

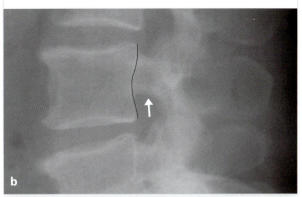

图 6.4　腰椎正位（a）和侧位（b）透视影像，正位显示棘突位于椎体中央（黑色箭头），椎弓根位于椎体上半（图 a 中白色椭圆形圈）。侧位透视显示椎体后缘（图 b 中黑线），双侧椎弓根完全重叠（图 b 中白色箭头），提示为标准侧位

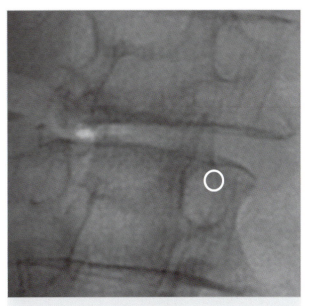

图 6.5　同侧倾斜 25° 的正位透视，此时透视方向平行于椎弓根纵轴，穿刺点位于椎弓根上外部分（白色圆圈）

Jamshidi 式穿刺针，在上胸椎或其他部位一般采用更小的穿刺针。在腰椎或需要向椎体置入内植物时使用较大信号的穿刺针。穿刺针有 10~15mm 等不同型号可供选择。

6.6.1 潜在风险及并发症的处理

每种入路均有其特定的适应证及风险。多数入路共有的并发症包括肋骨或横突骨折、感染、血肿、肺栓塞、周围脏器损伤、直接神经损伤、骨水泥渗漏导致神经压迫而需要立即手术减压等。

6.6.2 经椎弓根入路

经椎弓根入路被认为是腰椎和下胸椎经皮穿刺

的基本入路（图 6.6）。该入路为包括节后神经根在内的周围组织提供了天然的骨质保护，但是，为了达到理想的球囊置入和骨水泥填充，往往需要双侧穿刺。在上胸椎，经椎弓根入路难以到达椎体中央，而过度偏外侧的球囊难以获得理想的骨折复位，甚至在骨折复位前破坏外侧皮质。

完成消毒及透视准备后，于目标椎弓根的上外侧（1~2cm）切开皮肤（图 6.6），术者需可视下使穿刺针自穿刺点经椎弓根进入椎体前中 1/3 处，在椎体中线处或附近终止。穿刺轨迹不应进入或跨越椎管，正侧位透视的解剖标志（图 6.6）确保植入物不会偏离轨迹而导致神经损伤风险。

必须确认椎弓根、棘突、终板等解剖标志（图

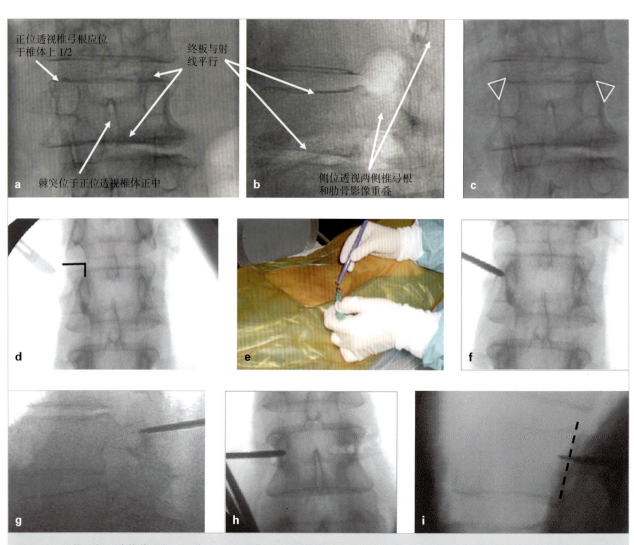

图 6.6 经椎弓根入路椎体强化。正位（a）和侧位（b）透视显示标准正侧位影像，适用于所有需要正侧位透视的入路。正位影像（c）显示左右侧进入椎弓根的目标点分别位于椎弓根的 10 点钟和 2 点钟位置，位于 Kambin's 安全三角区域。于该点向上 1cm，向外 2cm 画线（d）做标记作为皮肤切开点（e）。向椎弓根上外侧（f）穿刺进入骨质数毫米后侧位透视（g）确认合适的穿刺轨迹。进针至靠近椎弓根内侧壁（h，正位透视）时，再次侧位透视确认针尖进入椎体后壁（图 i 中虚线）

6.6）。在标准正位，棘突位于中线，两侧椎弓根呈椭圆形并与棘突等距，位于椎体上半部，终板平行（断裂时可能存在缺损）。在开始手术前，通过这些解剖标志调整出标准正位及侧位非常重要（图6.6）。局部麻醉后，行约5mm小切口，将Jamshidi于椎弓根外侧边界进入骨质（10点钟和2点钟位置）（图6.6），正位透视确认穿刺针位置（图6.6），侧位透视确认穿刺针位于椎弓根后缘（图6.6）。随着穿刺针的进入，穿刺针于正位及侧位同时到达椎弓根中部（图6.6）。当正位到达椎弓根内侧部分时（图6.6），侧位应到达或接近椎体后部（图6.6）。避免损伤椎弓根内侧壁，否侧可能进入椎管并导致脊髓严重损伤。当Jamshidi针经椎弓根进入椎体后，如有必要可进行对侧穿刺。当行椎体成形术时，穿刺至椎前中1/3后注射骨水泥（图6.7）。行后凸成形术时，进针至椎体后壁前0.5~1.0cm后，进入活检针（如需取活检）或钻头达椎体前部至距前方皮质0.3~0.5cm范围内。

　　行后凸成形术时，将球囊置入钻头开出的通道内（图6.8），至少在侧位透视（图6.8）上看到通道远端球囊的不透线标记（图6.8），最好是正侧位透视均显示球囊的不透线标记。在对侧重复上述操作，并在正侧位透视监视下进行两个球囊的充盈（图6.8）。在行后凸成形术时，当球囊以较小的充盈量达到预期压力时，应使用测压控件来检测球囊压力。根据压力、骨折特征及球囊形态进行球囊扩张。当出现以下情况之一时应停止进一步扩张：骨折复位、达到最大扩张量、达到最大扩张压力、接触到皮质或形成足够的腔隙。不同的制造商和不同类型的球囊最大压力值和最大扩张量不同。

　　在安全的情况下恢复椎体高度及形成足够的空腔后，退出球囊并低压注入填充物实现内固定（图6.8）。填满空腔并在周围松质骨空隙内形成足够的骨

水泥交互连接后，移除套管。

6.6.3　经椎弓根外入路和经椎弓根旁入路

　　经椎弓根入路可用于大多数病例，但某些情况下难以通过经皮穿刺。与腰椎相比，中、上胸椎的椎弓根宽度较小且椎弓根的内倾角度减小，从而不利于经椎弓根入路的使用，在T9以上椎体更适宜采用经椎弓根外入路和经椎弓根旁入路。这两种入路允许使用较经椎弓根入路更大的器械，并且可以在有内植物（如椎弓根螺钉）的患者中使用。经椎弓根外入路也更适用于上终板骨折陷入椎弓根入路进针点下方的患者。

　　向下倾斜的肋骨有时会影响胸椎经椎弓根外入路，且穿刺点可能需要经过肋骨下方而紧邻肋间神经血管束。另外，L5宽大的椎弓根及外侧髂嵴的阻碍使得经椎弓根外侧入路非常困难。然而，经椎弓根外侧入路有利轨迹规划，使轨迹与椎体一致且可预测。在椎弓根旁入路中，可在于椎弓根/椎体交界处在椎弓根前方而不是经椎弓根进入椎体，从而避免了椎弓根直径大小对工作通道的限制，并降低椎弓根骨折的风险。尽管该方法避免了椎弓根/椎体交界处内壁破裂的风险，但由于其偏向外侧的入针点，需小心避免神经和胸膜损伤。

6.6.4　经椎弓根外改良下终板入路

　　2016年，Beall等描述了在椎弓根前方椎体下部的相对无血管区，随后，他们报道了经椎弓根外改良下终板入路治疗的96例胸椎和腰椎骨折患者，改良组患者未发生任何与入路或器械相关的并发症。当上终板压缩严重或通道直径超过椎弓根时，该入路是理想的选择。该技术适用于现有器械，同时作者指出该技术允许使用更大的器械。

　　在使用该方法时，在腰椎正位透视向同侧偏

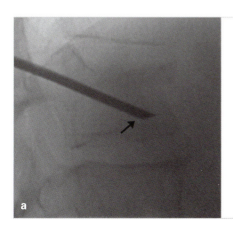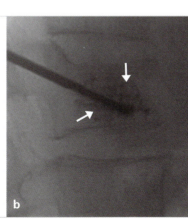

图6.7（a）侧位透视显示穿刺针位于椎体前1/3（黑色箭头）。（b）注入骨水泥后（白色箭头）

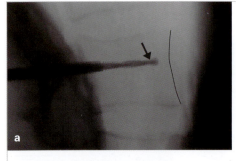
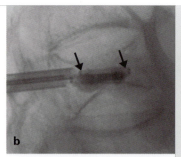
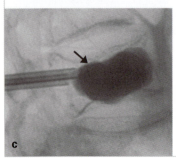
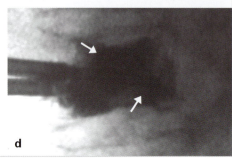

图6.8 （a）侧位透视显示砸头（黑色箭头）位于靠近椎体前方皮质0.5cm范围内（a中黑线）。（b）侧位透视显示球囊前后marker均通过穿刺针进入椎体（黑色箭头）。（c）marker显示未充盈球囊的远近端边界，随后注入造影剂（黑色箭头）充盈球囊复位椎体。（d）抽空造影剂并取出球囊后，注入骨水泥（白色箭头）

45°，胸椎正位透视向同侧偏30°（图6.9）。在椎弓根的正前方、下终板稍上方切口（图6.9）。针尖刚进入椎体后，正位透视检查内外位置（图6.9）。侧位确认针尖位于椎体前中1/3处。斜位透视针尖切忌位于椎弓根后方，避免损伤腹侧降支，切忌倾斜角度过小损伤胸膜或肺等椎旁软组织，入点太高可能会损伤节段动脉。术者应始终保持腰椎45°或胸椎30°同侧偏斜正位透视，以确保以合适的角度进入椎体。

6.6.5 经椎弓根旁入路

经椎弓根旁入路在胸椎沿着肋骨边缘穿刺，因此也称为经肋椎入路。穿刺针经椎弓根外侧而不经过椎弓根，与经椎弓根入路相比，该技术穿刺方向更向椎体中央倾斜。上胸椎的肋横突和肋椎交界处导致穿刺轨迹偏向同侧，难以通过单侧穿刺到达椎体中央。当椎弓根细小、难以看见或受到肿瘤侵蚀时，该入路是不错的选择。选择该入路时，穿刺针的大小不受椎弓根直径的限制，并降低了椎弓根骨折的风险，但增加了椎旁出血的风险，并使得通过局部压迫止血的能力降低。在一项回顾性分析中，Chiras 和 Deramond 等报道骨质疏松性椎体骨折的并发症发生率为1%，良性和恶性肿瘤的并发症发生率分别为 2.5% 和 10%。尽管在 19 世纪 90 年代报道的并发症发生率相对较高，但在 2007 年报道的 102 例 17~96 岁骨质疏松性椎体压缩骨折的患者中，无神经

根损伤、血肿、椎管内容物损伤及其他任何并发症发生。为了避免穿刺损伤，术者必须注意胸椎附近的肋间动脉和腰动脉。在胸椎区域，还存在损伤胸膜发生血气胸的风险。与经椎弓根外入路一样，在 L5 节段由于受到粗大的椎弓根及髂嵴的影响，经椎弓根旁入路往往难以实施。

6.6.6 经椎弓根旁入路穿刺至椎体

2007 年，为了研究传统的经椎弓根旁入路进入椎体的变异，Beall 等确定了一种可以安全可靠的穿刺至椎体中央的经椎弓根旁入路。作者采用从尸体解剖观察发展而来的临床应用技术，于 2005 年 7 月至 2006 年 3 月治疗了 72 例骨质疏松性椎体压缩骨折患者，包括 T4~L5 节段 102 个椎体，年龄为 17~96 岁（平均年龄：68.2 岁）。尸体解剖显示沿椎体与椎弓根交接处的上缘，为椎体的相对无血管、神经区域。采用该经椎弓根旁入路治疗的 102 个骨质疏松性压缩骨折椎体，无穿刺及器械相关并发症发生。这项研究表明，在胸椎和腰椎使用经椎弓根旁入路，是安全可靠且可重复的。

自椎体对侧下角经棘突至同侧上脚画一条线，沿着该线向同侧延长约一个椎体宽度为穿刺点（图 6.10）切开穿刺点皮肤，以尾向 45° 角向椎体穿刺（图 6.10）。在胸椎，穿刺针应与内侧肋骨平齐，这样可使轨迹靠近肋横突和肋椎交界处，这样可以使穿入椎体中央的阻力最小。术者需确保合适的进针

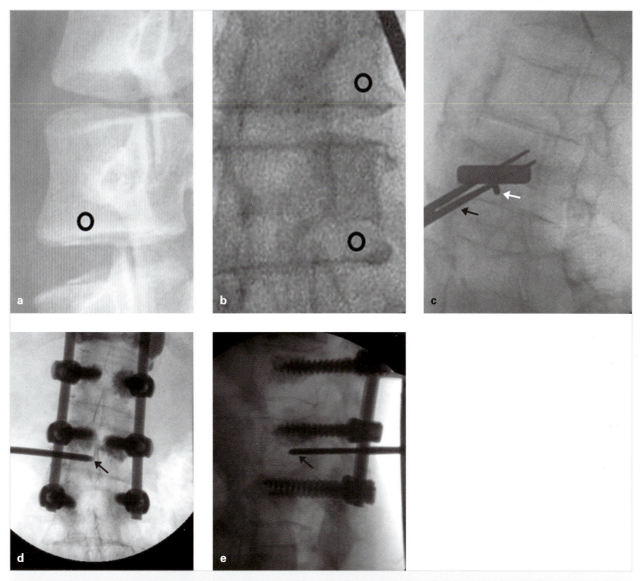

图 6.9 改良经下终板椎弓根外入路。(a)在腰椎中球管向同侧倾斜 45°。(b)胸椎中球管向同侧倾斜 30°。穿刺点正好位于椎弓根稍前方及下终板稍上方(图 a 和图 b 中黑色圆圈)。在此处切开皮肤,穿刺针(图 c 中白色箭头)进入椎体并用血管钳或 Kocher 钳(图 c 中黑色箭头)把持。继续进针至椎体中央,并通过正侧位透视确认针尖最终位置(分别为图 d 和图 e 中黑色箭头)

位置及进针轨迹(图 6.10)。此时,可调整为正位透视下根据所规划的轨迹进一步进针。针尖在穿过椎体后方皮质前不能穿过椎弓根内侧壁(图 6.10)。通过正位透视确认穿刺针轨迹及位置确保不破坏椎弓根内侧皮质。此后,继续进针至椎体后部直至目标位置。针尖的最终位置应在正位和侧位透视上均穿刺超过椎体一半(图 6.10)。

6.6.7 颈椎穿刺路径

值得注意的是,有关颈椎入路的更多信息,请参见第十章:颈椎和后弓椎体成形术。

椎体成形术能有效治疗包括骨质疏松性骨折、转移瘤、侵袭性血管瘤、多发骨髓瘤等颈椎多种疾病引起的疼痛和不稳。在上颈椎,椎弓根细小且紧邻椎动脉,因此经椎弓根入路难以实施。自 Galibert 进行首个颈椎椎体成形术以来,发展出了多种颈椎穿刺入路。包括前外侧入路、经口入路、后前入路、后外侧入路和前方咽后入路等。

与经口入路不同,前外侧入路(图 6.2)可在不进行全身麻醉或气管插管的情况下进行,且感染风险较低。通过用手牵开颈动静脉,在血管内侧安全地进行穿刺。

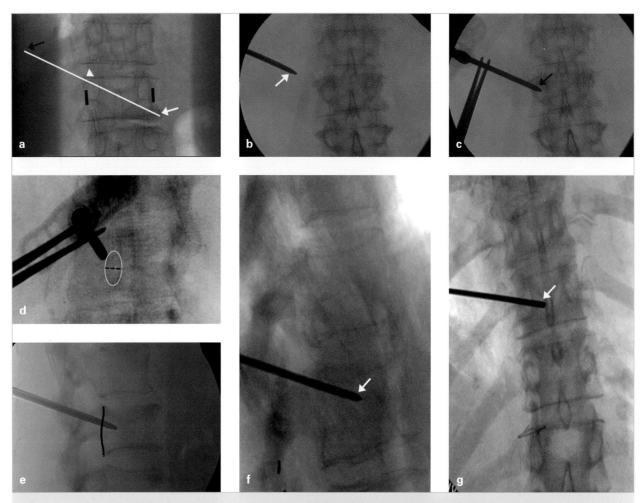

图 6.10 经椎弓根旁入路。（a）上腰椎正位透视影像并于椎体对侧下角（白色箭头）向同侧上角（白色三角）画一条白色线，沿着该线延长一个椎体宽度（两条黑实线间距离）为改良经上终板椎弓根旁入路皮肤进入点（黑色箭头）。（b~d）穿刺针（图 b 中白色箭头）以 45° 角于椎弓根椎体交界处进入椎弓根上外部（图 c 中黑色箭头）。行同侧斜位透视，标准的针尖位置位于椎弓根稍前（图 d 中白圆圈显示椎弓根）及椎弓根中点（图 d 中黑色虚线）稍上方。改正位（c）继续进针，在穿过椎弓根内侧皮质之前，改侧位并确认针尖穿过椎体后壁（图 e 中黑色箭头）。理想的针尖位置在正位及侧位均应到达椎体中线（图 f 和图 g 中白色箭头）

经皮下前外侧入路在下颌骨下方进行穿刺（第十章，图 10.2）。在经手牵开相邻血管神经的前提下，将穿刺针指向头侧和前内侧进入椎体。该入路具有技术挑战性，并存在损伤迷走神经、副神经、舌神经、舌下神经、下颌缘神经和喉返神经等的风险，且颈内静脉、颈动脉、椎动脉也有损伤的风险。

Lykomitros 等描述了微创开放入路，于胸锁乳突肌内侧缘切开，切开颈阔肌，将胸锁乳突肌和颈动脉鞘牵向外侧，在透视引导及气管触诊下，将导针于颈动脉内侧经颈长肌进入椎体，正侧位透视确认位置。

2017 年，Bao 等回顾了 9 例经前外侧入路行经皮椎体成形术治疗的晚期肿瘤患者，共涉及 22 个颈椎椎体（平均 Tokuhashi 评分：6.89 ± 2.14 分）。所有患者均行小切口后于胸锁乳突肌和血管鞘内侧及气管食管外侧穿刺，采用 Seldinger 技术建立工作通道，平均注射骨水泥（1.32 ± 0.49）mL，骨水泥渗漏率 63.6%（14/22），无严重并发症发生，疼痛缓解明显，术后 3 天，VAS 评分从数千的 8.11 ± 1.45 分下降至 2.22 ± 0.67 分（$P < 0.001$）。

高位颈椎也可采用前外侧入路，但对于 C2 椎体相对较为困难。Tong 等报道了对 1 例多发骨髓瘤累及 C2 椎体的患者采用经口入路，获得了完全疼痛缓解和稳定。该作者认为经口椎体成形的优点包括精准穿刺和降低邻近血管神经损伤的风险。Clarencon 等也介绍了他们采用经口入路处理 C1 的初步经验。

尽管透视引导下经口入路可更直接的通过咽后壁进入 C2 椎体，从而降低了神经血管损伤并发症的风险（图 6.11），但该入路增加了感染风险，且不适用于进行或计划进行放射治疗而影响伤口愈合的患者。该入路需要进行全麻和 / 或气管插管以及头部的稳定。前外侧入路和经口入路都已成功用于上颈椎并显示了良好的疗效，但这两种技术均有潜在的危及生命的并发症。

Wetzel 等介绍了在仔细保护椎动脉的前提下采用后前入路治疗 C1 溶骨性转移瘤的方法。Cianfoni 等介绍了采用后外侧入路处理 C1，同样保留了椎动脉，提示在某些患者可作为避免枕颈融合的一种治疗选择，但前提是需要术者对该部位解剖和该技术有充分的了解，以避免潜在的并发症。

2015 年，Yang 等介绍了一种新的经前咽后壁入路，作者认为当经口入路不合适或存在禁忌时，该入路是一种有效的替代方法。该入路可经 C2 椎体穿入 C1 测快，可治疗这两个椎体的溶骨性破坏。

6.7 椎体活检

透视引导下经皮穿刺是一种微创的椎体活检方法，在胸椎和腰椎病变均能获得高精确度的穿刺成功率和较低的并发症发生率。在我们的临床实践中，所有椎体成形术患者均常规取活检，以便于发现任何原因引起的病理性骨折，以便及时地进行后续治疗，这样对患者是最有益的。大多数骨折是骨质疏松性的，但也有部分患者的病因是多发骨髓瘤、原发性和转移性肿瘤以及骨髓炎等。当怀疑感染时，应行标本培养和药敏试验。

采用经椎弓根入路时，将 11 号椎骨活检针穿入椎弓根后部，由于新生物、感染甚至骨质疏松时骨质变软而阻力变小，此时感受骨质强度很重要。将穿刺针小心、可控地缓慢槌入椎弓根，进入病变近端边缘，取出内芯，将活检针推到病变处，使用 10mL 或 20mL 注射器连续轻轻抽吸，取出活检针。如需要更多组织，可进行重复穿刺。如取出组织困难，可使用不同的穿刺针组合。组织坚硬时可使用高速钻头，同轴技术可将骨活检外套筒与不同特性的内芯线组合以获得足够的标本。

本章所述所有入路均可用于活检。

6.8 结论

经皮椎体穿刺可用于椎体强化，安全有效地治疗外伤性、肿瘤性或骨质疏松性椎体压缩骨折。当怀疑感染或肿瘤时，这种微创通路还可用于椎体骨活检。入路的选择是特定性的，由包括骨折节段、椎体形态、骨质量以及术者经验和习惯等诸多因素决定。每种入路均有特定的适应证和禁忌证。

术前计划和准备至关重要，经椎弓根入路是标准和直接的。经椎弓根外侧入路和经椎弓根旁入路可通过透视下辨别解剖标志来计划，进针点选在相对无血管和神经区域。颈椎前外侧入路和经口入路存在其固有风险，与其他所有入路一样，需要对解剖和手术技术有充分的了解。对于经验丰富的术者来说，采用这些方法进行安全有效的微创椎体强化和组织病理学诊断是非常值得的。

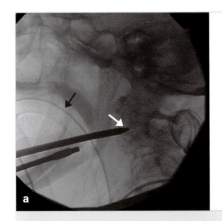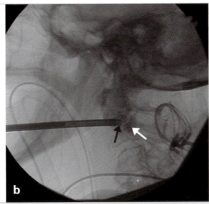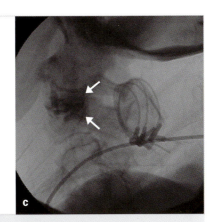

图 6.11 患者仰卧气管插管全麻侧位透视。（a）穿刺针经口如进入 C2 椎体前部（白色箭头）。（b）骨水泥（白色箭头）经推杆（黑色箭头）注入。（c）侧位显示骨水泥填充 C2 椎体及齿状突（白色箭头）

参考文献

[1] Galibert P, Deramond H, Rosat P, Le Gars D. Preliminary note on the treatment of vertebral angioma by percutaneous acrylic vertebroplasty Neurochirurgie 1987;33(2):166–168.

[2] Mathis J, Belkoff S, Deramond H. Introduction: history and early development. In: Mathis J, Deramond H, Belkoff S, eds. Percutaneous Vertebroplasty and Kyphoplasty. New York, NY: Springer; 2006:1–5.

[3] Röllinghoff M, Zarghooni K, Schlüter-Brust K, et al. Indications and contraindications for vertebroplasty and kyphoplasty. Arch Orthop Trauma Surg 2010;130(6):765–774.

[4] Robinson Y, Heyde CE, Försth P, Olerud C. Kyphoplasty in osteoporotic vertebral compression fractures: guidelines and technical considerations. J Orthop Surg Res 2011;6:43.

[5] Garfin SR, Yuan HA, Reiley MA. New technologies in spine: kyphoplasty and vertebroplasty for the treatment of painful osteoporotic compression fractures. Spine 2001;26(14):1511–1515.

[6] Yu CW, Hsieh MK, Chen LH, et al. Percutaneous balloon kyphoplasty for the treatment of vertebral compression fractures. BMC Surg 2014;14:3.

[7] Markmiller M. Percutaneous balloon kyphoplasty of malignant lesions of the spine: a prospective consecutive study in 115 patients. Eur Spine J 2015;24(10):2165–2172.

[8] de Falco R, Bocchetti A. Balloon kyphoplasty for pure traumatic thoracolumbar fractures: retrospective analysis of 61 cases focusing on restoration of vertebral height. Eur Spine J 2014;23(23, Suppl 6):664–670.

[9] Sun H, Lu PP, Liu YJ, et al. Can unilateral kyphoplasty replace bilateral kyphoplasty in treatment of osteoporotic vertebral compression fractures? a systematic review and meta-analysis. Pain Physician 2016;19(8):551–563.

[10] Youmans JR, Winn HR. Youmans Neurological Surgery. Philadelphia, PA: Saunders; 2011.

[11] Krüger A, Zettl R, Ziring E, Mann D, Schnabel M, Ruchholtz S. Kyphoplasty for the treatment of incomplete osteoporotic burst fractures. Eur Spine J 2010;19(6):893–900.

[12] Bozkurt M, Kahilogullari G, Ozdemir M, et al. Comparative analysis of vertebroplasty and kyphoplasty for osteoporotic vertebral compression fractures. Asian Spine J 2014;8(1):27–34.

[13] Feng H, Huang P, Zhang X, Zheng G, Wang Y. Unilateral versus bilateral percutaneous kyphoplasty for osteoporotic vertebral compression fractures: a systematic review and meta-analysis of RCTs. J Orthop Res 2015;33(11):1713–1723.

[14] Yang S, Chen C, Wang H, Wu Z, Liu L. A systematic review of unilateral versus bilateral percutaneous vertebroplasty/percutaneous kyphoplasty for osteoporotic vertebral compression fractures. Acta Orthop Traumatol Turc 2017;51(4):290–297.

[15] Chen H, Tang P, Zhao Y, Gao Y, Wang Y. Unilateral versus bilateral balloon kyphoplasty in the treatment of osteoporotic vertebral compression fractures. Orthopedics 2014;37(9):e828–e835.

[16] Papanastassiou ID, Eleraky M, Murtagh R, Kokkalis ZT, Gerochristou M, Vrionis FD. Comparison of unilateral versus bilateral kyphoplasty in multiple myeloma patients and the importance of preoperative planning. Asian Spine J 2014;8(3):244–252.

[17] Huang Z, Wan S, Ning L, Han S. Is unilateral kyphoplasty as effective and safe as bilateral kyphoplasties for osteoporotic vertebral compression fractures? A meta-analysis. Clin Orthop Relat Res 2014;472(9):2833–2842.

[18] Yan L, Jiang R, He B, Liu T, Hao D. A comparison between unilateral transverse process-pedicle and bilateral puncture techniques in percutaneous kyphoplasty. Spine 2014;39(26, Spec No.):B19–B26.

[19] Chung HJ, Chung KJ, Yoon HS, Kwon IH. Comparative study of balloon kyphoplasty with unilateral versus bilateral approach in osteoporotic vertebral compression fractures. Int Orthop 2008;32(6):817–820.

[20] Schmidt R, Richter M, Puhl W, Cakir B. Vertebroplasty: basic science, indications and technique Zentralbl Chir 2005;130(5):476–484.

[21] Beall DP, Parsons B, Burner S. Technical strategies and anatomic considerations for an extrapedicular modified inferior endplate access to thoracic and lumbar vertebral bodies. Pain Physician 2016;19(8):593–601.

[22] Beall DP, Braswell JJ, Martin HD, Stapp AM, Puckett TA, Stechison MT. Technical strategies and anatomic considerations for parapedicular access to thoracic and lumbar vertebral bodies. Skeletal Radiol 2007;36(1):47–52.

[23] Kim HS, Kim SW, Ju CI. Balloon kyphoplasty through extrapedicular approach in the treatment of middle thoracic osteoporotic compression fracture : T5-T8 level. J Korean Neurosurg Soc 2007;42(5):363–366.

[24] Predey TA, Sewall LE, Smith SJ. Percutaneous vertebroplasty: new treatment for vertebral compression fractures. Am Fam Physician 2002;66(4):611–615.

[25] Chiras J, Deramond H. Complications des vertebroplasties. In: Saillant G, Laville C, eds. Echecs et complication de la chirurgie du rachis. Montpillier, France: Saurmps Medical; 1995:149–153.

[26] Chiras J, Depriester C, Weill A, Sola-Martinez MT, Deramond H. Percutaneous vertebral surgery. Technics and indications J Neuroradiol 1997;24(1):45–59.

[27] Mont'Alverne F, Vallée JN, Cormier E, et al. Percutaneous vertebroplasty for metastatic involvement of the axis. AJNR Am J Neuroradiol 2005;26(7): 1641–1645.

[28] Murphy KJ, Deramond H. Percutaneous vertebroplasty in benign and malignant disease. Neuroimaging Clin N Am 2000;10(3):535–545.

[29] Pilitsis JG, Rengachary SS. The role of vertebroplasty in metastatic spinal disease. Neurosurg Focus 2001;11(6):e9.

[30] Weill A, Chiras J, Simon JM, Rose M, Sola-Martinez T, Enkaoua E. Spinal metastases: indications for and results of percutaneous injection of acrylic surgical cement. Radiology 1996;199(1):241–247.

[31] Reddy AS, Hochman M, Loh S, Rachlin J, Li J, Hirsch JA. CT guided direct transoral approach to C2 for percutaneous vertebroplasty. Pain Physician 2005;8(2):235–238.

[32] Dufresne AC, Brunet E, Sola-Martinez MT, Rose M, Chiras J. Percutaneous vertebroplasty of the cervico-thoracic junction using an anterior route. Technique and results. Report of nine cases J Neuroradiol 1998;25(2):123–128.

[33] Tong FC, Cloft HJ, Joseph GJ, Rodts GR, Dion JE. Transoral approach to cervical vertebroplasty for multiple myeloma. AJR Am J Roentgenol 2000;175(5): 1322–1324.

[34] Lykomitros V, Anagnostidis KS, Alzeer Z, Kapetanos GA. Percutaneous anterolateral balloon kyphoplasty for metastatic lytic lesions of the cervical spine. Eur Spine J 2010;19(11):1948–1952.

[35] Bao L, Jia P, Li J, et al. Percutaneous vertebroplasty relieves pain in cervical spine metastases. Pain Res Manag 2017;2017:3926318.

[36] Clarençon F, Cormier E, Pascal-Moussellard H, et al. Transoral approach for percutaneous vertebroplasty in the treatment of osteolytic tumor lesions of the lateral mass of the atlas: feasibility and initial experience in 2 patients. Spine 2013;38(3):E193–E197.

[37] Anselmetti GC, Regge D, Sardo E, et al. Minimally invasive treatment of C2 odontoid traumatic fracture with transoral percutaneous vertebroplasty. Eur Radiol 2007;17(3):850–851.

[38] Martin JB, Gailloud P, Dietrich PY, et al. Direct transoral approach to C2 for percutaneous vertebroplasty. Cardiovasc Intervent Radiol 2002;25(6):517–519.

[39] Sachs DC, Inamasu J, Mendel EE, Guiot BH. Transoral vertebroplasty for renal cell metastasis involving the axis: case report. Spine 2006;31(24):E925–E928.

[40] Jensen ME, Evans AJ, Mathis JM, Kallmes DF, Cloft HJ, Dion JE. Percutaneous polymethylmethacrylate vertebroplasty in the treatment of osteoporotic vertebral body compression fractures: technical aspects. AJNR Am J Neuroradiol 1997;18(10):1897–1904.

[41] Levine SA, Perin LA, Hayes D, Hayes WS. An evidence-based evaluation of percutaneous vertebroplasty. Manag Care 2000;9(3):56–60, 63.

[42] Vender JR, McDonnel DE. Management of lesions involving the craniocervical junction. Neurosurg Q 2001;11:151–171.

[43] Vieweg U, Meyer B, Schramm J. Tumour surgery of the upper cervical spine--a retrospective study of 13 cases. Acta Neurochir (Wien) 2001;143(3):217–225.

[44] Wetzel SG, Martin JB, Somon T, Wilhelm K, Rufenacht DA. Painful osteolytic metastasis of the atlas: treatment with percutaneous vertebroplasty. Spine 2002;27(22):E493–E495.

[45] Cianfoni A, Distefano D, Chin SH, Varma AK, Rumboldt Z, Bonaldi G. Percutaneous cement augmentation of a lytic lesion of C1 via posterolateral approach under CT guidance. Spine J 2012;12(6):500–506.

[46] Yang JS, Chu L, Xiao FT, et al. Anterior retropharyngeal approach to C1 for percutaneous vertebroplasty under C-arm fluoroscopy. Spine J 2015;15(3): 539–545.

[47] Shrestha D, Shrestha R, Dhoju D. Fluoroscopy guided percutaneous transpedicular biopsy for thoracic and lumbar vertebral body lesion: technique and safety in 23 consecutive cases. Kathmandu Univ Med J (KUMJ) 2015;13(51): 256–260 (KUMJ).

[48] Dave BR, Nanda A, Anandjiwala JV. Transpedicular percutaneous biopsy of vertebral body lesions: a series of 71 cases. Spinal Cord 2009;47(5):384–389.

[49] Wang Y, Liu H, Pi B, Yang H, Qian Z, Zhu X. Clinical evaluation of percutaneous kyphoplasty in the treatment of osteolytic and osteoblastic metastatic vertebral lesions. Int J Surg 2016;30(30):161–165.

第七章 骨水泥和椎体填充材料的特性：在影像引导治疗和椎体强化术中的临床应用

David Nussbaum, Adam Thakore, Kieran Murphy

高　杰　张志成 / 译

摘要

　　骨水泥或聚甲基丙烯酸甲酯（PMMA）是目前用于治疗疼痛性椎体压缩骨折（VCF）的主要材料。PMMA 是由不同成分组成的丙烯酸聚合物，已广泛应用于微创脊柱外科中；除了 PMMA，还有另一种自固化磷酸钙骨水泥（CPC），也用于治疗椎体压缩骨折。不同于 PMMA 的固化过程［由聚甲基丙烯酸甲酯（MMA）单体转化为 PMMA 的聚合过程］，磷酸钙水泥（CPC）可以与水溶解为糊状物，在体温下即可硬化为羟基磷灰石（HA）。CPC 的优点在于其具有优良的生物相容性和降解活性，但与 PMMA 相比，CPC 的缺点是难以注射，并且强度比 PMMA 弱，由于其脆性大、易碎等特点，因此无法应用于高应力区域。除了 PMMA 和 CPC，目前的填充材料还有一种玻璃陶瓷三树脂聚合物，它具有亲水性、较低放热温度和类似骨骼的强度等特点，虽然亲水性水泥材料具有更好的骨相容性，同时需要注入的材料量也较少，但与疏水性骨水泥相比更容易出现渗漏。骨水泥的特性可通过改变水泥材料成分或者添加其他成分而改变，在未来可能在骨水泥中加入各种生物活性材料，如生物活性玻璃、骨形态发生蛋白、富血小板血浆、干细胞和各种生长因子等，以促进其成骨活性，提高骨水泥的强度和骨结合程度。

　　关键词：骨水泥，聚甲基丙烯酸甲酯，椎体强化，成骨，磷酸钙骨水泥，椎体成形术，后凸成形术

7.1 引言

　　鉴于影像引导治疗在脊柱骨折和其他骨科疾病中的应用和优势，丙烯酸骨水泥已经成为介入治疗的一种重要材料。本章节将重点介绍骨水泥聚合的化学作用和 PMMA 的各组分性质，以及在经皮椎体成形术（PVP）或椎体强化术等介入治疗中最常用的骨水泥。此外，也将介绍 MMA 单体、PMMA 颗粒、过氧化苯甲酰（BPO）活化剂、N，N–二甲基对甲苯胺类（DMPT）引发剂和放射显影剂等组分的不同浓度对水泥的凝结时间、黏度、聚合温度和抗压强度

的影响。这些有利于我们利用骨水泥的特性进行合理的临床应用，并有利于最大限度地发挥影像引导治疗的临床潜力。大多数骨水泥最初是为关节置换手术而设计的，而不是应用于脊柱骨折的治疗。因此，在椎体成形术（VP）等新的应用中，只有了解骨水泥各组分的化学性质，才能获得标准化的骨 - 水泥 - 混合物。我们的讨论将集中在骨水泥聚合化学反应的理论和实践方面，这是大多数骨水泥固化的基础。

7.2 骨水泥的类型

　　骨水泥主要有两种类型：聚合物骨水泥和自固化磷酸钙水泥（CPC）。这两种类型都是固定关节假体或骨折的填充物，但都不是黏合剂。聚合物骨水泥由于其安全性和有效性，目前应用最为广泛，它们是甲基丙烯酸甲酯单体和聚甲基丙烯酸甲酯（PMMA）聚合而成。而第一批 CPC 是在 20 世纪 80 年代末开发出来的，最早应用于龋齿的再骨化修复，于 1996 年被美国食品和药物管理局（FDA）批准作为空洞填充物用于修复颅骨缺损。

　　磷酸钙水泥是椎体成形术和后凸成形术理想的填充材料，它由固相成分和液相成分的溶解产物经化学反应固化而发挥作用。CPC 有多种不同磷酸钙（CaP）组合，但其凝固化学反应是相似的。根据最终水化产物的性质（pH），磷酸钙水泥可分为两类：在 pH > 4.2 时形成的磷灰石（HA）或缺钙羟基磷灰石（CDHA）和透磷钙石［无水磷酸二钙（DCPD）］。但由于透磷钙石的凝结时间短、强度低、注射性能差，其临床应用受到限制。当磷酸四钙和磷酸二钙与水混合合成糊状物时，HA（正常牙齿中的主要矿物质）迅速形成并从溶液中析出，在体温下形成坚硬的块状物。HA 是一种生物相容性材料，在体内会逐渐被新骨长入并降解，且不会造成容积的丢失；但 HA 也存在不足的方面，其溶解产物的注射性能差，同时其降解特性并不适用于骨质疏松症患者，此外它的强度比聚合物骨水泥差，而且太脆，不适合用在承重区应用。由于目前尚无 CPC 应用长期随访数

据，因此本章节将集中叙述 PMMA 骨水泥。

在骨质疏松症患者中单纯使用 HA 和 CaP 骨水泥，而不使用合成代谢性甲状旁腺（PTH）模拟药物，其临床效果并不理想。系统性应用 PTH 可以使骨骼活化和刺激骨形成，有利于提高骨水泥在骨质疏松患者中的应用效果。

Cortoss 作为一种人工合成的玻璃陶瓷混合三树脂聚合物，是可注射的和不可吸收的生物材料，具有和皮质骨类似的力学特性。临床试验已表明，VP 中应用 Cortoss 的安全性和有效性与 PMMA 的效果基本一致，同时与 PMMA 相比，应用 Cortoss 的邻近椎体骨折的发生率更低、聚合温度更低。Cortoss 的安全性和有效性已经在 3 项美国临床研究和多个欧洲研究中得到证实。文献报道，在脊柱单节段初次骨折的治疗中，使用 Cortoss 的患者相邻节段椎体骨折的发生率降低了 43%。与 PMMA 相比，Cortoss 更具有亲水性，这有利于其在椎体内的弥散，同时其注

入量也减少了 30%，但其缺点是更容易出现椎体外渗漏。

7.2.1 化学聚合物

在讨论骨水泥的特性之前，我们将简要回顾化学聚合物。聚合物是由单个重复单元（单体）组成的大分子，比如蛋白质是由较小的氨基酸单体组成的生物聚合物。

聚合反应可以通过两种不同的机制发生：（1）在缩聚反应中，单体上的官能团与聚合物链的官能团多次缩合反应，同时释放低分子副产物（图 7.1）；（2）在加聚反应中，聚合物链通过与单体相互加成形成聚合物，不会产生任何副产物（图 7.2）。

聚合反应开始于加聚机制，首先单体通过与引发剂反应而变得不稳定，引发剂是一种挥发性分子，通常是一种自由基（含有单个未成对电子的分子）。自由基与单体结合，形成单体自由基，其作用机制

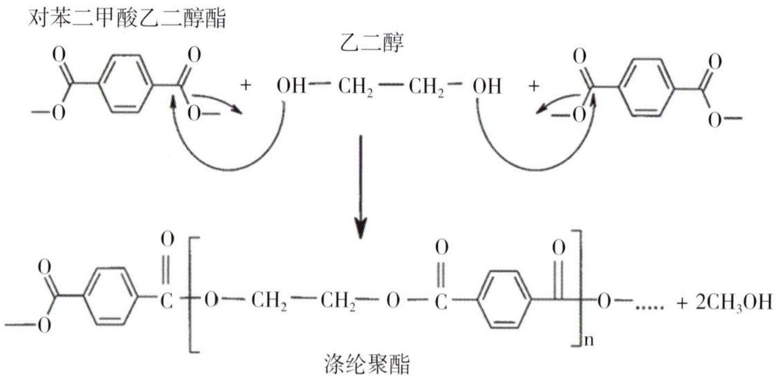

图 7.1 对苯二甲酸二甲酯与乙二醇缩合聚合，甲醇是作为反应的副产物

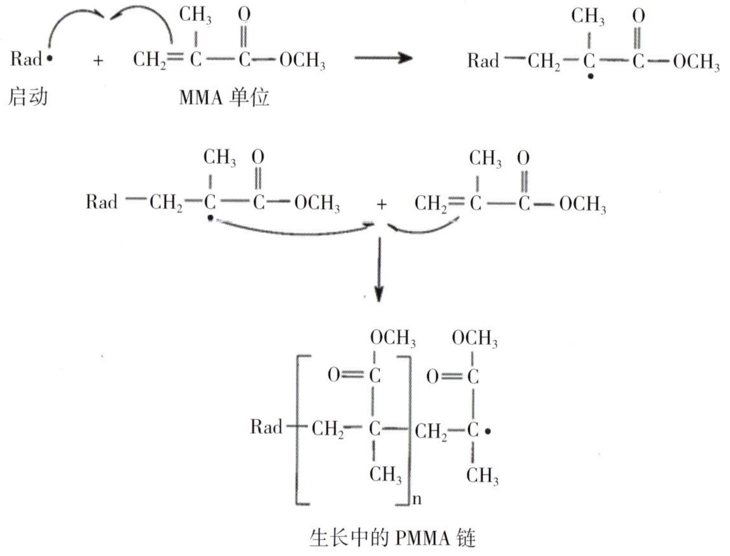

图 7.2 聚甲基丙烯酸甲酯（PMMA）的加聚反应。注意甲基丙烯酸甲酯（MMA）单体与一个自由基反应形成一个二级自由基，可以结合另一个的双键甲基丙烯酸甲酯单体

如图 7.2。

引发剂通常以不活泼的过氧化物形式存在，这种形式在溶液中是稳定的，而当热或光作用于过氧化物分子时则形成自由基。对于不适用于高温的应用中（例如在体内使用骨水泥），可通过添加化学活化剂（如 N，N- 二甲基 -p- 甲苯胺（DMPT）来分解过过氧化物分子（图 7.3）。

7.2.2 PMMA 骨水泥

骨水泥的聚合反应是由自由基引发的加聚反应聚合。大多数骨水泥有两种成分组成（表 7.1）：含有 PMMA（或 PMMA/ 苯乙烯共聚物）预聚合小球的粉末和含有 MMA 单体的液体。BPO 引发剂加在入粉末中，化学活化剂（DMPT）加在液体中，因此过氧化物裂解和聚合只有在两者混合时才会开始。为了防止储存过程中的自发聚合，还向液体中加入易氧化的分子 - 对苯二酚。DMPT 在室温下裂解 BPO 引发剂，形成苯基自由基，作用于 MMA 单体的双键（图 7.2），不断增长的聚合物链将 PMMA 颗粒包裹在固体基质中。

通过向粉末中添加硫酸钡或二氧化锆化合物，使骨水泥具有可透视性（表 7.2）。

7.3 骨水泥的性能

为了保证使用骨水泥的术中和术后效果，我们必须了解骨水泥配方是如何影响聚合和材料性能。像任何一种非均质混合物一样，整体的特性与其组成部分的特性是不同的。例如，人们不能仅仅根据建筑砂浆中各种卵石和细磨矿物的性质来预先计算其孔隙率和强度。这些单个粒子形成了一个复杂的分子网络，其特性只能通过经验来确定。以下章节将详细介绍每种成分对骨水泥的凝固时间、聚合温度和材料性能的影响。

7.3.1 液体 / 粉末的比例

通过改变液体 / 粉末（L/P）的比例可以调整聚合温度和凝固时间。在手术中，可预测的凝固时间对于防止操作完成前出现凝固是至关重要的。高聚合温度会导致组织坏死，影响关节假体的效果；尽管骨水泥聚合散热在某些情况下会产生不良影响，但对于恶性肿瘤导致的病理性压缩骨折患者，使用高放热的骨水泥可以杀死局部肿瘤细胞，Exofix 是一种聚合温度为 88℃ 的水泥，专门为此目的而设计。早期研究表明，较大 L/P 比值的骨水泥会产生更高的峰值温度，但也会延长凝固时间。在高 L/P 比值情况下，大量的单体会放热反应，从而提高聚合的峰值温度；但是骨水泥高 L/P 比值也会降低引发剂（粉末的一种成分）的相对浓度，因此单体的活化速度变慢，延长凝固时间。因此，研发不同液体 / 粉末（L/P）比例的骨水泥是很有必要的（表 7.3）。

7.3.2 引发剂 / 活化剂的比例

改变 BPO/DMPT 的比例对凝固时间、聚合温度和强度具有显著影响（表 7.3）。由于强度和凝固时间是成反比的，因此如果调整 BPO 和 DMPT 浓度

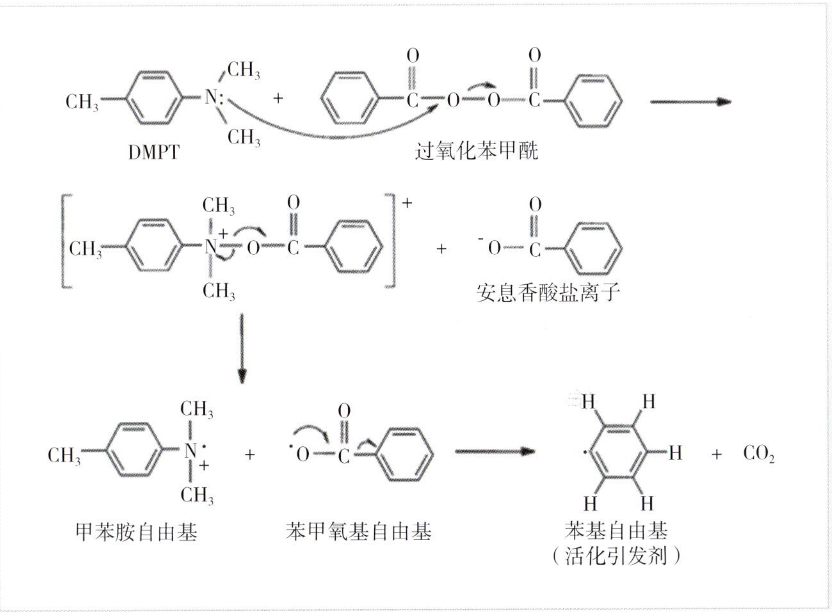

图 7.3 N，N- 二甲基对甲苯胺（DMPT）与过氧化苯甲酰（BPO）引发剂反应生成苯基自由基。苯基自由基与甲基丙烯酸甲酯（MMA）按图 7.2 的机制继续反应

表7.1 骨水泥组成成分

粉末
·PMMA 颗粒
·过氧化苯甲酰（BPO）
·放射显影剂

液体
·MMA 单体
·活化剂（DMPT）
·对苯二酚 $15\sim75\times10^{-6}$

以最大限度地延长凝固时间则会降低骨水泥的整体强度。

自由基形成的速度取决于活化剂（DMPT）和过氧化物的浓度。自由基的快速形成会激活更多的单体，这些单体则成为聚合物链增长的成核位点，并且影响下游的反应。首先，这将加快整个聚合过程，减少固化时间；其次，更多的成核位点意味着更多的单个聚合物链将同时形成，这将降低每个聚合物链的平均分子量，并影响水泥的整体强度和拉伸性能。

为了确定合适的引发剂/活化剂（BPO/DMPT）比例，开发了一种使用两种液体溶液的体系。这种体系不是传统的液体/粉末骨水泥，两种溶液之间可以更好地混合，并减少在混合液体/粉末水泥时由于空气滞留而造成的孔隙率。两部分溶液中均含有溶解的 PMMA 粉末和 MMA 单体，其比例为 4∶5。在第一种溶液中加入 BPO，在第二种溶液中加入 DMPT，制备了不同浓度 BPO 和 DMPT 的样品进行对比试验。

虽然 BPO 和 DMPT 的浓度对凝固时间有显著影响，但对聚合温度的影响尚不清楚。将 BPO 浓度从 0.5g/100mL-MMA 增加到 2.75g/100mL-MMA（DMPT 浓度恒定为 0.2mL/100mL-MMA），凝固时间从（28.30 ± 3.34）min 缩短到（9.26 ± 0.97）min。同样，将 DMPT 浓度从 0.2mL/100mL-MMA 增加到 4.9mL/100mL-MMA（BPO 浓度恒定为 0.5g/100mL-MMA），凝固时间从（28.20 ± 3.34）min 缩短到（5.50 ± 0.17）min。在这些实验中，没有观察到聚合温度有统计学意义的变化。

而 Pascual 等报道了使用传统的液体/粉末水泥混合物得到了相矛盾的结果。虽然将 BPO 浓度从 0.75% 提高到 2.0%，凝固时间缩短了 20%，但聚合温度平均提高了 3~6℃。当 DMPT 从 1.0% 增加到 2.0%，BPO 从 0.75% 增加到 2.0% 时，温度平均提高了 10℃。

力学性能也与 BPO 和 DMPT 的浓度密切相关。随着 BPO 和 DMPT 浓度的增加，骨水泥芯的力学强度也增加。BPO（0.5g/100mL-MMA）和 DMPT（0.2mL/100mL-MMA）浓度最低的骨水泥，其力学强

表7.2 不同类型的骨水泥及其性能

骨水泥名称	显影剂	凝固时间（min）	黏度
SpinePlex/Stryker	30% 钡	10~12	低
Osteopal/Heraeus	45% 锆	8	低
KyphX HV-R/Medtronic	30% 钡	8	高
StabiliT Bone Cement/Merit	35% 钡	30	高
Confidence/Depuy/J and J	30% 钡	8~10	高
Vertifix plus/IZI Medical	25% 钡　10%HA	12	低–中等
Osteofix/IZI Medical	45% 二氧化锆	18	中等，高密度
Thermalfix Oncology cement/IZI Medical	45% 锆　5%HA	10	低–中等，高放热
Cortoss/Stryker		按需混合	

表7.3 骨水泥成分变化及其对聚合过程和力学特性的影响

浓度特性	凝固时间	聚合温度	抗压强度
高液体/粉末比	延长	升高	减弱
高引发剂浓度	缩短	轻度升高	增强
高活化剂浓度	缩短	轻度升高	增强
大尺寸的 PMMA 颗粒	缩短	降低	增强
增加放射显影剂浓度	无变化	无变化	减弱

度明显弱于其他骨水泥。在每种 BPO 浓度下，DMPT 浓度为 1.4mL/100mL-MMA 时出现峰值强度；而强度最大值（105~110MPa）是在 BPO 与 DMPT 的比例约为 1：1 时实现的。就耐久性而言，与包含 2.0g BPO 和 4.9mL DMPT 的样品相比，含有 2.0g BPO 和 1.4mL DMPT 的化合物可以承受更多的应力载荷循环。因此，通过调整 BPO/DMPT 比例优化骨水泥强度，会缩短凝结时间、提高聚合温度。

7.3.3 放射显影剂

标准骨水泥混合物中含有低浓度的硫酸钡和二氧化锆等放射显影剂。通常在椎体成形等介入性手术中会额外加入一些显影剂，以保证术中骨水泥的可见性。这些重金属会干扰聚合基质并产生孔隙，这些孔隙可能会导致水泥的断裂，从而降低水泥的整体强度，但对聚合温度和凝结时间的影响尚不明确。在 Simplex P 水泥中添加 10% 的硫酸钡会使抗拉强度和断裂韧性降低 10%。随着 Cranioplastic 水泥样品中钡的百分比从 0 增加到 12.5%，抗张强度降低 10%，断裂应变降低了 1/3，弹性模量提高了 20%。

金属放射显影剂对骨水泥疲劳的影响尚不清楚。动态疲劳是指材料在承受重复载荷作用下随时间逐步破坏的现象，通过施加恒定振幅的循环载荷并测量直至失效的循环次数来测量。这对于在诸如椎体成形之类的手术至关重要，因为 VP 后的椎体将在数年的时间内反复承受力的载荷。尽管许多研究表明钡会降低骨水泥的疲劳强度并增加裂纹的发展速度，但另一项研究表明含放射显影剂骨水泥出现疲劳裂纹的速度更慢。这种差异可能是由于后一项是在水中模拟体内环境造成的，而其他研究则在空气中测试骨水泥样品。

临床医生可以通过多种方法增强不透射性水泥的结构完整性。首先，有研究表明锆在结构上优于钡，可能是首选的试剂；其次，骨水泥混合的均匀性是关键，钡颗粒不能均匀分散也会导致裂缝的形成；最后，有文献报道了提高骨水泥强度的新型交联剂和制备方法。将这些方法和概念纳入骨水泥配方中，可以最大限度地减少因放射显影剂而造成的骨水泥强度或耐久性的损失。

7.3.4 聚甲基丙烯酸甲酯颗粒尺寸

PMMA 颗粒的平均粒径和粒径分布对骨水泥的固化性能有重要影响。除了其作为骨水泥基质的组成部分外，PMMA 颗粒还作为散热片，耗散 MMA

单体放热聚合释放的能量。含有平均粒径较大且粒径分布广泛的 PMMA 颗粒的样品，其聚合峰值温度较低，凝固时间较长。随着粒径从 33m 增加到 65m，粒径范围从 10~60m 到 10~140m，聚合峰值温度从大约 88℃降低到 62℃，凝固时间翻倍到 10min。

在结构上，颗粒的尺寸和分布的影响较小。虽然从 33m 增加到 55m 确实导致抗压强度从 128MPa 增加到 149MPa（含 1%DMPT），从 103MPa 增加到 152MPa（含 2%DMPT），但其他参数（包括弹性模量和拉伸强度）未受影响。当使用更大的 PMMA 颗粒以及用更大的 MMA/ 苯乙烯共聚物颗粒代替 PMMA 颗粒时，蠕变阻力（一种衡量承受荷载能力的指标）会增加。因此，许多品牌的骨水泥在粉末中都含有很大比例的 MMA/ 苯乙烯共聚物。

因此，使用平均直径更大、粒径分布更广的 PMMA 颗粒具有许多好处。与 BPO/DMPT 的比例不同，适当的颗粒尺寸可以在不降低骨水泥强度的情况下最大限度地延长凝结时间和降低聚合温度。

7.4 搅拌方法

除了与组成有关的内在因素外，搅拌方法等外在因素对水泥性能也有很大影响。在搅拌时，空气可能会滞留在水泥混合物中，增加孔隙率；空气会减弱骨水泥的强度，并为裂缝和裂缝的发展提供界面。尽管前面讨论的双溶液水泥能有效地降低孔隙率，但几乎所有商用骨水泥都需要混合粉末和液体。真空混合装置，与用碗和铲子混合相比可将孔隙率降低 44% 以上。离心也是减少孔隙率的一种有效方法，通过离心技术混合粉末/液体制备的水泥芯，与使用碗和铲混合技术制成的水泥芯相比，具有更长的疲劳寿命和样品均一性。

7.5 抗生素

为了预防感染，有时会在骨水泥粉末中加入抗生素。硫酸钡和二氧化锆等这些添加剂，会影响骨水泥的力学性能。但是，研究表明在骨水泥中加入各种类型的抗生素（每包骨水泥的用量少于 2g），并不会对骨水泥的某些力学性能（抗压强度或抗拉强度）产生不利影响，但是如果加入抗生素的量超过 2g 则会影响骨水泥的力学性能。另一份研究也证实了这些发现，即在 Simplex P 水泥添加 0.5g 红霉素和 0.24g 黏菌素不会损害水泥的疲劳性能。

但是，也存在不一致的研究报道。一项研究表明，在 60g Simplex P 或 Palacos 水泥中加入 2g 庆大霉素、苯唑西林或头孢唑林，与不含粉状抗生素的水泥相比，骨水泥的短期（<40 天）抗压强度和抗拉强度方面没有显著差异。然而，另一项研究发现，在 6.25mL 或 12.5mL 水中混合 250mg 或 500mg 庆大霉素的水泥与不含水性抗生素的水泥相比，力学强度显著降低。尽管这些报告表明添加粉末状抗生素不会造成有害的力学作用（如果用量少于 2g），但其他研究人员报告说，每 60g Simplex P 水泥中添加 2g 抗生素（庆大霉素或 Keflin）会降低抗压强度。

为预防感染，一些医生在进行椎体成形术或后凸成形术时，使用了一种替代方法，即在注入骨水泥前静脉注射抗生素，从而有效避免了可能改变骨水泥性质的风险。

7.6 止痛

周围神经的热坏死先前被认为是椎体成形术后缓解疼痛的一种机制。实验动物的研究表明，当温度大于 50℃超过 1min 时，骨组织就会发生热坏死。

Deramond 等测量了尸体椎体在注入 Simplex P 或 Orthocomp 水泥（双酚缩水甘油二甲基丙烯酸酯/双酚乙氧基二甲基丙烯酸酯/三甘醇二甲基丙烯酸酯，一种玻璃陶瓷增强的基质复合水泥）后，前皮质、椎体中心和椎管的温度。他们发现，在中心位置 Simplex P 水泥的温度（61.8℃）要明显高于 Orthocomp 水泥（51.2℃），并且温度超过 50℃的持续时间也要长于 Orthocomp 水泥；但是，在前皮质和椎管位置的测量显示两种骨水泥之间没有显著差异，并且两种骨水泥的温度均未超过 41℃。因此，作者推断根据这个研究结果，VP 后的疼痛缓解不太可能是因为骨内神经组织灭活而引起的。

另外还有证据表明，椎体增强术后疼痛的缓解是通过重建椎体的稳定性，而不是通过椎体内神经灭活来实现的。在一项来自瑞士的关于后凸成形术研究中显示，骨水泥的体积是疼痛缓解的一个重要预测因素，也是唯一可由术者控制的变量。这项研究表明，骨水泥填充量和疼痛缓解之间存在明显的剂量-效果关系，作者建议至少注入 4.5mL 的 PMMA 才能实现良好的止痛效果。

在一项比较 Cortoss 骨水泥和 PMMA 骨水泥的治疗效果研究中发现，两者的 VAS 疼痛减轻程度基本类似。考虑到 Cortoss 骨水泥几乎没有放热反应，因此疼痛的缓解可能是重建椎体稳定性的结果。

在一组未发表的数据中显示，接受同种异体骨植骨术的椎体骨折患者的平均 VAS 疼痛评分从 43 分可下降至 22 分，每位患者平均注射量为 8.6mL。这种通过植骨重塑椎体的稳定性，不仅可以减轻疼痛，而且可以提高功能（Oswestry 残疾指数从 40 分降低至 21 分）。

7.7 骨粘连

传统的 PMMA 水泥并不具有骨黏附性，但这对于椎体成形术来说影响不大。由于在椎体成形术中骨水泥是直接注入骨内的，而不像在关节置换术中那样作为黏合剂使用，因此即使骨水泥松动也不会引起任何明显的问题。一项研究的结果表明，在使用 PMMA 骨水泥的 VP 术后的长期随访（平均 1.3 年）时，椎体的压缩和后凸程度没有明显变化，在 20 个椎体中，只有 1 个椎体出现了骨水泥压缩的迹象，其余 19 个椎体的骨水泥形态没有变化；另一项研究的随访结果（术后 48 个月）显示 VP 术后椎体畸形也没有明显进展。但是，如果骨水泥松动到危及椎体结构完整性的程度，那么骨水泥周围的椎体可能发生再骨折。

7.8 骨形成和其他新进展

虽然研究表明传统的 PMMA 骨水泥不能诱导新骨形成，但一些新型的骨水泥不仅可有新骨长入，而且在力学性能方面也进一步改善，这将更有利用椎体成形手术的使用。一种新开发的骨水泥由生物活性玻璃微珠和新型有机 PMMA 基质组成，与不含玻璃微珠的 PMMA 水泥相比，在微珠周围形成新骨，并且抗弯强度显著提高，但关于其凝固时间和聚合温度未报道。研究报道，在 PMMA 基骨水泥中加入玻璃陶瓷粉和双酚 a-甲基丙烯酸缩水甘油酯（bis-GMA）树脂，可制备具有生物活性的丙烯酸骨水泥，在体内 4~8 周后直接与骨结合，具有更快的凝固时间、更低的固化温度和更好的物理性能。在另外一项研究中，研究人员测量了注入 BoneSource（一种 HA 生物活性骨水泥）或 Cranioplastic（一种基于 PMMA 的骨水泥）水泥的新鲜尸体胸椎和腰椎的刚度和强度，然后对其进行机械压缩。结果表明，注入 Cranioplastic 骨水泥的椎体具有更大的强度，而注入 BoneSource 骨水泥的椎体强度变化不大，但两组椎体的刚度较注入骨水泥前都降低。另外一项类似的研究也表明，注入 Simplex P 骨水泥和 BoneSource

骨水泥后椎体的刚度也明显降低，注入 Simplex P 骨水泥的椎体强度增大，而注入 BoneSource 骨水泥的椎体强度无明显变化。尽管已有这些研究成果，但由于 HA 骨水泥表现出的成骨特性，水泥多孔适合骨长入且无炎性反应及水泥周围纤维囊，这就需要更深入的研究比较 HA 水泥和 PMMA 水泥的效果，以确定哪一种骨水泥更适合用于椎体成形术。

有研究比较了注入 Simplex P 骨水泥或 Orthocomp 骨水泥对恢复椎体强度和刚度的情况。在初步测量椎体的强度和刚度后，对骨质疏松椎体进行机械压缩，然后向椎骨注入 Simplex P 或 Orthocomp 骨水泥，并重新测量椎体的强度和刚度。与初始测量相比，注入 Simplex P 或 Orthocomp 骨水泥均能明显提高椎体强度，但注入 Orthocomp 骨水泥可恢复椎体最初的刚度，而注入 Simplex P 骨水泥后椎体的刚度变小。

类似的研究在比较了一种 PMMA 水泥（Palacos E-Flow）和一种磷酸钙骨水泥（experimental brushite cement，EBC）的强度和刚度。实验对象为来自尸体的骨质疏松性椎体，轴向压缩后注入 Palacos E-Flow 水泥或 EBC 水泥，然后再次测试椎体强度和刚度。注射 PMMA 水泥和 EBC 水泥使椎体平均刚度分别提高 174%（10%~159%）和 120%（108%~131%），平均强度分别提高 195%（26%~254%）和 113%（104%~126%）。研究还表明，骨水泥的增强效果与充填程度成正比。

最新的研究工作是关于加入骨形态发生蛋白（BMP）的骨水泥，BMP 是一种在骨基质中发现的转化生长因子（TGF）超家族的蛋白质，是成人关节软骨基质修复和合成的重要生长因子。虽然目前还没有将其应用于 PVP 的研究，但是将加入 BMP 的骨水泥置入骨内的研究表明，新骨或骨痂的形成存在剂量依赖性。此外，还需要进一步的研究来确定 BMP 对骨水泥的物理性能的影响，以及它在 PVP 中的应用前景。

7.9 未来

由于 PMMA 骨水泥缺乏足够的骨诱导能力，因此可以通过添加具有生物活性的成骨诱导剂以促进新骨形成。研究已证明加入生物活性材料可以促进骨代谢从而改善 CPC 的生物学性能。同时，由于 CPC 具有多孔性，这使其可作为干细胞和生长因子的载体，这些生长因子包括骨形态发生蛋白（BMP）、碱性成纤维细胞生长因子（bFGF）和血管内皮生长因子（VEGF）。生长因子可单独与 CPC 组分混合，

也可在加入 CPCs 之前将其封装在壳聚糖、明胶或透明质酸微球中，以保存其最佳生物活性。质粒或小干扰 RNA（siRNAs）也可置入 CPC 中，从而实现对注射区域细胞的基因调控。近年来，富血小板血浆（PRP）、脐带间充质干细胞和自体骨髓浓缩物已与 CPCs 联合使用作自体骨替代物。动物实验也已证明全身皮下注射或吸入 PTH 可以增强 CPC 的骨化。

7.10 结论

骨相关疾病的经皮治疗技术是介入放射学中一个快速发展的领域。目前骨水泥除了在椎体成形术中的应用外，在骨折或转移瘤累及的髋臼或肩胛骨中也开始应用。

根据适应证的不同选择不同性质的骨水泥。聚合温度高的骨水泥适用于疼痛性骨盆转移瘤，可以最大化的杀死肿瘤细胞；而椎体或其他负重骨的骨折则需要能承受更大压力和耐疲劳的骨水泥。对于操作要求高或需要特定尺寸针头的手术，则特别需要注意骨水泥的黏度和凝固时间。

改变骨水泥的特性只是改进治疗的第一步，通过研究明确临床不同手术需要的特定材料的性质。与其他特性（例如凝固时间和聚合温度）相比，骨水泥强度对于大多数手术而言可能并不重要，也就是说，强度相对较弱的骨水泥可能对于椎体成形手术更有益。关于骨水泥最佳配方的问题需要通过全国性注册机构更大样本的长期临床随访来确定，以明确不同类型手术需要骨水泥的最安全和最有效配方。

像任何手术一样，椎体成形术等经皮穿刺治疗技术也存在诸多相关并发症。最常见的是骨水泥渗漏至椎管或静脉系统引起的并发症，其根源是制备的骨水泥的凝固时间过长，在未达到拉丝期时即注入椎体内。通过掌握上述文中描述的基本原则，可以避免这类问题的发生。就像医生在开药前必须了解药物的作用机制一样，医生在注射骨水泥前，也必须了解其基本特性。

参考文献

[1] Fukase Y, Eanes ED, Takagi S, Chow LC, Brown WE. Setting reactions and compressive strengths of calcium phosphate cements. J Dent Res 1990; 69(12):1852–1856.

[2] Liu C, Shen W, Gu Y, Hu L. Mechanism of the hardening process for a hydroxyapatite cement. J Biomed Mater Res 1997;35(1):75–80.

[3] Ishikawa K, Takagi S, Chow LC, Suzuki K. Reaction of calcium phosphate cements with different amounts of tetracalcium phosphate and dicalcium phosphate anhydrous. J Biomed Mater Res 1999;46(4):504–510.

[4] Lim THL, Brebach GT, Renner SM, et al. Biomechanical evaluation of an injectable calcium phosphate cement for vertebroplasty. Spine

2002;27(12): 1297–1302.

[5] Belkoff SM, Mathis JM, Jasper LE. Ex vivo biomechanical comparison of hydroxyapatite and polymethylmethacrylate cements for use with vertebroplasty. AJNR Am J Neuroradiol 2002;23(10):1647–1651.

[6] Bae H, Hatten HP Jr, Linovitz R, et al. A prospective randomized FDA-IDE trial comparing Cortoss with PMMA for vertebroplasty: a comparative effectiveness research study with 24-month follow-up. Spine 2012;37(7):544–550.

[7] Palussière J, Berge J, Gangi A, et al. Clinical results of an open prospective study of a bis-GMA composite in percutaneous vertebral augmentation. Eur Spine J 2005;14(10):982–991, 18, 2016.

[8] Wade LG. Synthetic polymers. In: Wade LG, ed. Organic Chemistry. 3rd ed. Princeton, NJ: Prentice Hall; 1995:1231–1246.

[9] Hasenwinkel JM, Lautenschlager EP, Wixson RL, Gilbert JL. A novel high-viscosity, two-solution acrylic bone cement: effect of chemical composition on properties. J Biomed Mater Res 1999;47(1):36–45.

[10] Turner RC, Atkins PE, Ackley MA, Park JB. Molecular and macroscopic properties of PMMA bone cement: free-radical generation and temperature change versus mixing ratio. J Biomed Mater Res 1981;15(3):425–432.

[11] Pascual B, Gurruchaga M, Ginebra MP, Gil FJ, Planell JA, Goñi I. Influence of the modification of P/L ratio on a new formulation of acrylic bone cement. Biomaterials 1999;20(5):465–474.

[12] Hasenwinkel JM, Lautenschlager EP, Wixson RL, Gilbert JL. Effect of initiation chemistry on the fracture toughness, fatigue strength, and residual monomer content of a novel high-viscosity, two-solution acrylic bone cement. J Biomed Mater Res 2002;59(3):411–421.

[13] Pascual B, Vázquez B, Gurruchaga M, et al. New aspects of the effect of size and size distribution on the setting parameters and mechanical properties of acrylic bone cements. Biomaterials 1996;17(5):509–516.

[14] Topoleski LD, Ducheyne P, Cuckler JM. A fractographic analysis of in vivo poly(methyl methacrylate) bone cement failure mechanisms. J Biomed Mater Res 1990;24(2):135–154.

[15] De S, Vazquez B. The effect of cross-linking agents on acrylic bone cements containing radiopacifiers. Biomaterials 2001;22(15):2177–2181.

[16] Soltesz U, Richter H. Mechanical behavior of selected ceramics. In: Ducheyne PD, Hastings GH, eds. Metal and Ceramic Biomaterials. Vol. II: Strength and Surface. Boca Raton, FL: CRC Press; 1984.

[17] Baleani M, Cristofolini L, Minari C, Toni A. Fatigue strength of PMMA bone cement mixed with gentamicin and barium sulphate vs pure PMMA. Proc Inst Mech Eng H 2003;217(1):9–12.

[18] Owen AB, Beaumont PW. Fracture behaviour of commercial surgical acrylic bone cements. J Biomed Eng 1979;1(4):277–280.

[19] Molino LN, Topoleski LDT. Effect of BaSO4 on the fatigue crack propagation rate of PMMA bone cement. J Biomed Mater Res 1996;31(1):131–137.

[20] Rudigier J, Draenert K, Gruenert A, Ritter G. Effects of adding x-ray contrast materials to bone cements. Akt Traumatol 1977;7:35–48.

[21] Bhambri SK, Gilbertson LN. Micromechanisms of fatigue crack initiation and propagation in bone cements. J Biomed Mater Res 1995;29(2):233–237.

[22] Kim HY, Yasuda HK. Improvement of fatigue properties of poly (methyl methacrylate) bone cement by means of plasma surface treatment of fillers. J Biomed Mater Res 1999;48(2):135–142.

[23] Lewis G, Caroll M. Rheological properties of acrylic bone cement during curing and the role of the size of the powder particles. J Biomed Mater Res 2002;63(2):191–199.

[24] Treharne RW, Brown N. Factors influencing the creep behavior of poly(methyl methacrylate) cements. J Biomed Mater Res 1975;9(4):81–88.

[25] James SP, Jasty M, Davies J, Piehler H, Harris WH. A fractographic investigation of PMMA bone cement focusing on the relationship between porosity reduction and increased fatigue life. J Biomed Mater Res 1992;26(5):651–662.

[26] Jensen ME, Evans AJ, Mathis JM, Kallmes DF, Cloft HJ, Dion JE. Percutaneous polymethylmethacrylate vertebroplasty in the treatment of osteoporotic vertebral body compression fractures: technical aspects. AJNR Am J Neuroradiol 1997;18(10).1897–1904.

[27] Murphy KJ, Deramond H. Percutaneous vertebroplasty in benign and malignant disease. Neuroimaging Clin N Am 2000;10(3):535–545.

[28] Lautenschlager EP, Jacobs JJ, Marshall GW, Meyer PR Jr. Mechanical properties of bone cements containing large doses of antibiotic powders. J Biomed Mater Res 1976;10(6):929–938.

[29] Lautenschlager EP, Marshall GW, Marks KE, Schwartz J, Nelson CL. Mechanical strength of acrylic bone cements impregnated with antibiotics. J Biomed Mater Res 1976;10(6):837–845.

[30] Davies JP, O'Connor DO, Burke DW, Harris WH. Influence of antibiotic impregnation on the fatigue life of Simplex P and Palacos R acrylic bone cements, with and without centrifugation. J Biomed Mater Res 1989;23(4):379–397.

[31] Marks KE, Nelson CL, Lautenschlager EP. Antibiotic-impregnated acrylic bone cement. J Bone Joint Surg Am 1976;58(3):358–364.

[32] Nelson RC, Hoffman RO, Burton TA. The effect of antibiotic additions on the mechanical properties of acrylic cement. J Biomed Mater Res 1978;12(4): 473–490.

[33] Amar AP, Larsen DW, Esnaashari N, Albuquerque FC, Lavine SD, Teitelbaum GP. Percutaneous transpedicular polymethylmethacrylate vertebroplasty for the treatment of spinal compression fractures. Neurosurgery 2001;49(5):1105–1114, discussion 1114–1115.

[34] Eriksson RA, Albrektsson T, Magnusson B. Assessment of bone viability after heat trauma. A histological, histochemical and vital microscopic study in the rabbit. Scand J Plast Reconstr Surg 1984;18(3):261–268.

[35] Deramond H, Wright NT, Belkoff SM. Temperature elevation caused by bone cement polymerization during vertebroplasty. [Suppl]Bone 1999;25(2, Suppl): 17S–21S.

[36] Röder C, Boszczyk B, Perler G, Aghayev E, Külling F, Maestretti G. Cement volume is the most important modifiable predictor for pain relief in BKP: results from SWISSspine, a nationwide registry. Eur Spine J 2013;22(10):2241–2248.

[37] Vertebral augmentation with Allograft bone: a clinical trial to assess treatment efficacy and patient response to therapy. 2007. Unpublished manuscript.

[38] Freeman MAR, Bradley GW, Revell PA. Observations upon the interface between bone and polymethylmethacrylate cement. J Bone Joint Surg Br 1982;64(4):489–493.

[39] Kallmes DF, Jensen ME. Percutaneous vertebroplasty. Radiology 2003; 229(1):27–36.

[40] Molloy S, Mathis JM, Belkoff SM. The effect of vertebral body percentage fill on mechanical behavior during percutaneous vertebroplasty. Spine 2003;28(14):1549–1554.

[41] Shinzato S, Nakamura T, Kokubo T, Kitamura Y. Bioactive bone cement: effect of silane treatment on mechanical properties and osteoconductivity. J Biomed Mater Res 2001;55(3):277–284.

[42] Yamamuro T, Nakamura T, Iida H, et al. Development of bioactive bone cement and its clinical applications. Biomaterials 1998;19(16):1479–1482.

[43] Kokoska MS, Friedman CD, Castellano RD, Costantino PD. Experimental facial augmentation with hydroxyapatite cement. Arch Facial Plast Surg 2004;6(5):290–294.

[44] Belkoff SM, Mathis JM, Jasper LE, Deramond H. An ex vivo biomechanical evaluation of a hydroxyapatite cement for use with vertebroplasty. Spine 2001;26(14):1542–1546.

[45] Grados F, Depriester C, Cayrolle G, Hardy N, Deramond H, Fardellone P. Longterm observations of vertebral osteoporotic fractures treated by percutaneous vertebroplasty. Rheumatology (Oxford) 2000;39(12):1410–1414.

[46] Heini PF, Berlemann U, Kaufmann M, Lippuner K, Fankhauser C, van Landuyt P. Augmentation of mechanical properties in osteoporotic vertebral bones: a biomechanical investigation of vertebroplasty efficacy with different bone cements. Eur Spine J 2001;10(2):164–171.

[47] Belkoff SM, Mathis JM, Erbe EM, Fenton DC. Biomechanical evaluation of a new bone cement for use in vertebroplasty. Spine 2000;25(9):1061–1064.

[48] Alam I, Asahina I, Ohmamiuda K, Enomoto S. Comparative study of biphasic calcium phosphate ceramics impregnated with rhBMP-2 as bone substitutes. J Biomed Mater Res 2001;54(1):129–138.

[49] Chubinskaya S, Kuettner KE. Regulation of osteogenic proteins by chondrocytes. Int J Biochem Cell Biol 2003;35(9):1323–1340.

[50] Niedhart C, Maus U, Redmann E, Schmidt-Rohlfing B, Niethard FU, Siebert CH. Stimulation of bone formation with an in situ setting tricalcium phosphate/rhBMP-2 composite in rats. J Biomed Mater Res A 2003;65(1):17–23.

[51] Dehdashti AR, Martin JB, Jean B, Rüfenacht DA. PMMA cementoplasty in symptomatic metastatic lesions of the S1 vertebral body. Cardiovasc Intervent Radiol 2000;23(3):235–237.

第八章 椎体成形术

Nicole S. Carter, Hong Kuan Kok, Julian Maingard, Hamed Asadi, Lee-Anne Slater, Thabele Leslie-Mazwi, Joshua A. Hirsch, Ronil V. Chandra

张立志 张志成 / 译

摘要

椎体成形术是一种常见的微创手术，包括骨水泥或者其他可注射填充材料治疗脊柱椎体压缩骨折，目的是减轻疼痛，改善功能。椎体成形术一般适用于胸椎、腰椎和骶骨，而颈椎椎体成形术很少采用。椎体成形术适应证包括非手术治疗失败的骨质疏松性椎体压缩骨折，转移性肿瘤或多发骨髓瘤所导致的骨折等。所谓非手术治疗失败是指药物治疗后仍出现严重腰背部疼痛、功能障碍；或者出现严重的不良反应，比如使用镇痛药物后出现药物镇静状态或意识混乱。椎体成形术的基本设备包括椎体成形穿刺针系统和骨水泥。目前市场上有多种骨水泥填充材料，而聚甲基丙烯酸甲酯（PMMA）仍然是使用最广泛的。镇痛和抗生素预防通常用于围手术期。所有的椎体成形术都必须在影像学引导下操作，建议选择荧光透视或 / 和计算机断层扫描（CT）。本章概述了椎体成形术操作过程和技术方面的实用指南；对所需设备、所使用填充材料进行说明，对实施颈椎椎体成形术的注意事项和术后护理进行讨论。

关键词：椎体成形术，椎体压缩骨折，骨水泥，经皮，骨质疏松，转移，透视

8.1 引言

椎体成形术是一种在影像学引导下经皮将骨水泥注入骨折椎体的微创手术（图 8.1）。它适用于椎体骨折后经非手术治疗失败（NSM）的骨质疏松性椎体压缩骨折（VCF）。也适用于一些病理性骨折，尤其是溶骨性转移瘤、多发性骨髓瘤或血管性肿瘤等。非手术治疗失败（NSM）定义为保守治疗后日常生活或活动后仍反复疼痛、功能障碍；或因高剂量镇痛药而出现严重的不良反应，如药物镇静状态或意识混乱。椎体成形术的目的是减轻疼痛、改善活动能力和脊柱功能状态，恢复椎体高度和稳定性。对于所有椎体成形术来说影像学引导是必不可少的，透视法能够提供快速的图像采集，并且在骨水泥注入过程中做到连续的实时监控，因此，透视是首选的影像学引导方法。椎体成形术也可在计算机断层扫描（CT）指导下操作。

本章将回顾经皮穿刺椎体成形术所需设备、术中操作要点以及术后护理建议等。

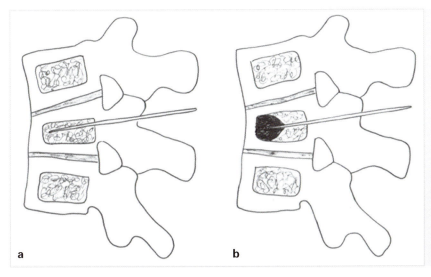

图 8.1 （a，b）椎体成形术是指经皮穿刺将穿刺针插入椎体，然后注入骨水泥

8.2 解剖学

椎体成形术需要对脊柱解剖学有深入了解。在正位透视中，椎体可视为一个矩形骨，其上下边界为相邻的椎间盘。卵圆形的椎弓根投影位于椎体外侧缘的内侧。术中尤其注意椎弓根的内侧缘及下缘，因为这是术前规划穿刺的安全轨迹。真正的后前正位透视以棘突投影为中心，双侧椎弓根投影对称分布。在侧位投影中，椎体终板和后缘轮廓清晰，肋骨重叠。

绝大多数椎体外骨水泥渗漏的量是有限的，且没有临床症状。重要的是观察侧位透视图像椎体后缘在注入骨水泥时是否存在渗漏。在椎体前缘要保持 3~5mm 的安全距离，避免椎体前方如主动脉、下腔静脉和其他腹膜后结构的损伤。当骨水泥穿过椎体上、下终板时则出现椎间盘内渗漏。

8.3 操作过程

8.3.1 设备

椎体成形穿刺针在市场普遍可以买到。它是空心、直的，直径 10~15mm，上胸椎或颈椎由于椎弓根小，可能需要更小直径的穿刺针。针尖有菱形、单斜面或者多斜面设计。金刚石的针尖配置可以非常容易穿透骨皮质。斜纹针具有良好的可操控性和机动性，并可根据需要更改穿刺方向。近期研究发现一种弯曲的穿刺针系统，它具有高达 90° 的弧度，可以穿刺至直针难以到达的地方。目前最常用的骨水泥仍然是聚甲基丙烯酸甲酯（PMMA）。大多数的椎体成形术是在影像学引导下完成的。术中应给与患者生命体征相关指标监测，包括心电图、血压、脉搏、血氧饱和度，以及心肺复苏相关设备。术中通常采用局部麻醉或给予患者适度清醒下镇静药物；术前预防使用抗生素。操作前应确保在正确的椎体水平，避免节段错误。如果手术过程中出现罕见症状性并发症，快速可使用的 CT 和 MRI 设备非常重要。现代透视设备还具有便携式锥束 CT 功能，适用于体型较大或肥胖患者，尤其当透视解剖标志难以识别或怀疑术中出现并发症时。

8.3.2 镇静和麻醉准备

所有椎体成形术都需要镇痛。对于大多数患者，通过局麻药（如利多卡因和布比卡因）和中度清醒镇静药（如静脉注射芬太尼和咪唑安定）可取的良好效果。皮肤、皮下组织和骨膜处应使用局部麻醉药彻底浸润麻醉以减轻疼痛。在穿刺过程中，当针头穿过骨膜时，可能会出现一些轻微疼痛。当注射骨水泥时可能会出现不适症状，这时可能需要一些额外的静脉镇痛剂。有意识镇静的优点是能够倾听患者及时的反馈，如疼痛加剧或出现神经功能障碍。然而，在某些情况下，可能需要全身麻醉，如疼痛剧烈，服用大剂量阿片镇痛药或俯卧位有心肺并发症风险的患者。所有这些病例都需要持续监测血压、心电图、脉搏和血氧饱和度。患者的监测和镇静由手术医生、麻醉医生及护士共同完成。对于术前有严重心血管或呼吸系统疾病的患者，可能需要麻醉医生进行评估，以确定是否需要额外的监控。所有患者需要术前禁食、禁水 4~6h。

8.3.3 定位

胸腰椎椎体成形术患者通常采用俯卧位，但是可以允许患者适当自由地俯卧，以提高术中的舒适度。这时操作过程中可能会有 10°~15° 倾斜角度。在上胸部下方、髂峰处使用软垫（图 8.2）。这有助于提高患者的舒适度，减少脊柱后凸，最大限度地恢复骨折椎体的高度，可使骨水泥更好地弥散。患者的手臂应该放在身体侧方头侧，同时避免手臂影响术中透视。当患者从床上转移到手术台上可能会非常疼痛，转运前应谨慎搬运。对于那些重度骨质疏松或骨髓瘤患者，搬运转移可能导致新的脊柱或肋骨骨折。

8.3.4 抗生素预防和皮肤准备

目前没有明确数据支持或反对非免疫缺陷患者椎体成形术前应用抗生素。有报道显示由于使用

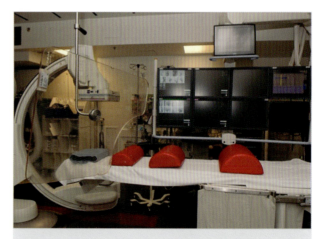

图 8.2 椎体成形术手术室相关设备。将软垫置于手术床上，患者俯卧位

骨水泥造成术后脊柱感染，因此，预防性抗生素被普遍使用。典型的治疗方案包括静脉注射头孢唑林（1~2g）或克林霉素（600mg）用于青霉素过敏患者或庆大霉素（80~160mg）。通过遵循无菌皮肤准备及标准手术室消毒指南，进一步降低感染风险。

8.3.5 穿刺路径

椎体成形穿刺针通过术前定位点穿过皮肤和皮下组织进入目标椎体，穿刺针关键轨迹是在进入椎体后方时避免突破椎弓根内侧壁和下壁。这样可以防止针头进入椎管或椎间孔，降低脊髓、马尾神经或神经根损伤的风险。理想情况下，最后针头位置应该到达椎体中线。

在胸腰椎椎体成形术中，穿刺轨迹可分为经椎弓根或椎弓根旁入路（图8.3）。经椎弓根入路需要从椎弓根后外侧，穿过椎弓根进入椎体。该骨性穿刺轨迹可以有效保护神经根和周围软组织。这种方法为操作者提供了一个清晰的解剖学标志，允许穿刺针从皮肤进入椎体。然而，椎弓根的结构可能会限制针尖达到最佳位置；椎弓根旁入路可使针尖更偏向内侧，尤其适用于治疗解剖上较小的椎弓根（如胸椎），针头沿着椎弓根外侧面，穿过椎弓根与椎弓根交界处的椎体。

椎体成形术可采取单侧入路或双侧入路穿刺，两种入路目的都是将骨水泥沿着椎体上下终板间向椎体中线扩散。一般情况下单侧就足够了，如果由于解剖限制，很难达到中线位置，可在对侧放置第二根穿刺针。在椎体成形术中，单侧椎弓根入路与双侧椎弓根穿刺入路的临床结果差别不大，而且每种方法都有各自优势。单侧入路的主要优点包括缩短手术时间，避免放置二次穿刺针相关风险，降低骨水泥渗漏率。双侧入路主要优点是可以注入更多

的骨水泥容量。

8.3.6 图像引导

椎体成形术通常采用透视法。透视引导的优点包括实时针位观察和调整，以及连续注入骨水泥过程中的监测。使用双平面透视（同时使用两个垂直图像探测器）可以在成像平面之间快速切换，而无须移动设备或重新调整投影。使用单个C形臂用于透视，则需旋转C形臂调整透视角度。这两种类型透视设备的目标是将手术时间减少至最少，可以充分可视化穿刺进展和结果，并尽可能降低辐射剂量。无论是经椎弓根入路还是椎弓根旁入路，都有多种图像引导策略；通常是AP视图和End-On视图。后一种透视技术是利用影像增强器的同侧倾斜旋转，使透视光束、椎弓根和穿刺针互相平行。CT可作为辅助工具，这种横截面成像模式具有优越的对比度和分辨率，因此可以早期发现渗漏的骨水泥；并且在CT透视下可以连续监测针位及骨水泥弥散情况。

8.3.7 导针插入

以下对透视引导下操作过程进行描述：

·通过校准，将图像探测器旋转到真正的AP位置使棘突位于椎弓根中间。

·将椎弓根居中于压缩体，使用侧位透视来确定针位的头尾倾角度。

·对于End-On视图，旋转图像探测器与同侧椎弓根成20°~30°，使椎弓根内侧皮质位于椎体的中间1/3处。采用"苏格兰狗"征象，将针"末端"放在图像检测器上，匹配其角度，使其看起来像一个点。

·计划套管针轨迹。对于经椎弓根入路，以椎

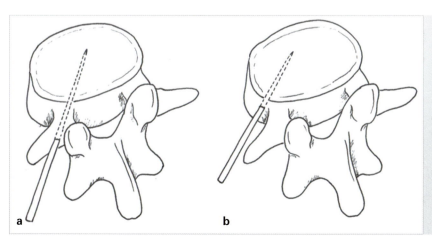

图8.3 经椎弓根和椎弓根旁进入椎体。（a）经椎弓根入路从椎弓根后方，穿过整个椎弓根进入椎体。（b）椎弓根旁入路将穿刺针沿椎弓根侧面推进，并在椎弓根基底部穿透进入椎体。此种方法可以使针头更接近中线位置

弓根外缘为靶点，入路位置在右侧椎弓根 2~3 点钟位置；左侧椎弓根 9~10 点钟位置。对于椎弓根旁入路，最佳入路位置正好位于经椎弓根入路的外侧。穿刺针轨迹的初步规划和最终路线的预测（图 8.4）允许术者在操作时进行更改。

· 麻醉皮肤、皮下组织和骨膜，沿着预定的针道和骨入口处注射利多卡因或布比卡因。

· 根据患者术前影像和操作规划在皮肤做一小切口，将针穿刺至骨膜。

· 当针在骨表面推进过程中，根据侧位透视图可微调头尾倾角度。在椎弓根旁入路，当针到达椎弓根与椎体连接处时，透视侧位时针位会更靠前。

· 当针在骨道时可用木槌轻轻敲击。针到达椎体后壁时可以听到敲击声音的改变。在骨质疏松的骨质中，针穿刺相对容易，只需轻轻叩击。

· 如果使用 End-On 视图，则针在通过椎弓根初始位置及穿刺过程中保持圆点。在侧面视图，针应该保持在椎弓根内侧皮质外侧直到它穿过整个椎弓根。

· 穿过椎弓根后，可用直斜角针或者弯针代替金刚石针，以提高灵活性。在侧面透视引导下，针头应位于椎体前 1/3，正位尽可能靠近中线。假如计划双侧入路，则针头应位于椎体外侧 1/3 前部。确定穿刺针在注射骨水泥前在正、侧位达到理想位置。如果针头在椎体后缘则椎管可能受到侵犯。

8.3.8 填充材料

目前市场上有几种可注射骨水泥材料，包括聚甲基丙烯酸甲酯（PMMA）、复合玻璃陶瓷和碳酸钙骨水泥。它们在成本、聚合时间、生物相容性和放射性不透光方面有所不同。PMMA 仍然是治疗骨质疏松性和肿瘤性 VCF 使用最广泛的骨水泥，主要优点包括良好的不透光特性和低成本。PMMA 是由聚合物粉末和液体单体混合而成的液浆体。PMMA 的聚合反应是一种放热反应，导致骨水泥厚度增加，骨水泥温度可达 70~120℃，这可能会对肿瘤产生局部热细胞毒性效应。较新的骨水泥材料包括复合材料和钙磷酸盐水泥，复合水泥不会引起 PMMA 的放热效应，从而避免了骨水泥高温和细胞毒性的潜在风险。因此，它们对骨转移瘤的治疗可能起不了太大作用。复合水泥改善了生物相容性，但低黏稠度会导致水泥渗漏风险增加，快速凝固时间可能导致脊柱骨质针管内水泥保持胶合状态。碳酸钙骨水泥具有优越的生物相容性，并且由于可注射形式骨水泥的沉积结晶从而刺激新骨形成。然而，这些骨水泥的凝结时间更长，成本更高，不透光更低，而且抵抗压缩能力减弱。

导针穿刺完毕后进行骨水泥的制备。预混水泥，当准备注射时 PMMA 的黏稠度应类似于外观无光泽的牙膏。当骨水泥显示出"有光泽"外观则表明骨水泥流动性大，黏稠度不够。可进行"滴落"试验，即骨水泥应在针的末端呈球形，而不是向下滴落。自动混合系统提高了预混的均匀性，并且可以保障在需要时随时使用。根据周围环境温度和特定的 PMMA 配方，骨水泥聚合时间 10~20min。关于骨水泥输送系统众多，从带有刮匙和搅拌器的 1mL 注射器到自动输送装置。带有较长弹性输送管道喷射器的装置可以最大限度减少术者遭受辐射。

8.3.9 骨水泥注射

· 取下穿刺针内芯，连接输送系统，缓慢注入骨

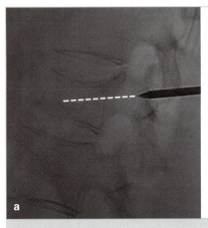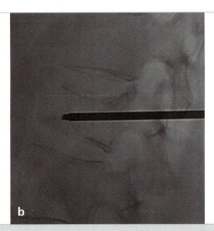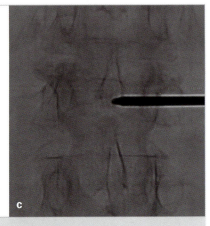

图 8.4 腰椎单侧经椎弓根入路的针迹。（a）椎体成形术脊柱侧位透视图像。在椎弓根入路穿刺时，对整个穿刺针轨迹预测，以达到最佳针位（虚线）。（b）将穿刺针插入椎体。（c）前后位透视图像显示最终针位在中线

水泥，避免输送装置高压外渗。

·在骨水泥注入过程中，通过正、侧位术中透视连续监测骨水泥弥散情况，以确保骨水泥在椎体内弥散，早期发现渗漏情况（图 8.5）。在开始注射时，由于骨水泥黏度小，弥散快，水泥渗漏风险大。操作过程中，当患者出现新的疼痛时，应及时暂停操作并再次透视成像。如果观察骨水泥进入静脉，则应停止注射 1~2min，使水泥凝固。可以稍微调整针的位置，然后重新注射骨水泥，观察改道后穿刺针是否在椎体内。

·建议骨水泥达到终板以外或达椎体后壁时停止注射。当注射结束时，骨水泥理想的弥散状态是中线延伸到对侧椎弓根水平，且在上下终板以内（图 8.6）。

·注射骨水泥结束时应避免留下骨水泥"尾巴"。可以通过重新插入针芯将空心套管内剩余的水泥推入椎体内，并且在原位停留 1~2min 后再次拔出穿刺针。针芯也可以取出并重新插入，以确保骨水泥不会回流至空心套管内。最后，拔针时，可轻轻摇摆和旋转，以确保套管内的水泥在尖端分离。

8.3.10 骨水泥的注入量

椎体内注入骨水泥最佳剂量是既能减轻疼痛，

同时恢复椎体强度和硬度。根据体外生物力学研究，Mathis 和 Wong 建议注入伤椎椎体体积的 50%~70%。最近从 VAPOUR（椎体成形术，用于急性疼痛性骨质疏松性压缩骨折）随机对照研究结果显示支持大剂量骨水泥注射（平均 7.5mL）。也有研究表明，注入小剂量水泥亦可减轻疼痛，与大剂量注射类似，且可降低骨水泥渗漏风险；但是最近研究建议注入剂量达伤椎未压缩前的 15%~25%。一般来说，注入剂量应通过仔细目测可视下最大限度地于伤椎注入骨水泥，并确保在出现并发症之前停止注射。

8.4　颈椎椎体成形术的注意事项

大多数椎体成形术都是在胸椎、腰椎进行；颈椎椎体成形术由于其椎弓根较细及椎体体积较小，或采用椎体前方入路，因此操作技术上有所不同。颈椎椎体成形术建议由经验丰富的医生进行，与胸椎或腰椎椎体成形术类似，其影像学引导可采用透视或 CT。

颈椎精准穿刺入路在不同椎体水平而不同。C1和 C2 的手术可以直接经口入路，既往也有报道 C2采用椎体后外侧入路。由于在上颈椎与咽后壁仅由薄层组织（咽缩肌、咽基底筋膜和前纵韧带）分开，

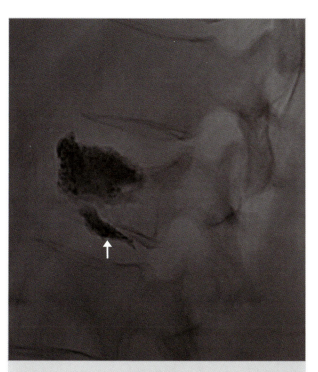

图 8.5　椎体成形术后侧位透视显示椎间盘少量骨水泥渗漏（白色箭头）。注意并未发生椎体后壁水泥渗漏

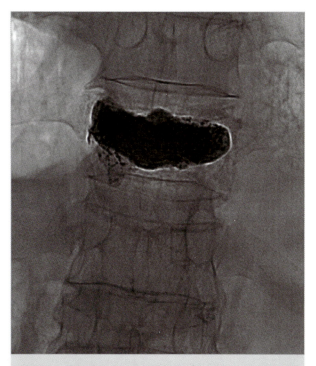

图 8.6　胸椎椎体成形术后前后位透视图像。注意，注入的骨水泥跨越中线，弥散良好

这种解剖结构提供了一条直接操作路线，避免了邻近神经血管损伤。全身麻醉后，患者仰卧位在透视床上，放置口咽牵开器显露口咽，一根长针（小直径）的针头穿过咽后壁进入椎体。

在 C2 水平以下，无论是前外侧还是后外侧均可采用椎弓根入路。在前外侧穿刺中，针的轨迹必须避开颈动脉鞘复合体。颈动脉鞘应该通过术者手指触诊明确位置。CT 也可以显示颈动脉鞘及其内容物。在患者右侧穿刺时，针道从下颌角下方，在颈动脉复合体、甲状腺和食道之间进针。术中也可放置导针确保针位安全，避免颈动脉损伤。当颈椎采取后方椎弓根入路时，术者应确认椎弓根有足够空间允许穿刺针的进入。术中注意避开椎弓根侧方的椎动脉。

8.5 术后护理

8.5.1 初始术后护理

当骨水泥在椎体充分充盈，就应拔出穿刺针。拔针后立刻用手按压局部足够长的时间，以促进凝血，防止软组织血肿形成；然后使用无菌敷料包扎覆盖。通常手术后患者可直接轴向翻滚或人工辅助搬运设备转移至平车上。在这些情况下，患者应该俯卧在手术台上 5~10min，使骨水泥在椎体内更好地聚合凝固。

手术后最初的几个小时内需要监测患者生命体征以及神经系统功能变化。在恢复过程中，第一个小时内患者应该保持平躺；接下来的 30min 到 1h，可以将床头摇高倾斜约 30° 仰卧。在此之后，随着麻醉效果的减弱，患者在疼痛可忍受范围内且在护理监督下进行适当活动。手术部位可能出现初期疼痛，可根据肾功能或冰敷疼痛变化情况，使用对乙酰氨基酚或酮洛酸缓解疼痛。患者通常能够辨别出新的手术相关的疼痛，在术后 24~72h 内可通过简单的镇痛来缓解疼痛。椎体成形术后患者感觉骨折相关的背痛得到改善；但是当患者出现持续性剧烈疼痛，不同性质的剧烈疼痛或者椎管狭窄的征象时，应行CT 检查，以排除椎管内血肿或骨水泥渗漏至椎管或神经根管。

8.5.2 出院及随访

多数椎体成形术都是在门诊进行的，部分患者经过一段平稳的观察期后可于当晚出院；更多体质较弱的患者需要在医院过夜观察。建议患者在术后 24h 内以卧床休息为主，减少活动；但可恢复正常的饮食和药物治疗。当患者出现疼痛加重或新的疼痛，

肿胀，行走困难，臀部或腿部感觉异常，肠道或膀胱功能改变时应及时通知相关医疗专业人员。同时行横断面成像监测并请专业医生会诊协助治疗。

患者术后 24~48h 内常出现疼痛，发生在术后数小时内的疼痛一般是典型的手术相关的疼痛。当出现延迟性疼痛，无论在术中还是在不同位置，都应警惕新鲜骨折的发生。高达 1/3 的患者在术后 1~3 年可发生再次骨折，多发生在相邻椎体水平。然而，少部分患者（0.6%~2.4%）可在接受手术治疗的椎体水平再次发生骨折。需要注意的是，在 1/3 患者中，骨髓水肿是椎体成形术后 6 个月的正常 MRI 影像。因此，在解释说明先前治疗水平椎体出现骨髓水肿时，可能并不意味着新鲜的急性骨折。

一般术后 2~4 周应门诊随访。此时，应当对患者疼痛的改善情况，活动度和镇痛情况进行随访记录；评估是否有手术相关并发症。后续的预约复查根据具体情况而定。治疗骨折的根本原因是预防再次骨折，最佳骨质疏松症的治疗包括维生素 D 和钙剂，以及使用合成代谢性骨制剂及其他针对性的治疗方法。

8.6 结论

椎体成形术是治疗因骨质疏松性椎体压缩骨折导致严重疼痛的一种安全有效的方法。精湛的技术和清晰的图像显示与透视是非常重要的，以获得最佳的治疗结果。注意术后护理和随访，术后并发症风险非常低。颈椎椎体成形术带来了额外的挑战，但在有经验术者手中也取得类似的成功。

8.7 要点

· 椎体成形术是一种经皮穿刺向骨折椎体处注射骨水泥的微创手术。

· 椎体成形术应在影像学引导下进行。采用术中透视，连续监测穿刺针的置入位置及骨水泥的动态分布情况。

· 穿刺针可经椎弓根或椎弓根旁入路进入椎体，各入路有不同的优点。

· 骨水泥种类繁多，但 PMMA 仍然使用最为广泛。

· 绝大多数手术是在胸椎和腰椎进行；颈椎椎体成形术临床不常见，且需要一些额外的考虑，如穿刺入路和针头大小。

· 对骨质疏松症的有效治疗，可以预防伤椎或邻

近椎体的再骨折。

·椎体成形术后患者腰痛症状很快好转，对于迟发型疼痛或者不同性质的新型疼痛应警惕新鲜骨折的可能。

参考文献

[1] Syed MI, Shaikh A. Vertebroplasty: a systematic approach. Pain Physician 2007;10(2):367–380.

[2] Klazen CAH, Lohle PNM, de Vries J, et al. Vertebroplasty versus conservative treatment in acute osteoporotic vertebral compression fractures (Vertos II): an open-label randomised trial. Lancet 2010;376(9746):1085–1092.

[3] Clark W, Bird P, Gonski P, et al. Safety and efficacy of vertebroplasty for acute painful osteoporotic fractures (VAPOUR): a multicentre, randomised, double-blind, placebo-controlled trial. Lancet 2016;388(10052):1408–1416.

[4] Lee IJ, Choi AL, Yie MY, et al. CT evaluation of local leakage of bone cement after percutaneous kyphoplasty and vertebroplasty. Acta Radiol 2010;51(6):649–654.

[5] Ploeg WT, Veldhuizen AG, The B, Sietsma MS. Percutaneous vertebroplasty as a treatment for osteoporotic vertebral compression fractures: a systematic review. Eur Spine J 2006;15(12):1749–1758.

[6] Teng MM, Wei CJ, Wei LC, et al. Kyphosis correction and height restoration effects of percutaneous vertebroplasty. AJNR Am J Neuroradiol 2003;24(9):1893–1900.

[7] Moon E, Tam MDBS, Kikano RN, Karuppasamy K. Prophylactic antibiotic guidelines in modern interventional radiology practice. Semin Intervent Radiol 2010;27(4):327–337.

[8] Kallmes DF, Jensen ME. Percutaneous vertebroplasty. Radiology 2003; 229(1):27–36.

[9] Yu SW, Chen WJ, Lin WC, Chen YJ, Tu YK. Serious pyogenic spondylitis following vertebroplasty: a case report. Spine 2004;29(10):E209–E211.

[10] Ortiz AO, Zoarski GH, Beckerman M. Kyphoplasty. Tech Vasc Interv Radiol 2002;5(4):239–249.

[11] Kim AK, Jensen ME, Dion JE, Schweickert PA, Kaufmann TJ, Kallmes DF. Unilateral transpedicular percutaneous vertebroplasty: initial experience. Radiology 2002;222(3):737–741.

[12] Kaufmann TJ, Trout AT, Kallmes DF. The effects of cement volume on clinical outcomes of percutaneous vertebroplasty. AJNR Am J Neuroradiol 2006;27(9):1933–1937.

[13] Zhu SY, Zhong ZM, Wu Q, Chen JT. Risk factors for bone cement leakage in percutaneous vertebroplasty: a retrospective study of four hundred and eighty five patients. Int Orthop 2016;40(6):1205–1210.

[14] Zhang L, Liu Z, Wang J, et al. Unipedicular versus bipedicular percutaneous vertebroplasty for osteoporotic vertebral compression fractures: a prospective randomized study. BMC Musculoskelet Disord 2015;16:145.

[15] Caudana R, Renzi Brivio L, Ventura L, Aitini E, Rozzanigo U, Barai G. CT-guided percutaneous vertebroplasty: personal experience in the treatment of osteoporotic fractures and dorsolumbar metastases. Radiol Med (Torino) 2008;113(1):114–133.

[16] Vogl TJ, Proschek D, Schwarz W, Mack M, Hochmuth K. CT-guided percutaneous vertebroplasty in the therapy of vertebral compression fractures. Eur Radiol 2006;16(4):797–803.

[17] Jay B, Ahn SH. Vertebroplasty. Semin Intervent Radiol 2013;30(3):297–306.

[18] Katsanos K, Sabharwal T, Adam A. Percutaneous cementoplasty. Semin Intervent Radiol 2010;27(2):137–147.

[19] Lieberman IH, Togawa D, Kayanja MM. Vertebroplasty and kyphoplasty: filler materials. Spine J 2005;5(6, Suppl):305S–316S.

[20] Pomrink GJ, DiCicco MP, Clineff TD, Erbe EM. Evaluation of the reaction kinetics of CORTOSS, a thermoset cortical bone void filler. Biomaterials 2003;24(6):1023–1031.

[21] Wong W, Mathis J. Is intraosseous venography a significant safety measure in performance of vertebroplasty? J Vasc Interv Radiol 2002;13(2 Pt 1):137–138.

[22] Komemushi A, Tanigawa N, Kariya S, Kojima H, Shomura Y, Sawada S. Radiation exposure to operators during vertebroplasty. J Vasc Interv Radiol 2005;16(10):1327–1332.

[23] Mathis JM, Ortiz AO, Zoarski GH. Vertebroplasty versus kyphoplasty: a comparison and contrast. AJNR Am J Neuroradiol 2004;25(5):840–845.

[24] Mathis JM, Wong W. Percutaneous vertebroplasty: technical considerations. J Vasc Interv Radiol 2003;14(8):953–960.

[25] Kaufmann TJ, Trout AT, Kallmes DF. The effects of cement volume on clinical outcomes of percutaneous vertebroplasty. AJNR Am J Neuroradiol 2006;27(9):1933–1937.

[26] Molloy S, Riley LH III, Belkoff SM. Effect of cement volume and placement on mechanical-property restoration resulting from vertebroplasty. AJNR Am J Neuroradiol 2005;26(2):401–404.

[27] Tsoumakidou G, Too CW, Koch G, et al. CIRSE guidelines on percutaneous vertebral augmentation. Cardiovasc Intervent Radiol 2017;40(3):331–342.

[28] Anselmetti GC, Manca A, Montemurro F, et al. Vertebroplasty using transoral approach in painful malignant involvement of the second cervical vertebra (C2): a single-institution series of 25 patients. Pain Physician 2012;15(1):35–42.

[29] Kaminsky IA, Härtl R, Sigounas D, Mlot S, Patsalides A. Transoral C2 biopsy and vertebroplasty. Interv Med Appl Sci 2013;5(2):76–80.

[30] Mathis JM, Golovac S, eds. Image-Guided Spine Interventions. New York, NY: Springer; 2010.

[31] Tanigawa N, Kariya S, Komemushi A, et al. Percutaneous vertebroplasty for osteoporotic compression fractures: long-term evaluation of the technical and clinical outcomes. AJR Am J Roentgenol 2011;196(6):1415–1418.

[32] Chandra RV, Maingard J, Asadi H, et al. Vertebroplasty and kyphoplasty for osteoporotic vertebral fractures: what are the latest data? AJNR Am J Neuroradiol 2018;39(5):798–806.

[33] Chen LH, Hsieh MK, Liao JC, et al. Repeated percutaneous vertebroplasty for refracture of cemented vertebrae. Arch Orthop Trauma Surg 2011;131(7): 927–933.

[34] Gaughen JR Jr, Jensen ME, Schweickert PA, Marx WF, Kallmes DF. The therapeutic benefit of repeat percutaneous vertebroplasty at previously treated vertebral levels. AJNR Am J Neuroradiol 2002;23(10):1657–1661.

[35] Dansie DM, Luetmer PH, Lane JI, Thielen KR, Wald JT, Kallmes DF. MRI findings after successful vertebroplasty. AJNR Am J Neuroradiol 2005;26(6): 1595–1600.

[36] Chandra RV, Meyers PM, Hirsch JA, et al; Society of NeuroInterventional Surgery. Vertebral augmentation: report of the Standards and Guidelines Committee of the Society of NeuroInterventional Surgery. J Neurointerv Surg 2014;6(1):7–15.

[37] Chandra RV, Yoo AJ, Hirsch JA. Vertebral augmentation: update on safety, efficacy, cost effectiveness and increased survival? Pain Physician 2013;16(4):309–320.

[38] Martinčič D, Brojan M, Kosel F, et al. Minimum cement volume for vertebroplasty. Int Orthop 2015;39(4):727–733.

[39] Sun HY, Lee JW, Kim KJ, Yeom JS, Kang HS. Percutaneous intervention of the C2 vertebral body using a CT-guided posterolateral approach. AJR Am J Roentgenol 2009;193(6):1703–1705.

第九章　骶椎成形术：骶椎不完全骨折的处理

Kieran Murphy

柯　嵩　李忠海 / 译

摘要

骶椎不完全骨折相对比较常见，但往往容易出现诊断和治疗不足。这些骨折是老年患者下腰痛的常见原因，仅通过腰骶椎 X 线和横断面影像学检查极易漏诊。典型的骶椎不完全骨折（Sacral Insufficiency Fractures，SIF）的特征性表现主要累及骶骨翼和 S2 椎体。当怀疑有 SIF 时，MRI 检查是明确诊断的最佳手段。对于无法进行 MRI 检查的患者，可以使用核医学骨扫描结合 CT 的方法进行诊断。SIF 的治疗主要包括早期和持续的功能活动，必要时可行骶椎成形术。骶椎成形术的技术和方式有很多，包括短轴技术、长轴技术、外侧入路技术和三针技术。这些技术都已被证实是安全有效的，且其安全性和有效性长达 10 年之久。骶椎成形术为这些不愿或不能接受非手术治疗的患者提供了一种治疗选择，其可以有效增强患者的活动能力，改善机体功能，显著减少疼痛，降低死亡率。

关键词：骶椎成形术、骶椎、骨质疏松症、骶椎不完全骨折、骨质强化

9.1 引言

1982 年，Lourie 等首次提出 SIF 的概念，其是老年人和 / 或骨质疏松症患者下腰痛的常见病因，但往往诊断不足。其病因主要是由于对脆弱的骨骼施加了过度的应力，或者对骨骼矿物质密度较正常的骨骼施加了较高的应力所致。SIF 的危险因素与椎体压缩骨折非常相似，包括骨质疏松、骨质减少、骨软化、肾性骨营养不良、既往放疗史、Paget 病、既往腰骶椎融合、全髋关节置换术，及已知可削弱骨骼系统的骨代谢性疾病等。在美国有超过 2500 万人受此影响。SIF 患者女性居多（女性与男性之比为10 : 1），在骨密度降低、骨强度受损的患者中，其可在没有明显损伤史情况下发生。SIF 的发病率约占脊柱和骨盆病理性骨折的 1%~2%。然而，由于 X 线的敏感性相对较差，以及包括 MRI 和 CT 在内的横断面影像对 SIF 缺乏足够的识别，常常导致诊断的延迟或遗漏，因此发病率可能被低估。

9.2 解剖学

在解剖学上，骶骨由 5 个融合的节段组成。重量可以通过腰椎传递到骶骨，然后通过髂骨再传递到靠近股骨近端的 S2 椎体和耻骨支处。这种应力传导模式容易造成骶椎的不完全骨折，这种骨折类型即是 SIF 特征性表现。1988 年，Denis 等将骶骨骨折部位划分为 3 个骶骨区（图 9.1）。1 区：骨折发生在骶骨外侧，不穿过骶孔或骶管中央；2 区：骨折累及骶椎孔，但未累及椎管中央；3 区：骨折延伸至并累及椎管中央。骶骨中央部分的骨折通常与较高能量类型的损伤有关，3 区骨折的患者可能出现鞍区麻木症状，以及由于马尾神经损伤导致的括约肌张力丧失，或者可能出现不同程度的症状，如神经性麻痹或单个神经根损伤等。SIF 最常见的位置在 1 区，但少数骨折可累及骶孔。SIF 骨折线通常沿骶骨翼平行于骶髂关节，其水平线通常位于骶骨 S2 水平位置（图9.2）。SIF 最常见的骨折类型是双侧骶骨翼骨折，主要累及 S1 和 S2 椎体。单侧骨折也可以发生，可以没有对侧骨折，也可以进展为双侧骨折。同时我们必须注意骨折的形态、位置以及受影响的解剖区域，因为这些因素对骨折的修复有着重要的影响。

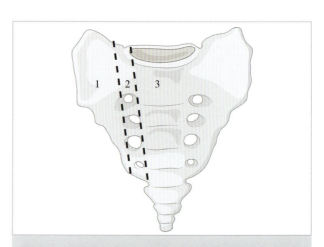

图 9.1　骶骨骨折 Denis 分型。1 区骨折是发生在骶骨旁但不穿过骶孔或骶管中央的外侧骨折。2 区骨折累及骶椎孔，但不累及椎管中央。3 区骨折延伸并累及椎管中央

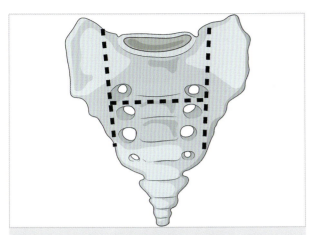

图 9.2　骶椎不完全骨折通常沿整个骶骨翼与骶髂关节平行，水平线通常位于骶骨 S2 水平

9.3 病因和自然史

既往研究调查了 SIF 的发病率和死亡率。Park 等对 325 例患者进行了平均 51.5 个月的随访，发现患者平均年龄为 69.4 岁，其中 43.1% 的患者有恶性肿瘤病史，21.8% 的患者在骨折前接受过盆腔放疗，6个月死亡率为 9.8%，1 年死亡率为 17.5%，3 年死亡率为 25.5%，骨折后死亡率的增加与性别和年龄存在相关性，总体 3 个月标准化死亡率（SMR）为 8.9%。

SIF 的主要原因是正常应力对骨质疏松或其他脆性骨骼产生作用。轻微和严重的创伤也都是导致骶骨骨折的原因，但 SIF 是一种低速度、低能量的骨折类型，它是由于对脆弱骨骼正常或轻微增加的应力而导致的。当骶骨骨折与某种类型的刺激事件有关时，这些事件通常是低速损伤，如从站立高度摔在骶骨和尾骨上，或轻微的轴向负荷冲击，如侧方的撞击等。患者通常会感到背部或臀部即刻出现疼痛，疼痛通常不剧烈，可以描述为随时间加重的钝性痛。其他患者主要是在坐着的时候感到疼痛，而且会因为背部和臀部的疼痛而坐立不安。当患者行走时，由于通过骶神经传递的疼痛增加，患者通常会发展为止痛步态模式。这种疼痛可能会使患者非常虚弱，患者需要拐杖或助行器才能走动，甚至可能需要担架。其他患有 SIFs 的患者在腰背部或骶骨有严重的局部疼痛并伴有坐骨型疼痛，通常在 S1分布。

9.4 病史、体格检查及辅助检查

确定 SIF 的原因和危险因素是重要的，适当的病史记录是识别危险因素和首发事件的必要因素。相关的危险因素包括：患者是否在服用治疗骨质疏松症的药物，最近是否接受过双能 X 线骨密度仪（DEXA）扫描或定量 CT（QCT）来确定骨密度，以及以前是否有手腕、髋部或脊柱骨折病史。适当的影像学检查对评估骨折类型和周围解剖结构也是必要的。全面的实验室评估包括完整的血细胞计数、扩展的血液生化检查，及钙离子、甲状旁腺激素（PTH）和 1，25- 羟基维生素 D 水平、碱性磷酸酶、白蛋白、游离睾酮、促甲状腺激素和血清蛋白电泳检查。骨质疏松症的其他实验室工作应该包括尿钙和皮质醇的测量以及尿蛋白电泳检查。询问恶性肿瘤病史也很重要，应该考虑 SIF 是否与肿瘤进展有关。此外，在治疗骶骨骨折的过程中进行活检也是有必要的。

体格检查在诊断过程中也很重要，包括站立腿测试和骶骨压痛合并骨盆受压。通常情况下，没有肌肉无力或反射改变，最常见的是括约肌张力正常，但任何这些异常都必须记录在案。患有 SIF 的患者可以独立走进医生的诊所，或者在某些情况下借助助行器、轮椅和担架进入医生的诊所。如果他们在没有辅助设备的情况下走路，他们通常会有缓慢的止痛步态。对于年长的患者或患有更严重的 SIF 的患者来说，无法行走很常见。

9.5 影像学检查

如果病史和 / 或体检怀疑为 SIFs，则下一步是获得适当的影像学检查。脊柱和（或）骨盆 X 线敏感性差，其诊断价值值得怀疑。具有最高灵敏度和特异度的最佳影像学检查是 MRI。骶骨骨折在专门的骶骨检查以及轴位和冠状位图像上显示最好。传统上，腰椎的 MRI 检查可能会遗漏骶骨骨折，因为轴位图像可能延伸得不够低，无法看到这个平面上的骨折，而且矢状面图像可能不能最佳地显示骨折，且骨折可能与骶髂关节混淆。但如果密切结合症状和表现，也可以在腰椎影像学检查上看到这些骨折。反转恢复时间成像（STIR）和非脂肪饱和 T1WI 序列是诊断这些骨折的最佳成像，因为 STIR 图像上很好地显示了骨折引起的水肿，而 T1 加权图像中可最优地显示出骨折线（图 9.3）。

传统上，最敏感但没有特异性的成像方式是核素骨扫描。骨扫描增加了骨折内放射性示踪剂的活性，这种模式被经典地描述为本田征，在骨扫描上典型的 H 形征是 SIF 的典型病征（图 9.4）。骨扫描上增加的摄取模式表示骶骨翼部垂直方向的活动增加，并与通常位于骶骨 S2 水平的骶骨中上部的水平活动相结合。H 的垂直部分在下部较窄，上部较宽，类似于本田汽车的 H 形标志（图 9.4）。骨扫描或单光子发射计算机断层扫描（SPECT）的横断面评估也可能有助于识别和定位 SIF。尽管骨扫描在检测 SIF 方面很敏感，但 MRI 已经在许多方面取代了这种方式，这在很大程度上是因为 MRI 的适用性更广。

如果患者有起搏器、人工耳蜗或其他妨碍他们进行 MRI 检查的物件，CT 扫描是配合骨扫描的必要检查。任何横断面影像检查都不能最佳地显示骶骨骨折，虽然 CT 扫描在发现与 SIF 相关的皮质损伤方面更敏感，但无明显反应性硬化的非移位性骨折可能会导致漏诊（图 9.5）。

9.6 治疗

9.6.1 保守治疗

SIF 的治疗方法包括经皮介入、手术或非手术治疗（NSM）。不稳定骨折，特别是伴有马尾综合征的高速损伤，可能需要切开复位内固定。与闭合或经皮手术不同，开放手术会增加手术和术后并发症的风险，包括伤口问题和感染。非手术治疗包括卧床休息、口服止痛药物、腰骶部或骨盆束身衣，并使用助行器保护、避免负重以完成早期活动。如果不能及早活动，长时间卧床可导致相关并发症，包括深静脉血栓、肺栓塞、肌力下降、体位性低血压、心功能受损、肺不张、肺炎、褥疮、便秘、肠梗阻、抑郁，以及长期使用阿片类药物所带来的并发症，如感觉障碍、便秘、记忆力减退、跌倒风险增加等，这些众所周知长期卧床造成的并发症所带来的影响是深远的。SIF 相关的死亡率也很高，研究估计 1~3 年的死亡率为 20%~25%。所有治疗的目的是防止或限制长期卧床发展的因素所导致患者难以耐受的临床情况，如长期卧床后机体功能衰退，继发性事件（例如感染、静脉血栓栓塞）和初始事件的其他后遗症的发生。对于症状严重或机体功能虚弱的患者，

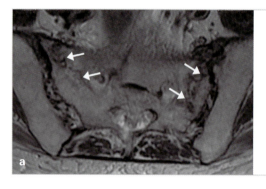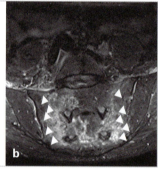

图 9.3 （a）轴位 T1 加权和（b）短时反转恢复（STIR）MRI 图像显示双侧骨折线（图 a 中的白色箭头），在此 T1 加权图像上可以很好地显示。（b）在冠状位 STIR MRI 图像上，双侧骶椎不完全骨折可伴有一定程度的水肿（白色箭头）

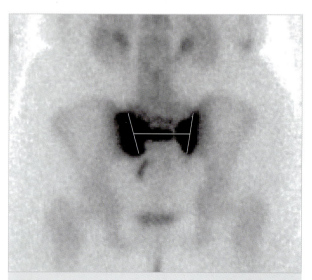

图 9.4 核素骨扫描显示放射性示踪剂摄取增加，呈 H 形（白线），类似于本田汽车的 H 形标志

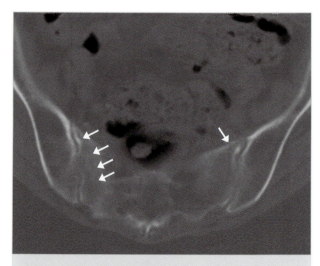

图 9.5 轴位 CT 显示双侧骶骨骨折，骨折线（白色箭头）为皮质骨和松质骨断裂。这种骨折周围硬化不明显，因此使这些骨折相比那些周围有大量硬化的骨折更不易发现

侵入性治疗可能更有益，可有效防止 SIF 患者经常出现的生活能力丧失的发生。

9.6.2　骨强化

与骨质疏松性不全骨折相关的慢性症状和功能障碍被认为是由于骨折不愈合、微动、与原始骨折畸形相关的畸形，或由于被削弱的骨骼不能及时愈合而导致的进行性畸形。骨折椎体内经皮注射聚甲基丙烯酸甲酯（PMMA）（椎体成形术或骶椎成形术）已成功治疗伴有疼痛的骨质疏松性椎体骨折。经皮向骨折的骶骨注射 PMMA（骶椎成形术）是椎体成形术的扩展，其可治疗与 SIF 相关的持续性疼痛和功能障碍。骶椎成形术在 21 世纪初首次被报道用于治疗有症状的骶骨转移瘤，随后相关研究证明了这项技术的安全性和有效性。最初的研究由于随访时间较短和样本量较小，难以充分评估这项技术的安全性和有效性，以及疗效的持久性。最新的研究增加了更多的患者数量和更长的随访时间，进一步证明了骶椎成形术的安全性以及临床疗效的持久性。

9.7　技术

经皮骶椎成形术主要包括短轴和长轴入路。常规情况下，骶椎成形术是在 X 线透视下进行的，但也可以在 CT 引导下或两者结合使用。许多有经验的介入放射科医生主张在 CT 引导下进行骶椎成形术。虽然 CT 是一种可行的影像引导方法，但与 X 线透视相比，它的速度更慢、费用更高，而后者更经济、更节省时间，技术上也更简单（表 9.1）。然而，X 线透视通常需要更多的经验来判断不规律的骨水泥渗漏。最新，锥束 CT 的常规使用使得这两种方法可以结合使用。

Whitlow 等重点研究了相关技术问题，并分析了在 X 线透视引导下的 PMMA 注射。他们采用双平面 X 线透视对尸体标本进行骶椎成形术，尸体标本在骶椎成形术前后均进行 CT 检查，以检查穿刺针的位置，并评估 PMMA 是否渗出。结果显示，穿刺针位置和 PMMA 的分布是安全的，通过将针平行于 L5~S1 椎间隙和同侧骶髂关节方向，并在由骶骨后孔正外侧与骶髂关节内侧缘连线形成的区域内瞄准骶骨上翼部，可以安全地进行置针和 PMMA 的注入（图 9.6）。在对这项技术的另一项研究中，Betts 详细介绍了 X 线透视解剖标志与开放手术所见的大体解剖结构的联系。

9.7.1　短轴技术

2007 年 Frey 等报道了 37 例患者骶椎成形术的结果，详细描述了一种改良经皮骶椎成形术的短轴技术。所有手术都是在透视引导下使用适度镇静进行的，每个患者术前都接受了抗生素治疗。从最初的设置到完成和患者康复大约需要 1h 的手术时间。在手术开始时，患者被放置在俯卧位，图像增强器被放置在沿同侧骶髂关节轴线的斜视图中（详情见图 9.6 和表 9.2）。这种倾斜度因患者而异，但在内侧角度通常为 5°~20°。然后，在骨折侧骶孔和骶髂关节之间放置两个 13 号骨套管，角度与骶髂关节平行（图 9.7a，b）。然后在侧位面上将针插入到骶骨的中点附近，保持初始角度。混入骨水泥后，斜位正位透视监测骨水泥扩散情况，每针注入 PMMA 3~5mL。在注射骨水泥时要注意避免骨水泥向骶神

表 9.1　对比 CT 与 X 线透视在骶椎成形术中的优劣

	C 臂引导	CT 引导
优点	更快捷 费用更低 更容易	学习曲线较低 有争议地减少并发症率
缺点	对手术经验要求较高	操作较慢 费用更高

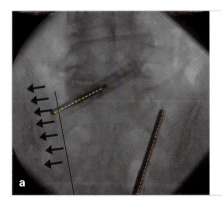
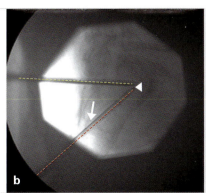

图 9.6（a，b）左侧透视针可显示短轴靶（图 a 和图 b 用黄色虚线突出显示）指向骶孔外缘（图 a 细黑色线）和骶髂关节（图 a 黑色箭头）之间的左侧骶骨上翼。短轴技术包括将针放置在与 S1 的端板几乎平行的位置。长轴技术包括从 S2 的后下部开始，将针（图 a 和图 b 中的红色虚线突出显示）放置在骶孔外缘和骶髂关节之间（图 b 中的白色箭头），并将针向前推进到 S1 体的中段（图 b 中的白色箭头）

表 9.2 短轴技术

短轴骶骨成形术的操作步骤	
1	在正面，旋转Ⅱ头，使其与L5~S1椎间盘平行（这通常需要明显的Ⅱ尾侧角度）
2	旋转Ⅱ以使棘突位于椎体的中心 –AP 直视图
3	将Ⅱ旋转到与治疗位置相对的一侧 25°~30°，或者旋转到沿 SI 关节的纵轴对齐关节下部的角度
4	选择起始位置：骶椎间孔和连接骶神经孔内侧边界的垂直线的中间位置
5	在所需的起始点麻醉皮肤，并做一个小切口
6	在切口处插入骶骨成形针，将针平行于切口Ⅱ向前推进在 SIJ 和连接骶神经孔的内侧边界的垂直线之间
7	慢慢地将针尖向前推进，刚好经过骶骨后皮质，进入骶骨 1/3 的中心。重要的是保持针的内侧角度"原样"，以避免偏离所选择的轨迹
8	旋转Ⅱ以获得骶骨的侧视图，并且针在 S1 椎体内（如果使用双平面设备，侧向Ⅱ可用于此目的）
9	当 PMMA 已混合并达到牙膏稠度时，使用侧位和斜位 AP 视图将其注入骶骨以监测 PMMA 的分布。在侧视图上，注意前面的渗出（在骶骨前体的前面），而在斜 AP 视图上，应该很少或没有渗入至神经出口孔
10	将 PMMA 沉积在骶骨中，试图填充骶骨翼部的中心部分（在 SIJ 和神经孔之间），间歇性地回缩针头，并沿着针道即沿着骶骨的纵轴沉积 PMMA
11	如有必要，使用与第一针相同的技术（和内侧定位）将第二针插入骶骨下半部。
12	当 PMMA 已充分沉积后，取出所有针头并在穿刺部位贴上适当的绷带

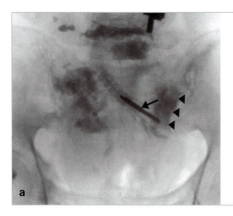 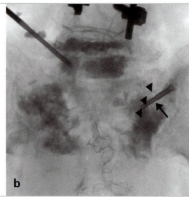

图 9.7 （a，b）前后透视图像显示，使用短轴技术将骨水泥（黑色箭头）注射到骶骨中，两根针依次插入患者右侧骶骨骨翼（黑色三角）

经根内侧扩散。每个患者在手术后和行走前都保持俯卧位 30min。然后，患者被要求患肢站立，以评估他们的疼痛改善情况。如果他们有双侧疼痛，他们被要求双腿都站立，一次一侧以评估他们的疼痛程度。

这是一项前瞻性、多中心的临床队列观察研究，研究对象平均年龄 76.6 岁，接受过 NSM 试验且失败的平均时间为 34.4 天（13~82 天）的患者。所有的患者在所有的随访时间间隔都是可联系的。术后 2 周、4 周、12 周、24 周、24 周、12 周、24 周、52 周视觉模拟评分（VAS）评分分别为 2.1 分、1.7 分、1.3 分、1.0 分、0.7 分。术后 30min，5 例疼痛完全缓解，10 例术后 2 周疼痛完全缓解，25 例术后 52 周疼痛消失。20 名患者在初始时使用麻醉性止痛药，只有 6 例患者在手术后 2~8 周使用麻醉止痛药。虽然在手术过程中发生了一个严重的不良事件（SAE），

但在任何随访间隔都没有发生。单次 SAE 涉及 1 名患者，他在手术过程中出现 S1 根性疼痛，需要终止 PMMA 注射。虽然原发性骶骨疼痛得到缓解，但患者持续的下臀部和大腿后部疼痛在 7 天后通过选择性神经根阻滞完全缓解，其中包括在 S1 神经根周围的硬膜外间隙注射 2.0mL 倍他米松（6mg/mL）和 1.0mL 1.0% 利多卡因。骶椎成形术的潜在风险包括骨水泥栓塞、骨水泥外渗、骶神经根损伤和腰骶丛损伤。2008 年 2 月，Frey 等发表了一项针对 52 例患者的后续研究，在这项研究中，所有患者均使用短轴技术，超过 75% 的患者在手术 30min 后疼痛减轻了一半或更多，这项研究为骶椎成形术的安全性和有效性提供了有力的支持。

9.7.2 长轴技术

长轴技术由双侧每侧一针穿经过 S1 和 S2 段。

针放置在骶髂关节和神经孔的外侧缘之间，沿骶骨长轴以倾斜的角度穿向上方（图 9.6 和表 9.3）。长轴技术可沿骨折纵轴产生达到的骨水泥分布，并可降低穿刺针突破骶骨前缘的风险。起点位于骶孔外侧缘与骶髂关节之间的 S2 椎体后下部。然后将针从 S2 的后下部推进到 S1 的中上部（图 9.6）。腰骶交界处前凸和患者俯卧位的正常解剖使该入路在技术上简单明了，无须针的极端角度即可完成。与短轴入路一样，当腰骶神经丛从上到下横穿骶骨翼部，正好在骶骨前皮质的前面时，应注意不要侵犯骶骨前皮质。骨水泥的前部渗出也会对腰骶神经丛造成损害，也应该避免。最好使用黏稠度较高的骨水泥，从远端到近端注入。表 9.3 中列出了长轴方法的操作步骤。

长轴技术的一种改良是在骶骨中心增加第三根针，方向与骶翼中的针方向相似，针的起点低于鞘囊（图 9.8）。这项技术可以用于具有突出水平成分的骨折，临床医生认为除了稳定骶骨翼部的骨折外，还需要额外的稳定辅助。三针长轴技术将允许更多量的骨水泥注入骶骨中央和骶骨翼部（图 9.9）。

9.7.3 外侧入路技术

另一种方法是将针垂直于骶骨放置，并从外侧到内侧接近骶骨（在水平面上，从一侧延伸到另一侧，见图 9.10）。考虑到从外侧到内侧的直接入路，

患者的位置是俯卧的，需要无菌消毒和无菌单的覆盖。除了透视引导外，还可以进行锥束 CT 以进行手术准备并充分显示骶神经孔。从侧面看，最常见的皮肤进入部位是在 S1 的中段。S2 的中间部分也可以以与 S1 相同的方式穿入。在局部镇痛后，瞄准骨折线，一根 15~18cm 长的墨菲针水平垂直于骶骨的长轴插入。可以使用一根或多根针。一旦针穿过目标骨折线，首先在对侧髂骨翼沉积骨水泥，然后在实时透视引导下连续注射等量骨水泥的同时逐步抽出针头（图 9.11）。注意避免骨水泥从骶骨皮质前方进入椎管。

9.8 结论

自从这项技术首次发表以来，几项更长期的研究已经证明了这项技术的安全性、有效性和持久性。例如，2012 年，Kortman 等观察了 243 例对 NSM 无效的剧烈疼痛患者的治疗效果，术后对患者进行了至少 1 年的随访，治疗前平均 VAS 评分为 9.2 ± 1.1 分，在骶椎成形术后，SIF 患者的这一评分改善到 1.9 ± 1.7 分，术后一般没有重大并发症（如出血、严重渗出、肺栓塞或与手术相关的死亡）的发生。同样，在 2014 年发表的 Gupta 等的文章中，有 2353 名患者接受了平均（27 ± 3.7）天的随访，83% 的患者是女性，平均 VAS 治疗前疼痛评分为 9.0 分，骶椎成形术后，这一评分降至 3.0 分，围手术期没有手术

表 9.3 长轴技术

采用长轴技术的骶椎成形术步骤

1	在额面，将图像增强器头侧旋转到 AP 平面
2	旋转 Ⅱ，使棘突位于椎体的中心 –AP 直视图
3	将 Ⅱ 旋转到与治疗位置相对的一侧，旋转 25°~30°，或旋转到沿 SIJ 纵轴对齐关节下部的角度
4	选择起始位置：骶椎间孔和连接骶神经孔内侧边界的垂线的中间位置
5	在所需的起始点麻醉皮肤，并做一个小切口
6	将骶骨成形针插入切口，将针平行于 Ⅱ 型推进，并将针尖向颅侧倾斜 20°~40°
7	使用锤子，慢慢地将针尖向前推进，刚好经过骶骨后皮质。重要的是要保持针的内侧角度"原样"，以避免偏离所选择的轨迹
8	旋转 Ⅱ 以获得骶骨的侧视图，调整针的上下角，使其前进到 S1 椎体的中上部的水平（如果使用双翼设备，侧翼 Ⅱ 可用于此目的。如果是这样，接下来的两个步骤可以跳过，因为双翼设备允许您在前进过程中调整两个角度）
9	回到 AP 角度视图，确保针的中外侧角度是合适的
10	返回侧位，将针尖向前移至 S1 椎体上部
11	当 PMMA 混合后达到牙膏的稠度时，将其注射到骶骨，使用侧斜 AP 视图监测 PMMA 的分布。在侧面看，注意前方外渗（斜位 AP 切面上，很少或没有神经出口孔外渗）
12	将 PMMA 放置在骶骨中，试图填充骶骨翼的中心部分（在 SIJ 和神经孔之间），间歇性地回缩针头，并沿针道，即沿骶骨的纵轴放置 PMMA
13	当 PMMA 充分沉积后，取出所有的针并在穿刺部位放置适当的绷带

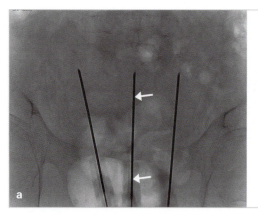
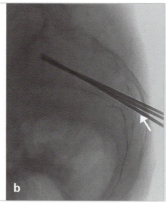

图 9.8 正位（a）和侧位（b）透视显示长轴入路，第三根针（图 a 和图 b 中的白色箭头）放置在骶骨中心，指向与骶骨翼中的针相似的方向，针的起点在鞘囊下方

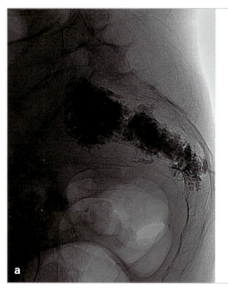
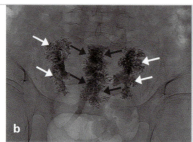
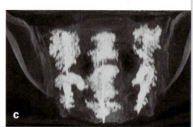

图 9.9 侧位（a）和正位（b）透视图像显示骶骨翼（图 b 中白色箭头）和骶骨中央部分（图 b 中黑色箭头）有骨水泥。冠状位 CT 重建图像（c）显示骶骨中央和骶骨翼内均有骨水泥

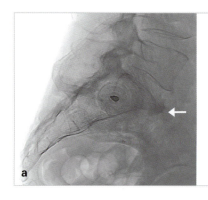
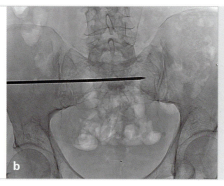

图 9.10 侧位（a）和正位（b）透视图像，显示长轴入路的针头位置和轨迹。白色箭头表示前方骨赘（不要在骶椎成形术后图像上误认为骨水泥渗出）。在这种情况下，使用较长的针（例如，18cm 的墨菲针），以便到达对侧骶骨翼部

并发症或与手术相关的死亡，作者强调了这项技术具有良好的安全性。

最近，Frey 等发表了一项从 2004 年开始对接受经皮骶椎成形术的患者进行为期 10 年的随访，对 244 例 SIF 患者进行了评估，其中 210 例患者接受了

骶椎成形术，作为对照组 34 例患者接受了神经生理学治疗，分别在术后即刻、术后 2 周、4 周、12 周、24 周、52 周和 2 年记录患者的性别、年龄、术前疼痛持续时间、止痛药使用情况、疼痛程度和患者满意度。10 年后，对实验组患者进行随访，发现实验

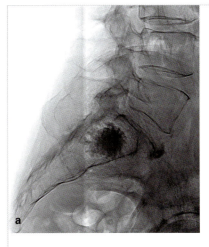
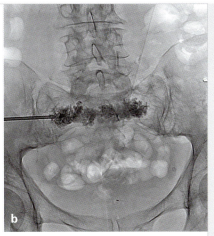
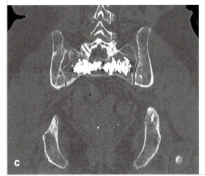
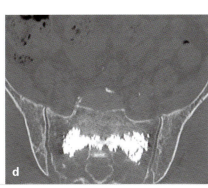

图 9.11　侧位（a）和正位（AP；b）透视图像显示聚甲基丙烯酸甲酯（PMMA）沿 S1 椎体内侧轴沉积。AP 视图显示了顺序的 PMMA 注射，在抽出针头时注入水泥。骶椎成形术后显示 PMMA 分布的冠状位（c）和轴位（d）CT 图像

组在随访 1 年之间 VAS 评分的下降有统计学意义，阿片类药物的使用明显少于对照组，从第 1 年到第 10 年，疼痛逐渐减轻，疼痛水平保持较低，VAS 的疼痛评分为 0.5 分。综上所述，这些研究都证实了与 NSM 相比，骶椎成形术可以有效减少阿片类止痛药的使用，显著缓解疼痛，增强患者活动能力，提高患者治疗满意度。长期随访证明了骶椎成形术对于 SIFs 患者的效果是持久、安全和有效的。其他学者如 Kamel 等，也发现患者活动能力的显著提高，在他们的研究中，58% 的患者在手术后完全恢复了活动能力。Talmadge 等同样证实了骶椎成形术后患者活动能力的增加。研究发现主要的并发症是骨水泥渗入神经孔，主要累及 S1 神经孔，渗漏仅发生在少数病例中（1%~2%），大部分骨水泥渗漏症状通过保守治疗都可以得到缓解，少数患者需要治疗性神经根阻滞或神经孔减压手术才能充分缓解他们的症状。

总体而言，骶骨和骨盆不完全骨折是一个相对普遍的问题，可能会导致患者机体功能更加减退，由于这类患者既往身体状况不佳和行动不便，因此会导致较高的死亡率，在过去的 10 年中，这类疾病提倡更积极、更明确的治疗方法，例如骶椎成形术。

评估骶椎成形术的文献随着时间的推移而不断更新，其中有多项是多达 200 多例患者的队列研究。现有研究表明，在长期随访中，该方法显示出疗效好、并发症少、持久性好的特点。更为重要的是，患者病情从多方面得以改善，这种治疗方法对合适适应证的患者是具有决定性的。因此，针对体制较差的患者或对 NSM 反应不佳的患者采用骶椎成形术治疗可以有效减轻疼痛、改善功能、降低发病率，最为最重要的是降低死亡风险。

参考文献

[1] Lourie H. Spontaneous osteoporotic fracture of the sacrum. An unrecognized syndrome of the elderly. JAMA 1982;248(6):715–717.

[2] Lin JT, Lane JM. Sacral stress fractures. J Womens Health (Larchmt) 2003;12(9):879–888.

[3] Boufous S, Finch C, Lord S, Close J. The increasing burden of pelvic fractures in older people, New South Wales, Australia. Injury 2005;36(11):1323–1329.

[4] Lyders EM, Whitlow CT, Baker MD, Morris PP. Imaging and treatment of sacral insufficiency fractures. AJNR Am J Neuroradiol 2010;31(2):201–210.

[5] Denis F, Davis S, Comfort T. Sacral fractures: an important problem. Retrospective analysis of 236 cases. Clin Orthop Relat Res 1988;227(227):67–81.

[6] Park JW, Park SM, Lee HJ, Lee CK, Chang BS, Kim H. Mortality following benign sacral insufficiency fracture and associated risk factors. Arch Osteoporos 2017;12(1):100.

[7] Finiels H, Finiels P, Jacquot J, et al. Fractures of the sacrum caused by bone insufficiency. Meta-analysis of 508 cases. 1997;2;6(33):1568–1573.

[8] Sambrook PN, Flahive J, Hooven FH, et al. Predicting fractures in an international cohort using risk factor algorithms without BMD. J Bone Miner Res 2011;26(11):2770–2777.

[9] Kim YY, Chung BM, Kim WT. Lumbar spine MRI versus non-lumbar imaging modalities in the diagnosis of sacral insufficiency fracture: a retrospective observational study. BMC Musculoskelet Disord 2018;19(1):257.

[10] Brahme SK, Cervilla V, Vint V, Cooper K, Kortman K, Resnick D. Magnetic resonance appearance of sacral insufficiency fractures. Skeletal Radiol 1990;19(7):489–493.

[11] Matcuk GR Jr, Mahanty SR, Skalski MR, Patel DB, White EA, Gottsegen CJ. Stress fractures: pathophysiology, clinical presentation, imaging features, and treatment options. Emerg Radiol 2016;23(4):365–375.

[12] Routt ML Jr, Simonian PT. Closed reduction and percutaneous skeletal fixation of sacral fractures. Clin Orthop Relat Res 1996(329):121–128.

[13] Longhino V, Bonora C, Sansone V. The management of sacral stress fractures: current concepts. Clin Cases Miner Bone Metab 2011;8(3):19–23.

[14] Mears SC, Berry DJ. Outcomes of displaced and nondisplaced pelvic and sacral fractures in elderly adults. J Am Geriatr Soc 2011;59(7):1309–1312.

[15] Maier GS, Kolbow K, Lazovic D, et al. Risk factors for pelvic insufficiency fractures and outcome after conservative therapy. Arch Gerontol Geriatr 2016;67:80–85.

[16] Taillandier J, Langue F, Alemanni M, Taillandier-Heriche E. Mortality and functional outcomes of pelvic insufficiency fractures in older patients. Joint Bone Spine 2003;70(4):287–289.

[17] Butler CL, Given CA II, Michel SJ, Tibbs PA. Percutaneous sacroplasty for the treatment of sacral insufficiency fractures. AJR Am J Roentgenol 2005;184 (6):1956–1959.

[18] De Smet AA, Neff JR. Pubic and sacral insufficiency fractures: clinical course and radiologic findings. AJR Am J Roentgenol 1985;145(3):601–606.

[19] Garant M. Sacroplasty: a new treatment for sacral insufficiency fracture. J Vasc Interv Radiol 2002;13(12):1265–1267.

[20] Pommersheim W, Huang-Hellinger F, Baker M, Morris P. Sacroplasty: a treatment for sacral insufficiency fractures. AJNR Am J Neuroradiol 2003; 24(5):1003–1007.

[21] Frey ME, Depalma MJ, Cifu DX, Bhagia SM, Carne W, Daitch JS. Percutaneous sacroplasty for osteoporotic sacral insufficiency fractures: a prospective, multicenter, observational pilot study. Spine J 2008;8(2):367–373.

[22] Frey ME, Warner C, Thomas SM, et al. Sacroplasty: a ten-year analysis of prospective patients treated with percutaneous sacroplasty: literature review and technical considerations. Pain Physician 2017;20(7):E1063–E1072.

[23] Gupta AC, Chandra RV, Yoo AJ, et al. Safety and effectiveness of sacroplasty: a large single-center experience. AJNR Am J Neuroradiol 2014;35(11):2202–2206.

[24] Whitlow CT, Yazdani SK, Reedy ML, Kaminsky SE, Berry JL, Morris PP. Investigating sacroplasty: technical considerations and finite element analysis of polymethylmethacrylate infusion into cadaveric sacrum. AJNR Am J Neuroradiol 2007;28(6):1036–1041.

[25] Betts A. Sacral vertebral augmentation: confirmation of fluoroscopic landmarks by open dissection. Pain Physician 2008;11(1):57–65.

[26] Frey M, ed. Atlas of Image-Guided Spinal Procedures. 1st ed. Philadelphia, PA: Elsevier; 2012.

[27] Nicholson P, Hilditch C, Brinjikji W, et al. Single-needle lateral sacroplasty technique. AJNR Am J Neuroradiol 2019;40(2):382–385.

[28] Kortman K, Ortiz O, Miller T, et al. Multicenter study to assess the efficacy and safety of sacroplasty in patients with osteoporotic sacral insufficiency fractures or pathologic sacral lesions. J Neurointerv Surg 2013;5(5):461–466.

[29] Kamel EM, Binaghi S, Guntern D, Mouhsine E, Schnyder P, Theumann N. Outcome of long-axis percutaneous sacroplasty for the treatment of sacral insufficiency fractures. Eur Radiol 2009;19(12):3002–3007.

[30] Talmadge J, Smith K, Dykes T, Mittleider D. Clinical impact of sacroplasty on patient mobility. J Vasc Interv Radiol 2014;25(6):911–915.

[31] Bayley E, Srinivas S, Boszczyk BM. Clinical outcomes of sacroplasty in sacral insufficiency fractures: a review of the literature. Eur Spine J 2009;18(9): 1266–1271.

[32] Pereira LP, Clarençon F, Cormier E, et al. Safety and effectiveness of percutaneous sacroplasty: a single-centre experience in 58 consecutive patients with tumours or osteoporotic insufficient fractures treated under fluoroscopic guidance. Eur Radiol 2013;23(10):2764–2772.

第十章　颈椎和后弓椎体成形术

Luigi Manfre, Nicole S. Carter, Joshua A. Hirsch, Ronil V. Chandra

周元星　李忠海 / 译

摘要

　　颈椎椎体成形术的手术量远低于胸椎和腰椎椎体成形术的数量，但对于患有颈椎骨折或颈椎肿瘤的患者来说是一项重要的治疗方法。由于周围的神经血管结构和椎体体积较小，颈椎椎体成形术具有更大的技术挑战，应由有经验的医生进行操作。颈椎椎体成形术通常是在 X 线透视或 CT 引导下进行的，并且有各种入路：经口入路、侧入路和经椎弓根入路。后弓成形术可以在椎弓根、椎板以及棘突中的肿瘤或非肿瘤组织进行操作。将骨水泥注射到椎弓或椎板的过程中，一定要注意其周围重要的神经和血管。在后弓成形术中，CT 引导是非常有用的。在行椎间融合术前，行脊柱成形术是有效的，它能增加棘突的强度，尤其在那些在椎间隙周围有着骨折或骨塌陷高风险的患者。

10.1　颈椎椎体成形术

10.1.1　引言

　　经皮椎体成形术被广泛认为是一种治疗骨质疏松症、原发性或继发性骨肿瘤以及创伤因素导致的椎体压缩性骨折（VCF）的有效方法。绝大多数的椎体成形术是在透视或计算机断层扫描（CT）引导下，在胸椎和腰椎椎体中进行的，术中建立放射学解剖标志及入路途径后便可安全快速地进行椎体成形术。VCF 也会发生在颈椎，同时约 1% 的患者遭受原发性或继发性脊柱肿瘤的侵袭。对于这些病例，颈椎椎体成形术提供了放疗（RT）或颈椎外科手术治疗的替代或辅助治疗的新方法，来减少疼痛和提高 VCF

的稳定性。然而，与胸腰椎椎体成形术相比，颈椎椎体成形术由于责任椎体体积较小，骨性标志物以及周围的神经血管和气道等结构识别定位困难，增加了颈椎椎体成形术的技术难度。因此，颈椎椎体成形术需要术者对操作技术、镇静和影像学引导等有着特殊要求，应由有经验的术者进行。

　　当椎管受压或占位，或在脊柱不稳定的时候，颈椎手术仍然是非常关键的。尤其是当颈椎病变导致颈椎不稳定，脊柱外固定不能耐受，特别是在预寿期较短，免疫低下或极度虚弱的患者中。此外，即使在预期寿命较长、一般状态良好的患者中，手术治疗也会带来颈椎活动受限的风险，这可能对年轻患者来说是不希望发生的。

　　姑息性 RT 已被证实是一种治疗继发性颈椎肿瘤的有效方法，可以减轻疼痛和促进椎体再矿化。该操作不需要全身麻醉下进行，即使在身体状况极度糟糕的患者中也能进行。然而，辐射后的椎体再矿化通常发生在治疗后的 3~6 个月，并且还有椎体塌陷和辐射相关并发症的风险，如辐射诱导性肠炎或软组织放射性坏死等。

10.1.2　历史回顾

　　首次在文献中报道的椎体成形术是由 Galibert 等在颈椎中进行的，他用椎体成形术来治疗侵袭性 C2 血管瘤，手术迅速并且几乎完全缓解了患者的疼痛，从此促进了该技术治疗胸腰椎骨折方面的应用。它目前被认为是治疗颈椎椎体病变的一种非常有效的方法。在严格的患者选筛选后，即使是在非常具有侵犯性的溶骨性病变中，也被认为是最好的治疗方法（图 10.1a，b）。

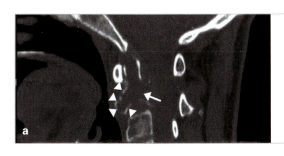
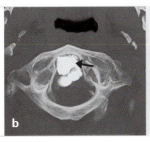

图 10.1（a）多发性骨髓瘤，C2 大部分骨溶解（白色箭头），仅见少量皮质骨残留（白色箭头尖），患者颈椎疼痛剧烈，需要立即制动固定。（b）术后，完成了 C2 椎体成形，齿突重建（黑影）。重新获得常规的 C1~C2 关节功能，避免更复杂的后枕骨－C3 融合

10.1.3　放射学引导

常规椎体成形术可以在透视或 CT 引导下完成，任何方法的选择都是由医生经过详尽思考后决定的。在颈椎椎体成形术中，如果有必要，可以使用透视和 CT 来进行多平面重建。术前，综合详尽的放射分析是必要的，包括 CT 和磁共振成像（MRI），以及 CT 或 MRI 下的颈部血管成像。细致的术前规划可以有效降低并发症的发生率。

10.1.4　操作方法

经口入路

经口入路（Galibert 等首次在颈椎椎体成形术中使用），被认为是治疗上位颈椎（C1~C4）病变的首选方法。在这种方法中，患者取仰卧位，颈部轻度或过度伸展，并使用口咽牵开器，以获得足够的开口。穿刺针直接沿着中线进入口腔，穿过口咽，直接到达椎体（图 10.2a）。在某些病例中，甚至可以通过这种入路到达斜坡，这样就可以治疗位于颅底的较大溶骨性病变。

优点

与其他方法相比，经口入路方法躲避了几乎所有主要的颈部神经血管等结构。薄的咽肌、筋膜和前韧带是唯一被穿刺针穿透的结构。这是一种著名的神经外科治疗方法，该方法可治疗硬膜内和硬膜外的疾病。尽管不是经皮的方法，但它仍然是到达上位颈椎最安全的入路方法之一。

局限

全身麻醉和插管在经口入路手术是必需的。经口插管是可行的，但通常不推荐，因为口腔不应该被除了椎体成形设备的其他工具所占据空间；根据病

灶位置，针头偏向正中侧方或头尾侧倾斜，会提供更自由的操作空间。此过程中，鼻气管插管是与纤维镜辅助配合下完成。感染是经口方法中主要的潜在并发症，伤口感染发生率低于 2%，脑膜炎发生率不到 5%。对后口咽的碘剂消毒范围通常不会达到 100%，因此，建议围手术期和术后应用抗生素预防感染。

侧入路

侧入路（图 10.2c）的方法采用直接经皮的方式用于治疗位于 C1 到 C5 上位椎体的病变。其中有 3 个侧入路方法：前外侧入路（ALA）、TLA 和后外侧入路（PLA）。在 ALA 中，将头部适度伸展，用手按压颈动脉，并由术者的手指推到侧方。将穿刺针小心沿着下颌角下方气管与颈动静脉轴之间进入。在文献中，TLA 经常是在透视结合 CT 引导下进行的。在某些情况下，这种方法可能有些困难，因为存在损伤周围的神经血管等结构的风险。在某些病例中，PLA 可能是一种治疗方法：穿刺针从后外侧进针通过后方的颈椎间隙，可以绕过主要的侧方神经血管结构。然而，在解剖变异或肿瘤占位的病例中（图 10.3），椎动脉的存在可能限制了 PLA 的使用。

优点

在某些情况下，在简单的局部麻醉下就可以进行侧入路手术。然而，考虑到需要进入困难的解剖区域，强烈建议对患者采取适当的镇静。此外，由于手术使用完全经皮的方法，几乎没有感染风险，简单的皮肤消毒即可预防感染。在肥胖或短颈的患者中，TLA 通常是最佳选择。

局限

TLA 要求穿刺针必须在柔软的局部颈部组织中

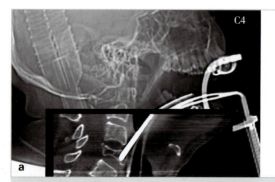
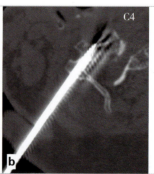
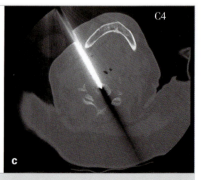

图 10.2　C4 颈椎椎体成形术：不同的技术方法，在不同的路线上可以找到相同的椎体（该病例为 C4）：（a）经口入路。（b）经椎弓根入路。（c）侧入路

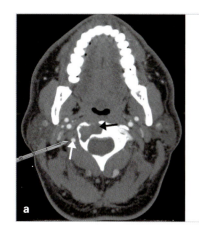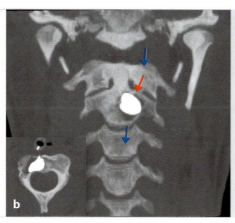

图 10.3 C2 椎体右侧因多发性骨髓瘤导致的骨溶解改变（a）后外侧入路，尽管表面上比经口入路容易，但在肿瘤包块（黑色箭头）占位侵犯椎动脉（白色箭头）的情况下是非常危险的（b）。在这例患者中，采用了经口入路的方法进行椎体成形术（红色箭头）来承担轴向载荷（蓝色箭头）

缓慢而谨慎地前进。与后路胸椎或腰椎成形术相比，胸腰椎的重要椎旁肌会提供适度的抵抗和支撑来维持针位，而在 TLA 中穿刺针几乎立即在轻微的压力下即可到达深部的结构。此外，对颈部主要的血管和神经结构的损伤具有潜在的生命风险。在解剖变异或占位侵袭的病例中，这些结构甚至可能位于非标准位置区域里。

经椎弓根入路

经椎弓根入路的方法可以在当责任病灶定位在 C4~C7 椎体时使用。这种方法的基本要求是责任椎体具有足够大的后方椎弓根，以便能够让穿刺针通过（图 10.2b）。这种方法几乎与常规胸椎和腰椎椎体成形术相同。

优点

与 TLA 相同，经椎弓根途径椎体成形术的感染风险很小，手术操作可在局部麻醉下进行。

局限

当颈椎椎弓根很小或需要小于 15 号的穿刺针进行穿刺时，经椎弓根入路的方法就不太合适了。在穿刺针放置时需要一定的精度，因此需要 CT 引导来防止对椎动脉或脊髓的意外损伤。

10.1.5　预防感染

在经口入路的方法中，最重要的潜在风险是感染，这通常与黏膜保护屏障的破坏，进而导致病原菌进入深层颈部组织有关。最常见的病原菌有金黄色葡萄球菌、链球菌、假丝菌，以及一些革兰阴性细菌，包括大肠埃希菌、变形杆菌和克雷白杆菌。此外，由于许多接受手术治疗的患者患有肿瘤疾病和 / 或化学放疗治疗，他们的免疫系统受到抑制，甚

至一些口腔定植菌也会引起感染。最为重要的是要认识到口腔不能进行完全消毒，因此全身抗生素的应用对预防感染至关重要。

随着提夹钳的应用，口腔通常使用氯己氨酸或碘络酮来消毒。对于抗生素预防，我们通常在手术开始前 30~60min 使用头孢唑林（成人：1~2g；若超过 120kg 的患者：3g）。其他的替代方案包括 600mg 克林霉素联合 500mg 左氧氟沙星，或者是 1200mg 克林霉素联合庆大霉素（2mg/kg）。无论采用哪种预防感染的方案，在经口入路穿刺后，抗生素应持续至少 48h。对于外侧入路和经椎弓根入路的这两种方法，术前的预防性抗生素通常就足够了。

10.1.6　并发症

关于颈椎椎体成形术并发症很少有文献报道。Chiras 描述了该手术并发症发生率为 16.7%（在其纳入研究的 12 例患者中有 2 例发生了并发症）：1 例患者发生 C1~C2 椎体骨水泥渗漏和枕部神经痛，另一名患者在治疗其血管性嗜色素细胞转移后出现了小脑症状，这可能与聚甲基丙烯酸甲酯（PMMA）有关。在这两例病例中，症状几周后逐渐减弱。另外，有一例致死病例的报道：一例 4 岁患有 C2 动脉瘤样骨囊肿的患者因骨水泥渗漏进入静脉室导致椎体系统栓塞而死亡。由于这个原因，在 PMMA 注射之前，应先用对比剂向椎体中注射来检测骨水泥是否有渗漏进入椎体系的风险。

10.1.7　结论

颈椎椎体成形术对于颈椎疾患导致的 VCF 的治疗中起着重要的作用。该技术成功应用需要做好相关术前准备、操作技术及术后护理。在严格的患者筛选以及术中精细操作下，椎体成形术被认为是一种治疗颈椎骨质疏松性、创伤性和病理性骨折的安

全有效的方法，它不仅可以有效缓解疼痛，还可以起到机械稳定和预防致命性的椎体塌陷的作用。

10.2 后弓成形术

10.2.1 引言

后弓病变之前被认为是椎体成形术的禁忌证。然而，一些学者证实后弓骨水泥技术是一种治疗肿瘤性或非肿瘤性病变、减轻疼痛的一种安全有效的方法。

10.2.2 椎弓根成形术

椎弓根病变可以发生在创伤（伴有或不伴骨质疏松的应力性骨折）和转移性或肿瘤疾病。椎体塌陷的风险不仅与椎体病变的体积有关，而且与椎弓根直接受累相关。在胸椎疾患中，这一点尤其重要。根据一些生物力学研究，骨折风险随椎弓根和肋椎关节的病变而增加。因此，后弓成形术不仅是椎体成形术的补充，更是作为稳定胸椎骨折的重要治疗方法。

椎弓根成形术治疗椎体肿瘤

椎弓根成形术需要额外的技术考虑。当椎弓根涉及溶骨性病变时，常规的放射学解剖标志物不能够在透视下清晰找到。此外，在透视下，将PMMA骨水泥注射到椎弓根中，被认为是不安全的，因为透视下很难发现骨水泥渗漏到椎管和神经根管的潜在风险。因此，CT引导可以增加行椎弓根成形术患者的安全性。将穿刺针（一般是13~15号）刺到椎弓根深部进入椎体中，然后缓慢注射少量的PMMA（大约1mL），此时将穿刺针从椎体中轻轻回退（图10.4）。由于PMMA是从穿刺针的针尖挤出的，因此建议使用斜形针头的穿刺针。

椎弓根成形术治疗脊柱滑脱

椎弓根不连续多数伴有椎弓根的部分缺损，而这与椎体滑脱有关。单侧病变也是可能的，它会降低局部脊柱单元的稳定性，同时也是诱发疼痛的重要因素。有文献报道椎弓根的应力骨折与剧烈运动有关，也有文献称椎弓根的骨折与后路螺钉内固定相关。在这些患者中，椎体成形术是一种可以缓解疼痛并改善脊柱稳定性的治疗方法。后路经皮螺钉内固定和PMMA结合，最初称为"Buck技术"，是一种重建椎体稳定性的非常成功的解决方案。

椎弓根成形术治疗骨质疏松症

在常规的骨质疏松的放射学研究中，因为注意力通常集中在椎体上，所以椎弓根的病变通常很少报道。然而，有文献中报道了典型的骨质疏松性椎体压缩性骨折和诊断明确的椎弓根骨折之间的联系。Jung等报道在51%的椎体骨折的患者中伴有椎弓根的骨质疏松（图10.5），伴有在CT扫描中具有典型的骨不连，以及MRI上骨髓信号异常。在全身骨扫描显像中，椎弓根骨质疏松性骨折发现率会提高一倍。在这种骨折的患者中，骨水泥注射可以显著提高椎弓根强度。在注射的过程中，骨水泥针被拉出的同时，而探针仍在椎弓根中，从而在椎弓根形成很长的连续的骨水泥管道。

10.2.3 椎板成形术和脊柱成形术

新一代的椎间融合器通常会对棘突和椎板产生微小的应力。然而，特别是在应用PEEK融合器过程中，较大的椎间植入物充填，或严重骨质疏松的老年患者中，骨重建或棘突骨折时有发生。在行椎间融合治疗椎管狭窄或椎间孔狭窄的年轻患者可能会因为内固定器械对周围骨质的应力而导致椎体后方

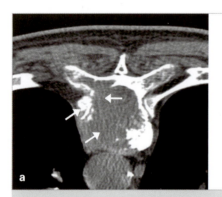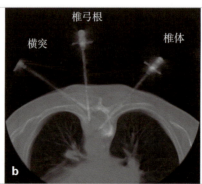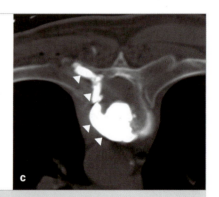

图10.4 （a）T9椎体平面转移，左侧椎体、椎弓根和肋椎关节处棘突广泛性骨溶解（白色箭头）。（b）3根穿刺针被刺入椎体、左侧椎弓根和左侧肋椎关节处棘突。（c）PMMA充填骨溶解处重塑椎体（白色箭头尖）

结构的骨折。有报道称行椎间融合后约 13% 的患者发生了后椎板的重塑。

　　为了顺利完成脊柱成形术，PMMA 可以预先通过 CT 或透视引导下将小穿刺针（13~15 号）直接穿入棘突。在棘突非常细的病例中，可以利用斜后外侧入路通过到达椎板后脚逆行填充棘突（图 10.6）。因为这一区域离主要神经结构较远，并且该部位皮质骨大多由密质骨组成（保护椎管及椎孔），一般没有禁忌证或并发症发生。预防性的脊柱成形术可以减少或避免与椎间融合有关的骨重塑和骨折的发生，

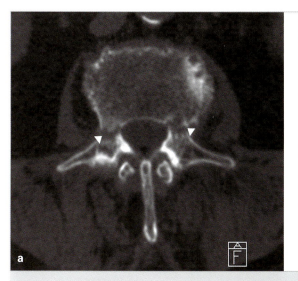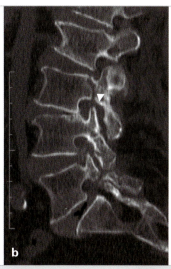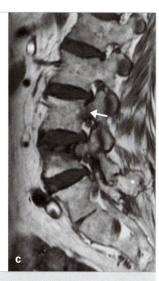

图 10.5　严重骨质疏松症患者的双侧 L3 椎弓根骨折（白色箭头）。在轴位（a）和 2D 重建矢状位（b）的 CT 图像中，在 L3 的两个椎弓根上可以看到皮质骨的中断（白色箭头）。矢状面 T1 加权扫描（c）容易显示信号异常（白色箭头）

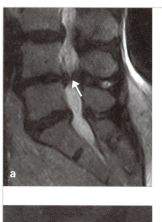
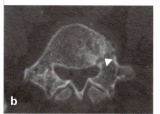
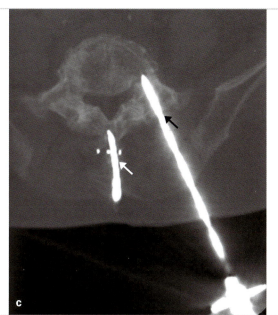
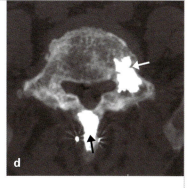
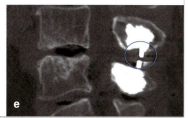

图 10.6　一位患有严重的 L4~L5 椎管狭窄（SCS）伴有左椎弓根应力性骨折的患者行预防性脊柱成形术和椎弓根成形术。（a）矢状面 T2 加权像。（b）D 级腰椎管狭窄（根据 Schizas 分类）（白色箭头），术前轴位 CT 偶然发现 L4 左椎弓根应力骨折（白色箭头尖）。（c）在矢状方向将两根穿刺针刺入在 L4 和 L5 的棘突中（白色箭头），第三根穿刺针被引入 L4 左侧椎弓根（黑色箭头）。（d）在注射 PMMA 后，L4 和 L5 椎体成形术（黑色箭头）和 L4 的左侧椎弓根成形术（白色箭头）顺利完成。（e）可以使棘突间充分并且安全融合

从而增加椎间融合器的稳定性。

10.2.4 要点

- 椎体成形术（颈椎）
- 椎体成形术（椎弓根）
- 脊柱成形术
- 预防性
- 经口入路
- 脊柱滑脱

参考文献

[1] Jensen ME, Evans AJ, Mathis JM, Kallmes DF, Cloft HJ, Dion JE. Percutaneous polymethylmethacrylate vertebroplasty in the treatment of osteoporotic vertebral body compression fractures: technical aspects. AJNR Am J Neuroradiol 1997;18(10):1897–1904.

[2] Sherk HH. Lesions of the atlas and axis. Clin Orthop Relat Res 1975(109):33–41.

[3] Moulding HD, Bilsky MH. Metastases to the craniovertebral junction. Neurosurgery 2010;66(3, Suppl):113–118.

[4] Cotten A, Boutry N, Cortet B, et al. Percutaneous vertebroplasty: state of the art. Radiographics 1998;18(2):311–320, discussion 320–323.

[5] Delank KS, Wendtner C, Eich HT, Eysel P. The treatment of spinal metastases. Dtsch Arztebl Int 2011;108(5):71–79, quiz 80.

[6] Boschi V, Pogorelić Z, Gulan G, Perko Z, Grandić L, Radonić V. Management of cement vertebroplasty in the treatment of vertebral hemangioma. Scand J Surg 2011;100(2):120–124.

[7] Rades D, Schild SE, Abrahm JL. Treatment of painful bone metastases. Nat Rev Clin Oncol 2010;7(4):220–229.

[8] Guedea F, Majó J, Guardia E, Canals E, Craven-Bartle J. The role of radiation therapy in vertebral hemangiomas without neurological signs. Int Orthop 1994;18(2):77–79.

[9] Galibert P, Deramond H, Rosat P, Le Gars D. Preliminary note on the treatment of vertebral angioma by percutaneous acrylic vertebroplasty Neurochirurgie 1987;33(2):166–168.

[10] Gailloud P, Martin JB, Olivi A, Rüfenacht DA, Murphy KJ. Transoral vertebroplasty for a fractured C2 aneurysmal bone cyst. J Vasc Interv Radiol 2002;13(3):340–341.

[11] Tong FC, Cloft HJ, Joseph GJ, Rodts GR, Dion JE. Transoral approach to cervical vertebroplasty for multiple myeloma. AJR Am J Roentgenol 2000;175(5): 1322–1324.

[12] Reddy AS, Hochman M, Loh S, Rachlin J, Li J, Hirsch JA. CT guided direct transoral approach to C2 for percutaneous vertebroplasty. Pain Physician 2005;8(2):235–238.

[13] Wright CH, Kusyk D, Rosenberg WS, Sweet JA. Percutaneous transoral clivoplasty and upper cervical vertebroplasties for multifocal skeletal lymphangiomatosis resulting in complete resolution of pain: case report. J Neurosurg Spine 2017;26(2):171–176.

[14] Menezes AH, VanGilder JC. Transoral-transpharyngeal approach to the anterior craniocervical junction. Ten-year experience with 72 patients. J Neurosurg 1988;69(6):895–903.

[15] Kingdom TT, Nockels RP, Kaplan MJ. Transoral-transpharyngeal approach to the craniocervical junction. Otolaryngol Head Neck Surg 1995;113(4):393–400.

[16] Hadley MN, Spetzler RF, Sonntag VK. The transoral approach to the superior cervical spine. A review of 53 cases of extradural cervicomedullary compression. J Neurosurg 1989;71(1):16–23.

[17] Anselmetti GC, Manca A, Chiara G, Regge D. Painful osteolytic metastasis involving the anterior and posterior arches of C1: percutaneous vertebroplasty with local anesthesia. J Vasc Interv Radiol 2009;20(12):1645–1647.

[18] Wetzel SG, Martin JB, Somon T, Wilhelm K, Rufenacht DA. Painful osteolytic metastasis of the atlas: treatment with percutaneous vertebroplasty. Spine 2002;27(22):E493–E495.

[19] Huegli RW, Schaeren S, Jacob AL, Martin JB, Wetzel SG. Percutaneous cervical vertebroplasty in a multifunctional image-guided therapy suite: hybrid lateral approach to C1 and C4 under CT and fluoroscopic guidance. Cardiovasc Intervent Radiol 2005;28(5):649–652.

[20] Sun G, Jin P, Li M, et al. Percutaneous vertebroplasty for treatment of osteolytic metastases of the C2 vertebral body using anterolateral and posterolateral approach. Technol Cancer Res Treat 2010;9(4):417–422.

[21] Sun HY, Lee JW, Kim KJ, Yeom JS, Kang HS. Percutaneous intervention of the C2 vertebral body using a CT-guided posterolateral approach. AJR Am J Roentgenol 2009;193(6):1703–1705.

[22] Guo WH, Meng MB, You X, et al. CT-guided percutaneous vertebroplasty of the upper cervical spine via a translateral approach. Pain Physician 2012;15(5):E733–E741.

[23] Todar K. The normal bacterial flora of humans. In: Todar K, ed. Todar's Online Textbook of Bacteriology (online book). Madison, WI: Keith Todar; 2008–2012.

[24] Mont'Alverne F, Vallée JN, Cormier E, et al. Percutaneous vertebroplasty for metastatic involvement of the axis. AJNR Am J Neuroradiol 2005;26(7): 1641–1645.

[25] Peraud A, Drake JM, Armstrong D, Hedden D, Babyn P, Wilson G. Fatal ethibloc embolization of vertebrobasilar system following percutaneous injection into aneurysmal bone cyst of the second cervical vertebra. AJNR Am J Neuroradiol 2004;25(6):1116–1120.

[26] Turowski B, Schellhammer F, Herdmann J, Rommel F. Fatal Ethibloc embolization of vertebrobasilar system following percutaneous injection into aneurysmal bone cyst of the second cervical vertebra. AJNR Am J Neuroradiol 2005;26(7):1883–1884.

[27] De la Garza-Ramos R, Benvenutti-Regato M, Caro-Osorio E. Vertebroplasty and kyphoplasty for cervical spine metastases: a systematic review and meta-analysis. Int J Spine Surg 2016;10:7.

[28] Anselmetti GC, Bonaldi G, Carpeggiani P, Manfrè L, Masala S, Muto M. Vertebral augmentation: 7 years' experience. In: Alexandre A, Masini M, Menchetti P, eds. Advances in Minimal Invasive Therapy of the Spine and Nerves. Vienna: Springer; 2011:147–161.

[29] Reyes M, Georgy M, Brook L, et al. Multicenter clinical and imaging evaluation of targeted radiofrequency ablation (t-RFA) and cement augmentation of neoplastic vertebral lesions. J Neurointerv Surg 2018;10(2):176–182.

[30] Manfrè L. Posterior arch and extravertebral augmentation. Neuroradiology 2014;56(I):109–110.

[31] Taneichi H, Kaneda K, Takeda N, Abumi K, Satoh S. Risk factors and probability of vertebral body collapse in metastases of the thoracic and lumbar spine. Spine 1997;22(3):239–245.

[32] Martin JB, Wetzel SG, Seium Y, et al. Percutaneous vertebroplasty in metastatic disease: transpedicular access and treatment of lysed pedicles—initial experience. Radiology 2003;229(2):593–597.

[33] Guillodo Y, Botton E, Saraux A, et al. Contralateral spondylolysis and fracture of the lumbar pedicle in an elite female gymnast. Spine 2000;25(19): 2541–2543.

[34] Maurer SG, Wright KE, Bendo JA. Iatrogenic spondylolysis leading to contralateral pedicular stress fracture and unstable spondylolisthesis. Spine 2000;25(7):895–898.

[35] Macdessi SJ, Leong AK, Bentivoglio JEC. Pedicle fracture after instrumented posterolateral lumbar fusion: a case report. Spine 2001;26(5):580–582.

[36] Buck JE. Direct repair of the defect in spondylolisthesis. Preliminary report. J Bone Joint Surg Br 1970;52(3):432–437.

[37] Rajasekaran S, Subbiah M, Shetty AP. Direct repair of lumbar spondylolysis by Buck's technique. Indian J Orthop 2011;45(2):136–140.

[38] Eyheremendy EP, De Luca SE, Sanabria L. Percutaneous pediculoplasty in osteoporotic compression fractures. J Vasc Interv Radiol 2004;15(8):869–874.

[39] Jung HS, Jee WH, McCauley TR, Ha KY, Choi KH. Discrimination of metastatic from acute osteoporotic compression spinal fractures with MR imaging. Radiographics 2003;23(1):179–187.

[40] Traughber PD, Havlina JM Jr. Bilateral pedicle stress fractures: SPECT and CT features. J Comput Assist Tomogr 1991;15(2):338–340.

[41] Miller JD, Miller MC, Lucas MG. Erosion of the spinous process: a potential cause of interspinous process spacer failure. J Neurosurg Spine 2010;12 (2):210–213.

[42] Manfré L. Posterior arch augmentation (spinoplasty) before and after single and double interspinous spacer introduction at the same level: preventing and treating the failure? Interv Neuroradiol 2014;20(5):626–631.

第十一章　球囊扩张椎体后凸成形术

James Mooney, John W. Amburgy, D. Mitchell Self, Leah J. Schoel, M.R. Chambers

常煜昂　李忠海 / 译

摘要

球囊扩张椎体后凸成形术是一种微创的椎体成形手术，用于治疗椎体压缩骨折产生的疼痛。任何一种椎体成形手术均以减轻患者疼痛、稳定骨折和改善患者功能为目标。球囊扩张椎体后凸成形术的特点在于通过使用充气球囊扩张椎体来恢复椎体高度和减少后凸角度。另外，球囊扩充后产生的空腔可使注入骨水泥时受到的阻力很小，从而降低骨水泥渗漏的风险。在这一章中，我们讨论了诊断标准、操作技术、适应证和禁忌证，详细描述了材料、设备、影像和手术步骤。此外，因其与周围骨折的风险相关，所以我们强调了恢复矢状位平衡和稳定性重建的重要性。最后，对球囊扩张椎体后凸成形术的风险和效益进行了总结。

关键词：球囊后凸成形术，椎体增大，椎体压缩骨折，骨水泥，椎体高度，后凸角度，矢状面平衡，微创

表 11.1　球囊后凸成形术材料和设备供应商
Balloon kyphoplasty
Ackermann
Alphatec Spine
BM Korea
BPB Medico
Biopsybell
Depuy Synthes
G–21
iMedicom
KMC–Maxxspine
Medtronic（Kyphon）
Osseon
Panmed US
Rontis
Taeyeon
Synimed

11.1　引言

球囊扩张椎体后凸成形术是一类用于治疗脊柱骨折的外科手术，包括椎体成形术、后凸成形术和置入术。任何椎体成形手术的目标都是针对椎体压缩骨折（Vertebral Compression Fracture，VCF）进行微创复位和稳定来解决疼痛问题。球囊后凸成形术的特点在于通过使用球囊扩张来恢复椎体高度和减少后凸角度。球囊扩充后产生的空腔可使注入骨水泥时受到的阻力减小，从而降低骨水泥渗漏的风险。

11.2　材料

手术设备可从多种渠道购得。可以在表 11.1 中找到球囊扩张椎体后凸成形术所需的制造商、材料和设备的综合清单。美敦力公司提供的 Kyphon 球囊扩张器组件列在以下各节中，如图 11.1 所示。

11.2.1　骨隧道建立工具

Jamshidi 式针头：通常是一种 11 号或 13 号的中空针头，用于通过椎弓根或椎弓根周围入路进入椎体。内部针头可以具有各种斜角尖端，以增加穿透能力或用于方向控制。一旦就位，内部套管针就会被移除。

克氏针（K 形钢丝）：将其放入套管内，然后取出套管，以便采用 Seldinger 方法建立工作通道。

骨导入器：将 8 号或 10 号的空心导入器或工作通道放在克氏针上，然后将其取出。骨导入器可以是斜面的，以便定向控制。

钻头：用于切割和引导松质骨放置球囊。

刮匙：用来扩张钻头产生的空腔，以容纳膨胀的气囊。

11.2.2　球囊与充气装置

可充气球囊：可与 8 号和 10 号导入器一起使用，长度有 3 种（10mm、15mm 和 20mm），体积为 3~6mL，额定压力为 300~700lbs/in² （Psi）。

充气装置：带数字压力表的压力表，可控制充气。

骨水泥输送套管：这是一种 8 号或 10 口径的同

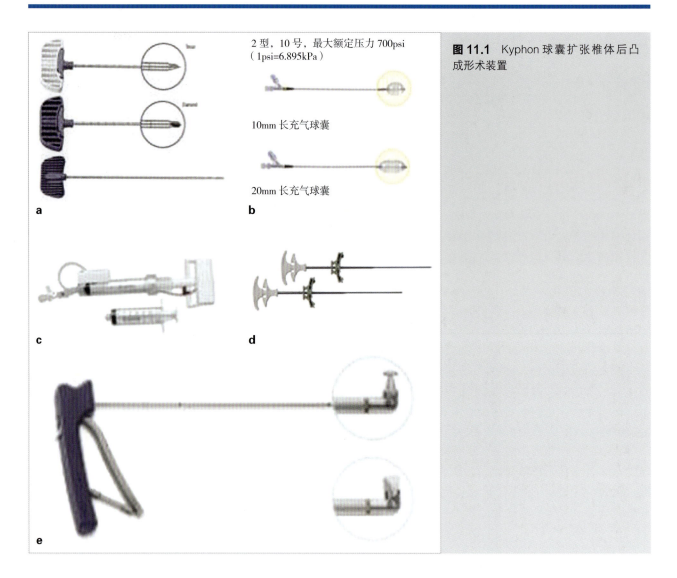

2型，10号，最大额定压力700psi
（1psi=6.895kPa）

10mm长充气球囊

20mm长充气球囊

a   b

c   d

e

图11.1 Kyphon球囊扩张椎体后凸成形术装置

轴输送系统，具有一个外部套管和一个用于排出骨水泥的内杆或"推进器"。

11.2.3 骨水泥

丙烯酸骨水泥（Acrylic Bone Cement，ABC）是椎体成形术最常用的骨水泥，其主要成分是固体和液体丙烯酸混合物，在室温下混合可迅速固化，其暴露在体温下会以更快的速度固化。丙烯酸骨水泥有多种品牌可选择。丙烯酸骨水泥的缺点是其不可生物降解，与椎体的骨性成分存在机械不匹配。但该产品已经在努力改善其机械特性、孔隙率和生物降解性。聚甲基丙烯酸甲酯（Polymethyl Methacrylate，PMMA）是目前应用的最广泛的骨水泥。现代版本的聚甲基丙烯酸甲酯首先由John Charnley博士在英国用于全髋关节置换术，并于2004年被食品和药物管理局（FDA）批准用于治疗VCF。

2017年，有学者通过加入淀粉和$BaSO_4$重新设计了一种新型骨水泥，即磷酸钙骨水泥（Calcium Phosphate Cement，CPC）。体外和体内模型实验中测定其生物力学强度均不低于PMMA，但其生物降解性和骨整合能力明显高于PMMA。

此外，还有其他不常用的骨水泥包括磷酸钙骨水泥（CPC）、硫酸钙骨水泥（CSC）和磷酸镁骨水泥（MPC）。第七章详细讨论了各种骨水泥和其他填充材料。

11.3 诊断和术前准备

急性或亚急性椎体压缩性骨折的患者主诉通常为严重的腰背部疼痛。体格检查显示相应棘突上的压痛和局部叩击痛。影像学检查如X线、CT、MRI、甚至核素骨扫描成像都可用于确诊骨折。MRI中的短时间反转恢复序列（Short Tau Inversion Recovery，STIR）和T1加权序列被认为是评估VCF的金标准。

STIR 信号的增加与骨折产生的疼痛具有高度的相关性，T1 加权像很好地显示了骨折线和骨髓信号的改变（图 11.2）。若 MRI 效果不佳，可通过核素骨扫描成像来显示急性或亚急性骨折中的放射性核素摄取情况，并可以与 CT 扫描结合使用，以准确描述骨折的解剖学特征。

接受球囊扩张椎体后凸成形术的患者通常年龄较大，身体条件较差，对围手术期的应激反应抵抗力较差。例如，患者的最低肺泡麻醉剂浓度每 10 年下降约 6%，该指标严重影响吸入性麻醉剂的使用。药物的新陈代谢及其作用时间也取决于患者肾脏或肝脏的排泄状况，因此需要精确把控药物剂量，谨慎使用短效药物。在术前通过评估患者器官功能和储备来预测患者可能对麻醉的反应至关重要。虽然术前实验室检查和其他辅助检查因患者而异，但我们会常规检查血细胞计数、生化检查、凝血检查、正位胸片（AP）和心电图。

11.4 适应证和禁忌证

球囊扩张椎体后凸成形术的适应证包括与 VCF

相关的顽固性重度疼痛或中度至重度持续性疼痛。2017 年，一个由骨科、神经外科、介入放射科和疼痛科专家组成的多学科专家小组，使用兰德 / 加州大学洛杉矶分校的适当性方法（RAND/UCLA Appropriateness Method，RUAM），开发了临床护理路径（Clinical Care Pathway，CCP），就椎体脆性骨折（Vertebral Fragility Fractures，VFF）给患者提出了针对性的建议。专家小组评估了对诊断椎体脆性骨折有重要意义的体征和症状、相关的诊断程序，以及在各种临床情况下椎体增强与非手术治疗的适当性（图 11.3）。他们的报告包括以下相对和绝对禁忌证指南（表 11.2）。

绝对禁忌证包括手术部位的活动性感染和未经治疗的血液传播性疾病。强烈的禁忌证包括骨髓炎、妊娠、填充物过敏、凝血障碍、脊柱不稳、骨折所致的脊髓病、神经功能缺损。尽管取决于其严重程度，但内植物排斥和脊柱畸形通常不是禁忌证。相对禁忌证包括心肺功能受损，以致不能达到安全的镇静或麻醉，在这种情况下，手术可能需要在局麻下进行。肿瘤破坏椎体后皮质和肿瘤向椎管内延伸也是经皮椎体增强术的相对禁忌证，因为有可能导

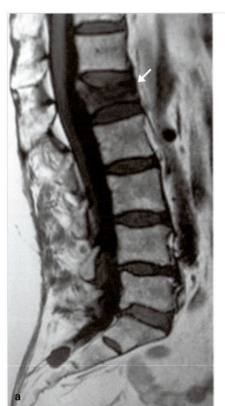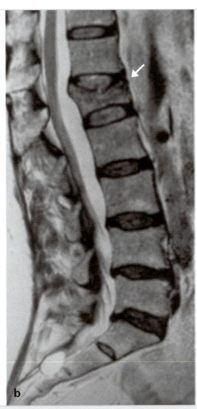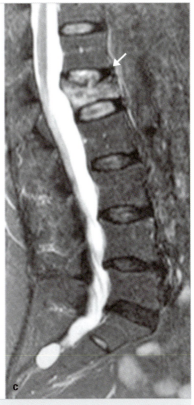

图 11.2　急性 L1 椎体压缩骨折的矢状面：（a）T1 涡轮自旋回波（TSE）。（b）T2 TSE。（c）T2 短时间反转恢复序列（STIR）图像（白色箭头）

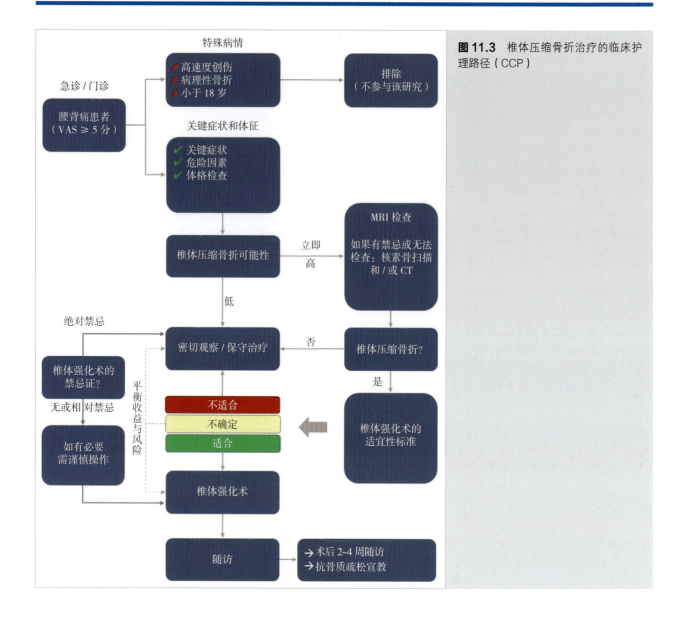

图 11.3 椎体压缩骨折治疗的临床护理路径（CCP）

致骨水泥渗漏或肿瘤向后移位。

11.5 步骤

球囊扩张椎体后凸成形术可以在全身麻醉下进行，也可以在镇静和局部麻醉的监视麻醉护理（Monitored Anesthesia Care，MAC）下进行。在我们的实践中，我们选择在气管插管全麻下进行球囊扩张椎体后凸成形术。除了极少数例外，如由于严重的心肺疾病而不能耐受全身麻醉的患者使用 MAC 镇静时要谨慎，以避免过度镇静和呼吸损害。

患者用肩枕和髋枕俯卧在手术台上，以帮助脊柱伸展和恢复椎体高度，并将所有手术台承载压力

的部位都进行了填充和检查。在透视定位指导下，将目标手术区域以无菌方式进行准备和覆盖。术前给予适当的预防性抗生素。用透视识别椎弓根和骨折椎体，透视视图包括 AP 正位视图和侧视图。另一种透视技术包括向下引导椎弓根纵轴的内切视面（图 11.4）。

注射局部麻醉剂，在椎弓根上缘上方约 1cm，侧方约 2cm 处，用 15 号或 11 号刀片做一个小的切口。对于标准的经椎弓根入路，Jamshidi 针在直接透视下通过椎弓根插入并引导进入椎体。也可以使用其他方法和导入技术（参见第六章）。取下套管，用克氏针更换。使用 Seldinger 技术，拔除 Jamshidi 套管，并将空心导骨器通过克氏针，向前推进通过椎体直

表 11.2 球囊扩张椎体后凸成形术的绝对和相对禁忌证

病症	专家组建议
手术部位活动性感染	椎体强化术的绝对禁忌证
未经治疗的血源性感染	绝对禁忌证，术前需要静脉抗生素治疗。一旦培养呈阴性，经过一段适当的抗生素治疗后，可谨慎地进行手术
骨髓炎	通常是椎体强化术的强禁忌证。在极少数情况下，可以考虑行椎体强化，例如，患者无法耐受开放手术，感染是慢性的，细菌毒力较弱。感染可以通过抗生素水泥和长期抗生素释放控制局部炎症
妊娠	虽然妊娠是椎体强化术的禁忌证，但在特殊情况下，获益可能大于风险。应尽量减少对胎儿的辐射
填充材料过敏反应	相对禁忌证，取决于过敏的严重程度。如果先前的过敏反应并不严重，过敏反应可以用类固醇、泰诺和苯海拉明进行预处理。或者，可以选择另一种填充材料
凝血功能障碍	相对禁忌证。如果可能，尽量标准化/纠正凝血功能［国际标准化比率（INR）< 1.7］。出血的风险应与卧床休息引起的并发症相平衡。血小板减少（血小板 < 30000/μL）患者应谨慎开展
脊柱不稳定	相对禁忌证，取决于不稳定的程度和骨折的节段。如果需要，应计划额外的干预措施处理不稳定，可能并非一期来处理
骨折引起脊髓压迫	相对禁忌证。减压和稳定是首选方案，但如果患者无法耐受手术，也可以考虑椎体强化术。应与脊柱外科医生或神经外科医生协作
神经功能障碍	相对禁忌证。可能需要进行减压手术，或者行内固定。应告知患者骨水泥渗漏至椎管内的危险性。应与脊柱外科医生或神经外科医生协作
神经结构碰触	相对禁忌证，取决于碰触的程度。特别注意避免水泥渗漏到椎管或椎间孔内。可能需要额外的开放性手术
骨折块后移/累及椎管	一般来说不是禁忌证。避免过伸或加重狭窄。CT 扫描可用于确定椎体后壁的完整性

径的 2/3。确认外套管位置后，取下克氏针和内套管。钻头在透视引导下手动钻出一个可放置球囊的通道，通过该通道可获得病理活检标本组织，可通过导入器或活组织检查套管获得骨髓病理活检标本（图 11.1）。

接下来，将 10mm 或 15mm 的球囊连接到预先填充了碘化造影剂的注射器上，通过工作通道，在透视引导下，被引导进入预先由钻头形成的通道。在正位和侧位透视图像中，球囊上的不透射线标记可显示在套管鞘的远侧。当使用双侧入路时，该过程在对侧重复相同的步骤。

使用球囊扩张器可以安全、缓慢地复位骨性终板，复位松质骨，并产生空腔。在使用正位和侧位透视进行监测的同时，球囊被逐渐充气扩张。装在充气装置中的数字压力计显示，每增加一次体积，压力就会增加一次。随着骨小梁的移位，压力逐渐减小。这一过程在保证安全的情况下重复进行。骨折复位根据终板移位程度、高度恢复和后凸角度复位的情况而定，压力、体积和透视图像都决定终点位置。这个过程中椎体外侧壁和前部骨皮质不能破损。另外，记录最终的气囊体积，之后将一个或两

个球囊放气并移除。骨水泥输送套管通过工作通道插入并前进，直到套管尖端到达由球囊产生的空隙的前部，恰好顶在椎体前皮质壁的后方。骨水泥通过套管中的输送杆排入空腔内。在骨水泥注入过程中，套管和推杆轻轻地收回，以便给骨水泥留出空间来填充空隙。当骨水泥向后延伸时，注射应缓慢，以防渗出。骨水泥应从上至下终板之间延伸，并位于椎弓根之间。骨水泥可以延伸到椎体后壁，但一定要注意和识别骨水泥不要超出边缘。这一过程可在对侧重复，直到达到足够的填充为止。当水泥开始变硬时，套管就可以被移除。通过注射到椎体内的骨水泥硬化来实现椎体的内固定和稳定。拍摄最终的透视图像以记录最终的骨水泥位置。伤口用真皮贴或无菌辅料包扎（图 11.5）

双侧与单侧的比较

几项大宗临床随机对照试验的系统评价已经分析了双侧和单侧球囊扩张椎体后凸成形术的不同之处，在高度恢复、后凸角度矫正和患者疼痛改善几个方面，两种入路之间存在着一些差异。

在对包括 850 例患者在内的 15 个临床随机对照

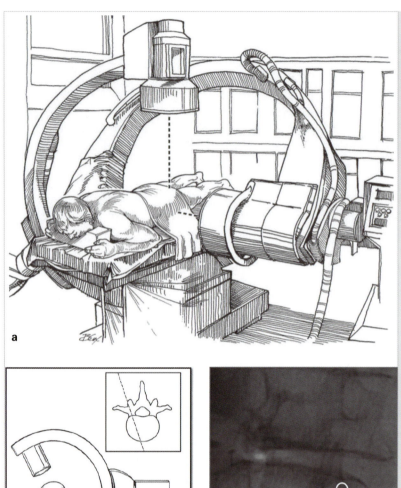

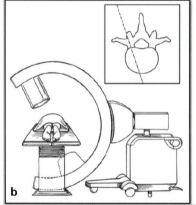

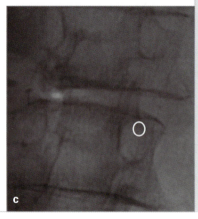

图11.4 （a）脊柱球囊扩张椎体后凸成形术中患者和前后侧位透视的正确定位。（b）向内面视图提供了一个角度，该角度直接沿着椎弓根的轴线。（c）透视切面：20°同侧右斜，起点位置在上外侧椎弓根（白色圆圈）

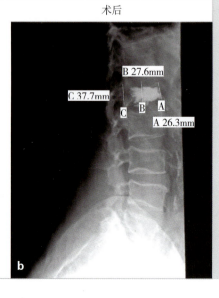

图11.5 L1压缩骨折球囊扩张椎体后凸成形术前后图像显示骨水泥填充和高度恢复。测量在从后部（图a上的测量）到前部（图b上的测量）的3个点上进行。椎体3点的高度以mm为单位列出

试验的分析中，Yang 等发现双侧和单侧球囊扩张椎体后凸成形术在患者生活质量改善或手术并发症方面没有显著差异。Chen 等发现单侧入路手术时间短、骨水泥注入量少、骨水泥渗漏风险低，在视觉模拟评分疼痛评分、身高变化或后凸角度变化方面，两组之间没有统计学上的显著差异。Papanastassiou 等分析了多发性骨髓瘤患者单侧和双侧球囊扩张椎体后凸成形术的差异，发现在临床或影像学结果上没有显著差异。Huang 等回顾了包括 253 例患者在内的 5 项临床研究，发现临床疗效方面没有显著的差异，认为单侧球囊扩张椎体后凸成形术具有减少手术时间和经济成本的优势。同样，在一项包括 563 例患者的 Meta 分析中，Sun 等指出，单侧入路可减少手术时间、骨水泥消耗，降低骨水泥渗漏风险，减少术中辐射剂量和住院费用，同时可改善患者短期总体功能状况。

也有大量数据支持采用双侧入路进行球囊扩张椎体后凸成形术获得最佳椎体增强效果。在一项对 296 例骨质疏松 VCF 患者的回顾性研究中，Bozkurt 等发现虽然单侧球囊扩张椎体后凸成形术和椎体成形术在骨折椎体高度恢复方面没有统计学上的显著差异，但与其他两种技术相比，双侧球囊扩张椎体后凸成形术具有显著恢复椎体高度的优势。一项包含 5 项临床研究的 Meta 分析也支持了采用双侧穿刺技术恢复椎体高度的优势，这些研究证明双侧球囊扩张椎体后凸成形术与单侧球囊扩张椎体后凸成形术相比，椎体高度恢复程度明显提高（$P=0.03$）。

总体而言，基于上述研究和分析，单侧入路在手术时间、手术操作、住院费用、术中放射剂量、改善短期功能状况和骨水泥渗漏方面具有优势。此外，在缓解疼痛、改善生活质量或手术并发症方面，单侧和双侧入路似乎没有显著差异。最后，双侧入路的球囊扩张椎体后凸成形术比单侧入路的球囊扩张椎体后凸成形术提供了明显更好的短期高度恢复。

11.6　风险和收益

与任何外科手术一样，可能的不良事件包括感染、出血、心脏骤停和中风。球囊扩张椎体后凸成形术特有的其他风险包括骨水泥渗漏和栓塞、脊髓压迫和神经损伤。与气囊故障相关的风险通常是最小的。随着气囊的失效或破裂，压力会迅速降至零或接近零，少量造影剂和盐水会逸出。在放气后，气囊可能会被轻柔的移除。幸运的是，球囊扩张椎体后凸成形术的并发症发生率非常低，而且这一手术已经被证明能够显著和持续地减少疼痛、残疾和阿片类止痛剂的使用，从而显著提高生活质量。

11.7　恢复矢状位平衡和矫正脊柱后凸的重要性

脊椎畸形、矢状位失衡和后凸导致的机体方面的后果包括肺功能降低、早饱和胃部不适、平衡困难、步态改变和速度减慢的体位补偿、慢性腰背痛、运动功能降低、骨折风险增加（与骨密度无关），以及死亡率增加。

矢状位平衡被认为是决定脊柱手术后效果的重要因素，也被列入了脊柱畸形的影像学评估中。许多 VCF 患者由于压缩性骨折本身造成的后凸畸形而出现矢状位不平衡。矢状位平衡是根据从 C7 椎体中部画出的垂直线来确定的。在正常的矢状平衡状态下，这条线将通过 S1 椎体后上部的一点。如果直线在此点前方超过 2cm，则患者处于正平衡状态；如果直线在同一点后超过 2cm，则患者处于负平衡状态（图 11.6）。

很少有研究直接分析球囊扩张椎体后凸成形术和矢状面垂直轴（Sagittal Vertical Axis，SVA）矫正之间的关系。Pradhan 等回顾分析了 65 例接受 1~3 节段球囊扩张椎体后凸成形术的患者，研究了单节段和多节段球囊扩张椎体后凸成形术对脊柱局部和整体矢状面排列的影响。作者发现，大多数采用后凸成形术矫正后凸畸形的方法局限于所治疗的椎体，而采用多节段球囊扩张椎体后凸成形术矫正可在较长跨度上改善矢状面平衡。在另一项对 21 例接受球囊扩张椎体后凸成形术的患者的研究中，Yokoyama 等发现，与健康组的（1.45±2.7）cm 相比，术前的 SVA 为（7±3.9）cm，明显向前（正）矢状位平衡移动。球囊扩张椎体后凸成形术后，SVA 降至（5.02±2.91）cm，这与治疗后椎体后凸减少有关。

有多项研究研究矢状面平衡恢复与临床疗效的相关性。有研究表明，球囊扩张椎体后凸成形术后矢状平衡的改善与涉及疼痛和生活质量评估的临床疗效相关，特别是在成人退行性脊柱畸形患者中，矢状平衡矫正与手术结果之间的相关性很强。一项临床随机、非盲试验比较了球囊扩张椎体后凸成形术和非手术治疗急性疼痛椎体压缩骨折的临床疗效，结果显示根据 SF-36 PCS（物理成分概要）评分，生活质量改善最大的亚组（5.18°）拥有更好的后凸矫正，而生活质量改善最小的亚组（1.98°）则有较差的后凸矫正，同样，后凸角度矫正度最高的患者有

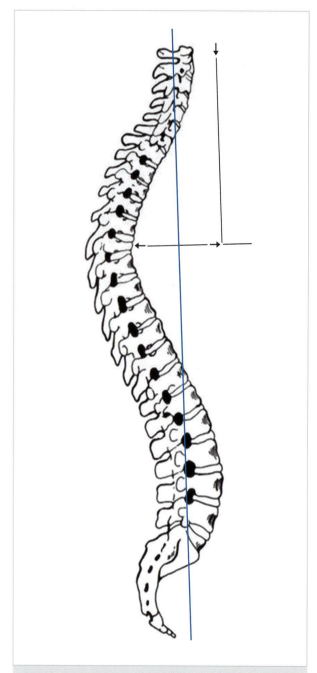

图 11.6 矢状平衡由 C7 垂直线决定，这是一条从 C7 椎体中心画出的垂直线。当这条线落在 S1 后上角前面超过 2cm 时，就会出现正矢状面平衡。当这条线落在这一点后面超过 2cm 时，就会出现负的矢状面平衡

更高的 SF-36 PCS 生活质量改善。

11.8 相邻椎体骨折

据报道，球囊扩张椎体后凸成形术后还会出现

相邻其他椎体的骨折，但相邻椎体周围骨折与球囊扩张椎体后凸成形术之间的因果关系是值得怀疑的，因为不接受手术的骨质疏松症患者也会发生相邻椎体的骨折。高于骨质疏松症自然病史的骨折率还没有被证实。与未做过椎体成形术的患者相比，接受过椎体成形术的患者发生相邻椎体骨折的速度更快，这或许解释了这样一种观点，即椎体成形术后患者再次发生骨折的概率更高（图 11.7）。

不考虑骨密度、年龄和其他风险因素，即使没有症状，椎体骨折也可以通过放射学证实骨质量受损，并可强烈预测新的椎体和其他非椎体骨折。单节段椎体骨折的存在使后续椎体骨折的风险增加了 5 倍，髋部和其他部位骨折的风险增加 2~3 倍。在初次骨折后，没有接受系统抗骨质疏松治疗的骨质疏松患者发生额外骨折的概率是接受抗骨质疏松药物治疗的患者的两倍（20%），在接受合成代谢骨剂治疗的患者中出现的脊柱骨折更少，绝对和相对风险分别显著降低 3.6% 和 86%。

椎体成形术可用于减少额外或邻近节段的骨折。许多研究表明，与未经治疗的骨质疏松性骨折患者相比，接受球囊扩张椎体后凸成形术的患者的相邻骨折发生率较低（4.2%/20%）。Baek 等在回顾分析 240 例伴随疼痛的 VCF 患者后发现，当 SVA 小于 6cm 且节段性后凸角度小于 11°时，椎体增强术后相邻节段骨折的风险显著降低。在另一项前瞻性研究中，Palombaro 等指出接受球囊扩张椎体后凸成形术的患者 6 个月内相邻椎体骨折的发生率为 37%，而非手术治疗的患者为 65%。

楔形骨折导致的后凸使上半身的重心前移，其增加了屈曲弯矩，并导致肌腱收缩（膝关节屈曲）的代偿性站姿，且增加了椎旁肌肉的活动，以努力保持平衡。在一项生物力学有限元研究中，Rohlmann 等在骨折椎体相邻的椎间盘中测量了椎间盘内压（IDP），PMMA 弹性模量在 1000~3000MPa 之间，体积在 4~10mL 之间，骨水泥的体积和弹性模量对 IDP 的影响可以忽略不计，与椎体骨折本身相比（有或没有代偿性上半身移位），骨水泥强化骨折椎体对 IDP 的影响要小得多。2005 年 Berlemann 等描述了一种削弱功能脊柱单位（两个椎体和中间椎间盘）的应力提升效应，由此增加了治疗椎体的刚度，改变了负荷转移到非骨水泥相邻节段的程度，比骨水泥注射引起的硬度增加更明显的是骨折和上半身移位对脊柱负荷的影响，椎体前路高度的恢复和后凸畸形的矫正通过减小弯矩来减少压缩力。

Luo 等分析了 28 具尸体脊柱标本的应力分布，

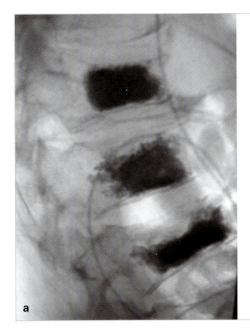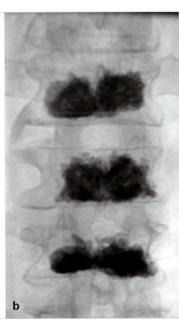

图11.7（a,b）3节段球囊扩张椎体后凸成形术后的影像

这些标本包括3个胸腰椎和其中1个椎体压缩损伤前后的间盘和韧带以及椎体成形术后的应力分布。损伤的诱导使受影响节段的IDP平均降至骨折前的47%，转变为相邻节段的IDP平均为基线的73%。损伤还将压缩负荷从髓核转移到环部，从椎间盘转移到神经弓。椎体成形术部分逆转了这些变化，使骨折和邻近节段的平均IDP分别增加到基线的76%和81%。损伤后，在载荷作用下椎体的蠕变增加了14倍。椎体成形术逆转了这些变化，与骨折后相比，骨折节段椎体前部的形变减少了62%，相邻节段减少了52%。

球囊扩张椎体后凸成形术在楔形骨折后显著（$P < 0.001$）恢复了原始椎体高度的80%以上，并纠正了高达92%的患者的椎体楔形骨折畸形，这些畸形在手术后至少两年内保持稳定。与椎体成形术相比，球囊扩张椎体后凸成形术的优点之一仍然是局部脊柱后凸的复位。球囊扩张椎体后凸成形术比椎体成形术对减少脊柱后凸的作用要大（3.7°~8°比0.5°~3°），这种后凸矫正可以让患者更轻松地保持直立姿势，使脊柱椎旁肌肉放松，缓解疼痛，并降低再次的VCF。

虽然表明术前体位复位是矫正后凸的最重要因素的证据较为有限，但仍有充分证据表明，在球囊扩张椎体后凸成形术中使用的球囊扩张比单纯的体位复位更能使骨折复位增加4.5倍以上，并且占复位的80%以上。

有关椎体增强术后额外或相邻椎体VCF的更多信息，请参见第十七章。

11.9 术后护理

虽然通常将球囊扩张椎体后凸成形术作为门诊手术，但由于患者多为老年人，常合并多种内科疾病，因此往往需要入院过夜。老年患者所有器官系统的功能储备都有先天的进行性丧失，常见术后并发症包括肺不张、支气管炎、肺炎、神志不清、心力衰竭和心肌梗死。

增加此类患者围手术期病情的关注，使患者手术创伤更小、手术时间更短、住院时间更少。术中细致处理合并疾病、术后有效镇痛将有助于降低患者的应激反应。在治疗老年患者时，临床医生应该始终牢记药代动力学和药效学的改变使得一些药物在老年患者中更有效。例如，老年人对吗啡的清除速率较低，导致止痛所需的麻醉剂减少。大脑对阿片类药物的敏感度随着年龄的增长而增加。

鼓励患者在出院时尽快恢复所有没有限制的日常活动。患者在术后2周进行检查，以评估他们对手术的反应和伤口愈合的进展，并确定是否需要额外的护理，包括物理治疗。球囊扩张椎体后凸成形术后，加强背部肌肉锻炼的计划通常对这些患者有很大的帮助。所有出现VFF的患者都应该进行骨密度监测和骨质疏松教育，并根据需要进行治疗。他们后续的骨质疏松症的治疗将在第三十四章中更详细地讨论。如果球囊扩张椎体后凸成形术后疼痛没有缓解或明显减轻，需要重新进行影像学评估。腰部疼痛有数不清的非手术原因，而且在最初的椎体增强手术后，经常会有额外的脊椎骨折。

11.10 结论

　　球囊扩张椎体后凸成形术是一种微创手术，旨在减轻与VCF相关的疼痛和功能障碍。大量研究结果表明，各种原因引起的VCF患者在球囊扩张椎体后凸成形术后，疼痛得到显著持久的缓解，机体残疾减少，功能状况改善，生活质量提高。此外，有效恢复椎体高度、矫正后凸角度和改善矢状面平衡可能会降低未来相邻椎体骨折的风险。

　　由经验丰富的医生在全麻或MAC联合镇静和局部麻醉下进行球囊扩张椎体后凸成形术，患者的并发症发生率极低，且已被证明可以显著降低患者的发病率和死亡率。球囊扩张椎体后凸成形术是对药物治疗无效的VCF患者疼痛治疗的首要选择。

参考文献

[1] He Z, Zhai Q, Hu M, et al. Bone cements for percutaneous vertebroplasty and balloon kyphoplasty: Current status and future developments. J Orthop Translat 2014;3(1):1–11.

[2] Charnley J. Anchorage of the femoral head prosthesis to the shaft of the femur. J Bone Joint Surg Br 1960;42-B:28–30.

[3] Kanonidou Z, Karystianou G. Anesthesia for the elderly. Hippokratia 2007;11(4):175–177.

[4] Yang S, Chen C, Wang H, Wu Z, Liu L. A systematic review of unilateral versus bilateral percutaneous vertebroplasty/percutaneous kyphoplasty for osteoporotic vertebral compression fractures. Acta Orthop Traumatol Turc 2017;51(4):290–297.

[5] Chen H, Tang P, Zhao Y, Gao Y, Wang Y. Unilateral versus bilateral balloon kyphoplasty in the treatment of osteoporotic vertebral compression fractures. Orthopedics 2014;37(9):e828–e835.

[6] Papanastassiou ID, Eleraky M, Murtagh R, Kokkalis ZT, Gerochristou M, Vrionis FD. Comparison of unilateral versus bilateral kyphoplasty in multiple myeloma patients and the importance of preoperative planning. Asian Spine J 2014;8(3):244–252.

[7] Huang Z, Wan S, Ning L, Han S. Is unilateral kyphoplasty as effective and safe as bilateral kyphoplasties for osteoporotic vertebral compression fractures? A meta-analysis. Clin Orthop Relat Res 2014;472(9):2833–2842.

[8] Sun H, Lu PP, Liu YJ, et al. Can Unilateral Kyphoplasty Replace Bilateral Kyphoplasty in Treatment of Osteoporotic Vertebral Compression Fractures? A Systematic Review and Meta-analysis. Pain Physician 2016;19(8):551–563.

[9] Bozkurt M, Kahilogullari G, Ozdemir M, et al. Comparative analysis of vertebroplasty and kyphoplasty for osteoporotic vertebral compression fractures. Asian Spine J 2014;8(1):27–34.

[10] Feng H, Huang P, Zhang X, Zheng G, Wang Y. Unilateral versus bilateral percutaneous kyphoplasty for osteoporotic vertebral compression fractures: A systematic review and meta-analysis of RCTs. J Orthop Res 2015;33(11):1713–1723.

[11] Eidt-Koch D, Greiner W. Quality of life results of balloon kyphoplasty versus non surgical management for osteoporotic vertebral fractures in Germany. Health Econ Rev 2011;1(1):7.

[12] Papanastassiou ID, Phillips FM, Van Meirhaeghe J, et al. Comparing effects of kyphoplasty, vertebroplasty, and non-surgical management in a systematic review of randomized and non-randomized controlled studies. Eur Spine J 2012;21(9):1826–1843.

[13] Wardlaw D, Cummings SR, Van Meirhaeghe J, et al. Efficacy and safety of balloon kyphoplasty compared with non-surgical care for vertebral compression fracture (FREE): a randomised controlled trial. Lancet 2009;373(9668):1016–1024.

[14] Van Meirhaeghe J, Bastian L, Boonen S, Ranstam J, Tillman JB, Wardlaw D; FREE investigators. A randomized trial of balloon kyphoplasty and nonsurgical management for treating acute vertebral compression fractures: vertebral body kyphosis correction and surgical parameters. Spine 2013;38 (12):971–983.

[15] Kicielinski KP, Pritchard Patrick R, Ruiz H, et al. Patient Experience Following Kyphoplasty: Safety, Efficacy and Patient Satisfaction. J Adv Med Med Res 2015;10(1):1–11.

[16] Feltes C, Fountas KN, Machinis T, et al. Immediate and early postoperative pain relief after kyphoplasty without significant restoration of vertebral body height in acute osteoporotic vertebral fractures. Neurosurg Focus 2005;18(3):e5.

[17] Kanis JA, Oden A, Johnell O, De Laet C, Jonsson B. Excess mortality after hospitalisation for vertebral fracture. Osteoporos Int 2004;15(2):108–112.

[18] Johnell O, Kanis JA, Odén A, et al. Mortality after osteoporotic fractures. Osteoporos Int 2004;15(1):38–42.

[19] Hillier TA, Lui LY, Kado DM, et al. Height loss in older women: risk of hip fracture and mortality independent of vertebral fractures. J Bone Miner Res 2012;27(1):153–159.

[20] Lindsay R, Silverman SL, Cooper C, et al. Risk of new vertebral fracture in the year following a fracture. JAMA 2001;285(3):320–323.

[21] Nevitt MC, Ettinger B, Black DM, et al. The association of radiographically detected vertebral fractures with back pain and function: a prospective study. Ann Intern Med 1998;128(10):793–800.

[22] van Schoor NM, Smit JH, Twisk JW, Lips P. Impact of vertebral deformities, osteoarthritis, and other chronic diseases on quality of life: a population-based study. Osteoporos Int 2005;16(7):749–756.

[23] Hallberg I, Rosenqvist AM, Kartous L, Löfman O, Wahlström O, Toss G. Health-related quality of life after osteoporotic fractures. Osteoporos Int 2004;15(10):834–841.

[24] Silverman SL. The clinical consequences of vertebral compression fracture. Bone 1992;13(Suppl 2):S27–S31.

[25] Sinaki M, Brey RH, Hughes CA, Larson DR, Kaufman KR. Balance disorder and increased risk of falls in osteoporosis and kyphosis: significance of kyphotic posture and muscle strength. Osteoporos Int 2005;16(8): 1004–1010.

[26] Schlaich C, Minne HW, Bruckner T, et al. Reduced pulmonary function in patients with spinal osteoporotic fractures. Osteoporos Int 1998;8(3): 261–267.

[27] Culham EG, Jimenez HA, King CE. Thoracic kyphosis, rib mobility, and lung volumes in normal women and women with osteoporosis. Spine 1994;19(11):1250–1255.

[28] Leech JA, Dulberg C, Kellie S, Pattee L, Gay J. Relationship of lung function to severity of osteoporosis in women. Am Rev Respir Dis 1990;141(1):68–71.

[29] Booth KC, Bridwell KH, Lenke LG, Baldus CR, Blanke KM. Complications and predictive factors for the successful treatment of flatback deformity (fixed sagittal imbalance). Spine 1999;24(16):1712–1720.

[30] Berven SH, Deviren V, Smith JA, Hu SH, Bradford DS. Management of fixed sagittal plane deformity: outcome of combined anterior and posterior surgery. Spine 2003;28(15):1710–1715, discussion 1716.

[31] Park SJ, Lee CS, Chung SS, Kang KC, Shin SK. Postoperative changes in pelvic parameters and sagittal balance in adult isthmic spondylolisthesis. Neurosurgery 2011;68(2, Suppl Operative):355–363, discussion 362–363.

[32] Endo K, Suzuki H, Tanaka H, Kang Y, Yamamoto K. Sagittal spinal alignment in patients with lumbar disc herniation. Eur Spine J 2010;19(3):435–438.

[33] Pradhan BB, Bae HW, Kropf MA, Patel VV, Delamarter RB. Kyphoplasty reduction of osteoporotic vertebral compression fractures: correction of local kyphosis versus overall sagittal alignment. Spine 2006;31(4):435–441.

[34] Yokoyama K, Kawanishi M, Yamada M, et al. Postoperative change in sagittal balance after Kyphoplasty for the treatment of osteoporotic vertebral compression fracture. Eur Spine J 2015;24(4):744–749.

[35] Ranstam J, Turkiewicz A, Boonen S, Van Meirhaeghe J, Bastian L, Wardlaw D. Alternative analyses for handling incomplete follow-up in the intention-to-treat analysis: the randomized controlled trial of balloon kyphoplasty versus non-surgical care for vertebral compression fracture (FREE). BMC Med Res Methodol 2012;12:35.

[36] Grohs JG, Matzner M, Trieb K, Krepler P. Minimal invasive stabilization of osteoporotic vertebral fractures: a prospective nonrandomized comparison of vertebroplasty and balloon kyphoplasty. J Spinal Disord Tech 2005;18(3):238–242.

[37] Dong R, Chen L, Gu Y, et al. Improvement in respiratory function after vertebroplasty and kyphoplasty. Int Orthop 2009;33(6):1689–1694.

[38] Dong R, Chen L, Tang T, et al. Pain reduction following vertebroplasty and kyphoplasty. Int Orthop 2013;37(1):83–87.

[39] Berlemann U, Franz T, Orler R, Heini PF. Kyphoplasty for treatment of osteoporotic vertebral fractures: a prospective non-randomized study. Eur Spine J 2004;13(6):496–501.

[40] Rollinghoff M, Siewe J, Zarghooni K, et al. Effectiveness, security and height restoration on fresh compression fractures: a comparative prospective study of vertebroplasty and kyphoplasty Minim Invasive Neurosurg 2009;52(5–6): 233–237.

[41] Lovi A, Teli M, Ortolina A, Costa F, Fornari M, Brayda-Bruno M. Vertebroplasty and kyphoplasty: complementary techniques for the treatment of painful osteoporotic vertebral compression fractures.

A prospective non-randomised study on 154 patients. Eur Spine J 2009;18(Suppl 1):95–101.

[42] Kasperk C, Hillmeier J, Nöldge G, et al. Treatment of painful vertebral fractures by kyphoplasty in patients with primary osteoporosis: a prospective nonrandomized controlled study. J Bone Miner Res 2005;20(4):604–612.

[43] Ettinger B, Black DM, Mitlak BH, et al; Multiple Outcomes of Raloxifene Evaluation (MORE) Investigators. Reduction of vertebral fracture risk in postmenopausal women with osteoporosis treated with raloxifene: results from a 3-year randomized clinical trial. JAMA 1999;282(7):637–645.

[44] Zoarski GH, Snow P, Olan WJ, et al. Percutaneous vertebroplasty for osteoporotic compression fractures: quantitative prospective evaluation of longterm outcomes. J Vasc Interv Radiol 2002;13(2, Pt 1):139–148.

[45] Uppin AA, Hirsch JA, Centenera LV, Pfiefer BA, Pazianos AG, Choi IS. Occurrence of new vertebral body fracture after percutaneous vertebroplasty in patients with osteoporosis. Radiology 2003;226(1):119–124.

[46] Syed MI, Patel NA, Jan S, Harron MS, Morar K, Shaikh A. New symptomatic vertebral compression fractures within a year following vertebroplasty in osteoporotic women. AJNR Am J Neuroradiol 2005;26(6):1601–1604.

[47] Legroux-Gérot I, Lormeau C, Boutry N, Cotten A, Duquesnoy B, Cortet B. Long-term follow-up of vertebral osteoporotic fractures treated by percutaneous vertebroplasty. Clin Rheumatol 2004;23(4):310–317.

[48] Kobayashi K, Shimoyama K, Nakamura K, Murata K. Percutaneous vertebroplasty immediately relieves pain of osteoporotic vertebral compression fractures and prevents prolonged immobilization of patients. Eur Radiol 2005;15(2):360–367.

[49] Jensen ME, Dion JE. Percutaneous vertebroplasty in the treatment of osteoporotic compression fractures. Neuroimaging Clin N Am 2000;10(3):547–568.

[50] Heini PF, Wälchli B, Berlemann U. Percutaneous transpedicular vertebroplasty with PMMA: operative technique and early results. A prospective study for the treatment of osteoporotic compression fractures. Eur Spine J 2000;9(5):445–450.

[51] Diamond TH, Bryant C, Browne L, Clark WA. Clinical outcomes after acute osteoporotic vertebral fractures: a 2-year non-randomised trial comparing percutaneous vertebroplasty with conservative therapy. Med J Aust 2006;184(3):113–117.

[52] Frankel BM, Monroe T, Wang C. Percutaneous vertebral augmentation: an elevation in adjacent-level fracture risk in kyphoplasty as compared with vertebroplasty. Spine J 2007;7(5):575–582.

[53] Grados F, Depriester C, Cayrolle G, Hardy N, Deramond H, Fardellone P. Longterm observations of vertebral osteoporotic fractures treated by percutaneous vertebroplasty. Rheumatology (Oxford) 2000;39(12):1410–1414.

[54] Lindsay R, Burge RT, Strauss DM. One year outcomes and costs following a vertebral fracture. Osteoporos Int 2005;16(1):78–85.

[55] Berlemann U, Ferguson SJ, Nolte LP, Heini PF. Adjacent vertebral failure after vertebroplasty. A biomechanical investigation. J Bone Joint Surg Br 2002;84(5):748–752.

[56] Yi X, Lu H, Tian F, et al. Recompression in new levels after percutaneous vertebroplasty and kyphoplasty compared with conservative treatment. Arch Orthop Trauma Surg 2014;134(1):21–30.

[57] Gold DT. The nonskeletal consequences of osteoporotic fractures. Psychologic and social outcomes. Rheum Dis Clin North Am 2001;27(1):255–262.

[58] Hoenig HM, Rubenstein LZ. Hospital-associated deconditioning and dysfunction. J Am Geriatr Soc 1991;39(2):220–222.

[59] Miller PD, Hattersley G, Riis BJ, et al; ACTIVE Study Investigators. Effect of Abaloparatide vs Placebo on New Vertebral Fractures in Postmenopausal Women With Osteoporosis: A Randomized Clinical Trial. JAMA 2016;316(7):722–733.

[60] Baek SW, Kim C, Chang H. The relationship between the spinopelvic balance and the incidence of adjacent vertebral fractures following percutaneous vertebroplasty. Osteoporos Int 2015;26(5):1507–1513.

[61] Palombaro KM. Effects of walking-only interventions on bone mineral density at various skeletal sites: a meta-analysis. J Geriatr Phys Ther 2005;28(3):102–107.

[62] Rohlmann A, Zander T Jony, Weber U, Bergmann G. [Effect of vertebral body stiffness before and after vertebroplasty on intradiscal pressure] Biomed Tech (Berl) 2005;50(5):148–152.

[63] Disch AC, Schmoelz W. Cement augmentation in a thoracolumbar fracture model: reduction and stability after balloon kyphoplasty versus vertebral body stenting. Spine 2014;39(19):E1147–E1153.

[64] Luo J, Annesley-Williams DJ, Adams MA, Dolan P. How are adjacent spinal levels affected by vertebral fracture and by vertebroplasty? A biomechanical study on cadaveric spines. Spine J 2017;17(6):863–874.

[65] Ledlie JT, Renfro MB. Kyphoplasty treatment of vertebral fractures: 2-year outcomes show sustained benefits. Spine 2006;31(1):57–64.

[66] Gaitanis IN, Hadjipavlou AG, Katonis PG, Tzermiadianos MN, Pasku DS, Patwardhan AG. Balloon kyphoplasty for the treatment of pathological vertebral compressive fractures. Eur Spine J 2005;14(3):250–260.

[67] Pflugmacher R, Bornemann R, Koch EM, et al. [Comparison of clinical and radiological data in the treatment of patients with osteoporotic vertebral compression fractures using radiofrequency kyphoplasty or balloon kyphoplasty]Z Orthop Unfall 2012;150(1):56–61.

[68] Movrin I. Adjacent level fracture after osteoporotic vertebral compression fracture: a nonrandomized prospective study comparing balloon kyphoplasty with conservative therapy. Wien Klin Wochenschr 2012;124(9–10):304–311.

[69] Kasperk C, Grafe IA, Schmitt S, et al. Three-year outcomes after kyphoplasty in patients with osteoporosis with painful vertebral fractures. J Vasc Interv Radiol 2010;21(5):701–709.

[70] Grafe IA, Da Fonseca K, Hillmeier J, et al. Reduction of pain and fracture incidence after kyphoplasty: 1-year outcomes of a prospective controlled trial of patients with primary osteoporosis. Osteoporos Int 2005;16(12):2005–2012.

[71] Grafe IA, Baier M, Nöldge G, et al. Calcium-phosphate and polymethylmethacrylate cement in long-term outcome after kyphoplasty of painful osteoporotic vertebral fractures. Spine 2008;33(11):1284–1290.

[72] Xing D, Ma JX, Ma XL, et al. A meta-analysis of balloon kyphoplasty compared to percutaneous vertebroplasty for treating osteoporotic vertebral compression fractures. J Clin Neurosci 2013;20(6):795–803.

[73] Liu JT, Liao WJ, Tan WC, et al. Balloon kyphoplasty versus vertebroplasty for treatment of osteoporotic vertebral compression fracture: a prospective, comparative, and randomized clinical study. Osteoporos Int 2010;21(2):359–364.

[74] Kumar K, Nguyen R, Bishop S. A comparative analysis of the results of vertebroplasty and kyphoplasty in osteoporotic vertebral compression fractures. Neurosurgery 2010;67(3, Suppl Operative):ons171–ons188, discussion ons188.

[75] Li X, Yang H, Tang T, Qian Z, Chen L, Zhang Z. Comparison of kyphoplasty and vertebroplasty for treatment of painful osteoporotic vertebral compression fractures: twelve-month follow-up in a prospective nonrandomized comparative study. J Spinal Disord Tech 2012;25(3):142–149.

[76] Schofer MD, Efe T, Timmesfeld N, Kortmann HR, Quante M. Comparison of kyphoplasty and vertebroplasty in the treatment of fresh vertebral compression fractures. Arch Orthop Trauma Surg 2009;129(10):1391–1399.

[77] Pflugmacher R, Kandziora F, Schröder R, et al. [Vertebroplasty and kyphoplasty in osteoporotic fractures of vertebral bodies -- a prospective 1-year follow-up analysis]RoFo Fortschr Geb Rontgenstr Nuklearmed 2005;177(12):1670–1676.

[78] Movrin I, Vengust R, Komadina R. Adjacent vertebral fractures after percutaneous vertebral augmentation of osteoporotic vertebral compression fracture: a comparison of balloon kyphoplasty and vertebroplasty. Arch Orthop Trauma Surg 2010;130(9):1157–1166.

[79] Shindle MK, Gardner MJ, Koob J, Bukata S, Cabin JA, Lane JM. Vertebral height restoration in osteoporotic compression fractures: kyphoplasty balloon tamp is superior to postural correction alone. Osteoporos Int 2006;17(12):1815–1819.

第十二章　植入物在椎体强化术中的应用

Dimitrios K. Filippiadis, Stefano Marcia, Alexios Kelekis

张　瑜　李忠海 / 译

摘要

植入物椎体强化术在椎体成形术和球囊后凸成形术后发展而来，主要用途是改善骨折后凸角度的形成。后凸角度的矫正和椎体的最佳稳定与降低额外骨折的发生率及改善疼痛密切相关。植入物椎体强化术的适应证和禁忌证与椎体成形术和球囊后凸成形术相似，植入物椎体强化术适用于外伤、骨质疏松和肿瘤相关的骨折。目前用于治疗骨折的椎体植入物包括椎体支架、SpineJack、Osseofix、VerteLift和Kiva植入物。椎体植入物通常通过较大直径的系统放置，因此当通过椎弓根入路放置植入物时，应考虑椎弓根的大小，或者医生可以选择使用椎弓根外入路。植入物强化术通常比椎体强化术的操作形式稍复杂一些，除了通过单侧入路放置的Kiva植入物外，所有植入物都是双侧放置的。与椎体成形术和球囊后凸成形术相比，植入物强化术的主要优点包括使压缩的椎体得到更好的复位，疼痛得到更好的改善，相邻或额外的椎体压缩骨折更少。目前，需要对植入物强化术的成本效益进行进一步的调查，以及进一步开发用于上胸椎和颈椎的小型植入物。

关键词：植入物强化术，椎体支架置入，SpineJack，Kiva，Osseofix，VerteLift

12.1 引言

除了疼痛和活动障碍外，椎体压缩骨折（VCF）会导致畸形，从长期来看，这些畸形会导致潜在的全身并发症，并增加相邻椎体或其他椎体未来发生骨折的概率。

使用骨内植入物的适应证之一是尝试进行后凸角的矫正。脊柱后凸的机械效应包括胸腹间隙减小，头胸重心前移，代偿性反后凸姿势，其随后的临床影响包括食欲下降、营养缺乏、身体虚弱、未来椎体压缩性骨折风险增加以及由于持续的椎旁肌肉收缩导致的继发性慢性背痛。根据目前的证据，经皮椎体成形术和球囊后凸成形术（BKP）在治疗疼痛性骨折、延长生存期和降低再骨折率方面比保守疗法更为有效。使用椎体植入物，并结合骨水泥注射，旨在提供镇痛和稳定作用的同时，矫正后凸角度和恢复椎体高度。矫正后凸角可能与最佳脊柱排列、椎旁肌松弛、正确的直立姿势、减轻疼痛以及功能和生活质量的显著提高有关。

骨内植入物的另一个潜在用途是提供骨折的稳定性，同时改善矢状面排列，以优化和减少相邻椎体上的应力。通过椎体成形术或后凸成形术来稳定椎体的前景可能与由于椎体高度恢复不理想而导致的较高的骨折再发风险相关。在骨折处的简单强化是禁忌，使用与聚甲基丙烯酸甲酯（PMMA）不同的机械性能的替代材料可以起到使脊柱压缩力正常化的附加效应。

本章的目的是对最常用的椎体植入物以及与植入物相关的置入步骤进行阐述，并将讨论不同产品的优缺点。

12.2 植入物

用于骨折治疗的椎体植入物包括支架、聚醚醚酮（PEEK）笼和骨折复位系统。植入物的适应证包括骨质疏松性骨折或外伤性骨折以及原发性或转移性脊柱肿瘤。禁忌证与标准椎体强化术相似，包括无症状骨折、保守治疗可缓解的疼痛、局部或全身感染、严重凝血功能障碍以及严重的心肺疾病。

椎体支架置入术（VBS）：VBS是一种微创经皮穿刺技术，在此过程中，可膨胀的钴铬装置被安置在椎体内（图12.1）。支架接入套件包括导丝、套管针、工作套管、钻孔器和钝器、椎体气囊和充气系统、椎休导管和支架，以及骨水泥和骨水泥输送系统。球囊和支架有3种尺寸可供选择，而尺寸的选择基于术前计算机断层扫描的结果。通常来说，支架一旦扩张就不能恢复。

SpineJack：SpineJack的概念是实现椎体的上下修复，包括皮质环和终板。植入物的膨胀是渐进的，可以保持到注入骨水泥为止（图12.2）。此外，为了适合每个骨折的形状和患者的解剖结构，可以在椎体压缩骨折压缩最明显的部位下扩大植入物。其置入工具包括套管针、克氏针、铰刀和模板、植入物导入系统和骨水泥输送系统。一旦扩张，植入物将无法取出。

Osseofix：Osseofix（Alphatec Spine, Carlsbad, CA）是一种椎体内可膨胀的钛网圆筒（图12.3）。在扩张过程中，周围的小梁骨被压实，椎体高度部分恢复，后凸畸形减少。植入物起到支架的作用，增强了椎体骨折的稳定性，并为随后的骨水泥注入创造了通道。Osseofix适用于T6~L5水平的压缩性骨折。一旦扩张，植入物将无法取出。

VerteLift：这是一种不同大小和配置的镍钛合金植入物，以适应每个骨折患者。植入物还具有能够重新定位的特点。这种镍钛合金植入物由设计用于椎体终板支撑和骨折复位的超弹性支柱组成，可以维持到注入骨水泥为止（图12.4）。在注射骨水泥的过程中，聚合物在与松质骨交叉的支柱周围流动。

KIVA系统：这是一个螺旋盘绕的PEEK-OPTIMA植入物，装载15%硫酸钡（图12.5）。植入物有一个远端标记物，用于治疗胸椎和腰椎骨折（T6~L5水平）。KIVA系统的接入套件包括针头、导销、工作

套管、包含镍钛合金线圈的展开系统、聚醚醚酮聚合物笼以及骨水泥输送系统。在镍钛合金线圈膨胀过程中，该系统是可回收和可重新定位的。一旦部署了PEEK材料，就无法回收。最常用的经皮椎体植入物列于表12.1。

12.3 置入步骤

从技术角度来看，这些装置的置入是通过工作套管进行的，其直径大于椎体成形术中使用的标准套管针，因此椎弓根的大小是手术医生选择经椎弓根入路的一个重要的可行性和成功因素。在某些情况下，如果选择使用植入物，可以选择椎弓根外入路。此外，与标准的强化技术相比，植入物的置入是一个更复杂的过程，通常需要一个学习曲线以获得最佳性能。在所有情况下，对于所有的产品，患者取俯卧位，并通过透视引导进行置入。

VBS：椎体支架通过椎弓根外或经椎弓根入路放置。套管针被插入椎体内部，从而在一个步骤中为

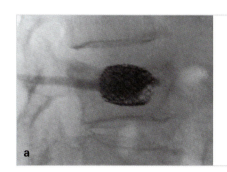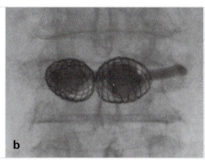

图12.1 （a）椎体支架置入和骨水泥注入后的侧位和（b）后前位透视图

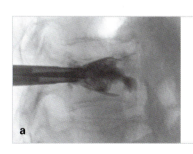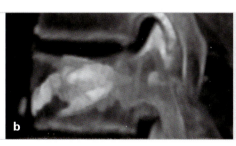

图12.2 SpineJack置入和骨水泥注入后的侧位透视图（a）和锥束三维CT重建图（b）

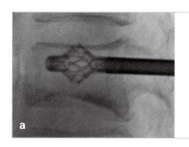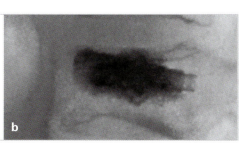

图12.3 Osseofix（a）和骨水泥注入（b）期间的侧位透视图

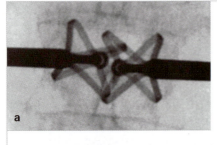
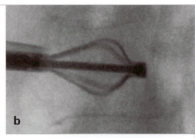
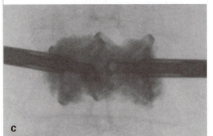
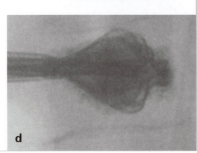

图 12.4 （a，b）是 VerteLift 展开期间的前后侧透视图。（c，d）椎体注射骨水泥时前后侧位透视图

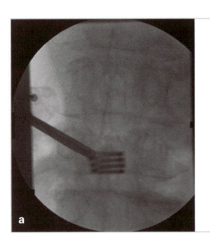
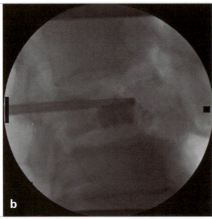

图 12.5 （a）KIVA 置入期间的后前透视图。（b）注入水泥期间的侧位透视图

表 12.1　最常用经皮椎体植入物一览表

内植物	类型	公司	入路
椎体支架置入术	可膨胀体内钛支架	DePuy Synthes，Synthes GmbH，Switzerland	双侧
Osseofix	可变形金属组件	ATEC Spine Inc.，Carlsbad，CA，United States	双侧（有 1 例研究为单侧）
SpineJack	可变形金属组件，具有直接提升原理，能够产生较大的提升力	STRYKER，VEXIM Balma，France	双侧
KIVA 系统	聚醚醚酮聚合物笼在椎体内形成一个连续的螺旋环	Benvenue Medical Santa Clara，CA，United States	单侧
VerteLift	镍钛合金笼	SpineAlign Medical Inc，San Jose，CA，United States	双侧

器械的定位创造了一条通道。套管针的最终位置应使两个支架对称地朝向中线放置。套管针可以换成一个可以在电线上工作的套管。钻头和钝头柱塞依次插入工作套管，以便为支架创造空间和通道（在柱塞的远端，有 3 个凹槽对应不同的支架长度）。随后，椎体球囊导管（根据支架尺寸选择）穿过工作套管并定位到预期的支架位置。使用充气系统扩张后，取出球囊导管，插入椎体支架导管。导管取出后，在实时荧光透视控制下，在植入物内部和周围注射 PMMA（图 12.1）。骨水泥优先填充由球囊形成

并由支架支撑的空腔。

SpineJack：通过椎弓根入路将针头插入椎体。然后针头通过导丝交换成钻头和工作套管。这个钻头被用来在椎体内部形成一个通道。取出钻头后，工作套管留在原位，然后使用模板去除植入物位置的残余骨碎片。插入套管塞以防止任何潜在的出血，套管塞中的显影标记能让术者观察植入物的深度。然后插入SpineJack植入物，通过扩张器注射骨水泥（图12.2）。

Osseofix：靶向针插入椎体后部。接着是导丝和钻套的顺序交换。钻孔会创建一个通道。钻头的直径相当于未膨胀的植入物的直径。然后取下钻头，用工作套管代替套筒，通过该套管插入未膨胀的植入物，然后进行扩张（系统有一个防止过度膨胀的停止机制）。一旦植入物扩张，就不能经皮取出。最后，骨水泥通过工作套管注入植入物（图12.3）。

VerteLift：VerteLift系统的接入套管通过接入针插入，并使用手动钻来创建植入物的输送入路。植入物通过一个连接到传送系统的多功能手柄进行传送、定位和展开。植入物正确定位后，输送系统分离，随后注入骨水泥（图12.4）。

KIVA系统：通过椎弓根入路将标准针插入椎体。针头与未骨折的终板同侧水平对准椎体外侧部分。导针用于将针管与钻孔扩张器交换，然后将其引入椎体。钻孔扩张器放置在距前椎体3~5mm处，这使得较短的工作套管位于椎体后壁的正前方。然后选择合适的植入物展开装置进行右侧或左侧插入，然后通过扭转展开装置侧面的蓝色旋钮将镍钛合金丝插入椎体。镍钛合金丝置入后，通过扭转展开装置另一侧的白色旋钮，PEEK植入物通过盘绕钢丝插入椎体。在PEEK植入物以连续的螺旋形环穿过导丝后，将金属丝取出，并用骨水泥填充PEEK笼（图12.5）。

12.4 双侧或单侧入路

根据制造商制定的使用指南，绝大多数椎体植入物应通过双侧入路，成对放置在椎体，而KIVA系统是唯一一种通过单侧经椎弓根入路放置的植入物。Pua等提出了"中央支架成形术"的方法，即在锥束CT引导下，将Osseofix钛网笼系统置入椎体。单侧入路的辐射剂量和手术时间较短，且在缓解腰痛方面同样有效，但单侧入路在减少椎体骨折和重建骨折前椎体高度方面可能有效不佳。由于目前数据较少，需要进行比较单侧和双侧置入入路和附加的随机对照试验，以评估单侧和双侧入路的安全性、有效性、生物力学稳定性和不良事件发生率。

12.5 椎体植入物的优缺点

植入物的目的是提供长期的椎体高度恢复和后凸矫正，以及与标准强化相比的额外支持。在选定的极端骨折案例中，植入物可以起到锚定的作用，从而为抗剪切力提供额外的支撑，在剪切力下骨水泥失效的风险更高。到目前为止，还没有完整和已发表的临床研究证明结构支撑优于标准骨水泥的概念，也没有证据表明一种装置优于另一种装置。尽管如此，在撰写本文时，从151例患者随机安慰剂对照SAKOS试验中获得的初步数据显示，SpineJack和KyphX Xpander充气骨填塞物相比，SpineJack和BKP对功能改善和生活质量具有可比性，但SpineJack在缓解疼痛、恢复椎体高度和降低邻近骨折发生率方面似乎明显优于BKP。

到目前为止，大多数生物力学和其他临床对比研究与标准强化技术相比，在注射骨水泥体积减少的情况下，脊柱植入物具有非劣效性。除了最佳的骨折修复外，Noriega等研究发现恢复骨折节段先前的脊柱排列是维持正常椎间盘的关键因素。在另一项较早的椎体支架与BKP的研究中，Werner等报道椎体支架与球囊扩张时明显升高的压力和更多与材料相关的并发症有关。这是一个相对较小的研究，仅评估了100处骨折，但结果显示支架与传统BKP相比没有明显的益处。

所有植入物的缺点是与标准椎体强化技术相比，它们的初始成本较高。接受植入物治疗的VCF患者中，较小比例的患者可能花费高达椎体强化总预算的70%。目前，还没有研究报告椎体植入物的成本效益超过标准技术，因此最终确定相对的成本效益是不确定的。成本效益评估是必要的，因为研究表明，尽管最初的成本较高，在美国的一项研究中Ong等发现，BKP在2年内比椎体成形术更具成本效益，Lange等在欧洲的一项研究中发现，在4年内比椎体成形术更具成本效益。

成本效益由许多因素决定，包括治疗效果的质量，因此，相对于初始成本较低的技术，为患者提供更大的益处可能会随着时间的推移产生更高的成本效益。椎体植入物的其他缺点包括：它的侵入性更强，植入物无法修复，并且缺乏适合置入颈椎和上胸椎以及骶骨的材料。

12.6 术后护理

根据所使用的产品不同，应根据制造商的指南进行水泥注射；在最初的 2h 内，应定期监测的是四肢症状体征和神经系统评估。CT 可用于评估骨折治疗的解剖结果，包括椎体复位、后凸角矫正和任何潜在的骨水泥渗漏、器械移位 / 骨折、椎管损伤或骨后缩。如果患者在椎体强化术后出现持续且明显的疼痛，MRI 可用于额外的评估。

参考文献

[1] Filippiadis DK, Marcia S, Masala S, Deschamps F, Kelekis A. Percutaneous vertebroplasty and kyphoplasty: current status, new developments and old controversies. Cardiovasc Intervent Radiol 2017;40(12):1815–1823.

[2] Schlaich C, Minne HW, Bruckner T, et al. Reduced pulmonary function in patients with spinal osteoporotic fractures. Osteoporos Int 1998;8(3):261–267.

[3] Sinaki M, Brey RH, Hughes CA, Larson DR, Kaufman KR. Balance disorder and increased risk of falls in osteoporosis and kyphosis: significance of kyphotic posture and muscle strength. Osteoporos Int 2005;16(8):1004–1010.

[4] Silverman SL. The clinical consequences of vertebral compression fracture. Bone 1992;13(Suppl 2):S27–S31.

[5] Kado DM, Lui LY, Ensrud KE, Fink HA, Karlamangla AS, Cummings SR; Study of Osteoporotic Fractures. Hyperkyphosis predicts mortality independent of vertebral osteoporosis in older women. Ann Intern Med 2009;150(10): 681–687.

[6] Guglielmi G, Andreula C, Muto M, Gilula LA. Percutaneous vertebroplasty: indications, contraindications, technique, and complications. Acta Radiol 2005;46(3):256–268.

[7] Muto M, Perrotta V, Guarnieri G, et al. Vertebroplasty and kyphoplasty: friends or foes? Radiol Med (Torino) 2008;113(8):1171–1184.

[8] Heini PF, Teuscher R. Vertebral body stenting / stentoplasty. Swiss Med Wkly 2012;142:w13658.

[9] Aparisi F. Vertebroplasty and kyphoplasty in vertebral osteoporotic fractures. Semin Musculoskelet Radiol 2016;20(4):382–391.

[10] Sietsma MS, Hosman AJ, Verdonschot NJ, Aalsma AM, Veldhuizen AG. Biomechanical evaluation of the vertebral jack tool and the inflatable bone tamp for reduction of osteoporotic spine fractures. Spine 2009;34(18): E640–E644.

[11] Ender SA, Gradl G, Ender M, Langner S, Merk HR, Kayser R. Osseofix system for percutaneous stabilization of osteoporotic and tumorous vertebral compression fractures: clinical and radiological results after 12 months. RoFo Fortschr Geb Rontgenstr Nuklearmed 2014;186(4):380–387.

[12] Ender SA, Wetterau E, Ender M, Kühn JP, Merk HR, Kayser R. Percutaneous stabilization system Osseofix for treatment of osteoporotic vertebral compression fractures: clinical and radiological results after 12 months. PLoS One 2013;8(6):e65119.

[13] Anselmetti GC, Manca A, Marcia S, et al. Vertebral augmentation with nitinol endoprosthesis: clinical experience in 40 patients with 1-year follow-up. Cardiovasc Intervent Radiol 2014;37(1):193–202.

[14] Tutton SM, Pflugmacher R, Davidian M, Beall DP, Facchini FR, Garfin SR. KAST study: the Kiva system as a vertebral augmentation treatment—a safety and effectiveness trial: a randomized, noninferiority trial comparing the kiva system with balloon kyphoplasty in treatment of osteoporotic vertebral compression fractures. Spine 2015;40(12):865–875.

[15] Pua U, Quek LH, Ng LC. Central stentoplasty: technique for unipedicular single midline vertebral body stent implantation. Cardiovasc Intervent Radiol 2014;37(3):810–814.

[16] Noriega DC, Marcia S, Ardura F, Lite IS, Marras M, Saba L. Diffusion-weighted mri assessment of adjacent disc degeneration after thoracolumbar vertebral fractures. Cardiovasc Intervent Radiol 2016;39(9):1306–1314.

[17] Werner CM, Osterhoff G, Schlickeiser J, et al. Vertebral body stenting versus kyphoplasty for the treatment of osteoporotic vertebral compression fractures: a randomized trial. J Bone Joint Surg Am 2013;95(7):577–584.

[18] Muto M, Marcia S, Guarnieri G, Pereira V. Assisted techniques for vertebral cementoplasty: why should we do it? Eur J Radiol 2015;84(5):783–788.

[19] Tsoumakidou G, Too CW, Koch G, et al. CIRSE Guidelines on Percutaneous Vertebral Augmentation. Cardiovasc Intervent Radiol 2017;40(3):331–342.

[20] U.S. National Library of Medicine; ClinicalTrials.gov. A prospective multicenter, randomized, comparative clinical study to compare the safety and effectiveness of two vertebral compression fracture (VCF) reduction techniques: the SpineJack and the KyphX Xpander Inflatable Bone Tamp. Interim clinical study report. Available at: https://clinicaltrials.gov/ct2/show/NCT02461810. Published May 1, 2018. Accessed June 17, 2018.

[21] Ong KL, Lau E, Kemner JE, Kurtz SM. Two-year cost comparison of vertebroplasty and kyphoplasty for the treatment of vertebral compression fractures: are initial surgical costs misleading? Osteoporos Int 2013;24(4): 1437–1445.

[22] Lange A, Kasperk C, Alvares L, Sauermann S, Braun S. Survival and cost comparison of kyphoplasty and percutaneous vertebroplasty using German claims data. Spine 2014;39(4):318–326.

第十三章 辐射暴露与防护

Kieran Murphy, Susannah Ryan, Marie-Constance Lacasse, Adam Thakore, Danyal Khan

杨 明 李忠海 / 译

摘要

尽管患者的辐射防护很重要，但介入医生在整个职业生涯中每天都暴露在辐射下，因而辐射防护对于减少医疗人员辐射性伤害尤为重要。常见的辐射性疾病包括辐射性白内障和辐射诱发的良、恶性肿瘤。辐射会对基因中所含的脱氧核糖核酸（Deoxyribonucleic Acid，DNA）造成损伤，产生基因突变，从而导致各种癌症。最近，国际辐射防护委员会（International Commission on Radiological Protection，ICRP）降低了辐射职业暴露限值，但目前介入医生和技术人员所受到的辐射暴露远远超过了这些限值。对机体在修复受损害 DNA 时产生的突变基因进行筛查可以预防辐射诱导突变。应该注意和理解的是，慢性低剂量辐射伤害并不轻微，我们工作的机构也应认识到与辐射相关的风险，并对在辐射环境中工作的医疗人员制定安全条例来降低风险。通过使用一些器械，例如可以使手术人员远离辐射场的骨水泥注射器，而不是在透视下注射，可以大大降低医生在脊柱骨水泥强化手术中暴露的辐射剂量。了解电离辐射的伤害影响，以及如何有效地预防和控制，是安全有效地进行脊柱椎体强化和类似手术的关键。

关键词：辐射安全，热释光剂量计，Gray Sievert，癌基因，DNA，辐射诱导突变

13.1 引言

大多数关于放射检查和治疗的学术研究都集中在对患者的辐射剂量上。然而，患者仅仅偶尔会暴露在在毫希沃特（mSv）范围内的辐射中。但作为一个介入医疗人员，在职业生涯中每天暴露在低剂量辐射中，多年累计下来的辐射可以达到以格雷（Gy）来记的治疗剂量。熟悉当前的操作指南和辐射防护设备是从事放射工作的重要前提。然而，这些防护措施往往得不到严格保障，介入医疗人员每天持续暴露在低剂量辐射中，导致他们在一生中累积了大剂量的辐射。特别是某些操作，包括主动脉介入、心脏电生理检查和神经介入，会导致操作人员大剂量的暴露。医疗人员也经常低估这些风险，并有常用的理由，例如，由于放错位置而不佩戴防辐射标志，或因估计手术时间短而不穿戴适当的辐射防护装备（因为沉重的铅衣会引起严重的肌肉劳损甚至痉挛、铅手套会导致手指灵活性下降、铅防护眼镜会带来不适）。这种不重视的态度很可能是因为人们天生无法感受到自己看不见或感觉不到的东西的威胁、不惜一切代价对患者负责的职业操守以及支持和鼓励他们尽力工作的医院文化而造成的。

近年来，许多著名的介入医生讲述了他们自己的个人案例，揭露了长期慢性辐射暴露对他们的健康造成的有害后果。世界著名心血管外科医生 Ted Diethrich 博士在介入性透视职业辐射安全组织（the Organization for Occupational Radiation Safety in Interventional Fluoroscopy，ORSIF）制作的一部纪录片中透露，在被诊断为辐射性白内障、左颈动脉粥样硬化和左脑少突胶质瘤之前，他曾觉得辐射对自己没有影响。药物洗脱冠状动脉支架的发明者 Lindsay Machan 博士多年来也一直警告他的同事，辐射暴露没有安全剂量，需要充分保护自己免受辐射的伤害，因为他自己后来双眼患有辐射性白内障。

最近有大量证据表明，即使在低剂量的辐射下，辐射诱发白内障的风险也会增加。ICRP 在 2011 年修改了放射工作人员眼晶体辐射剂量限值：年剂量限值为 20mSv，终生限值为 0.5Gy，且任何一年不能超过 50mSv。这相对以前的年平均水平（150mSv）是更为严格的限制。

此外，新的同行评审数据表明，慢性辐射暴露与辐射诱发性肿瘤存在因果关系。最近的一项病例研究报道了 31 例被诊断为各种脑和颈部肿瘤的介入医生个人病例，其中 17 例患有多形性胶质母细胞瘤，5 例脑膜瘤，2 例星形细胞瘤。这 3 种原发性肿瘤因其潜在的辐射诱发性而广为人知。此外，本报告中一个显著的发现是 85% 的病变是左侧优势，有观点提出手术过程中 X 线束位于介入操作者的左侧，Reeves 等还报告说左侧头部受到的辐射是右侧的 16 倍。

13.2 基因突变和 DNA 的辐射效应导致癌症的发生

细胞内一个或多个基因的突变是所有癌症的根源。DNA 序列的改变，如果没有被修正，会导致氨基酸序列不同或缺失，严重影响蛋白质功能，甚至在某些情况下，还会导致蛋白质的完全缺失。基因突变分为两类：获得性突变和胚系突变。获得性突变是导致癌症的最常见原因，由体细胞 DNA 直接或间接损伤引起，并且在个体的一生中是可获得性的。获得性突变存在于一组或多组体细胞中，这些细胞都来自同一个祖细胞，而不是生殖细胞，因此是不可遗传突变。胚系突变不太稳定，易遗传，它由生殖细胞突变引起的，这可能会导致致癌突变出现在机体的每一个细胞中，包括后代的生殖细胞。

我们的 DNA 不断受到细胞代谢产物、病毒感染、紫外线（Ultraviolet，UV）辐射、化学物质和复制错误的影响，所有这些因素都经常导致基因突变。当然，有许多细胞修复机制来矫正这些经诱导的 DNA 突变。一些机体不能识别或修复的 DNA 损伤会引发细胞凋亡，并可能会出现突变的积累，从而导致癌症或其他遗传疾病。因此，癌症不太可能是由单一的突变引起的；相反，一种癌症往往要在一生中获得大量的突变才会发生。电离辐射是一种已被证实的、长期存在的诱变因素，通过多种分子机制诱导基因产生突变，包括单链 DNA 断裂、双链 DNA 断裂、核苷酸替代和核糖改变。

跟癌症发生相关的基因可分为 3 类：抑癌基因、癌基因和 DNA 修复基因。抑癌基因通过调节细胞有丝分裂、修复某些 DNA 错配或诱导无法修复情况下的细胞凋亡来限制细胞生长。抑癌基因突变会丧失这些功能，这使得细胞能够以不受控制的速度进行有丝分裂和生长，从而导致肿瘤的形成。癌基因是当基因发生突变或以适当的高水平表达时有助于正常细胞转化为癌细胞的任何基因。原癌基因突变是不可遗传的，是随着时间的推移而获得的。最后，DNA 修复基因能在细胞分裂之前修复任何错误（包括复制错误），其突变会导致修复失败，并引起潜在的致癌突变积累。

有相当多的同行评审文献集中报道了太阳和宇宙辐射对航空机组人员健康的长期影响。ICRP 给他们规定了 20mSv/a 的职业辐射限值，他们受到的辐射通常为 3~7mSv/a。但是，与地勤人员和正常人群相比，对于特定的肿瘤类型，他们的患癌风险在增加了 1/4800~1/130，这取决于他们的工作时间和所乘航线的海拔高度，海拔越高，受到的辐射就越大。飞行距离和海拔高度之间的关系与染色体易位的风险密切相关，这种易位可能导致癌症。相比之下，加拿大放射工作人员的累积剂量为 6.3mSv/a，因此致癌突变的风险很高，一小部分丹麦放射工作人员甚至超过 50mSv/a，突变风险更显著增加。众所周知，介入医生和技术人员受到的辐射暴露往往大幅超过这些水平。

细胞内有效的 DNA 损伤修复机制可以防止辐射诱导突变的发展。这些修复机制任何形式的遗传缺陷都有可能增加辐射诱导突变致癌的风险，尤其是对于那些从事各种放射工作的医疗专业人员。当他们提出要求，并在适当的伦理和基因技术支持下，筛查突变基因（这种突变会损害细胞修复辐射诱导的 DNA 损伤）是一种将风险降到最低的方法。对乳腺癌和结直肠癌进行特定的突变或等位基因筛查已经是一种成熟的技术，也是揭示一个人癌症遗传倾向的有效方法。理论上，筛选应在毕业生进入医院实习或研究员岗位之前进行，目的是对从事介入放射学、介入心脏病学、血管外科、介入性疼痛管理或神经放射学这些医疗职业可能会产生的个人风险进行客观评估。要筛选的胚系突变包括 BRCA1、BRCA2、MLH1、MSH2、MSH6、PMS2、APC、MYH、TP53、PTEN、CDKN2A 和 RET 突变基因。然而这还不是所有，因为有无数潜在的等位和突变基因可以进行筛查。这些筛查必须在适当的道德背景下进行，并以实习医生的福祉为中心。

慢性低剂量辐射的危害很严重。作为介入医生和外科医生，树立辐射防护意识、严格地遵守为确保我们安全而制定的安全条例是我们的共同责任。大幅增加的介入医疗需求的提高了医疗人员的辐射暴露率。医疗机构和卫生保健系统需要承认我们与辐射相关的固有风险，我们也应该充当自己的监管者，这样每个医疗人员都可以安全地进行执业，而不会损害自己的健康。

13.3 经皮椎体成形术/后凸成形术中医生和患者的辐射剂量

在这些手术中，患者和医生都会受到辐射暴露，医生的手和身体是暴露的主要区域。

医生在这些手术中受到的辐射因使用不同的设备而不同。使用骨水泥注射器械代替 1mL 注射器将骨水泥注射到骨折的椎体中，每单位注射时间内可以显著减少对操作者手部的辐射剂量。Kallmes 等的一项研究发现使用 1mL 注射器时注射过程中的辐射剂量约为（100±145）mrem（范围：0~660mrem），而使用骨水泥注射器械时为（55±43）mrem（范围：0~130mrem）。侧位透视下使用 1mL 注射器每分钟的平均辐射剂量为 23.6mrem，骨水泥注射器械为 7.3mrem。Komemushi 等的另一项研究发现，使用 1mL 注射器时，铅衣外的平均辐射剂量为 320.8μSv，骨水泥注射器械为 116.2μSv。这项研究还得出结论，使用骨水泥注射器械可以有效地减少医生所受的辐射剂量。但是，由于使用骨水泥注射器械程序烦琐、时间较长，两种方法每次暴露的辐射总剂量是相似的。

Schils 等发现，与传统的骨填充物注射器械相比，在进行球囊后凸成形术时，使用新型骨水泥注射系统（Cement Delivery System，CDS）可将手术人员手指、手腕和腿部的辐射剂量降低 80% 以上。他们声称，使用 CDS 可以让外科医生在远低于最高年度辐射暴露限值的情况下进行手术。

Kruger 等的另一项研究表明，在采取辐射防护措施之前，每个椎体成形术的手部和全身平均辐射剂量分别为 2.04mSv/ 椎体、1.44mSv/ 椎体。在应用这些措施（如使用屏蔽装置可以最大限度地保护医生的手、上肢和眼睛）后辐射剂量明显减少，每个手术中对医生手部和全身的辐射剂量分别降低到 0.074mSv/ 椎骨、0.004mSv/ 椎骨。

辐射剂量随着离辐射源距离的增加而减少。Von Wrangel 等发现，侧位透视时将 X 线射线管移到与手术医生相对的患者一侧，可以将手术医生胸部和腰部水平辐射剂量降低 4~5 倍。他们还发现，戴防护手套后手术医生手上的辐射剂量减少了 30%~40%。

Perisinakis 等 2004 年的一项研究发现，后凸成形术的平均总透视时间为（10.1±2.2）min，接受后凸成形术的患者暴露的平均辐射剂量为 8.5~12.7mSv。他们还测定了性腺暴露的平均辐射剂量在 0.04~16.4mGy 之间（取决于手术的椎体节段）。另外还指出，如果放射源距离皮肤小于 35cm，或者每次注射的总透视时间延长，皮肤受损的可能性更大。

鉴于防护措施和技术在减少对手术医生的辐射方面起着重要作用，了解这些防护设备和相关危险因素可以帮助我们制定将辐射剂量保持在最低合理允许水平的策略。我们的目标是在尽可能保证手术高质量的同时最大限度降低对患者和手术医生的辐射剂量。

感谢

我们衷心感谢 J.Beam、J.Coltrane 和 E.Clapton。

参考文献

[1] ORSIF. Invisible Impact: The Risk of Ionizing Radiation on Cath Lab Staff [Video File]. United States, Trillium Studios. May 15, 2015. Available at: https://www.youtube.com/watch?v=rXgt0bF3GJM.

[2] There is no safe dose of radiation. In: Interventional News. Issue 59. London, UK: Biba Publishing; 2015:6.

[3] International Commission on Radiological Protection (ICRP). Statement on Tissue Reactions. ICRP ref. 4825–3093–1464. 2011. Available at: http://www.icrp.org/docs/icrp%20statement%20on%20tissue%20reactions.pdf.

[4] International Commission on Radiological Protection (ICRP). The 2007 Recommendations of the International Commission on Radiological Protection. Publication 103 Ann ICRP 2007;37(2–4):1–332.

[5] Roguin A, Goldstein J, Bar O, Goldstein JA. Brain and neck tumors among physicians performing interventional procedures. Am J Cardiol 2013;111(9): 1368–1372.

[6] Reeves RR, , Ang L, Bahadorani J, et al. Interventional cardiologists are exposed to greater left sided cranial radiation: the BRAIN study (brain radiation exposure and attenuation during invasive cardiology procedures). JACC Cardiovasc Interv 2015;8(9):1197–1206.

[7] Bhogal N, Jalali F, Bristow RG. Microscopic imaging of DNA repair foci in irradiated normal tissues. Int J Radiat Biol 2009;85(9):732–746.

[8] Gudkov AV, Komarova EA. The role of p53 in determining sensitivity to radiotherapy. Nat Rev Cancer 2003;3(2):117–129.

[9] Friedberg W, Duke FE, Snyder L, et al. The cosmic radiation environment at air carrier flight altitudes and possible associated health risks. Radiat Prot Dosimetry 1993;48(1):21–25.

[10] Yong LC, Sigurdson AJ, Ward EM, et al. Increased frequency of chromosome translocations in airline pilots with long-term flying experience. Occup Environ Med 2009;66(1):56–62.

[11] Ashmore JP, Krewski D, Zielinski JM, Jiang H, Semenciw R, Band PR. First analysis of mortality and occupational radiation exposure based on the National Dose Registry of Canada. Am J Epidemiol 1998;148(6):564–574.

[12] Andersson M, Engholm G, Ennow K, Jessen KA, Storm HH. Cancer risk among staff at two radiotherapy departments in Denmark. Br J Radiol 1991;64(761):455–460.

[13] Komemushi A, Tanigawa N, Kariya S, Kojima H, Shomura Y, Sawada S. Radiation exposure to operators during vertebroplasty. J Vasc Interv Radiol 2005;16(10):1327–1332.

[14] Kallmes DF, O E, Roy SS, et al. Radiation dose to the operator during vertebroplasty: prospective comparison of the use of 1-cc syringes versus an injection device. AJNR Am J Neuroradiol 2003;24(6):1257–1260.

[15] Schils F, Schoojans W, Struelens L. The surgeon's real dose exposure during balloon kyphoplasty procedure and evaluation of the cement delivery system: a prospective study. Eur Spine J 2013;22(8):1758–1764.

[16] Kruger R, Faciszewski T. Radiation dose reduction to medical staff during vertebroplasty: a review of techniques and methods to mitigate occupational dose. Spine 2003;28(14):1608–1613.

[17] von Wrangel A, Cederblad A, Rodriguez-Catarino M. Fluoroscopically guided percutaneous vertebroplasty: assessment of radiation doses and implementation of procedural routines to reduce operator exposure. Acta Radiol 2009;50(5):490–496.

[18] Perisinakis K, Damilakis J, Theocharopoulos N, Papadokostakis G, Hadjipavlou A, Gourtsoyiannis N. Patient exposure and associated radiation risks from fluoroscopically guided vertebroplasty or kyphoplasty. Radiology 2004;232(3): 701–707.

第十四章　椎体强化术的适宜性标准

Alexios Kelekis, Dimitrios K. Filippiadis

孟　斌 / 译

摘要

目前临床上关于治疗椎体压缩骨折的方案选择仍存在较大的争议与分歧。不同的医学团体对于治疗椎体压缩骨折（VCF）也制定了各种不同的建议与标准，其中最重要的便是由多学科专家于 2018 年编写的 UCLA/RAND 指南。该指南包括了需要行椎体强化术的椎体压缩骨折的相关临床症状与体征，及其影像学表现。有 7 个关键因素决定了椎体压缩骨折的手术适宜性标准。此外，临床实际情况的多样性以及患者的个体差异性均会影响治疗的决策。决定治疗总体决策的因素包括临床及影像学检查，疼痛时间，骨折对日常生活的影响，椎体压缩高度以及后凸畸形的程度，是否存在椎体高度进行性丢失及症状进行性加重也是重要因素。椎体强化术的禁忌证也并不多，椎体强化术也被推荐用于预防性治疗骨质疏松引起的骨折。

关键词：适宜性标准，Magerl 分型，UCLA/RAND指南，临床路径

14.1　引言

椎体压缩性骨折（Vertebral Compression Fractures, VCF）可由骨质疏松、创伤或恶性肿瘤所致。VCF 常引起患者疼痛及活动障碍，严重影响患者生活质量，减少预期寿命。VCF 的治疗包括非手术治疗（药物、支具、卧床休息等），椎体强化术，包括椎体成形术（VP）及椎体后凸成形术（KP），及椎体内内植物置入术（Stents、Jacks、Peek 融合器等）。VCF 病因及病理特点的多样性要求在制订个体化治疗方案时充分考虑不同方案的利弊。最终的治疗方案常由术者的个人习惯和 / 或国际指南所决定，而这两者有时会出现分歧甚至导致相反的结论。因此，对于某些特定类型的椎体压缩性骨折，目前尚无可用的预测工具来确定最佳的治疗方案，此外，目前尚无明确的评判治疗方案是否利大于弊的指标。最近一项基于各项指南的系统回顾提示在椎体压缩性骨折的治疗方案、诊断依据以及预防骨折等方面的建议存在巨大差异。

14.2　适应证、指南及建议

标准的椎体强化术适应证包括有明显疼痛症状的 A 型骨折（Magerl 分型，其中 A1 型骨折最多见），伴有磁共振骨髓水肿信号和 / 或骨扫描阳性结果者（图 14.1）。患者须为成年患者，且在相应病变节段至少有中度以上疼痛（VAS 评分＞ 4 分），同时没有神经症状以及手术绝对禁忌证（如手术位置的活动性感染或未治愈的血源性感染）。根据骨折的不同特性，采用不同的椎体强化术方案。

尽管不同的学会组织提出了各自的椎体强化术适应证，然而他们都没有针对特定类型的脊柱骨折给出针对性的治疗意见。此外，几乎所有著作均提及了 VP 以及 KP，而忽略了脊柱内植物，因此制定的指南规范中便去除了椎体内内植物置入复合骨水

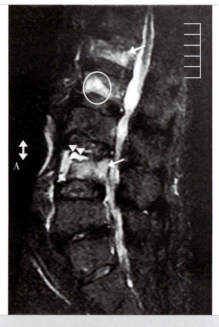

图 14.1　矢状位短时反转恢复序列（STIR）MRI 显示椎体骨髓水肿信号，提示为急性或亚急性骨折（白色箭头高信号处）。L1 椎体可见中央处高信号，提示椎体内空腔形成（白色椭圆区域内）。L3 椎体上终板下方可见充满液体的空腔（白色箭头）

泥注射的手术方式。根据 2013 年 NICE 制定的指南以及意见书 5 的内容，对于存在严重进行性疼痛及通过体格检查、影像学检查等方法明确疼痛与相应节段所对应，并且疼痛等症状经过积极保守治疗后未见缓解且逐渐加重的患者，应使用标准的 VP 以及 KP 手术（不使用椎体内支架）进行治疗。根据一份由美国介入放射学学会（SIR）、美国神经放射学会（ASNR）、美国放射学会（ACR）、美国神经外科医师协会（AANS）、神经外科医师学会（CNS）、美国脊柱放射学会（ASSR）、加拿大介入放射学会（CIRA）以及神经介入外科学会（SNIS）等多学会发表的一份意见书，对于保守治疗无效的椎体压缩性骨折以及因转移瘤破坏的椎体骨折等符合上述适应证的患者，椎体强化术是一种行之有效的治疗方法。然而，美国骨科医师学会（AAOS）指南则明确反对将 VP 和 KP 作为椎体压缩性骨折的治疗选择。ACR 指南认为，两种椎体强化术手术方式相似，能够纠正骨折成角畸形及椎体高度丢失，应作为保守治疗之后的二线治疗选择。美国神经介入外科学会的标准与指南委员会认为，VP 与 KP 适用于保守治疗无效的，症状明显的骨质疏松性骨折或肿瘤引起的病理性骨折。欧洲心血管和介入放射学会（CIRSE）近期发表了关于椎体强化术的相关指南，其中包括 VP 手术的各种适应证，如疼痛明显的骨质疏松性骨折、由良恶性肿瘤引起的椎体疼痛、椎体 Kummell 病、症状明显的扁平椎、椎体急性稳定性 A1、A3 骨折（Magerl 分型）以及慢性创伤性椎体骨折（图 14.2~ 图 14.4）；

该指南认为 KP 的适应证包含上述所有 VP 适应证，然而其最佳的适应证应为椎体急性创伤性骨折（骨折时间小于 7~10 天、Magerl A1 型）、同时伴有后凸角小于 15°者。脊柱转移瘤工作组建议，对于没有椎管内占位的病理性骨折可使用椎体强化术治疗，此外，椎体强化术也可用于预防椎体放疗或经皮肿瘤消融术后引起的骨折，对于预期寿命较长，预后良好的转移瘤患者来说，这些指导意见尤为重要。因椎体强化术可起到稳定病椎的作用，该指南作者还

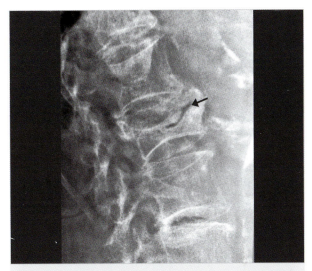

图 14.2　腰椎 X 线侧位片可见椎体裂隙征，提示椎体骨折不愈合以及椎体内假关节（黑色箭头）

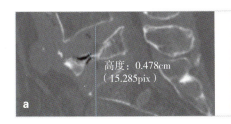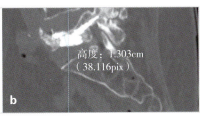

图 14.3　腰椎 CT 矢状面重建显示症状性 L5 骨折患者接受椎体强化术的术前（a）与术后（b）改变。椎体中部的高度术前为 0.478cm，术后恢复至 1.303cm

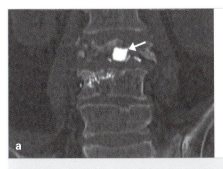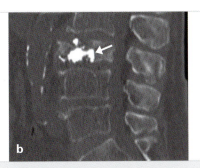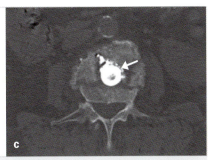

图 14.4　使用 Kiva 系统以及 PMMA 骨水泥治疗 Margerl A3.3 型椎体骨折的 CT 平扫及重建：（a）冠状位。（b）矢状位。（c）横断位

推荐将椎体强化术作为椎体病理性骨折缓解疼痛的一线治疗方案。美国放射肿瘤学学会（ASTRO）指南指出，目前没有前瞻性数据表明 VP 与 KP 可使疼痛明显的椎体转移瘤患者免于放射治疗，但椎体强化术仍具有它独特的优势。

14.3　适宜性标准

治疗椎体压缩性骨折的临床路径应包含患者的临床症状及体征，使用椎体强化术的影像学指征，椎体强化术的禁忌证以及术后随访及治疗等方面。是否需要行椎体强化术，以及选用 VP 还是 KP，应根据骨折发生的时间、MRI 表现（病椎的数量及分型）、CT 上骨折畸形程度、骨折对日常生活的影响、症状的进展、脊柱后凸畸形程度、骨折进展情况以

及肺功能等因素综合考量。一项国际性多学科合作的实用性综述认为在椎体压缩性骨折的治疗方案选择上，2018 年发表的 RAND/UCLA 指南具有良好的实用性和参考价值。医生针对不同患者的特点常会做出不同的治疗选择，其中骨折发生时间是最为决定性的因素。UCLA/RAND 指南指出了几个是否选择椎体强化术的关键因素（图 14.5），但是这些因素中骨折持续时间远没有那么重要（表 14.1）。综上所述，以下这些因素决定了是否需要应用椎体强化术治疗椎体压缩性骨折：

·疼痛明显，或进行性加重，腰背部压痛、叩击痛阳性，椎体高度丢失且进行性加重。

·尽管骨扫描能够定位病变节段，但 MRI 检查是明确骨折椎体的最佳方法。CT 更有助于明确骨折粉碎的程度及骨折块移位情况。

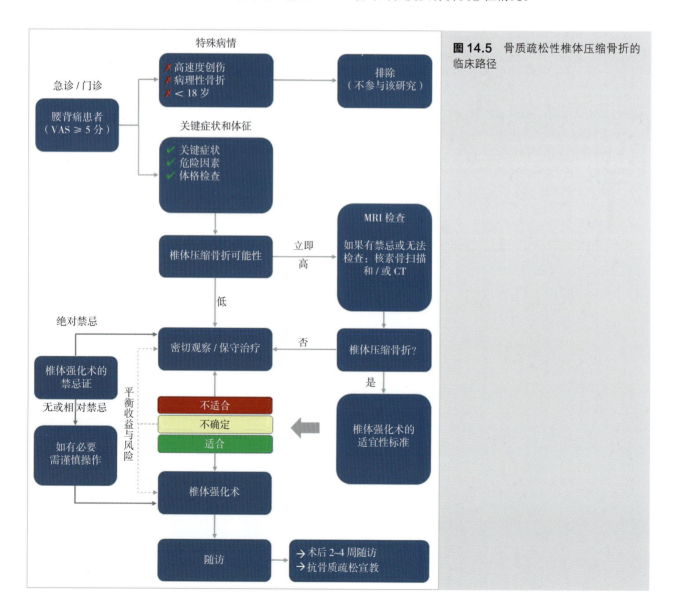

图 14.5　骨质疏松性椎体压缩骨折的临床路径

表 14.1 决定椎体强化术适宜性的关键因素 *

变量	数值	*P* 值
疼痛时间	< 1 周 [†] 1~3 周 3~6 周 > 6 周	< 0.001
进一步影像学检查	阴性 [†] 阳性	< 0.001
椎体脆性骨折对生活质量的影响	中度 [†] 严重	< 0.001
椎体高度丢失程度	轻微（< 25%）[†] 中度（25%~40%）	< 0.001
后凸畸形	严重（> 40%）	< 0.01
高度丢失是否进展	否 [†] 是	< 0.001
症状是否进展	否 [†] 是	< 0.001

*：logistic 回归分析认为椎体强化术具有适宜性的专家组结果
[†]：参照类

·磁共振扫描的短时反转恢复序列（STIR）出现骨髓水肿并不能分辨是急性还是慢性骨折。因为无论急性还是慢性骨折均可出现骨髓水肿，从而表现为 STIR 序列上的高信号。

·根据文献报道，KP 手术可更好地恢复椎体高度及纠正后凸畸形。然而，手术椎体的数量与后凸畸形的纠正存在较大关联，手术节段越多，矢状面平衡就越可能得到恢复。

·标准的椎体强化术可有效治疗椎体低暴力爆裂性骨折，但也存在发生继发性原位骨折的风险。对于这些低暴力爆裂性骨折患者，可使用骨水泥合并内固定的方式获得坚强固定。

·是否选择椎体强化术的关键因素有：骨折对日常生活的影响、症状的进展、椎体高度的丢失进展情况、肺功能以及后凸畸形的程度等（图 14.6）。椎体骨折及后凸畸形的后果包括肺功能减退、食欲降低、营养状况不良、身体虚弱、再骨折风险升高，以及中枢神经症状，包括感觉过敏、疼痛耐受差及平衡障碍。

·病椎中出现含空气或液体空腔者需行椎体强化术。

·椎体强化术的绝对禁忌证包括手术位置的感染，例如椎间隙感染或骨髓炎，以及未治愈的血源性感染。相对禁忌证列于表 14.2。

·术后 2~4 周应进行随访评估。通常手术满意的话则术后无须再进行骨折相关治疗，但是患者常需接受相关治疗来预防再次骨折（例如抗骨质疏松等治疗）（表 14.3）。

对于单一节段椎体压缩性骨折，一项文献 Meta

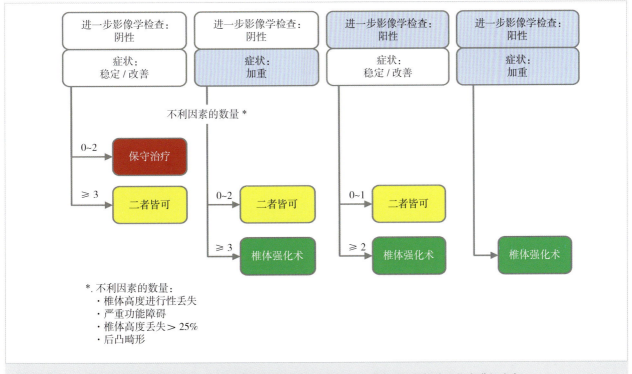

图 14.6 对于影像学检查有阳性表现、症状逐渐加重以及符合表中 2~4 项者适用于椎体强化术进行治疗

表14.2 椎体强化术的绝对与相对禁忌证

病情	专家组意见
手术部位活动性感染	绝对禁忌证
未治愈的血源性感染	绝对禁忌证。需要行术前经静脉抗感染治疗。只有在血培养结果转阴且持续抗感染一段时间后才可谨慎进行
骨髓炎	通常是手术的严重禁忌证。少数情况下可考虑行椎体强化术，如患者进行开放手术状态不稳定并且感染是慢性且由低毒性病原体引起。感染可由使用负载抗生素的骨水泥和长期使用抗生素得到控制
妊娠	通常来说妊娠也是椎体强化术的禁忌证，但是如果收益大于风险也可以试行。应尽可能降低对胎儿的辐射
对填充剂过敏	相对禁忌证，取决于过敏的程度。如果既往的过敏情况不是严重的全身过敏反应，则可以应用类固醇激素、泰诺或苯海拉明进行预处理。当然，也可选用其他的填充剂
凝血障碍	相对禁忌证。应尽可能恢复或纠正凝血功能障碍（国际标准化比值 INR < 1.7）。出血风险应该与卧床引起的风险相平衡。应警惕血小板减少的患者（< 30000/μL）
脊柱不稳	相对禁忌证，取决于不稳的程度及骨折的节段。如有必要，可同时采用其他手术方式，如内固定等
骨折引起脊髓病变	相对禁忌证。更适于使用减压内固定术，但如果患者无法承受开放手术，也可考虑行椎体强化术。手术需要脊柱外科医生和神经外科医生协作进行
神经功能损伤	相对禁忌证。该情况需行减压合并/不合并内固定手术。需向患者告知骨水泥渗漏入椎管的风险，同样也需要脊柱外科医生和神经外科医生协作进行
神经损伤	相对禁忌证，取决于损伤的程度。需要格外注意避免骨水泥进入椎管或者椎间孔。同样可能需行其他的开放手术
骨折块向后移位/椎管内占位	通常不作为禁忌证。应避免引起继发性椎管狭窄。使用 CT 可评估椎体后壁完整性

表14.3 椎体压缩骨折患者术后随访

椎体压缩骨折术后随访
1　无论椎体强化术还是保守治疗，术后 2~4 周后均应进行临床随访
2　若椎体强化术患者术后第一次随访（术后 2~4 周时）效果满意，则无须继续进行随访。而对于潜在基础疾病的随访不属于术者的职责
3　所有椎体骨折患者均需行骨密度测定并接受骨质疏松宣教
4　所有椎体骨折患者均需加入一个骨质疏松防治组织
5　如果症状没有缓解，则需再次行影像学检查（最好是 MRI）
6　如果椎体强化术后疼痛未缓解，则应考虑同节段再次手术，但应仔细排查其他病因引起的疼痛（其他部位骨折、小关节病等）

分析结果指出，VP 与 KP 在远期疼痛缓解、功能康复以及邻近节段再骨折发生率等方面结果相仿。然而 KP 在骨水泥注射量、短期疼痛缓解、短期及长期后凸畸形恢复以及防止骨水泥渗漏等方面具有优势。这些优势所需的代价则是较长的手术时间及更多的手术材料费用。另外两篇前瞻性随机对照研究也得出了相似的结论。对于 VP 与 KP 而言，目前没有明确证据证明一项技术优于另一项技术，较为可靠的方法即是为特定骨折类型和临床特征（包括本章提到的各种特性）的患者建立详细的个性化的治疗策略，从而比较两种手术方式的优劣。

参考文献

[1] Filippiadis DK, Marcia S, Masala S, Deschamps F, Kelekis A. Percutaneous vertebroplasty and kyphoplasty: current status, new developments and old controversies. Cardiovasc Intervent Radiol 2017;40(12):1815–1823.

[2] Filippiadis DK, Marcia S, Ryan A, et al. New implant-based technologies in the spine. Cardiovasc Intervent Radiol 2018;41(10):1463–1473.

[3] Parreira PCS, Maher CG, Megale RZ, March L, Ferreira ML. An overview of clinical guidelines for the management of vertebral compression fracture: a systematic review. Spine J 2017;17(12):1932–1938.

[4] Tsoumakidou G, Too CW, Koch G, et al. CIRSE guidelines on percutaneous vertebral augmentation. Cardiovasc Intervent Radiol 2017;40(3):331–342.

[5] NICE guidance. Percutaneous vertebroplasty and percutaneous balloon kyphoplasty for treating osteoporotic vertebral compression fractures. Technology appraisal guidance. 2013. Available at: nice.org.uk/guidance/ta279.

[6] Barr JD, Jensen ME, Hirsch JA, et al; Society of Interventional Radiology. American Association of Neurological Surgeons. Congress of Neurological Surgeons. American College of Radiology. American Society of Neuroradiology. American Society of Spine Radiology. Canadian Interventional Radiology Association. Society of Neurointerventional Surgery. Position statement on percutaneous vertebral augmentation: a consensus statement developed by the Society of Interventional Radiology (SIR), American Association of Neurological Surgeons (AANS) and the Congress of Neurological Surgeons (CNS), American College of Radiology (ACR), American Society of Neuroradiology (ASNR), American Society of Spine Radiology (ASSR), Canadian Interventional Radiology Association (CIRA), and the Society of NeuroInterventional Surgery (SNIS). J Vasc Interv Radiol 2014;25(2):171–181.

[7] Barr JD, Mathis JM, Barr MS, et al. Standard for the performance of percutaneous vertebroplasty. In: American College of Radiology Standards 2000–2001. Reston, VA: American College of Radiology; 2000:441–448.

[8] McGraw JK, Cardella J, Barr JD, et al; SIR Standards of Practice

Committee. Society of Interventional Radiology quality improvement guidelines for percutaneous vertebroplasty. J Vasc Interv Radiol 2003;14(7):827–831.

[9] Lewis CA, Barr JD, Cardella JF, et al. Practice Guidelines for the Performance of Percutaneous Vertebroplasty. Reston, VA: American College of Radiology; 2005.

[10] McGraw JK, Barr JD, Cardella JF, et al. Practice Guidelines for the Performance of Percutaneous Vertebroplasty. Reston, VA: American College of Radiology; 2009.

[11] Esses SI, McGuire R, Jenkins J, et al. The treatment of symptomatic osteoporotic spinal compression fractures. J Am Acad Orthop Surg 2011;19(3):176–182.

[12] ACR Appropriateness Criteria. Management of vertebral compression fractures. 2013. Available at: https://acsearch.acr.org/docs/70545/Narrative/.

[13] Chandra RV, Meyers PM, Hirsch JA, et al. Society of NeuroInterventional Surgery. Vertebral augmentation: report of the Standards and Guidelines Committee of the Society of NeuroInterventional Surgery. J Neurointerv Surg 2014;6(1):7–15.

[14] Wallace AN, Robinson CG, Meyer J, et al. The metastatic spine disease multidisciplinary working group algorithms. Oncologist 2015;20(10):1205–1215.

[15] Lutz S, Balboni T, Jones J, et al. Palliative radiation therapy for bone metastases: update of an ASTRO evidence-based guideline. Pract Radiat Oncol 2017;7(1):4–12.

[16] Hirsch JA, Beall DP, Chambers MR, et al. Management of vertebral fragility fractures: a clinical care pathway developed by a multispecialty panel using the RAND/UCLA appropriateness method. Spine J 2018;18(11):2152–2161.

[17] Schupfner R, Stoevelaar HJ, Blattert T, et al. Treatment of Osteoporotic Vertebral Compression Fractures: Applicability of Appropriateness Criteria in Clinical Practice. Pain Physician 2016;19(1):E113–E120.

[18] Wang H, Sribastav SS, Ye F, et al. Comparison of percutaneous vertebroplasty and balloon kyphoplasty for the treatment of single level vertebral compression fractures: a meta-analysis of the literature. Pain Physician 2015;18(3):209–222.

[19] Evans AJ, Kip KE, Brinjikji W, et al. Randomized controlled trial of vertebroplasty versus kyphoplasty in the treatment of vertebral compression fractures. J Neurointerv Surg 2016;8(7):756–763.

[20] Liu JT, Liao WJ, Tan WC, et al. Balloon kyphoplasty versus vertebroplasty for treatment of osteoporotic vertebral compression fracture: a prospective, comparative, and randomized clinical study. Osteoporos Int 2010;21(2):359–364.

[21] Pradhan BB, Bae HW, Kropf MA, Patel VV, Delamarter RB. Kyphoplasty reduction of osteoporotic vertebral compression fractures: correction of local kyphosis versus overall sagittal alignment. Spine 2006;31(4):435–441.

[22] Nieuwenhuijse MJ, Putter H, van Erkel AR, Dijkstra PD. New vertebral fractures after percutaneous vertebroplasty for painful osteoporotic vertebral compression fractures: a clustered analysis and the relevance of intradiskal cement leakage. Radiology 2013;266(3):862–870.

[23] Silverman SL. The clinical consequences of vertebral compression fracture. Bone 1992;13(Suppl 2):S27–S31.

[24] Kado DM, Lui LY, Ensrud KE, Fink HA, Karlamangla AS, Cummings SR; Study of Osteoporotic Fractures. Hyperkyphosis predicts mortality independent of vertebral osteoporosis in older women. Ann Intern Med 2009;150(10):681–687.

第十五章　椎体强化术的文献分析

Nicole S. Carter, Hong Kuan Kok, Julian Maingard, Hamed Asadi, Lee-Anne Slater, Thabele Leslie-Mazwi, Joshua A. Hirsch, Ronil V. Chandra

孟　斌 / 译

摘要

椎体强化术，包括椎体成形术（VP）和椎体后凸成形术（KP）可有效治疗经保守治疗无效的椎体压缩骨折（VCF）。VP 和 KP 的主要步骤为椎体骨折复位以及骨水泥的注入。手术目的主要是缓解腰背痛、恢复功能以及稳定骨折椎体。当前已发表文献中的数据有助于我们将椎体强化术安全有效地应用于临床实践中。尽管在过去对于 VP 治疗椎体压缩骨折的疗效有较大争议，但是当代由大样本随机对照研究得出的高质量证据已证实 VP 对保守治疗无效的急性椎体压缩性骨折以及疼痛明显的椎体转移瘤疗效显著。当前的研究结果表明 VP 和 KP 对于改善椎体压缩骨折引起的疼痛具有良好效果，而 KP 在疼痛缓解、改善患者生活质量方面优势更明显。大样本的临床研究表明椎体强化术引起的严重并发症发生率较低，相关报道也很少，相比于使用椎体强化术者，保守治疗的患者致残率及致死率均明显升高。本章节针对椎体强化术的安全性及有效性，对现有的文献进行分析，着重体现这些随机对照研究的研究设计、准入标准、研究结果以及局限性，并展示椎体强化术的安全性、并发症发生率、骨水泥渗漏以及再骨折等的研究结果。

关键词：椎体强化术，椎体压缩，骨折，椎体成形术，椎体后凸成形术，骨质疏松，转移瘤

15.1　引言

椎体强化术，包括椎体成形术（VP）及椎体后凸成形术（KP），即在透视引导下将聚甲基丙烯酸甲酯（PMMA）骨水泥注入病椎的过程。这类微创手术最常应用于经保守治疗无效，或严重影响患者生活的椎体压缩骨折。手术的主要目标是缓解腰背痛、恢复功能以及稳定骨折椎体。椎体成形术 1987 年被首次报道，当时的观察性研究认为其具有良好效果，使得其备受推崇。至今，关于椎体强化术的论文已发表超过 3000 篇，其中有大量的随机对照研究（RCT）对椎体成形术和椎体后凸成形术的安全性和有效性进行分析。最新文献报道显示椎体强化术对于骨质疏松或转移瘤引起的椎体压缩性骨折具有良好的安全性和有效性。

本章节的目的在于分析当前关于椎体强化术的文献。早期观察性试验的数据也作为历史背景进行展示。对于主要的 RCT 研究，本章节亦分析其研究设计、关键结果以及研究局限性。对于手术安全性的高质量数据，包括总体并发症发生率、骨水泥渗漏率以及二次手术发生率等，本章节中也会进行综述。

15.2　早期数据

椎体成形术最早于 1984 年开展，但直到 1987 年才由 Galibert 等首次报道应用于治疗 C2 椎体侵袭性血管瘤，该患者术后疼痛完全缓解，因此他们对另外 6 例患者也进行了相同的手术。不久之后，椎体成形术便被广泛应用于治疗由骨质疏松及转移瘤引起的疼痛性椎体压缩骨折。经过了在欧洲地区的小范围成功后，椎体成形术由 Jensen 等首次引入美国，并于 1997 年报道了椎体成形术治疗 29 例 47 个椎体骨质疏松性椎体压缩骨折的初步结果。他们的研究表明几乎 90% 的患者在术后 24h 内疼痛即得到缓解，并且活动能力明显改善。此后也有一系列的文献报道了椎体成形术的临床疗效。一篇 2006 年发表的入选了 1989—2004 年间共 2086 例患者的 Meta 分析研究指出，VP 术后患者疼痛可明显缓解（视觉模拟评分 VAS 从 8.1 分降至 2.6 分，$P < 0.001$），并且严重并发症的发生率 < 1%。

椎体后凸成形术由 2001 年 Lieberman 等首次报道，相比于椎体成形术，其可降低骨水泥渗漏的风险并更好地恢复椎体高度。一项包含 1710 例患者的 Meta 分析表明椎体后凸成形术可有效缓解疼痛和恢复患者行动能力。同时，由于椎体高度的恢复及后凸畸形的纠正，椎体后凸成形术也可改善脊柱的序列。

这些积极的数据使得医学界对于椎体强化术治疗保守治疗无效的骨质疏松性椎体压缩性骨折持积极态度。然而，当时仍缺乏强有力的随机对照研究数据证实椎体强化术疗效优于保守治疗。

15.3 疗效证据

15.3.1 椎体成形术

由于早期观察性研究及 Meta 分析提示 VP 疗效显著，VP 很早便被广泛应用于临床。然而，两项发表于新英格兰医学杂志的随机对照研究结果显示，VP 手术对比保守治疗没有明显优势。至此，以往报道的关于 VP 治疗椎体压缩骨折的疗效的文章的可信度受到了广泛质疑，并且证据等级也由此降低。但这些争议也激起了学者们对 VP 临床疗效的研究热情。近年来，几项大型随机对照研究的结果已发表见刊，它们更加注重严格的准入标准，并力求最小化由研究方法学导致的局限性。关于前瞻性 VP 手术研究的重要发现已罗列于表 15.1 中。

2007 年开展的 VERTOS 研究是第一个比较药物保守疗法与 VP 手术治疗骨质疏松性椎体压缩骨折的多中心前瞻性随机对照研究。该研究的准入标准包括，至少 6 周药物治疗无效且严重持续性腰背痛、骨折时间不超过 6 个月、查体有压痛以及磁共振检查提示骨髓水肿。最终纳入 34 例患者入组，其中 18 例随机分入 VP 组，另外 16 例纳入保守治疗组。疗效的初步评估采用腰背痛程度（VAS 评分）以及术后 1 天与 2 周的镇痛药使用情况。镇痛药的使用依靠不同机制进行量化：0 级为不需要镇痛药、1 级为需要使用对乙酰氨基酚、2 级为使用非甾体类抗炎药、3 级为使用阿片类药物。

术后 1 天结果显示，VP 组疼痛显著缓解，VAS 评分从 7.1 分降至 4.7 分。术后 2 周后，保守治疗组中 88% 的患者也转入了 VP 组，同时 VP 组患者的镇痛药使用率也显著降低。（−1.4，95% 置信区间为 −2.1~−0.8）。功能障碍的评估包括 Roland–Morris 残疾问卷（RMDQ）以及生活质量评分（QOL，欧洲骨质疏松基金会生活质量问卷 QUALEFFO），两者结果也提示 VP 组结果显著优于保守治疗组。

表 15.1 椎体成形术治疗骨质疏松性椎体压缩骨折的主要前瞻性研究

	INVEST	Buchbinder 等	VERTOS II	VAPOUR
发表年份	2009	2009	2010	2016
总例数（n）	131	78	202	120
对照组	假手术（骨膜注射局麻药）	假手术（骨膜注射局麻药）	保守治疗	假手术（皮下注射局麻药）
平均年龄（年）（标准差）	73.8（9.4）	76.6（12.1）	75.2（9.8）	80.5（7）
疼痛评分标准	NRS ≥ 3/10	无	VAS ≥ 5/10	NRS ≥ 7/10
疼痛平均评分（0~10 分）（标准差）	7.0（1.9）	7.3（2.2）	7.8（1.5）	8.6
严重疼痛患者数量（0~10 分）（%）	61（47%）≥ 8	38（49%）≥ 8	未报道	120（100%）≥ 7
骨折时间标准（周）	< 52	< 52	< 6	< 6
平均骨折时间（周）（标准差）	22.5（16.3）	11.7（11.1）	5.6	2.6
时间小于 6 周的骨折数（%）	26（20%）	31（40%）	202（100%）	120（100%）
进一步影像学检查?（MRI 或 SPECT）	否	是	是	是
平均 PMMA 注入量（mL）	未报道	2.8	4.1	7.5
初步随访指标	术后 1 个月时疼痛缓解及 RMDQ 评分	术后 3 个月时的疼痛缓解	术后 1 个月时的疼痛缓解	术后 2 周时 NRS ≤ 4/10 的比例
初步结果	无差异	无差异	VP 更优	VP 更优
深入评价指标	生活质量指数（EQ-5D）	功能障碍评分（RMDQ），生活质量指数（QUALEFFO，EQ-5D）	功能障碍评分（RMDQ），生活质量指数（QUALEFFO）	功能障碍评分（RMDQ），生活质量指数（QUALEFFO），镇痛药的使用
深入指标结果	无差异	无差异	VP 更优	VP 更优

VERTOS 研究的局限性在于样本量太小，并且没有使用盲法。由于研究开始 2 周后 16 例保守治疗组患者中 14 例转入了 VP 组，因此该研究无法获得长期随访结果。

2009 年，两篇重磅研究成果发表于新英格兰医学杂志，这两项随机对照研究比较了 VP 与假手术治疗骨质疏松性椎体压缩骨折的疗效。两项研究的结果与既往的观察性研究及 Meta 分析结果相左，并引起人们对 VP 临床疗效的质疑。随后，椎体成形术安全与有效性研究（INVEST）从 1812 例患者中筛选出 131 例，并随机将其分为 VP 组（68 例）与假手术组（63 例）。由于前期招募的患者较少，预设的样本量从 250 例降低至 130 例，并且放宽了准入标准。准入标准包括：年龄＞50 岁、疼痛计量评分（NRS）大于 3/10 以及骨折时间＜1 年。骨折时间不确定时，则使用磁共振或核素骨扫描进行明确。假手术组采用椎弓根骨膜注射局麻药同时在患者背部加压，打开甲基丙烯酸甲酯单体以模仿 PMMA 骨水泥味道。术后 1 个月随访时，两组间在腰背痛 NRS 评分（$P=0.19$）及功能评分（RMDQ 评分，$P=0.06$）上无显著差异。由于组间患者转换，该研究亦无法进行更长期的随访，术后 3 个月时，对照组中 27 例患者（43%）转入 VP 组。

INVEST 研究的明显不足在于研究动力不足，以及显著的选择偏倚（1812 例患者中筛选 131 例）。在 INVEST 研究中由 VP 组转入对照组的比例（51%）明显高于由对照组转入试验组的比例（13%）。此外，准入标准未限制骨折时间＜12 个月、缺乏体格检查及 MRI、核素骨扫描等也是该研究的不足。INVEST 研究中，患者临床检查和影像学诊断的准入标准与大多数随机对照研究有很大的不同，使得 VAS 评分至少为 3 分的患者更容易入组，即该研究没有用于确定疼痛是来自椎体压缩性骨折本身还是其他问题的临床检查。还有人批评说，INVEST 试验不是真正的假手术，63% 的假手术患者正确地猜测到了他们接受的治疗方法。同时，注射时使用椎旁注射局部麻醉剂，可成功地掩盖患者椎体压缩骨折引起的疼痛长达 8 周。尽管有上述诸多不足，如果预设的 250 例患者与这 131 例患者对治疗具有相同的反应性，则 VP 组的试验结果将显著优于假手术组，$P < 0.01$。此外，如果只有一个患者报告了不同的治疗结果（VP 组的有效反应或假手术组的不良反应），VP 组也将显著优于假手术组，$P < 0.04$。

第二个多中心随机对照研究由 Buchbinder 等于

2009 年发表于新英格兰医学杂志。该研究纳入了骨折时间＜12 个月及磁共振显示骨髓水肿或有骨折线的患者共 78 例，并将其随机分入 VP 组（38 例）与假手术组（40 例）。假手术组不注射局部麻醉药，而是将针尖置于椎板上，再使用钝头探针代替尖头探针。为了进一步模仿 VP 手术，假手术组术者轻轻敲击椎体，并且在手术室混合 PMMA 骨水泥，但并不注入椎体。结果显示，术后 1 周、3 个月、6 个月时间疼痛评分及生活质量评分无明显差异。

和 INVEST 研究一样，Buchbinder 等的这项研究中准入标准无体格检查结果，也未明确疼痛是否由椎体压缩性骨折引起这项研究评估全身疼痛而不是脊柱相关疼痛，由于这类患者可能存在引起疼痛的其他原因，因此该研究方法降低了结果的可靠性。该研究还纳入了亚急性与慢性骨折换患者（时间＞12 个月），并且只有 32% 的患者骨折时间＜6 周。此外，这项研究也和 INVEST 一样，遇到了招募患者的困难，研究人员 4.5 年内只成功入组了 78 例患者，因此该研究也易出现选择偏倚。此外，该研究中 68% 的患者均在 1 个中心完成本研究，其余 2 个中心只完成了 5 例患者，这便导致本研究类似于单中心研究，而该中心倾向于注射小剂量 PMMA 骨水泥、平均水泥注射量仅有 2.8mL。此后 Boszczyk 等质疑该项研究的数据强烈提示手术组患者并未得到有效的治疗。

2012 年，一篇对比 VP 与保守疗法或假手术治疗骨质疏松性椎体压缩骨折的 Meta 分析发表，这篇文章囊括了前瞻性随机对照与非随机对照研究。该文章共包含 9 项研究、886 例患者（包括 INVEST 研究、Buchbinder 研究以及 VERTOS II 研究等）。由于仅有两篇上述研究对比了 VP 组与假手术组的疗效差别，因此结论认为二者在疼痛缓解方面无显著差异。然而，相较于保守治疗组，接受 VP 手术的患者在各随访时间点在缓解疼痛、提高生活质量方面均具有显著优势。

诸多学者对 2009 年的两篇重磅论文的研究结果提出质疑，如：研究的纳入与排除标准、小剂量 PMMA 骨水泥的使用、病例的选择偏倚、统计学方法的不确定、组间交换率过高、初始疼痛评分过低、工伤患者的纳入、假手术组的设置、缺少合理的体格检查结果以及缺乏长期随访结果等。为此，Comstock 等对 INVEST 研究中的患者进行了超过 12 个月的随访，并于 2013 年发表长期随访结果。在术后 1 年时，VP 组的疼痛评分有较大改善，但是功能障碍评分方面与对照组无明显差异。INVEST 研究中的假手术组是一种阳性对照，这种阳性对照对研究结果起到了干扰作用。同年，Anderson 等发表的 Meta 分析将上述两篇新英格兰医学杂志的文章的证据等级降为 II 级，理由是二者的纳入标准不严谨，且 Comstock 等的文章中组间转换率过高。该 Meta 分析对上述两篇文章证据等级的降级依据是北美脊柱学会采用的 Cochrane 偏倚风险表以及原始研究证据等级表。

Klazen 等于 2010 年发表了 VERTOS II 研究结果，这是第一个对比 VP 手术与保守疗法的大型多中心随机对照研究。该研究吸取了 2009 年新英格兰医学杂志上两项研究的不足，将纳入标准制定为包括骨折时间 < 6 周，疼痛评分 ≥ 5/10 分，查体可及压痛以及磁共振扫描提示骨髓水肿等。202 例入组的患者被平均随机分配至 VP 组以及保守治疗组。在术后 1 个月时，VP 组患者腰背痛较保守治疗组显著缓解，VAS 评分降低程度较保守治疗组多 2.6 分（95% CI：1.74~3.37，$P < 0.0001$），术后 1 年该差异仍然存在，VP 组生活质量评分较保守治疗也显著改善。此外，VP 组腰背部疼痛显著缓解（VAS 评分降低程度大于 3 分）的时间点显著早于保守治疗组（分别为 30 天、116 天，$P < 0.0001$）。

Farrokhi 等于 2011 年进行了一项对比 VP 与保守法治疗骨质疏松性椎体压缩性骨折的研究，准入标准为保守治疗 4 周后无效的严重腰背痛患者，骨折时间为 4 周到 1 年，体格检查提示压痛阳性，MRI 显示骨髓水肿或椎体存在空腔。82 例患者被随机分入 VP 组（40 例）和保守治疗组（42 例）。术后 1 周时，VP 组的 VAS 评分显著缓解、生活质量评分显著改善（$P < 0.001$），疼痛缓解可持续至术后 6 周，且生活质量评分改善可延续至术后 36 个月。所有 VP 组患者在术后 24h 后均可下床行走，而保守治疗组只有 2% 患者可下床活动。VP 手术也显著恢复了椎体高度（平均 8mm）并改善了脊柱的后凸畸形程度（平均 8°）。

2012 年，Blasco 等也发表了一篇相关的 RCT 研究。准入标准包括：中度疼痛（VAS ≥ 4/10），骨折时间 ≤ 12 个月以及磁共振显示骨髓水肿或骨扫描高摄取率。一共由 125 例患者入组并被随机分配至 VP 手术组（64 例）及保守治疗组（61 例）。结果提示 VP 手术组患者术后 VAS 评分及对止痛药的需求均更低（VP 手术组中 5% 患者需要止痛药，而保守治疗组则高达 25%）。

2016 年，应用椎体成形术治疗急性疼痛性骨质疏松性椎体压缩性骨折研究（VAPOUR）发表，其力图规避既往研究设计的弊端，并将 VP 手术与假手术进行对比。该研究的纳入标准中，疼痛评分要求更高（大于 7/10 分，比 INVEST 研究、Buchbinder 研究均更高），骨折时间需 < 6 周，并且所有骨折均由磁共振或单光子发射计算机断层扫描（SPECT）证实。最终共有 120 例患者被随机分配至 VP 组（61 例）或假手术组（59 例），其中假手术组手术方法为局部皮下注射局麻药。手术 2 周后，VP 组患者疼痛显著缓解，44% 的 VP 组患者 NRS 评分降至小于 4/10 分，两组差异性显著，且术后 1 个月及 6 个月该差异仍然存在。VP 组患者的生活质量评分、功能障碍评分以及镇痛药依赖等均得到有效改善，并且椎体高度也得到一定会恢复。

2016 年，Yang 等发表了一项前瞻性研究，将 135 例年龄 > 70 岁的患者随机分配至 VP 组与保守治疗组。在手术后的 1 周、1 个月、3 个月、6 个月及 1 年各个时间点上，VP 组患者的疼痛缓解程度与速度以及生活质量评分均得到更好的改善（$P < 0.0001$）。同时，在随访过程中，VP 组患者对他们的治疗方式具有更高的满意度。

在 VP 手术治疗肿瘤性椎体压缩骨折方面，并没有太多高质量的研究。一项 2011 年发表的系统回顾中包含了 30 项研究、共 987 例患者，结果提示 VP 术后 1 个月时疼痛缓解率为 20.3%~78.9% 不等，术后 6 个月时，疼痛缓解率上升至 47%~87%。安大略医护质量委员会于 2016 年发表的系统回顾包含了 78 项研究共 2545 例接受 VP 手术的椎体转移瘤、多发性骨髓瘤或血管瘤患者，结果显示术后 48h 内患者疼痛即可迅速改善，同时功能障碍程度及止痛药使用率也相应降低。

15.3.2 椎体后凸成形术

2009 年发表的骨折复位评估研究（FREE 研究）是一项对比椎体后凸成形术（KP）与保守疗法治疗椎体压缩性骨折效果的多中心前瞻性随机对照研究。该研究的准入标准包括严重腰背痛（疼痛评分 ≥ 4/10 分）、持续时间 ≤ 3 个月、查体有局部压痛、磁共振提示椎体骨髓水肿，以及椎体高度丢失或假关节形成。共 300 例患者被随机分为 KP 组（149 例）以及保守治疗组（151 例），SF-36 问卷躯体健康评分对术后 1 个月的生活质量进行评分，此外，术后 1 个月、3 个月、6 个月及 12 个月分别进行腰背痛评分及功能障碍评分（RMDQ）。

研究结果显示 KP 组在改善生活质量方面显著优于保守治疗组，SF-36 评分 KP 组平均可高于保守治疗组 5.2 分（95% CI：2.9~7.4；$P < 0.0001$）。该差异可保

持至术后 3 个月及 6 个月（$P < 0.0008$；$P < 0.0064$），而术后 12 个月时无统计学差异（$P=0.208$）。KP 组患者术后 1 周及术后 12 个月时腰背痛评分也显著优于保守治疗组（$P < 0.0001$；$P=0.0034$），此外 KP 组患者在术后 1 个月及 6 个月时止痛药使用率明显减少。FREE 研究的 2 年随访结果提示末次随访时 KP 组患者术后腰背痛可得到有效缓解（$P=0.009$），但在 SF-36 评分及 RMDQ 评分方面无显著差异。FREE 研究中兼有骨质疏松及转移瘤所致的椎体骨折患者，但是，300 例患者中仅有 4 例为椎体转移瘤病理性骨折。

肿瘤患者骨折评估研究（CAFE 研究）是对比 KP 手术与保守疗法治疗椎体转移瘤引起的压缩性骨折疗效的 RCT 研究。该研究的准入标准包括疼痛评分 ≥ 4/10、RMDQ 残疾评分 ≤ 10 分，以及经 X 线片或 MRI 证实的椎体骨折。原发骨肿瘤或成骨性肿瘤者不纳入该研究。共 134 例患者被随机分为 KP 组（70 例）以及保守治疗组（64 例）。1 个月后 KP 组患者 RMDQ 评分显著降低（组间差异为 8.4），与初始结果相符。在 12 个月的随访过程中，KP 组在疼痛缓解、止痛药使用减少、生活质量评分改善（SF-36）等方面均具有更好效果。

CAFE 研究的不足之处在于缺乏病理检查证实病理性骨折的病因。尽管入组的患者均为肿瘤患者，但无法证实椎体骨折是由于转移瘤、骨质疏松、放射性坏死或者其他综合因素引起的。该研究的一个特点在于一个月观察期满后保守治疗组的 52 例患者中有 38 例（占 73%）转入了 KP 组，并且这些人中 55% 的患者是在满 1 个月后的 1 周之内便接受了手术。

2019 年的 EVOLVE 研究是当前关于 KP 手术疗效的最大样本量研究，评估术后 12 个月美国医保库中纳入的患者的功能障碍程度以及手术的安全性。来自美国 24 家医疗机构的 350 例患者因疼痛性椎体压缩骨折接受 KP 手术治疗。疗效评估分为四部分内容：NRS 腰背痛评分，功能障碍程度（ODI 评分），生活质量评分（EQ-5D）以及 SF-36 评分。术后 3 个月时，所有相关指标均显著改善，NRS 评分从 8.7 分降至 2.7 分，ODI 评分从 63.4 分降至 27.1 分。在其他各个时间点上（7 天、1 个月、3 个月、6 个月以及 12 个月）这些效果也具有统计学意义。在所有手术患者中，仅有 5 例出现手术相关并发症，且经治疗后均有好转。

在 KP 手术中，术者常会在球囊撑开前后使用刮匙去除硬化骨以更有效地恢复椎体高度。2013 年的一项随机对照研究便对比了两种不同的手术方法治疗骨质疏松性椎体压缩骨折时椎体高度及后凸畸形

效果的差异，即：先使用刮匙再进行球囊扩张（57 例）或球囊扩张后使用刮匙再二次球囊扩张（55 例）。结果显示两种方法均可有效恢复椎体高度并缓解疼痛，且两组结果之间无明显统计学差异。

15.3.3 椎体成形术与椎体后凸成形术的比较

2014 年发表的 KAVIAR 随机对照研究，比较了 KP 和 VP 治疗骨质疏松性椎体压缩骨折的疗效。共有 381 例急性疼痛性骨质疏松椎体压缩骨折患者被随机分配接受 VP（$n=190$）或 KP（$n=191$），对所有受试者均没有予以盲法。所有骨折通过 MRI，放射性同位素骨扫描或 CT 成像确诊。但是，这项研究最终提前终止了，因为入组人数仅有 404 例，远远低于 1234 例的预期目标。尽管尚缺乏有力的证据来证明 VP 和椎体后凸成形术之间的差异，但两项技术从疼痛缓解，功能和 QOL 指标改善来看，两项技术治疗骨质疏松性椎体压缩骨折均取得了显著和持续的临床疗效。

2010 年，Liu 等进行的前瞻性 RCT 中也比较了 VP 和 KP 治疗疼痛性椎体压缩骨折的疗效。100 例骨质疏松性椎体压缩骨折患者被随机分为两组，接受 VP 或 KP（每组各 50 例）。结果显示两种手术均可显著降低患者 VAS 疼痛评分，并恢复椎体高度，纠正后凸畸形。虽然 KP 和 VP 治疗后患者的临床疗效没有显著差异，但 KP 可产生更高的围手术期费用。

Rollinghoff 等在他们对 90 例接受 VP 或 KP 治疗的椎体压缩骨折患者的前瞻性研究中发现了可比性结果。两种方法都能显著提高患者的生活质量，减轻疼痛（$P < 0.001$），两组间无统计学差异，然而椎体后凸成形术的椎体高度恢复比 VP 更大，而 VP 组的骨水泥渗漏率更低。

2015 年的一项 Meta 分析（包括对 845 例患者进行的 8 项研究）发现 VP 和 KP 在长期疼痛缓解，短期和长期功能改善以及新发邻近节段骨折风险方面相似，椎体后凸成形术在短期疼痛缓解，改善后凸畸形方面优于 VP，同时 KP 也降低了骨水泥渗漏率。

在 2012 年发表的目前最全面的 Meta 分析中，作者们对英文文献进行了检索，结果发现 1587 篇椎体强化术的论文中共有 27 篇证据等级为 I 级和 II 级，其中包括 8 篇随机对照研究。有 9 篇文章将 VP 与 KP 进行了比较。汇总的患者数据被合并到一个可分析的研究组中。在对这种最高质量的文献数据进行分析后，作者得出的结论是 KP 比 VP 可以更大限度地减轻疼痛（VAS 评分为 5.07 分，相对于 4.55 分），

并且在生活质量方面改善 KP 也明显优于 VP 和保守治疗。

15.3.4 Kiva 系统

2015 年，KAST 研究评估了一种新型椎体强化术置入装置，Kiva 系统用于治疗疼痛性椎体压缩性骨折，该装置可以明显降低骨水泥渗漏率。共 300 例骨质疏松性椎体压缩骨折患者被随机分配接受 Kiva（n=153）或 KP 手术（n=147）。随访 12 个月，两组患者 VAS 和 ODI 评分均显著降低，且两组间无统计学差异，因此，Kiva 被证明是不逊色于传统球囊的新型椎体后凸成形术撑开复位材料，而在骨水泥用量、骨水泥渗漏和邻近椎体骨折发生率等方面，Kiva 系统可能更优于传统 KP 手术。

15.4 安全性的相关证据

15.4.1 总体并发症

椎体强化术引起严重并发症的总体风险非常低。文献中报告的潜在严重并发症包括神经或脊髓损伤、骨水泥或脂肪栓子引起的肺栓塞、感染、血肿、过敏反应、血胸、气胸、医源性脊柱骨折、肋骨骨折或胸骨骨折。椎体强化术引起的患者死亡的报道极为罕见，所有的 RCT 研究均未出现因手术操作引起的死亡。据报道，因骨水泥过敏反应或心血管衰竭而死亡的病例很少。

在椎体强化术治疗骨质疏松性骨折相关的 RCT 研究中，主要并发症的发生率约为 1%。在 VERTOS Ⅱ 研究中，101 例 VP 组患者唯一的并发症是 1 例尿路感染（UTI）和 1 例无症状骨水泥漏入肺动脉；Buchbinder 等报道了 1 例不需要特殊治疗的硬膜囊损伤；INVEST 研究报道了 1 例未接受预防性抗生素治疗引起的骨髓炎病例；在 VAPOUR 试验中有 1 例在手术前镇静后呼吸停止，该患者 48h 后接受了椎体强化术治疗，此外，1 例 VP 组患者在转移到手术台期间发生肱骨骨折，两名保守治疗组患者出现进行性椎体塌陷合并脊髓受压；在 FREE 试验中，149 例患者与椎体后凸成形术相关的并发症仅为软组织血肿和尿路感染。

2013 年，Anderson 等进行了一项 Meta 分析，比较了前瞻性 RCT（包括 VERTOS，VERTOS Ⅱ，INVEST，Buchbinder 等和 FREE）中 VP 或 KP 治疗骨质疏松性椎体骨折的疗效差异，椎体强化术组和保守治疗组之间的不良事件在统计学上没有显著差异，由椎体强化术引起的轻微不良事件仅包括无症状的骨水泥渗漏、软组织血肿和血管迷走神经激惹。

15.4.2 骨水泥渗漏

PMMA 骨水泥渗漏是椎体强化术主要的并发症。术后 CT 检查常可见无症状骨水泥渗漏；骨水泥栓塞可能并不少见，但有症状的渗漏极少见。在 VERTOS Ⅱ 研究中，接受椎体强化术治疗的椎体中约 72% 在 CT 上可发现骨水泥渗漏，这些患者均为无症状性渗漏。骨水泥渗漏多数进入椎间盘或邻近节段静脉，无一例渗漏至椎管内。其他 RCT 报告的水泥渗漏率较低，Buchbinder 等的研究中有 36% 的患者发生渗漏，而 VAPOUR 中有 34% 的患者出现渗漏，不同研究间渗漏率的差异可能与使用的影像学评价方法有关，CT 的检出率明显高于 X 线。

虽然肺动脉栓塞以前被认为是一种不良事件，但事实上骨水泥小栓子进入肺部并不少见，据报道其发生率可达 5%~23%。值得注意的是，绝大多数的骨水泥栓塞和渗漏既没有症状也不会产生不良后果。

椎体后凸成形术已经被证明可以降低水泥渗漏率，因为球囊的扩张会产生一个空腔，减小骨水泥注入时的压力和阻力。在 FREE 研究中，术中透视和术后放射学检查显示，经治疗的椎体中有 27% 发生骨水泥渗漏，且所有患者均为无症状渗漏。在 CAFE 试验中，70 例患者中只有 2 例发生了骨水泥渗漏，其中 1 例是无症状的，另 1 例椎间盘内渗漏导致术后第一天相邻节段再骨折。

恶性肿瘤通常会导致椎体皮质骨破坏，椎体周壁皮质骨的缺损会增加水泥渗入周围组织的风险。在一项椎体转移瘤性病理骨折行 CT 引导下 VP 治疗的回顾性研究中，59% 的病椎出现局部骨水泥渗漏（194/331）。尽管 49% 的患者后壁有明显的骨破坏，但仅有 6% 的患者出现椎管内渗漏。肺部骨水泥栓塞在胸片上的诊断率为 2%（1/53），而胸部 CT 扫描诊断率为 11%（10/88）。在一项对 106 例接受 VP 治疗的多发性骨髓瘤患者的前瞻性研究中，CT 扫描提示有 23% 的病椎存在骨水泥渗漏，大多数渗漏发生在椎周静脉（85%），所有渗漏均无症状，5% 的患者检测到肺水泥栓塞。

15.4.3 继发骨折

文献报道，与保守治疗相比椎体强化术并不增加远隔或相邻节段椎体压缩骨折风险。Tanigawa 等对 194 例接受 VP 治疗的骨质疏松性椎体压缩骨折患者（共 500 个椎体）进行了前瞻性研究，结果发现 33.5% 的患者使用常规 X 线片检测到新的椎体骨折，63.1%

的新骨折发生在相邻椎体，36.9% 发生在非相邻椎体内。值得注意的是，12 例新发椎体骨折患者无症状。在水泥注入量和相邻椎体骨折的发生率之间没有发现显著相关性。在接受 VP 治疗的 88 例绝经后妇女的回顾性研究中，有 14 例患者在 1 个月内发生相邻椎体骨折，骨折风险与高龄、骨折节段和髋部骨密度（BMD）降低显著相关。

然而，Zhang 等在 2017 年对包括 1328 例患者的 12 项比较研究的 Meta 分析中，比较了椎体强化术和保守治疗后新发椎体骨折的发生率。在全部新发椎体骨折中，两组之间没有显著差异。Anderson 等的 Meta 分析也提示椎体强化术组与保守治疗组继发骨折发生率没有显著差异。Shi 等进行的关于多项前瞻性研究的 Meta 分析，也发现 VP 与假手术或保守治疗骨质疏松性椎体压缩骨折后再发骨折的风险各组间无差异（$P=0.82$）。在一项更大样本量的 Meta 分析中，Papanastassiou 等分析了所有椎体强化术的相关数据（证据等级为 I 级或 II 级），结果提示相比于接受保守治疗的再骨折发生率（23%），椎体强化术后患者的再骨折发生率仅有 12%。2014 年，一项对 290 例接受椎体强化术或保守治疗的患者进行的前瞻性研究发现，椎体强化术和保守治疗两组间在新发椎体骨折发生风险上没有显著差异，但是，在椎体强化术组中，新发骨折发生得更快。这一现象可以部分解释椎体强化术更容易使患者发生继发骨折这一观念，因为椎体强化术后发生继发骨折的时间比保守治疗的患者要早。在包含 19 项研究的 Meta 分析中，Xiao 等比较了 VP 和 KP 术后并发症的发生率，发现在继发相邻节段骨折中两种术式之间没有显著差异。

2017 年，一项关于尸体脊柱标本的生物力学研究旨在评估骨折和 VP 如何影响椎体形变和负荷。椎骨骨折导致骨折节段和相邻节段的形变，并将压缩载荷转移到神经弓上，VP 显著降低了这些影响，使得骨折节段和相邻节段椎体前部的形变分别减少了62% 和 52%。

Eichler 等在一项回顾性研究中评估了预防性椎体强化减少椎体强化术后邻近节段骨折的潜在益处。研究纳入了经椎体后凸成形术治疗的骨质疏松性椎体压缩骨折患者 37 例，其中 19 例仅接受椎体后凸成形术，另外 18 例除伤椎进行椎体后凸成形术，还进行了相邻节段预防性 VP 手术。研究发现相邻节段预防性 VP 并没有降低椎体后凸成形术后继发骨折的发生率。为此作者得出结论，椎体强化术后相邻节段骨折最有可能与潜在的骨质疏松症有关，而不是手术本身。

15.5 对死亡率的影响

骨质疏松性骨折的死亡风险相当大，在骨折后的第 1 年内死亡率为 2%~42%。一项基于美国医疗保险数据库人群，142 例椎体骨折患者和 428 956 例无椎体骨折对照者）的研究显示，椎体骨折患者的 3 年和 5 年死亡率分别为 46% 和 69%，相比之下，对照组分别为 22% 和 36%。

虽然目前公布的大型随机对照研究都无法确定椎体强化术能否降低骨质疏松性椎体骨折患者的死亡率，但有一些证据表明椎体强化术可能会降低死亡率。2017 年美国医疗保险数据（包括 261 756 例 KP 患者和 117 232 例 VP 患者）回顾并评估了椎体强化术的使用与椎体压缩骨折死亡风险之间的关系。2009 年发表的随机对照研究之后的几年中，椎体强化术的开展数量急剧下降，同时，这段时期内椎体压缩骨折患者的死亡率较 2009 年之前明显升高，两者之间可能存在一定的相关性。

2011 年，对椎体强化术组和保守治疗组之间的死亡率进行了首次纵向的、基于人群的比较，该研究包括 858 978 例接受了 KP，VP 或保守治疗的患者。结果显示与保守治疗组相比，接受椎体强化术治疗的患者生存率显著提高（60.8%，保守治疗组 50%；$P < 0.001$）。在 4 年的随访中，整个椎体强化术组的中位寿命预期值比保守治疗组高 2.2~7.3 年。但是，由于该研究为回顾性和观察性研究，因此无法评估手术治疗与保守治疗患者生存率之间的因果关系。

2015 年，同一作者发表了一份类似的美国医疗保险人群回顾性研究报告，该项研究共纳入 1 038 956 例椎体压缩性骨折患者，其中 141 343 例接受了 KP 手术，75 365 例接受 VP 治疗。结果显示非手术组患者的死亡风险比经 KP 手术治疗的患者高 55%，比经 VP 手术的患者高 25%（$P < 0.001$）。值得注意的是，与椎体后凸成形术队列相比，非手术组可加重肺炎、泌尿系感染、深静脉血栓形成和心脏并发症的风险。而一项基于台湾健康保险数据的分析（共纳入 10 785 例椎体压缩骨折患者）结果显示，与采用 VP 治疗的患者相比，接受保守治疗的患者死亡率高出 39%。德国医疗保险索赔数据的类似分析（共纳入 3607 例椎体压缩骨折患者）显示，5 年内接受椎体强化术的患者死亡率降低了 43%。

一项共纳入 5766 例椎体压缩骨折患者（其中 17% 接受了椎体后凸成形术）的对比研究显示，椎体后凸成形术患者具有更高的出院率（38.4% 相比于保守治疗的 21%）和更低的死亡率（26.1% 相比于

34.8%）。2011 年，一项大型医院患者数据库的回顾性研究比较了椎体压缩骨折患者接受椎体强化术与住院支具固定的死亡率与疼痛程度的差异，结果显示与保守治疗相比，无论患者的年龄、性别、骨折椎体的数量或合并症情况如何，椎体强化术治疗可提高患者的生存率长达 2 年。

然而，McCullough 等发现了相反的结果，他们从医疗保险索赔数据中选择了 9017 对接受椎体强化术或保守治疗的患者，两组间患者的人口统计学和合并症相匹配。虽然椎体强化术组的初始死亡率和医疗并发症的发生率较低，但是两组之间在 1 年内的死亡率方面没有显著差异，并且椎体强化术组的医疗保健使用率更高。但是，这项研究可能受制于研究方法的局限性。研究者们认为接受椎体强化术治疗的患者比接受保守治疗的患者健康状况更好，因此，他们试图通过匹配两组患者间的基础疾病情况来控制选择偏倚。然而，研究者们在患者的选择上仅考虑了入组时的基线基础疾病情况，并没有考虑可能导致椎体压缩骨折的其他伴发疾病。此外，数据显示，与手术组患者相比理论上认为健康状况较差的对照组，其量化基础疾病评分显著降低，同时既往入院率也较低；这表明对照组的健康状况有所改善。为了调查预处理过程中的健康状况，作者选择了 3023 例在椎体骨折后 30 天内尚未接受椎体强化术治疗的患者，这排除了可能需要紧急治疗的患者，从而避免了对术前健康状况的错误估计。最后，作者得出结论，椎体强化术后患者的死亡率没有改善，尽管他们的四个分析点中有 3 个显示死亡率在统计学上有显著改善，第四个分析点接近有统计学差异（P=0.18）。他们得出的椎体强化术无法降低椎体压缩性骨折患者死亡率的结论与他们自己的数据不一致。

15.6 结论

有充分的证据支持椎体强化术对那些因椎体压缩骨折而出现中度至重度疼痛和功能障碍的患者而言，是一种安全有效的改善患者疼痛、功能和生活质量的方法。关于 VP 对骨质疏松性椎体压缩骨折有效性的证据随着时间的推移而不断增加。早期的假手术对照研究旨在减轻可能的安慰剂效应，但在方法学上存在很大的局限性。最近的一些研究，包括采用严格纳入标准的大样本随机对照研究，已经显示出治疗的益处。两个大型的对照研究表明，椎体后凸成形术和保守治疗对骨质疏松性骨折和肿瘤

性骨折都有好处，尽管对比椎体后凸成形术和假手术的试验还没有进行过，而且可能永远也不会进行（出于保守治疗患者的发病率和死亡率更高的医学伦理考虑）。椎体强化术引起严重并发症的风险非常低，与手术直接相关的死亡率极为罕见。最近有证据表明，接受椎体强化术治疗的患者的并发症发生率和死亡率等明显低于保守治疗的患者。

15.7 要点

· 对于非手术治疗无效的难治性疼痛性椎体压缩性骨折的患者，椎体强化术可缓解疼痛，改善功能并提高生活质量。

· 有高质量的证据支持使用 VP 缓解急性骨质疏松性椎体压缩骨折患者的疼痛。虽然两个大型的随机假手术对照试验没有发现 VP 的益处，但这些试验存在严重的方法学局限性，而且最近的随机对照研究显示椎体强化术后患者的疼痛、功能障碍和生活质量都有显著改善。

· 有来自大型 RCT 的数据支持使用椎体后凸成形术治疗椎体压缩性骨折。

· 椎体强化术的并发症风险极低。并发症通常是由于未被识别的骨水泥渗漏引起的，可能包括神经或脊髓损伤，肺栓塞或感染。然而，绝大多数骨水泥渗漏是无症状的。椎体强化术导致的死亡病例异常罕见。

· 椎体压缩骨折是导致骨质疏松症和脊椎肿瘤患者高死亡率的原因。最近有证据表明，与接受保守治疗的患者相比，椎体强化术可显著改善患者的死亡率。

参考文献

[1] Galibert P, Deramond H, Rosat P, Le Gars D. Preliminary note on the treatment of vertebral angioma by percutaneous acrylic vertebroplasty Neurochirurgie 1987;33(2):166–168.

[2] Bascoulergue Y, Duquesnel J, Leclercq R, et al. Percutaneous injection of methyl methacrylate in the vertebral body for the treatment of various diseases: percutaneous vertebroplasty. [abstract]Radiology 1988;169:372.

[3] Jensen ME, Evans AJ, Mathis JM, Kallmes DF, Cloft HJ, Dion JE. Percutaneous polymethylmethacrylate vertebroplasty in the treatment of osteoporotic vertebral body compression fractures: technical aspects. AJNR Am J Neuroradiol 1997;18(10):1897–1904.

[4] Hochmuth K, Proschek D, Schwarz W, Mack M, Kurth AA, Vogl TJ. Percutaneous vertebroplasty in the therapy of osteoporotic vertebral compression fractures: a critical review. Eur Radiol 2006;16(5):998–1004.

[5] Lieberman IH, Dudeney S, Reinhardt MK, Bell G. Initial outcome and efficacy of "kyphoplasty" in the treatment of painful osteoporotic vertebral compression fractures. Spine 2001;26(14):1631–1638.

[6] Bouza C, Lopez T, Magro A, et al. Efficacy and safety of balloon kyphoplasty in the therapy of osteoporotic vertebral compression fractures. Eur Radiol 2006;16:998–1004.

[7] Jensen ME, McGraw JK, Cardella JF, Hirsch JA. Position statement on percutaneous vertebral augmentation. J Vasc Interv Radiol

2007;18(3):325–330.

[8] Voormolen MH, Mali WP, Lohle PNM, et al. Percutaneous vertebroplasty compared with optimal pain medication treatment: short-term clinical outcome of patients with subacute or chronic painful osteoporotic vertebral compression fractures. The VERTOS study. AJNR Am J Neuroradiol 2007;28(3): 555–560.

[9] Kallmes DF, Comstock BA, Heagerty PJ, et al. A randomized trial of vertebroplasty for osteoporotic spinal fractures. N Engl J Med 2009;361(6):569–579.

[10] Buchbinder R, Osborne RH, Ebeling PR, et al. A randomized trial of vertebroplasty for painful osteoporotic vertebral fractures. N Engl J Med 2009;361(6):557–568.

[11] Wang B, Guo H, Yuan L, Huang D, Zhang H, Hao D. A prospective randomized controlled study comparing the pain relief in patients with osteoporotic vertebral compression fractures with the use of vertebroplasty or facet blocking. Eur Spine J 2016;25:3486–3494.

[12] Boszczyk B. Volume matters: a review of procedural details of two randomised controlled vertebroplasty trials of 2009. Eur Spine J 2010;19(11):1837–1840.

[13] Shi MM, Cai XZ, Lin T, Wang W, Yan SG. Is there really no benefit of vertebroplasty for osteoporotic vertebral fractures? A meta-analysis. Clin Orthop Relat Res 2012;470(10):2785–2799.

[14] Aebi M. Vertebroplasty: about sense and nonsense of uncontrolled "controlled randomized prospective trials." Eur Spine J 2009;18(9):1247–1248.

[15] Noonan P. Randomized vertebroplasty trials: bad news or sham news? AJNR Am J Neuroradiol 2009;30(10):1808–1809.

[16] Bono CM, Heggeness M, Mick C, Resnick D, Watters WC III. North American Spine Society: newly released vertebroplasty randomized controlled trials: a tale of two trials. Spine J 2010;10(3):238–240.

[17] Comstock BA, Sitlani CM, Jarvik JG, Heagerty PJ, Turner JA, Kallmes DF. Investigational vertebroplasty safety and efficacy trial (INVEST): patient-reported outcomes through 1 year. Radiology 2013;269(1):224–231.

[18] Manchikanti L, Boswell MV, Kaye AD, Helm Ii S, Hirsch JA. Therapeutic role of placebo: evolution of a new paradigm in understanding research and clinical practice. Pain Physician 2017;20(5):363–386.

[19] Manchikanti L, Knezevic NN, Boswell MV, Kaye AD, Hirsch JA. Epidural injections for lumbar radiculopathy and spinal stenosis: a comparative clinical review and meta-analysis. Pain Physician 2016;19(3):E365–E410.

[20] Anderson PA, Froyshteter AB, Tontz WL Jr. Meta-analysis of vertebral augmentation compared with conservative treatment for osteoporotic spinal fractures. J Bone Miner Res 2013;28(2):372–382.

[21] Klazen CA, Lohle PN, de Vries J, et al. Vertebroplasty versus conservative treatment in acute osteoporotic vertebral compression fractures (Vertos II): an open-label randomised trial. Lancet 2010;376(9746):1085–1092.

[22] Farrokhi MR, Alibai E, Maghami Z. Randomized controlled trial of percutaneous vertebroplasty versus optimal medical management for the relief of pain and disability in acute osteoporotic vertebral compression fractures. J Neurosurg Spine 2011;14(5):561–569.

[23] Blasco J, Martinez-Ferrer A, Macho J, et al. Effect of vertebroplasty on pain relief, quality of life, and the incidence of new vertebral fractures: a 12-month randomized follow-up, controlled trial. J Bone Miner Res 2012;27(5):1159–1166.

[24] Clark W, Bird P, Gonski P, et al. Safety and efficacy of vertebroplasty for acute painful osteoporotic fractures (VAPOUR): a multicentre, randomised, double-blind, placebo-controlled trial. Lancet 2016;388(10052):1408–1416.

[25] Hirsch JA, Chandra RV. Resurrection of evidence for vertebroplasty? Lancet 2016;388(10052):1356–1357.

[26] Yang EZ, Xu JG, Huang GZ, et al. Percutaneous vertebroplasty versus conservative treatment in aged patients with acute osteoporotic vertebral compression fractures: a prospective randomized controlled clinical study. Spine (Phil 1976) 2016;41(8):653–660.

[27] Chew C, Craig L, Edwards R, Moss J, O'Dwyer PJ. Safety and efficacy of percutaneous vertebroplasty in malignancy: a systematic review. Clin Bernhard J 2011;66(1):63–72.

[28] Pron G, Holubowich C, Kaulback K; Health Quality Ontario. Vertebral augmentation involving vertebroplasty or kyphoplasty for cancer-related vertebral compression fractures: a systematic review. Ont Health Technol Assess Ser 2016;16(11):1–202.

[29] Wardlaw D, Cummings SR, Van Meirhaeghe J, et al. Efficacy and safety of balloon kyphoplasty compared with non-surgical care for vertebral compression fracture (FREE): a randomised controlled trial. Lancet 2009;373(9668): 1016–1024.

[30] Berenson J, Pflugmacher R, Jarzem P, et al; Cancer Patient Fracture Evaluation (CAFE) Investigators. Balloon kyphoplasty versus non-surgical fracture management for treatment of painful vertebral body compression fractures in patients with cancer: a multicentre, randomised controlled trial. Lancet Oncol 2011;12(3):225–235.

[31] Beall DP, Chambers MR, Thomas S, Amburgy J, Webb JR, Goodman BS,

et al. Prospective and multicenter evaluation of outcomes for quality of life and activities of daily living for balloon kyphoplasty in the treatment of vertebral compression fractures: the EVOLVE trial. Neurosurg 2019;84(1):169–178.

[32] Bastian L, Schils F, Tillman JB, Fueredi G; SCORE Investigators. A randomized trial comparing 2 techniques of balloon kyphoplasty and curette use for obtaining vertebral body height restoration and angular-deformity correction in vertebral compression fractures due to osteoporosis. AJNR Am J Neuroradiol 2013;34(3):666–675.

[33] Dohm M, Black CM, Dacre A, Tillman JB, Fueredi G; KAVIAR investigators. A randomized trial comparing balloon kyphoplasty and vertebroplasty for vertebral compression fractures due to osteoporosis. AJNR Am J Neuroradiol 2014;35(12):2227–2236.

[34] Liu JT, Liao WJ, Tan WC, et al. Balloon kyphoplasty versus vertebroplasty for treatment of osteoporotic vertebral compression fracture: a prospective, comparative, and randomized clinical study. Osteoporos Int 2010;21(2):359–364.

[35] Röllinghoff M, Siewe J, Zarghooni K, et al. Effectiveness, security and height restoration on fresh compression fractures: a comparative prospective study of vertebroplasty and kyphoplasty. Minim Invasive Neurosurg 2009;52(5–6):233–237.

[36] Wang H, Sribastav SS, Ye F, et al. Comparison of percutaneous vertebroplasty and balloon kyphoplasty for the treatment of single level vertebral compression fractures: a meta-analysis of the literature. Pain Physician 2015;18(3):209–222.

[37] Papanastassiou ID, Phillips FM, Van Meirhaeghe J, et al. Comparing effects of kyphoplasty, vertebroplasty, and non-surgical management in a systematic review of randomized and non-randomized controlled studies. Eur Spine J 2012;21(9):1826–1843.

[38] Tutton SM, Pflugmacher R, Davidian M, Beall DP, Facchini FR, Garfin SR. KAST study: the Kiva system as a vertebral augmentation treatment—a safety and effectiveness trial: a randomized, noninferiority trial comparing the Kiva system with balloon kyphoplasty in treatment of osteoporotic vertebral compression fractures. Spine (Phila Pa 2976) 2015;40(12):865–875.

[39] McGirt MJ, Parker SL, Wolinsky JP, Witham TF, Bydon A, Gokaslan ZL. Vertebroplasty and kyphoplasty for the treatment of vertebral compression fractures: an evidenced-based review of the literature. Spine J 2009;9(6):501–508.

[40] McGraw JK, Cardella J, Barr JD, et al. Society of Interventional Radiology Standards of Practice Committee quality improvement guidelines for percutaneous vertebroplasty. J Vasc Interv Radiol 2003;14(1):311–315.

[41] Chandra RV, Yoo AJ, Hirsch JA. Vertebral augmentation: update on safety, efficacy, cost effectiveness and increased survival? Pain Physician 2013;16(4):309–320.

[42] Nussbaum DA, Gailloud P, Murphy K. A review of complications associated with vertebroplasty and kyphoplasty as reported to the Food and Drug Administration medical device related web site. J Vasc Interv Radiol 2004;15(11):1185–1192.

[43] Yazbeck PG, Al Rouhban RB, Slaba SG, Kreichati GE, Kharrat KE. Anterior spinal artery syndrome after percutaneous vertebroplasty. Spine J 2011;11(8):e5–e8.

[44] Ratliff J, Nguyen T, Heiss J. Root and spinal cord compression from methylmethacrylate vertebroplasty. Spine 2001;26(13):E300–E302.

[45] Laredo JD, Hamze B. Complications of percutaneous vertebroplasty and their prevention. Skeletal Radiol 2004;33(9):493–505.

[46] Barragán-Campos HM, Vallée JN, Lo D, et al. Percutaneous vertebroplasty for spinal metastases: complications. Radiology 2006;238(1):354–362.

[47] Yu SW, Chen WJ, Lin WC, Chen YJ, Tu YK. Serious pyogenic spondylitis following vertebroplasty: a case report. Spine 2004;29(10):E209–E211.

[48] Childers JC Jr. Cardiovascular collapse and death during vertebroplasty. Radiology 2003;228(3):902–903, author reply 902–903.

[49] Chandra RV, Meyers PM, Hirsch JA, Abruzzo T, Eskey CK, Hussain MS. Vertebral augmentation: report of the Standards and Guidelines Committee of the Society of NeuroInterventional Surgery. J Neurointerv Surg 2013;0:1–9.

[50] Bernhard J, Heini PF, Villiger PM. Asymptomatic diffuse pulmonary embolism caused by acrylic cement: an unusual complication of percutaneous vertebroplasty. Ann Rheum Dis 2003;62(1):85–86.

[51] Choe DH, Marom EM, Ahrar K, Truong MT, Madewell JE. Pulmonary embolism of polymethyl methacrylate during percutaneous vertebroplasty and kyphoplasty. AJR Am J Roentgenol 2004;183(4):1097–1102.

[52] Duran C, Sirvanci M, Aydoğan M, Ozturk E, Ozturk C, Akman C. Pulmonary cement embolism: a complication of percutaneous vertebroplasty. Acta Radiol 2007;48(8):854–859.

[53] Hee HT. Percutaneous vertebroplasty: current concepts and local experience. Neurol India 2005;53(4):475–482.

[54] Trumm CG, Pahl A, Helmberger TK, et al. CT fluoroscopy-guided percutaneous vertebroplasty in spinal malignancy: technical results, PMMA leakages, and complications in 202 patients. Skeletal Radiol 2012;41(11):1391–1400.

[55] Anselmetti GC, Manca A, Montemurro F, et al. Percutaneous vertebroplasty in multiple myeloma: prospective long-term follow-up in 106 consecutive patients. Cardiovasc Intervent Radiol 2012;35(1):139–145.

[56] Uppin AA, Hirsch JA, Centenera LV, Pfiefer BA, Pazianos AG, Choi IS. Occurrence of new vertebral body fracture after percutaneous vertebroplasty in patients with osteoporosis. Radiology 2003;226(1):119–124.

[57] Tanigawa N, Kariya S, Komemushi A, et al. Percutaneous vertebroplasty for osteoporotic compression fractures: long-term evaluation of the technical and clinical outcomes. AJR Am J Roentgenol 2011;196(6):1415–1418.

[58] Takahara K, Kamimura M, Moriya H, et al. Risk factors of adjacent vertebral collapse after percutaneous vertebroplasty for osteoporotic vertebral fracture in postmenopausal women. BMC Musculoskelet Disord 2016;17:12.

[59] Zhang H, Xu C, Zhang T, Gao Z, Zhang T. Does percutaneous vertebroplasty or balloon kyphoplasty for osteoporotic vertebral compression fractures increase the incidence of new vertebral fractures? A meta-analysis. Pain Physician 2017;20(1):E13–E28.

[60] Yi X, Lu H, Tian F, et al. Recompression in new levels after percutaneous vertebroplasty and kyphoplasty compared with conservative treatment. Arch Orthop Trauma Surg 2014;134(1):21–30.

[61] Xiao H, Yang J, Feng X, et al. Comparing complications of vertebroplasty and kyphoplasty for treating osteoporotic vertebral compression fractures: a meta-analysis of the randomized and non-randomized controlled studies. Eur J Orthop Surg Traumatol 2015;25(Suppl 1):S77–S85.

[62] Luo J, Annesley-Williams DJ, Adams MA, Dolan P. How are adjacent spinal levels affected by vertebral fracture and by vertebroplasty? A biomechanical study on cadaveric spines. Spine J 2017;17(6):863–874.

[63] Eichler MC, Spross C, Ewers A, Mayer R, Külling FA. Prophylactic adjacent-segment vertebroplasty following kyphoplasty for a single osteoporotic vertebral fracture and the risk of adjacent fractures: a retrospective study and clinical experience. J Neurosurg Spine 2016;25(4):528–534.

[64] Sattui SE, Saag KG. Fracture mortality: associations with epidemiology and osteoporosis treatment. Nat Rev Endocrinol 2014;10(10):592–602.

[65] Lau E, Ong K, Kurtz S, Schmier J, Edidin A. Mortality following the diagnosis of a vertebral compression fracture in the Medicare population. J Bone Joint Surg Am 2008;90(7):1479–1486.

[66] Ong KL, Beall DP, Frohbergh M, Lau E, Hirsch JA. Were VCF patients at higher risk of mortality following the 2009 publication of the vertebroplasty "sham" trials? Osteoporos Int 2018;29(2):375–383.

[67] Edidin AA, Ong KL, Lau E, Kurtz SM. Mortality risk for operated and nonoperated vertebral fracture patients in the medicare population. J Bone Miner Res 2011;26(7):1617–1626.

[68] Edidin AA, Ong KL, Lau E, Kurtz SM. Morbidity and mortality after vertebral fractures: comparison of vertebral augmentation and nonoperative management in the Medicare population. Spine 2015;40(15):1228–1241.

[69] Lin JH, Chien LN, Tsai WL, Chen LY, Chiang YH, Hsieh YC. Early vertebroplasty associated with a lower risk of mortality and respiratory failure in aged patients with painful vertebral compression fractures: a population-based cohort study in Taiwan. Spine J 2017;17(9):1310–1318.

[70] Lange A, Kasperk C, Alvares L, Sauermann S, Braun S. Survival and cost comparison of kyphoplasty and percutaneous vertebroplasty using German claims data. Spine 2014;39(4):318–326.

[71] Zampini JM, White AP, McGuire KJ. Comparison of 5766 vertebral compression fractures treated with or without kyphoplasty. Clin Orthop Relat Res 2010;468(7):1773–1780.

[72] Gerling MC, Eubanks JD, Patel R, Whang PG, Bohlman HH, Ahn NU. Cement augmentation of refractory osteoporotic vertebral compression fractures: survivorship analysis. Spine 2011;36(19):E1266–E1269.

[73] McCullough BJ, Comstock BA, Deyo RA, Kreuter W, Jarvik JG. Major medical outcomes with spinal augmentation vs conservative therapy. JAMA Intern Med 2013;173(16):1514–1521.

第十六章　椎体强化术的成本效益

Andrew Brook, Gregory Parnes, David Kramer, Steven M. Henick, Allan L. Brook, Derrick D. Wagoner

孟　斌 / 译

摘要

椎体压缩骨折（VCF）很常见，并且随着人口的老龄化而变得越来越普遍。治疗这些骨折有很大的成本负担，治疗手段主要包括非手术治疗（NSM），椎体成形术或椎体后凸成形术。提供具有成本效益的治疗对于确保治疗有效且可持续至关重要。世界各地的许多研究表明，与保守治疗相比，椎体成形术具有成本效益，这主要是由于出院时间较早和住院天数减少所致。除了减少住院时间外，椎体强化术在降低与 VCF 相关的并发症和死亡率方面也具有积极作用。有大量大样本量的研究表明，与保守治疗相比，椎体强化术的成本效益更高，尤其是考虑到椎体强化术具有改善生活质量和降低死亡率的益处时。当比较不同类型椎体强化术时，多数的数据表明，椎体后凸成形术比椎体成形术更具成本效益，这主要是由于椎体后凸成形术的治疗效果更好，医疗支出更少。尽管关于椎体强化术治疗肿瘤性骨折的成本效益方面的数据较少，但在与癌症相关的骨折治疗中，与保守治疗相比椎体强化术具有相同的优势，因为用椎体强化术治疗这些患者比接受保守治疗更具成本效益。

关键词：成本效益，椎体强化术，质量调整生存年数，增量成本效益比

16.1 引言

骨质疏松性椎体骨折是全世界骨质疏松症患者最常见的并发症。骨质疏松性椎体骨折的发生率很高，通常被认为影响到 1/3~1/2 50 岁以上的患者。在癌症患者中，椎体骨折的发生率与原发肿瘤的类型和部位有关，病理性椎体骨折在脊柱转移性肿瘤中很常见，尤其是在某些类型的癌症中，如乳腺癌。乳腺癌患者中 20%~50% 可发生骨转移，而 65% 乳腺癌的骨转移累及脊柱。椎体骨折会带来巨大的社会成本，降低生活质量（QoL），并显著提高患者死亡率。

椎体骨折对医疗保健费用，患者生活质量和死亡率的负担已促成了多项研究的进行，以评估治疗方案的成本效益。椎体骨折后最常用的方法是保守治疗，椎体后凸成形术，椎体成形术以及结合减压或不减压的内固定融合术。由于手术减压和器械融合的成本效益超出了本章的重点，因此本文将仅关注前 3 种治疗方法的成本效益。椎体强化术包括椎体后凸成形术和椎体成形术。出于本章节的目的，成本效益将被定义为总体支出的费用（美元），住院时间的缩短，生活质量的改善以及每单位医疗的支出。因为本章节包括不同的疾病状态以及住院和门诊患者，所以本章将总结可用的最佳数据，以使我们的结论尽可能清晰。

大多数因椎体压缩骨折疼痛而入院的患者接受的是保守治疗。保守治疗已被证明不仅不能有效缓解难治性 VCF 的相关症状，而且由于长期卧床休息，患者的住院时间更长，再入院率更高，由此产生的医疗费用更多。例如，对 622 675 例住院的 VCF 患者的系统综述显示，平均住院时间为 10 天，其中约 1/4 的患者住院时间超过 2 周，然而，接受保守治疗的 VCF 住院患者中有 20% 需要在 30 天内再次入院。

日本学者对骨质疏松性椎体压缩骨折行椎体强化术的成本效益进行了前瞻性研究，并于 2017 年发表。该前瞻性研究评估了成本效益和 QoL 的改善，共随访了 163 例急性椎体压缩骨折患者，并在 52 周的观察期间使用 EQ-5D、RMD、SF-8 和 VAS 评分评估 QoL 和疼痛改善程度。

他们通过医院的财务系统和日本的健康保险系统计算了直接医疗费用（成本分析未考虑工作中浪费的时间和金钱），包括手术费用（人工和材料费用）、住院费用、检查和诊断费用（包括影像学，例如 MRI、CT、活检等），还包括其他可以计算的费用，如餐费等。椎体成形术的平均费用为 1549 美元，与其他西方国家相近，他们报告称 EQ-5D、SF-8、RMD 和 VAS 评分均得到迅速改善。研究表明，椎体成形术在改善急性骨质疏松性椎体压缩性骨折患者的 QoL 和疼痛方面具有良好的成本效益。世界各地的几项大型队列回顾性研究结果显示，接受椎体强化术治疗的 VCF 患者的住院时间明显减少，30 天再入院率显著降低。法国医院国家数据库 13 624 例患

者的分析表明，与接受保守治疗的患者相比，行椎体成形术的患者在一周之内出院的人数更多（行椎体强化术的患者为 68%，保守治疗的患者为 47%；$P < 0.0001$）。来自中国台湾的一项涉及 9238 例患者的队列研究发现，进行椎体成形术的患者住院时间减少了 2 天，并且在术后 7 天和 30 天时的再住院率也更低。美国国家医疗保险数据库显示接受椎体强化术治疗的患者平均住院时间为 3~6 天，与上述传统保守治疗数据相比，住院时间平均减少了 4~7 天。住院时间的缩短可直接导致成本降低。

16.2　成本效益

研究表明，椎体强化术与患者短期和长期死亡率的降低有关，但是否可以降低治疗费用？椎体强化术的成本效益证据等级最强的数据来自对大样本人群的回顾性分析（表 16.1）。根据这一回顾性研究来看，尽管样本量和范围广度有所限制，但确实表明，与保守治疗相比，椎体强化术更具成本效益。

当行成本效益分析时，纳入椎体压缩骨折患者死亡率这一因素时，椎体强化术降低椎体压缩骨折患者成本效益的效果更明显。

相关研究还建立了对比椎体强化术和保守治疗成本费用的模型，并计算出接受椎体强化术的患者每生命年的费用为 1863~13 543 美元不等。英国的一项队列研究对住院的 VCF 患者进行了分析，发现椎体后凸成形术与椎体成形术相比，每质量调整生命年的成本为 19 706 欧元（1 欧元 ≈ 7.03 人民币），并得出结论，椎体后凸成形术可能比保守治疗和椎体成形术更可以节省费用（表 16.2）。如果仅看所花费的医疗保健费用，保守治疗可能会更具成本效益，但是当考虑到提高 QoL 所带来的成本效益以及因椎体强化术而降低的死亡率，显然，椎体强化术比保守治疗具有更高的成本效益。来自瑞典的一项前瞻性多中心研究仅包括 63 名患者，且缺乏上述相关的调整，因此计算出椎体强化术的每个质量调整生命年的费用高得惊人，为 134 000 美元。

Borgstrom 等对 VCF 和骨质疏松症患者进行椎体

表 16.1　文献综述

研究	Stevenson	Svedbom	Ström	Klazen	Fritzell
国家	英国	英国	英国	荷兰	瑞典
时间	2010—2011 年	2009 年	2008 年	2008 年	2008 年
对照组	VP，KP，保守治疗以及局部麻醉	KP，VP，保守治疗	KP，保守治疗	VP，保守治疗	KP，保守治疗
目标人群	70 岁女性，T 值 $< -3SD$	70 岁女性，T 值 $< -3SD$，患有椎体压缩骨折	70 岁英国男性或女性，T 值 $< -2.5SD$，患有至少一次椎体压缩骨折	75 岁，患有椎体压缩骨折并腰背痛时间 < 6 周	KP 组年龄为 72 岁，对照组年龄为 75 岁
时间范围	终生	终生	终生	试验内	试验内
研究设计	Markov 队列研究	Markov 队列研究	Markov 队列研究	试验内	试验内
折扣	3.5%/a	3.5%/a	3.5%/a	无	无
观察点	医疗保健	医疗保健	医疗保健	医疗保健	社会学
结果评估	质量调整生命年	质量调整生命年	质量调整生命年	质量调整生命年	质量调整生命年
生活质量评估来源	综合	FREE，VERTOS Ⅱ	FREE	VERTOS Ⅱ	FREE（瑞典患者）
生活质量评估方法	综合	ED-5D（英国版）	ED-5D（英国版）	ED-5D（荷兰版）	ED-5D（英国版）
差别效应的持续时间	不同情景				
其他差别效应	住院时长，死亡率，再骨折率	KP、VP 及保守治疗引起的住院时间及死亡率的减少	KP 引起的住院天数减少	无	无
是否考虑不良事件	是	否	否	未知	是

表 16.2 Svedbom 研究的基础数据

	总费用（欧元）	总质量调整生命年	增长的费用（欧元）	获得的质量调整生命年	ICER 对比 NSM（欧元）	ICER KP 对比 NSM（欧元）
KP	11483	5473	2658	0.14	3337	19706
VP	8825	5338	−1001	0.36	节约费用	
NSM	9826	4976				

强化术的成本效益进行了同行评审研究的系统分析。与保守治疗比较，所分析的 5 项研究中的 3 项均发现椎体强化术具有成本效益。在所分析的 5 项研究中，有 4 项研究的成本效益比增量在 3337~92 154 欧元之间。研究时间跨度，达到治疗效果的时间，对 QoL 的治疗效果，住院时间的减少以及椎体强化术后的死亡率，对成本效益的影响最大。

从 2005 年 1 月—2008 年 12 月间，分析美国医疗保险数据的费用发现，椎体强化术治疗 VCF 是具有成本效益的，且所有形式的椎体强化术均被证明具有成本效益。与椎体成形术相比，椎体后凸成形术可以节省更多费用。与非手术治疗相比，椎体成形术和椎体后凸成形术的累积中位数费用差异为：椎体成形术为 8300~28 820 美元，椎体后凸成形术为 12 580~18 500 美元。这些结果的差异取决于患者的年龄和性别。与保守治疗相比，椎体后凸成形术每生命年的费用为 1863~6687 美元，椎体成形术每生命年的费用为 2452~13 543 美元。比较椎体后凸成形术和椎体成形术时，女性的每生命年成本为 284~2399 美元，男性为 2763~4878 美元。这些发现明确表明接受椎体后凸成形术患者每生命费用的降低。然而，包括设备成本和医院成本在内的一些变量会因制造商的不同，医院的位置以及每个患者的基础疾病情况而有很大差异。此外，研究中没有列出患者工作时间的损失和每位患者的家庭护理费用等，如果将这些因素考虑在内则椎体强化术可以节省更多成本。

Masala 等的一项回顾性研究表明，骨质疏松性椎体压缩骨折患者行经皮椎体成形术（PVP）比保守治疗更节省费用。在欧盟，椎体骨折占所有骨质疏松性骨折住院费用的 8%，保守治疗椎体骨折的住院费用约为股骨骨折平均住院费用的 63%。Masala 的研究包含了 153 例患者，其中 58 例接受了 VP，95 例接受了保守治疗，结果发现行 VP 治疗的患者在术后 1 周以及术后 3 个月和 12 个月时在治疗的有效性，累积费用和总体费用方面均具有优势。研究中，

将成本效益量化为每位患者每减轻 1 点疼痛（VAS）或改善日常生活活动量（ADL）的平均费用，此外将住院费用添加到每个患者的门诊就诊费用中来评估每个组的总费用。结果发现 VP 治疗组在所有 3 个时间点上更具成本效益，在 1 周时在所有 3 个类别中均具有统计学意义，在 3 个月时改善 ADL 量表具有统计学意义。成本效益还与早期的疼痛缓解，运动的改善以及短期和长期执行 ADL 的能力有关。保守治疗组，影响成本最大的因素是保守治疗组的住院天数，理疗产生的费用和保护性支具的花费等；而在 VP 组中，费用主要受到住院手术的费用的影响。Masala 等得出结论，短期来看，VP 治疗后患者疼痛显著改善，VP 组具有更高的成本效益（花费/疗效比），从长期结果来看，VP 组和保守治疗组具有相当的成本效益，因此总体来看 VP 治疗组的成本效益显著优于保守治疗。

与骨质疏松性椎体压缩骨折相比，椎体转移性肿瘤引起的病理性骨折，相关的长期前瞻性研究更少。研究证据最好的文献综述是 2016 年 5 月发表的安大略省健康质量评估。该综述的目的是确定椎体后凸成形术或椎体成形术与保守治疗相比在治疗癌症患者椎体病理性骨折的成本效益和预算影响。

在完成对健康经济学研究的系统评价后，他们进行了一次初步的费用–疗效分析，以评估来自同一人群中椎体后凸成形术或椎体成形术与保守治疗相比的临床益处和成本。他们还使用来自"安大略省医疗质量"管理源的数据进行了为期 1 年的预算影响分析。他们发现，在普遍能接受范围的支付阈值下，用于癌症患者的椎体后凸成形术和椎体成形术可能是一种经济、有效的策略。

总之，椎体骨折在 50 岁以上的患者中极为常见，尤其是在骨质疏松症和转移性肿瘤患者中。文献的总体回顾支持椎体强化术是一种具有成本效益的方法，在 VCF 患者中，椎体强化术比保守治疗优越且更具成本效益，主要影响因素是住院时间的减少和镇痛剂使用率随时间的降低。

参考文献

[1] Ballane G, Cauley JA, Luckey MM, El-Hajj Fuleihan G. Worldwide prevalence and incidence of osteoporotic vertebral fractures. Osteoporos Int 2017;28(5):1531–1542.

[2] Fontanella C, Fanotto V, Rihawi K, Aprile G, Puglisi F. Skeletal metastases from breast cancer: pathogenesis of bone tropism and treatment strategy. Clin Exp Metastasis 2015;32(8):819–833.

[3] Lau E, Ong K, Kurtz S, Schmier J, Edidin A. Mortality following the diagnosis of a vertebral compression fracture in the Medicare population. J Bone Joint Surg Am 2008;90(7):1479–1486.

[4] Sattui SE, Saag KG. Fracture mortality: associations with epidemiology and osteoporosis treatment. Nat Rev Endocrinol 2014;10(10):592–602.

[5] Rzewuska M, Ferreira M, McLachlan AJ, Machado GC, Maher CG. The efficacy of conservative treatment of osteoporotic compression fractures on acute pain relief: a systematic review with meta-analysis. Eur Spine J 2015;24(4):702–714.

[6] Kim HJ, Yi JM, Cho HG, et al. Comparative study of the treatment outcomes of osteoporotic compression fractures without neurologic injury using a rigid brace, a soft brace, and no brace: a prospective randomized controlled non-inferiority trial. J Bone Joint Surg Am 2014;96(23):1959–1966.

[7] Bailey CS, Dvorak MF, Thomas KC, et al. Comparison of thoracolumbosacral orthosis and no orthosis for the treatment of thoracolumbar burst fractures: interim analysis of a multicenter randomized clinical equivalence trial. J Neurosurg Spine 2009;11(3):295–303.

[8] Phillips S, Fox N, Jacobs J, Wright WE. The direct medical costs of osteoporosis for American women aged 45 and older, 1986. Bone 1988;9(5):271–279.

[9] Papaioannou A, Adachi JD, Parkinson W, Stephenson G, Bédard M. Lengthy hospitalization associated with vertebral fractures despite control for comorbid conditions. Osteoporos Int 2001;12(10):870–874.

[10] Ong T, Kantachuvesiri P, Sahota O, et al. Characteristics and outcomes of hospitalised patients with vertebral fragility fractures: a systematic review. Age and Aging 20 18;47(1):17–25.

[11] Tsai YW, Hsiao FY, Wen YW, et al. Clinical outcomes of vertebroplasty or kyphoplasty for patients with vertebral compression fractures: a nationwide cohort study. J Am Med Dir Assoc 2013;14(1):41–47.

[12] Takura T, Yoshimatsu M, Sugimori H, et al. Cost-effectiveness analysis of percutaneous vertebroplasty for osteoporotic compression fractures. Clin Spine Surg 2017;30(3):E205–E210.

[13] Maravic M, Taupin P, Roux C. Hospital burden of vertebral fractures in France: influence of vertebroplasty. Osteoporos Int 2013;24(7):2001–2006.

[14] Ong KL, Lau E, Kemner JE, Kurtz SM. Two-year cost comparison of vertebroplasty and kyphoplasty for the treatment of vertebral compression fractures: are initial surgical costs misleading? Osteoporos Int 2013;24(4):1437–1445.

[15] Lange A, Kasperk C, Alvares L, Sauermann S, Braun S. Survival and cost comparison of kyphoplasty and percutaneous vertebroplasty using German claims data. Spine 2014;39(4):318–326.

[16] Lin JH, Chien LN, Tsai WL, Chen LY, Chiang YH, Hsieh YC. Early vertebroplasty associated with a lower risk of mortality and respiratory failure in aged patients with painful vertebral compression fractures: a population-based cohort study in Taiwan. Spine J 2017;17(9):1310–1318.

[17] Zampini JM, White AP, McGuire KJ. Comparison of 5766 vertebral compression fractures treated with or without kyphoplasty. Clin Orthop Relat Res 2010;468(7):1773–1780.

[18] Edidin AA, Ong KL, Lau E, Kurtz SM. Mortality risk for operated and nonoperated vertebral fracture patients in the Medicare population. J Bone Miner Res 2011;26(7):1617–1626.

[19] Edidin AA, Ong KL, Lau E, Kurtz SM. Life expectancy following diagnosis of a vertebral compression fracture. Osteoporos Int 2013;24(2):451–458.

[20] Owens DK. Interpretation of cost-effectiveness analyses. J Gen Intern Med 1998;13(10):716–717.

[21] Svedbom A, Alvares L, Cooper C, Marsh D, Ström O. Balloon kyphoplasty compared to vertebroplasty and nonsurgical management in patients hospitalised with acute osteoporotic vertebral compression fracture: a UK cost-effectiveness analysis. Osteoporos Int 2013;24(1):355–367.

[22] Fritzell P, Ohlin A, Borgström F. Cost-effectiveness of balloon kyphoplasty versus standard medical treatment in patients with osteoporotic vertebral compression fracture: a Swedish multicenter randomized controlled trial with 2-year follow-up. Spine 2011;36(26):2243–2251.

[23] Borgström F, Beall DP, Berven S, et al. Health economic aspects of vertebral augmentation procedures. Osteoporos Int 2015;26(4):1239–1249.

[24] Stevenson M, Gomersall T, Lloyd Jones M, et al. Percutaneous vertebroplasty and percutaneous balloon kyphoplasty for the treatment of osteoporotic vertebral fractures: a systematic review and cost-effectiveness analysis. Health Technol Assess 2014;18(17):1–290.

[25] Ström O, Leonard C, Marsh D, Cooper C. Cost-effectiveness of balloon kyphoplasty in patients with symptomatic vertebral compression fractures in a UK setting. Osteoporos Int 2010;21(9):1599–1608.

[26] Klazen CA, Lohle PN, de Vries J, et al. Vertebroplasty versus conservative treatment in acute osteoporotic vertebral compression fractures (Vertos II): an open-label randomised trial. Lancet 2010;376(9746):1085–1092.

[27] Edidin AA, Ong KL, Lau E, Schmier JK, Kemner JE, Kurtz SM. Cost-effectiveness analysis of treatments for vertebral compression fractures. Appl Health Econ Health Policy 2012;10(4):273–284.

[28] Masala S, Ciarrapico AM, Konda D, Vinicola V, Mammucari M, Simonetti G. Cost-effectiveness of percutaneous vertebroplasty in osteoporotic vertebral fractures. Eur Spine J 2008;17(9):1242–1250.

[29] Health Quality Ontario. Vertebral augmentation involving vertebroplasty or kyphoplasty for cancer-related vertebral compression fractures: an economic analysis. ont health technol assess ser 2016;16(12):1–34.

第十七章 椎体强化术后邻近和其他椎体骨折

Scott Kreiner

孟 斌 / 译

摘要

椎体压缩骨折（VCF）是骨质疏松症常见的并发症，同样在椎体骨折后发生其他椎体再骨折也很常见。多种因素可能与椎体强化术后再骨折有关，例如骨折的解剖结构和使用皮质类固醇激素等，但主要决定因素是患者的骨密度低和脊柱骨盆的不平衡。而椎体压缩性骨折本身也显著增加了其他新发骨折的风险，对于 3 个及以上椎体骨折的患者，其再骨折风险增加了多达 75 倍。有充分的数据显示，椎体强化术后不增强再骨折的风险，但是某些手术中的现象可能会诱发邻近椎体的骨折，例如骨水泥外渗入椎间盘。

关键词：椎体强化术，邻近椎体骨折，骨密度，脊柱骨盆平衡，后凸畸形

17.1 引言

椎体压缩骨折是一个公共健康问题，在美国每年有 70 万 ~100 万人罹患此病，25% 的女性在其一生中都会受到压缩性骨折及其相关并发症的影响。压缩性骨折的治疗不应仅仅局限于相应节段的骨折，还应注重预防今后进一步的新发骨折。为了更好地了解如何预防未来可能发生的再骨折，我们必须知道哪些因素是再骨折的危险因素。

17.2 其他或邻近椎体骨折的危险因素

新发椎体骨折（邻近或远隔节段）的相关危险因素有很多。这些危险因素与第四章中讨论的初始骨折风险相似。无论是否接受治疗，骨密度（BMD）的下降是其他或邻近椎体再骨折发生的主要决定因素。事实上，BMD 下降达 2 个标准差（SD）可增加其他骨折风险 4~6 倍。此外，慢性皮质类固醇激素的使用，通过促进破骨细胞活性，抑制成骨细胞活性以及干扰小肠吸收钙的能力，也显著与椎体压缩骨折和新发骨折有关。椎体骨折一旦发生也预示着未来发生再骨折的风险显著增加。单个椎体压缩性骨折使继发骨折的风险增加 3.2~5 倍，2 个或多个骨折的存在使新发骨折的风险增加 10~12 倍，而 3 个或多个骨折的则使新发骨折的风险增加 23~ 75 倍。若患者同时具有低骨密度值和两次以上的骨折史，其新发椎体再骨折风险与骨密度值为前 33% 且无既往骨折的女性相比至少增加 75 倍。

然而，不仅仅是既往的骨折会增加新发再骨折的风险；与相应节段骨折直接相关的生物力学效应也与新发骨折的风险显著相关。终板骨折本身通过破坏椎间盘承受压力负荷的能力而影响脊柱的生物力学，增加了相邻椎体前柱的压缩负荷，使其易于骨折。聚甲基丙烯酸甲酯（PMMA）骨水泥灌注入椎体后通过抬高复位终板，纠正终板畸形，减小椎体前柱所受应力减少邻近椎体骨折风险。导致新发椎体再骨折的一个更重要的因素是骨折椎体形成的局部后凸畸形。这种后凸畸形导致患者骨折椎体上方的重心点向前偏移，偏离平衡中心，从而增加对邻近椎骨的压力负荷。此外，为了保持平衡，椎旁肌必须施加与该前向运动趋势相等且相反的力。因此，随着脊柱后凸畸形的增加，对脊柱的向下作用力也会增加，特别是在椎体的前部。

临床上，这些生物力学因素已被证明与新发椎体再骨折的发生直接相关。Lunt 等证实骨折的形状（表 17.1）显著影响未来骨折的风险，严重的后凸畸形使骨折的风险增加了 5.9 倍，而没有后凸畸形的压缩骨折只增加了 1.6 倍风险。除了椎体压缩骨折引起的局部解剖变化外，Baek 等还进一步阐述了骨折后脊柱骨盆平衡与新骨折发展之间的关系，椎体后凸角（SKA，图 17.1）超过 11° 与骨折风险增加相关，而与椎体是否经过强化无关。其他与骨折风险增加相关的脊柱骨盆参数包括矢状垂直轴（SVA，图 17.2）大于 6cm，骶骨倾斜角（SS，图 17.3）< 25° 以及腰椎前凸（LL）< 25°。

17.3 椎体强化术的可能影响

有研究者担忧 PMMA 注射入骨折椎体后毗邻骨质疏松的椎体，会增加邻近椎体骨折的风险。这种观点，很可能是因为这些患者本身的椎体骨折史增

表 17.1　由椎体骨折形态引起的再骨折风险

骨折形态		再骨折风险
双凹形骨折	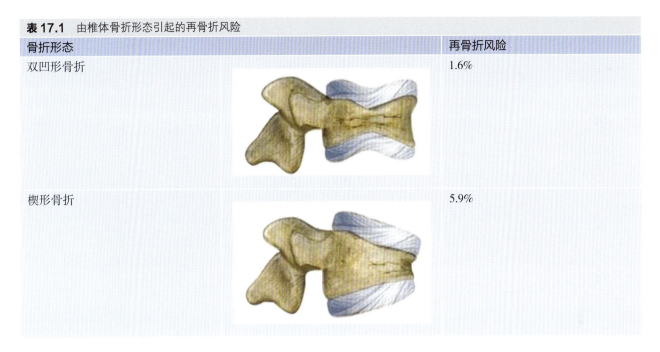	1.6%
楔形骨折		5.9%

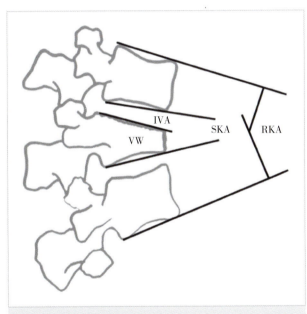

图 17.1　测量局部骨折畸形的示意图。IVA. 椎间角；VW. 椎体楔形角；SKA. 节段后凸角；RKA. 局部后凸角

加了新发椎体再骨折的风险，而与手术可能无关。此外，有一些证据支持，与非手术治疗相比尽管邻近椎体骨折发生率相似，但椎体强化术后较早发生其他和邻近椎体再骨折。

　　Papanastassiou 等的系统综述回顾了现有的文献，结果显示球囊扩张椎体后凸成形术和椎体成形术后新发椎体再骨折的发生率分别为 11.7% 和 11.5%，相比之下，非手术治疗的发生率为 22.7%。此外，与椎

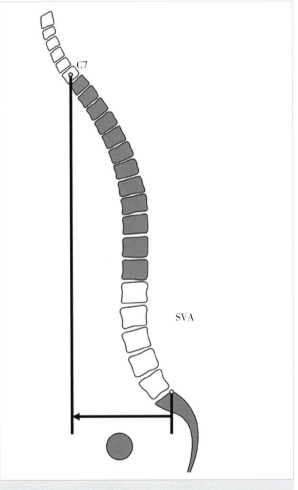

图 17.2　矢状垂直轴（SVA）是测量脊柱全局序列的最常用方法

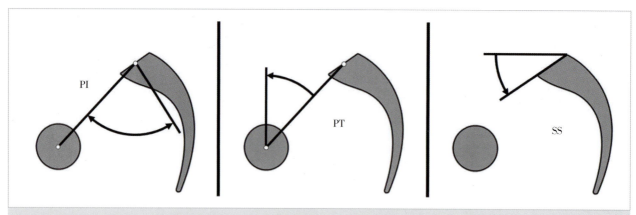

图17.3 骨盆相关参数对脊柱负荷及再骨折风险也起到重要作用。PI. 骨盆倾斜角；PT. 骨盆投射角；SS. 骶骨倾斜角

体成形术相比，采用后凸成形术进行骨折复位，增加骨折椎体高度并不会增加邻近椎体再骨折的风险。

现有数据表明，无论椎体压缩骨折的患者是否实行了椎体强化术，新发椎体再骨折（其他和邻近椎体骨折）的风险基本相同。然而，某些与椎体强化术相关的因素可能增加强化椎附近节段再骨折的风险，特别是手术过程中椎间盘内骨水泥渗漏与骨折风险的增加显著相关。Nieuwenhuijse等对115例216个椎体的VCF患者进行了椎体成形术后再骨折的随访，发现与椎体强化术相关的增加新发椎体再骨折风险的唯一独立危险因素是椎间盘内骨水泥渗漏。目前，这一结论也已被其他学者证实。

参考文献

[1] Edidin AA, Ong KL, Lau E, Kurtz SM. Life expectancy following diagnosis of a vertebral compression fracture. Osteoporos Int 2013;24(2):451–458.

[2] Riggs BL, Melton LJ III. The worldwide problem of osteoporosis: insights afforded by epidemiology. Bone 1995;17(5, Suppl):505S–511S.

[3] Hey HW, Tan JH, Tan CS, Tan HM, Lau PH, Hee HT. Subsequent vertebral fractures post cement augmentation of the thoracolumbar spine: does it correlate with level-specific bone mineral density scores? Spine 2015;40(24): 1903–1909.

[4] Lee BG, Choi JH, Kim DY, Choi WR, Lee SG, Kang CN. Risk factors for newly developed osteoporotic vertebral compression fractures following treatment for osteoporotic vertebral compression fractures. Spine J 2019;19(2):301–305.

[5] Lee DG, Park CK, Park CJ, Lee DC, Hwang JH. Analysis of risk factors causing new symptomatic vertebral compression fractures after percutaneous vertebroplasty for painful osteoporotic vertebral compression fractures: a 4-year follow-up. J Spinal Disord Tech 2015;28(10):E578–E583.

[6] Lu K, Liang CL, Hsieh CH, Tsai YD, Chen HJ, Liliang PC. Risk factors of subsequent vertebral compression fractures after vertebroplasty. Pain Med 2012;13(3):376–382.

[7] Movrin I, Vengust R, Komadina R. Adjacent vertebral fractures after percutaneous vertebral augmentation of osteoporotic vertebral compression fracture: a comparison of balloon kyphoplasty and vertebroplasty. Arch Orthop Trauma Surg 2010;130(9):1157–1166.

[8] Nieuwenhuijse MJ, Putter H, van Erkel AR, Dijkstra PD. New vertebral fractures after percutaneous vertebroplasty for painful osteoporotic

vertebral compression fractures: a clustered analysis and the relevance of intradiskal cement leakage. Radiology 2013;266(3):862–870.

[9] Ning L, Wan S, Liu C, Huang Z, Cai H, Fan S. new levels of vertebral compression fractures after percutaneous kyphoplasty: retrospective analysis of styles and risk factors. Pain Physician 2015;18(6):565–572.

[10] Sun G, Tang H, Li M, Liu X, Jin P, Li L. Analysis of risk factors of subsequent fractures after vertebroplasty. Eur Spine J 2014;23(6):1339–1345.

[11] Sun H, Sharma S, Li C. Cluster phenomenon of vertebral refractures after percutaneous vertebroplasty in a patient with glucocorticosteroid-induced osteoporosis: case report and review of the literature. Spine 2013;38(25):E1628–E1632.

[12] Tseng YY, Yang TC, Tu PH, Lo YL, Yang ST. Repeated and multiple new vertebral compression fractures after percutaneous transpedicular vertebroplasty. Spine 2009;34(18):1917–1922.

[13] Wang YT, Wu XT, Chen H, Wang C, Mao ZB. Adjacent-level symptomatic fracture after percutaneous vertebral augmentation of osteoporotic vertebral compression fracture: a retrospective analysis. J Orthop Sci 2014;19(6):868–876.

[14] Yang S, Liu Y, Yang H, Zou J. Risk factors and correlation of secondary adjacent vertebral compression fracture in percutaneous kyphoplasty. Int J Surg 2016;36(Pt A):138–142.

[15] Ross PD, Davis JW, Epstein RS, Wasnich RD. Pre-existing fractures and bone mass predict vertebral fracture incidence in women. Ann Intern Med 1991;114(11):919–923.

[16] Marshall D, Johnell O, Wedel H. Meta-analysis of how well measures of bone mineral density predict occurrence of osteoporotic fractures. BMJ 1996;312(7041):1254–1259.

[17] Tatsumi RL, Ching AC, Byrd GD, Hiratzka JR, Threlkeld JE, Hart RA. Predictors and prevalence of patients undergoing additional kyphoplasty procedures after an initial kyphoplasty procedure. Spine J 2010;10(11):979–986.

[18] Lindsay R, Silverman SL, Cooper C, et al. Risk of new vertebral fracture in the year following a fracture. JAMA 2001;285(3):320–323.

[19] Lunt M, O'Neill TW, Felsenberg D, et al; European Prospective Osteoporosis Study Group. Characteristics of a prevalent vertebral deformity predict subsequent vertebral fracture: results from the European Prospective Osteoporosis Study (EPOS). Bone 2003;33(4):505–513.

[20] Tzermiadianos MN, Renner SM, Phillips FM, et al. Altered disc pressure profile after an osteoporotic vertebral fracture is a risk factor for adjacent vertebral body fracture. Eur Spine J 2008;17(11):1522–1530.

[21] Song D, Meng B, Gan M, et al. The incidence of secondary vertebral fracture of vertebral augmentation techniques versus conservative treatment for painful osteoporotic vertebral fractures: a systematic review and meta-analysis. Acta Radiol 2015;56(8):970–979.

[22] Baek SW, Kim C, Chang H. The relationship between the spinopelvic balance and the incidence of adjacent vertebral fractures following percutaneous vertebroplasty. Osteoporos Int 2015;26(5):1507–1513.

[23] Jensen ME, Kallmes DF. Does filling the crack break more of the back? AJNR Am J Neuroradiol 2004;25(2):166–167.

[24] Yi X, Lu H, Tian F, et al. Recompression in new levels after percutaneous vertebroplasty and kyphoplasty compared with conservative treatment. Arch Orthop Trauma Surg 2014;134(1):21–30.

[25] Papanastassiou ID, Phillips FM, Van Meirhaeghe J, et al. Comparing effects of kyphoplasty, vertebroplasty, and non-surgical management in a

systematic review of randomized and non-randomized controlled studies. Eur Spine J 2012;21(9):1826–1843.

[26] Xiao H, Yang J, Feng X, et al. Comparing complications of vertebroplasty and kyphoplasty for treating osteoporotic vertebral compression fractures: a meta-analysis of the randomized and non-randomized controlled studies. Eur J Orthop Surg Traumatol 2015;25(Suppl 1):S77–S85.

[27] Jesse MK, Petersen B, Glueck D, Kriedler S. Effect of the location of endplate cement extravasation on adjacent level fracture in osteoporotic patients undergoing vertebroplasty and kyphoplasty. Pain Physician 2015;18(5): E805–E814.

[28] Zhong BY, He SC, Zhu HD, et al. Risk prediction of new adjacent vertebral fractures after PVP for patients with vertebral compression fractures: development of a prediction model. Cardiovasc Intervent Radiol 2017;40(2):277–284.

[29] Lin EP, Ekholm S, Hiwatashi A, Westesson PL. Vertebroplasty: cement leakage into the disc increases the risk of new fracture of adjacent vertebral body. AJNR Am J Neuroradiol 2004;25(2):175–180.

第十八章 椎体压缩骨折的诱因

Olivier Clerk-Lamalice

孟　斌 / 译

摘要

椎体压缩骨折（Vertebral Compression Fractures，VCF）的诱因包括：感染、创伤和癌症，但是绝大多数的椎体压缩骨折是由骨质疏松症引起的。导致骨质疏松症的因素大多是可干预的，包括过度饮酒、吸烟、体力活动不足和体重过低。不可干预的骨折诱因之一是个人的遗传性骨质疏松症。目前至少有15个基因已被确认为骨质疏松的易感基因，可能的易感基因数量甚至达到了30个。骨质疏松是椎体强化术后发生再骨折的主要危险因素，所以治疗潜在的骨质疏松是减少或防止再骨折的关键。在享受医疗保险的椎体压缩性骨折患者中，有高达25%的患者是由于骨转移癌引起的病理性骨折，其中最常见的脊柱转移癌有乳腺癌、肾癌、前列腺癌、肺癌和甲状腺癌。鉴于这些疾病的转移率相对较高，出现局灶性病变或者存在骨髓浸润时常需进行骨活检。由于感染引起的椎体骨折必须先使用抗生素治疗，清除病根后，方能通过椎体强化术来提供结构支撑。创伤导致的椎体骨折大多发生在年轻的健康患者中，大多数创伤性骨折为压缩性骨折，且累及胸腰椎交界节段。创伤性椎体骨折通常不采用椎体强化术治疗，但随着置入材料的发展，这些骨折有希望常规采用经皮椎体强化治疗。

关键词：椎体压缩骨折、骨质疏松、椎体强化术、骨转移癌、椎间盘炎

18.1 引言

在美国，每年大约有150万例骨质疏松性骨折发生，其中超过50%是VCF。骨质疏松症是VCF的主要原因；然而，创伤、感染和肿瘤也是椎体骨折的病因。骨质疏松性椎体骨折的危险因素分为潜在可干预的和不可干预的两类。不可干预的危险因素包括北欧血统的高加索人、女性、高龄、易跌倒、患有痴呆症以及一级亲属有骨折史。另一方面，潜在的可干预的危险因素包括雌激素缺乏、饮酒/吸烟、虚弱、视力受损、体力活动不足和体重过低。此外，病理性椎体骨折出人意料地普遍，占所报道

的医疗保险库中VCF患者总量的25%。这些骨折可以用椎体强化术治疗，特别是在需要进行放射治疗的情况下。创伤性椎体骨折在50岁以下的患者中最为常见，造成这些骨折的最原因是高处坠落，其次是车祸。虽然椎体强化术并未作为创伤性VCF的常规治疗，但初步临床研究已得出结论，这种干预措施可以在选择得当的病例中实施。

18.2 基于文献和临床实践的最新信息

18.2.1 骨质疏松症

世界卫生组织已经对骨质疏松症进行了定义，即使用双能X线吸收法作为定义骨量的一种手段，将骨密度与30岁健康成年人的理想峰值骨密度（BMD）进行比较。这种比较结果是T值，得分为0意味着所测的BMD等于健康年轻人的正常水平。正常或健康的骨骼，骨密度范围从+1标准差（SD）到−1标准差（SD）。如果测量显示骨量在−2.5~−1SD之间，则患者被认为骨量低。测量低于−2.5SD的患者被认为患有骨质疏松症。此外，患有骨质疏松性骨折且T值低于−2.5SD的患者被认为患有严重的骨质疏松症（表18.1）。

对于50岁以上的高加索女性来说，所有类型骨折的终生风险接近75%。事实上，白人女性一生中出现症状性脊柱骨折的风险为15.6%，白人男性则为5.0%。绝经后女性的骨折风险将增加6倍，在过去两年内有脊柱骨折病史的女性其骨折风险将增加25%。骨质疏松降低了骨密度，破坏了骨微结构，改

表18.1 世界卫生组织关于骨密度的定义

等级	定义
正常	骨密度对比正常年轻人在1个标准差内（±1SD）
骨量减少	骨密度对比正常年轻人降低1~2.5个标准差（−2.5~−1SD）
骨质疏松	骨密度对比正常年轻人至少低2.5个标准差（≤−2.5SD）
严重骨质疏松	骨密度低于−2.5SD，且伴有一处或多处骨质疏松性骨折

变了骨基质中非胶原蛋白的含量。这种结构恶化导致脆弱的骨骼容易骨折。据估计，大约有 4400 万美国人患有骨质疏松症，另有 3400 万美国人骨量偏低。

遗传易感性对研究人群中 VCF 的发病率也有重要影响。欧洲国家发生椎体压缩性骨折的风险为其余地区的 3 倍，其中北欧国家的椎体骨折发生率更高。此外，至少有 15 个基因被确认为易感基因（RANKL、OPG、RANK、SOST、LRP5 等），其他多个基因（至少 30 个）被认为是有可能的基因。这些基因通过 3 条不同的生物学途径被重新分组：OPG/RANK/RANKL 途径、Wnt/β–catenin 途径，以及雌激素内分泌途径。

与骨质疏松性椎体压缩骨折相关的典型危险因素可分为潜在可干预的和不可干预的两类。不可干预的危险因素包括北欧血统的高加索人、女性、高龄、易跌倒、患有痴呆症以及一级亲属的骨折史。潜在的可干预的危险因素包括雌激素缺乏、饮酒 / 吸烟、虚弱、视力受损、体力活动不足和体重过轻。有趣的是年龄已被发现是一个独立于骨密度的危险因素。

骨折风险是多因素的，但与 30 岁时达到的峰值骨量密切相关。然而，峰值骨量主要取决于遗传因素、体力活动、内分泌状态、营养和生长过程中的健康状况。健康专业人士建议在这个年龄段之前多运动，以最大限度地增加骨峰值。事实上，动物模型和人体研究表明，在 30 岁之前增加骨密度的有效方法是高强度且快速施加应力负荷，并且之后继续定期锻炼。此外，短暂的高强度跳跃训练会增加绝经前妇女的骨密度。

躯干肌肉可维持躯体的静态平衡，同时对脊柱负荷与位移的变化做出适当响应，以维持脊柱的稳定性。不幸的是，目前对老年患者肌肉 / 骨骼相互作用的认知尚有限。研究报告表明，VCF 的流行与躯干肌肉密度较低和 / 或肌肉中脂肪堆积增加有关。众所周知，拮抗肌肉的共同刺激可以增加肌肉的强度和稳定性；然而，这种刺激也会增加脊柱负荷，并可能导致 VCF。

椎体强化术后，与新发再骨折显著相关的唯一危险因素是骨质疏松（低 T 值）。多年来一直有争论认为椎体增强可能诱发邻近节段再骨折。然而，Meta 分析显示，在接受椎体强化术治疗的患者中，相邻节段骨折的发生率没有增加，甚至与保守治疗相比，再次骨折的发生率也有所降低。相邻节段骨折的减少很可能是通过矫正了功能节段的后凸畸形，降低了屈曲力矩减小了邻近节段椎体前柱应力负荷有关。

18.2.2 病理性骨折

最常见转移到骨骼和脊柱的恶性肿瘤有乳腺癌、肺癌、肾癌、前列腺癌和甲状腺癌。脊柱转移瘤的发病率是所有脊柱原发肿瘤的 40 倍，椎体受累的可能性是附件的 20 倍（图 18.1）。根据经验，除血管瘤和嗜酸性肉芽肿外，大多数累及前柱的病变都是恶性的，如转移瘤、骨髓瘤、淋巴瘤、脊索瘤。另一方面，累及后柱的病变通常是良性的，如骨样骨瘤、成骨细胞瘤和动脉瘤样骨囊肿（良性但具局部

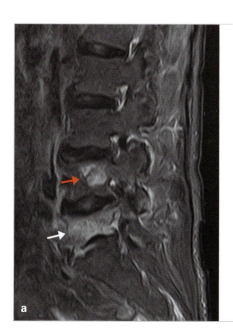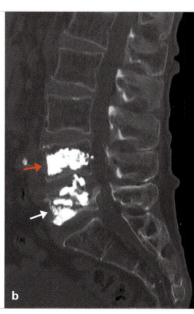

图 18.1（a）矢状位 STIR 序列提示 L4（红色箭头）及 L5（白色箭头）为前列腺腺癌转移引起的病理性骨折。（b）术后 CT 扫描矢状位片显示 PMMA 骨水泥在 L4（红色箭头）及 L5（白色箭头）椎体中充盈良好

侵袭性）。

根据联邦医疗保险的数据，高达 25% 的 VCF 继发于肿瘤。由于高患病率，有局灶性病变或有骨髓浸润证据的患者需要进行骨活检（当使用椎间盘或椎旁肌肉作为参考时，其特征是骨髓 T1 加权像呈较低信号，图 18.2）。

对于有骨外软组织成分和 / 或多发转移的病理性骨折，多学科会诊对优化治疗方案，提高治疗效果是很有益处的。事实上，放射肿瘤科、神经外科和介入疼痛科之间的讨论有助于筛选出在放射治疗之前（或之后）可能受益于椎体强化手术的患者。在这些患者病椎中灌注聚甲基丙烯酸甲酯（PMMA）骨水泥的目的是提供前柱支撑，并降低由于放射和肿瘤浸润而导致的再发病理性骨折的风险。

18.2.3 感染继发骨折

VCF 可由潜在感染（脊柱炎或椎间盘炎）引起。如果怀疑有潜在感染，应对患者进行细致的评估，以做出适当的诊断，避免在感染病灶内灌注 PMMA 引起的相关灾难性后果。对于此类患者，重要的是要诊断出化脓性脊柱炎，并相应地使用抗生素进行治疗。感染和疑似全身性感染一样是椎体强化手术的绝对禁忌证。

转移瘤和脊柱炎 / 椎间盘炎的 MRI 信号特征有时可能是相似的。MRI 均可表现为低 T1 加权信号和高 T2/ 短时反转恢复序列（STIR）加权信号。有 95% 的感染会累及椎间盘（图 18.3），但是由于椎间盘没有血管，只有 1% 的肿瘤 / 转移癌会累及此处。此外，经典的影像学表现能有效区分这两者（表 18.2）。病史和临床症状也是区分这两类疾病的关键。以下几点为脊柱炎 / 椎间盘炎的临床证据：静脉注射（Ⅳ）药物使用史、慢性既往疾病、既往脊柱手术和穿透性创伤。

对于疑似脊柱炎的患者，还应进行实验室和微生物学检查。C- 反应蛋白（CRP）升高将高度提示感染，并且在 90%~98% 的病例可见。红细胞沉降率也可能有帮助，但不如 CRP 特异性高。白细胞计数可能升高，也可能无变化。

需氧菌和厌氧菌培养也应通过血培养获得（至少应获得两对血培养）。然而，只有 25%~60% 的病例最终明确了病原体。椎间盘、终板或椎旁软组织活检的特异性接近 90%，应尽可能考虑。尽管有很高的特异性，但椎间盘穿刺活检的敏感性可能只有 33%，因此活检后培养结果为阴性不应取消对疑似椎间盘炎的经验性治疗。

脊柱炎常通过血液途径扩散。通常，在成人中，细菌会首先影响终板，然后延伸到椎间盘。另一种可能的扩散机制是通过直接延伸，例如通过器械穿透伤等。在发达国家，绝大多数脊柱炎是由金黄色葡萄球菌（50%~70% 的病例）引起的。然而，结核性脊柱炎是全世界最常见的脊柱炎类型，最常见的传播途径是血液传播。

其他引起脊柱炎的革兰阳性和革兰阴性细菌常有：肠杆菌科细菌，例如大肠埃希菌（活动性尿路

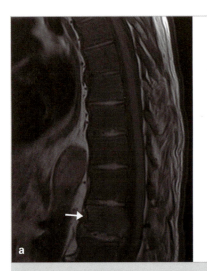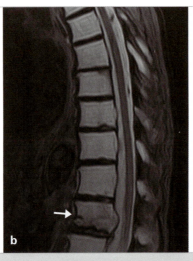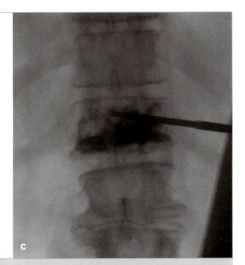

图 18.2（a）胸椎 T1 相矢状位片显示脂肠黏液腺癌转移引起的骨髓弥漫性破坏（骨髓 T1WI 信号显著低于椎间盘信号）。（b）T2WI 矢状位片。（图 a，b 中的白色箭头提示 T12 椎体病理性压缩骨折）。（c）术中透视显示 PMMA 骨水泥由一侧椎弓根弥散至另一侧，由一侧终板弥散至另一侧终板

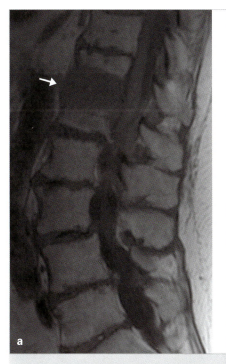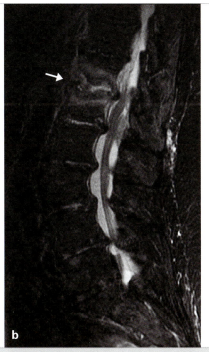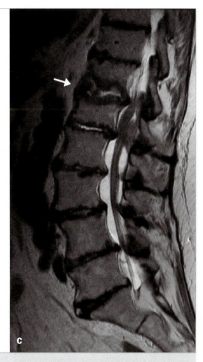

图 18.3 一例典型的 T12~L1 化脓性椎间盘炎。(a)T1WI、(b)STIRWI 和(c)T2WI 序列显示椎间盘区域有短 T1 信号、中 T2 信号存在（白色箭头）

表 18.2 脊椎炎/椎间盘炎与脊柱转移瘤的影像学鉴别

MRI 表现	脊椎炎/椎间盘炎	脊柱转移瘤
长 T2/STIR 信号	×	×
长 T1 信号	×	×
累计椎间盘	×	
终板破坏	×	
椎旁肌肉/硬膜外感染或脓肿	×	

感染患者）；铜绿假单胞菌（有静脉注射药物滥用史的患者）；布鲁氏菌病（居住在地中海国家和中东地区的患者）；较不常见的肺炎链球菌（糖尿病患者）；以及较少见的沙门氏菌物种（镰状细胞病或无菌血症患者）。布鲁氏菌、真菌和包虫病等寄生虫是其他可能的感染性病原体，但很少见。

18.2.4 创伤性骨折

创伤性脊柱骨折在男性中更为常见，男女比例为 1.6∶1。与几乎都发生在 60 岁以后的骨质疏松性骨折相比，创伤性脊柱骨折的患者大多在 20~50 岁之间。最常见的骨折原因是高处坠落（40%），其次是交通事故（25%）。与跌倒相关的骨折可以发生在脊柱的任何地方，而与机动车事故相关的骨折主要累及胸椎和颈椎。然而，大多数骨折发生在胸腰椎区域（L1：29%；T12：14%；L2：12%）。

胸腰椎区域骨折的高发可以用生物力学因素来解释。胸部中上段（T1~T8）由于肋骨的存在而相对稳定。到了 T9~L2 部分，则由固定的、生理后凸的胸椎中段过渡到弹性的、生理前凸的腰椎。另外，胸腰椎的重心位置是完全相反的，在上、中胸椎，重心在脊柱前面，而在腰椎，重心在脊柱后面。由于这些原因，胸腰椎移行区很容易发生创伤性骨折。

大多数创伤性脊柱骨折为压缩性骨折（55%）；然而，牵张（17%）、旋转（18%）和骨折脱位（20%）也是常见的发病机制。事实上，大多数胸腰椎骨折在轴向压缩下引起椎体塌陷而没有损伤后韧带复合体（PLC），被归类为 Mager 或 AO A 型骨折。到目前为止，只有很少的研究评估了椎体成形术治疗创伤性椎体骨折的效果。这主要是由于创伤性骨折患者的年龄较小，PMMA 骨水泥灌注后生物力学改变的不确定性，以及可能的骨水泥泄漏风险。然而，正如前几章所讨论的，这些担忧已经在许多论文中得到阐述和研究。

我们预计在脊柱创伤性骨折患者中会有更多的患者接受椎体强化术。然而，值得注意的是其中一些病例需要前沿的专业知识来做好术前规划，特别是在年轻患者接受治疗时，多学科间的会诊讨论显得至关重要。未来，新型的经皮置入器械将在创伤性椎体骨折中发挥重要作用，无论是为了确保后凸角度的最佳矫正，还是为了减少骨水泥渗漏。

18.3 要点

· VCF 非常普遍，它影响了我们社会中近 25% 的人口。

· 骨质疏松症是 VCF 的主要原因，同时需考虑其他诱因如：创伤、感染和肿瘤。

· 遗传易感性对骨质疏松症和 VCF 的发病率有显著影响。至少有 15 个基因已被确认为易感基因。

· 椎体强化后，唯一与再次发生压缩性骨折显著相关的危险因素是存在骨质疏松（低 T 值）。

· 脊柱转移瘤的发病率是所有脊柱原发肿瘤的 40 倍。

· 在发达国家中，脊椎骨炎绝大多数是由金黄色葡萄球菌引起的（50%~70% 的病例）。

· 创伤性脊椎骨折主要发生在较年轻的患者中。这些骨折的好发部位为 T9~L2，因为此处为固定且生理后凸的胸椎与弹性生理前凸的腰椎之间的过渡区，应力负荷集中。

参考文献

[1] Melton LJ III, Thamer M, Ray NF, et al. Fractures attributable to osteoporosis: report from the National Osteoporosis Foundation. J Bone Miner Res 1997;12(1):16–23.

[2] Melton LJ, Chrischilles EA, Cooper C, Lane AW, Riggs BL. How many women have osteoporosis? JBMR Anniversary Classic. JBMR, Volume 7, Number 9, 1992. J Bone Miner Res 2005;20(5):886–892.

[3] Lane JM, Nydick M. Osteoporosis: current modes of prevention and treatment. J Am Acad Orthop Surg 1999;7(1):19–31.

[4] Lindsay R, Silverman SL, Cooper C, et al. Risk of new vertebral fracture in the year following a fracture. JAMA 2001;285(3):320–323.

[5] Roux C, Fechtenbaum J, Kolta S, Briot K, Girard M. Mild prevalent and incident vertebral fractures are risk factors for new fractures. Osteoporos Int 2007;18(12):1617–1624.

[6] Kim DH, Vaccaro AR. Osteoporotic compression fractures of the spine; current options and considerations for treatment. Spine J 2006;6(5):479–487.

[7] Qaseem A, Wilt TJ, McLean RM, Forciea MA; Clinical Guidelines Committee of the American College of Physicians. Noninvasive treatments for acute, subacute, and chronic low back pain: a clinical practice guideline from the American College of Physicians. Ann Intern Med 2017;166(7):514–530.

[8] O'Neill TW, Felsenberg D, Varlow J, Cooper C, Kanis JA, Silman AJ. The prevalence of vertebral deformity in european men and women: the European Vertebral Osteoporosis Study. J Bone Miner Res 1996;11(7):1010–1018.

[9] Ralston SH. Genetics of osteoporosis. Proc Nutr Soc 2007;66(2):158–165.

[10] Bailey CA, Brooke-Wavell K. Exercise for optimising peak bone mass in women. Proc Nutr Soc 2008;67(1):9–18.

[11] Stokes IA, Gardner-Morse M, Henry SM, Badger GJ. Decrease in trunk muscular response to perturbation with preactivation of lumbar spinal musculature. Spine 2000;25(15):1957–1964.

[12] Mokhtarzadeh H, Anderson DE. The role of trunk musculature in osteoporotic vertebral fractures: implications for prediction, prevention, and management. Curr Osteoporos Rep 2016;14(3):67–76.

[13] Granata KP, Marras WS. The influence of trunk muscle coactivity on dynamic spinal loads. Spine 1995;20(8):913–919.

[14] Gardner-Morse MG, Stokes IA. The effects of abdominal muscle coactivation on lumbar spine stability. Spine 1998;23(1):86–91, discussion 91–92.

[15] Lu K, Liang C-L, Hsieh C-H, Tsai Y-D, Chen H-J, Liliang P-C. Risk factors of subsequent vertebral compression fractures after vertebroplasty. Pain Med 2012;13(3):376–382.

[16] Fan B, Wei Z, Zhou X, et al. Does vertebral augmentation lead to an increasing incidence of adjacent vertebral failure? A systematic review and meta-analysis. Int J Surg 2016;36(Pt A):369–376.

[17] Papanastassiou ID, Phillips FM, Van Meirhaeghe J, et al. Comparing effects of kyphoplasty, vertebroplasty, and non-surgical management in a systematic review of randomized and non-randomized controlled studies. Eur Spine J 2012;21(9):1826–1843.

[18] Curtis JR, Taylor AJ, Matthews RS, et al. "Pathologic" fractures: should these be included in epidemiologic studies of osteoporotic fractures? Osteoporos Int 2009;20(11):1969–1972.

[19] Herren C, Jung N, Pishnamaz M, Breuninger M, Siewe J, Sobottke R. Spondylodiscitis: diagnosis and treatment options. Dtsch Arztebl Int 2017;114(51–52):875–882.

[20] Nam KH, Song GS, Han IH, Choi BK, Cha SH. Diagnostic value of biopsy techniques in lumbar spondylodiscitis: percutaneous needle biopsy and open biopsy. Korean J Spine 2011;8(4):267–271.

[21] Waldvogel FA, Medoff G, Swartz MN. Osteomyelitis: a review of clinical features, therapeutic considerations and unusual aspects. N Engl J Med 1970;282(4):198–206.

[22] Patel AR, Alton TB, Bransford RJ, Lee MJ, Bellabarba CB, Chapman JR. Spinal epidural abscesses: risk factors, medical versus surgical management, a retrospective review of 128 cases. Spine J 2014;14(2):326–330.

[23] Leucht P, Fischer K, Muhr G, Mueller EJ. Epidemiology of traumatic spine fractures. Injury 2009;40(2):166–172.

[24] Knavel EM, Thielen KR, Kallmes DF. Vertebroplasty for the treatment of traumatic nonosteoporotic compression fractures. AJNR Am J Neuroradiol 2009;30(2):323–327.

第十九章　脊柱骨折的支具治疗

Aaron L. Cross, Andrew L. Sherman

于　斌 / 译

摘要

　　自 20 世纪 30 年代支具第一次被应用于治疗脊柱疾病后，该领域得到了迅速发展。目前，脊柱支具常被用于手术后患者或脊柱外伤后康复的患者。椎体压缩骨折后常采用支具治疗，但其有效性仍然存疑。支具的目的是尽可能地限制脊柱运动，针对脊柱的各节段都有特殊类型的支具。当非手术治疗作为首选时，各式的颈托在外伤后被广泛使用。胸椎和腰椎支具通常被用于脊柱压缩性骨折。它们可以是刚性的也可以是非刚性的，以提供脊柱不同程度的稳定性。通常来说，对于骨质疏松性椎体压缩骨折（VCF），脊柱支具在缓解疼痛和改善功能方面的作用有限，甚至没有作用，但也有文献支持将支具作为治疗伴有明显疼痛的 VCF 患者的初始方案。临床医生应注意一些支具应用的潜在并发症，例如支具处的皮肤压疮。与治疗骨质疏松型 VCF 相反，支具通常被建议作为手术固定创伤性 VCF 后的辅助支撑和固定手段。有研究表明，支具支撑可能会提高患者舒适度或略微缩短愈合时间，但仍需进一步研究确定支具在治疗疼痛性 VCF 患者中的有效性。

　　关键词：支具，脊柱支具，腰骶矫形器，TLSO（Thoracolumbosacral Orthosis），Jewett，腰骶矫形器

19.1 引言

　　在 1931 年之前，脊柱支具没有获得专利，也没有被商业出售。医生会自行为特殊患者制作支具。这些早期的支具往往会让患者很痛苦，疗效也不够好，其中大多数支具是用于治疗青少年脊柱侧凸。密尔沃基支具是一种可穿卸的颈胸腰骶骨矫形支具（CTLSO），于 1946 年发明。这种支架较为笨重，金属棒从颈部向下延伸到下腰椎。佩戴支具的人不能低头来寻找平衡，支具也不能穿戴在衣内。1972 年，波士顿的一名被诊断患有特发性脊柱侧凸的青春期女孩拒绝佩戴密尔沃基支具，因为她不想佩戴颈带。于是她的父亲对支具做了一些调整，他剪掉了支具的顶部，将金属换为塑料，并在支具压力点添加了

衬垫以保护皮肤。经过数次调整和改动后，支具的舒适性和功能性得到提高，此后这被称为"波士顿支具"。

　　脊柱支具通常用于背部受伤后康复和术后康复，也可用于不太严重的脊柱骨折。对于严重的骨折，也可以使用支具作为术后康复的一种重要辅助手段。尽管支具的作用已经得到了认可，但争议尚存，因为没有证据显示背部支具可以改善临床结果。本章将探讨支具的主要用途以及有关其应用的证据。

　　支具，用于脊柱或其他部位，目的都是为了制动，而制动有助于骨愈合。定制的"翻盖式"硬塑料支具可以覆盖整个躯干，比松散的金属支具可以更好地减少脊柱运动，尤其是脊柱的弯曲和扭转。但就算是一些较为激进的支具，也只能稳定脊柱和减少椎体进一步压缩或椎体塌陷。

19.2 颈椎骨折支具治疗

　　颈椎骨折多数与创伤有关，当存在伴有神经系统的损害或存在明显的不稳定时，医生通常选择手术治疗。当非手术治疗（NSM）是最佳治疗方案时，医生通常会选择使用颈椎支具。Johnson 等描述了 4 种类型的颈部支具：颈托、四柱式支具、颈胸支具和 Halo 氏架。每种支具均在特定情况下使用，如下所述。

　　对于大多数稳定的颈椎骨折，可应用刚性或半刚性的颈托。最常见的颈托是费城颈托。费城颈托是一种两片式的半刚性支具，应用泡沫性材料铸成前、后两片支具，有塑料支柱加固。费城颈托比软围领在限制颈部活动度方面表现更好，仅在舒适性方面较差。其他类似的颈托包括 Miami J 颈托（图 19.1）和 Aspen 颈托。尽管刚性颈托具有刚性，但无法有效的固定下颈椎。

　　与颈托相比，SOMI（Sterno-Occipito-Mandibular 胸骨枕骨下颌骨支具）可以更好地限制下颈椎和颈胸交界区的运动。SOMI 支具可很好地限制屈曲（限制 93% 的运动能力），但不能很好地控制颈部伸展（限制 42% 的运动能力），侧曲（限制 66% 的运动

能力）和轴向旋转（限制 66% 的运动能力）。总的来说，该支具可为稳定的中下段颈椎骨折提供更有力的支撑。

对于不稳定的上颈椎骨折，最常使用的矫形支具是应用 Halo 氏架（图 19.2）。Halo 氏架一般只用于移位较小的损伤，其治疗时长从 6 周到 4 个月不等。Halo 氏架是最牢固的外固定支具，可以很好地固定

上颈椎。与其他颈部支具相比，它可以限制 C1~C2 约 75% 的屈伸活动，并能更好地控制侧方屈曲和旋转，但它会限制患者的肺功能。Taitsman 等发现，Halo 氏架会导致包括肺炎在内的肺部并发症的风险增加。

Minerva 支具（一种颈托夹克）也可以用于固定下颈椎和上胸椎的骨折。Sharpe 等发现对于颈椎骨折，除了 C1 以上的部位，Minerva 可以更好地"控制上颈椎屈曲 / 伸展和旋转"。

19.3 胸腰椎压缩骨折的支具治疗

19.3.1 引言

脊柱矫形支具已经被广泛应用于胸腰段脊柱骨折。目前可供选择的支具很多，还可以在支具师的帮助下针对患者进行个性化订制。以下是对各种类型支具及其在创伤性和骨质疏松性脊柱骨折中临床应用证据的综述。

19.3.2 胸腰段支具的类型

胸腰骶支具

TLSO 分为刚性和非刚性，又分为预制和订制。刚性的 TLSO 可以控制伸展、屈曲、侧曲和旋转。TLSO 主要用于处理因 VCF 所致的严重畸形，也可用于 T6~L4 不需要手术干预的稳定爆裂性骨折。TLSO 有许多类型，按制动能力从低到高分为腰背部束腰、Jewett 过伸支具、十字形胸骨前过伸支具（CASH）（图 19.3），以及订制的热塑性 TLSO（图 19.4）。

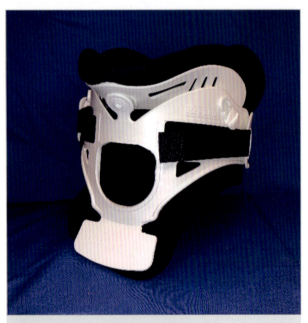

图 19.1 Miami J 颈托

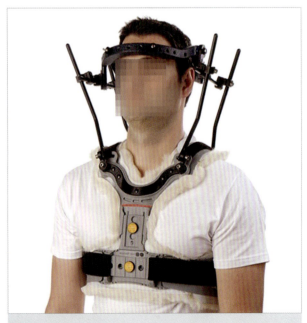

图 19.2 Halo 氏架

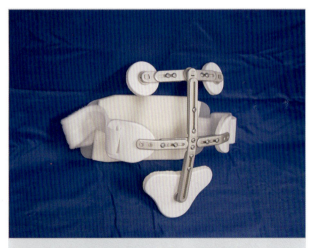

图 19.3 前十字脊柱过伸（CASH）胸腰段支具

腰骶支具

腰骶矫形支具也分为刚性和非刚性，预制和订制。刚性的腰骶矫形支具可以最大限度限制运动，通常用于固定 L3 以下节段。如果需要为 L4、L5 和 L5、S1 节段提供更多的固定，则可以将支具固定的范围延伸到单侧大腿。腰骶部束腰通常由布织制，用于辅助支撑腰背痛患者的腰部（图 19.5）。腰骶部椅背式支具（图 19.6）有一个环形绑带，从下胸段向下延伸到髂骨翼和大粗隆之间的区域。椅背式支具可以为腰背痛的患者或腰椎融合术后的患者提供支撑。

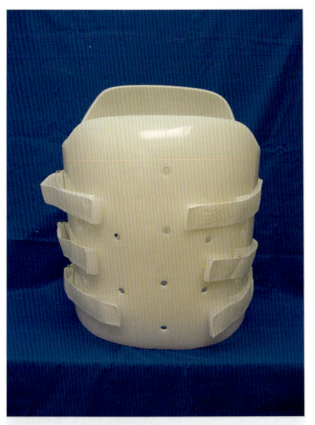

图 19.4 订制的胸腰骶支具（TLSO）

支撑。

服装式矫形器（Garment 矫形器）

服装式矫形器是一种半刚性或可调节式预制支具，通过肩带和骨盆带束缚身体，避免位移。以 SpinoMed 和 OsteoMed 矫形支具为例（图 19.7）。它们主要用于患有骨质疏松症的女性，是长期治疗骨质疏松性压缩性骨折的一种方法。总体来说，该支具可以在一定程度上减轻疼痛，增加力量，改善姿态或减轻后凸。

后凸矫形器

后凸矫形器是一种半刚性或可调节的预制式支具，用于限制和对抗躯干的屈曲。一种经典的支具名叫 Posturex，它是一种半刚性，配有可调节的椎旁支撑棒的背包式支具。这是一种较重的后凸矫形器，具有柔软的背包设计，后方悬挂轻量的支撑支架，以促进躯干伸展。该类矫形器主要用于患有亚急性骨质疏松 VCF 的女性或用于长期治疗骨质疏松的女

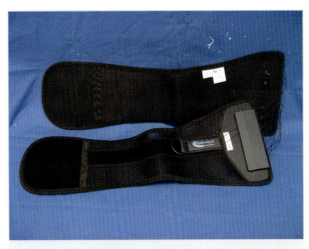

图 19.5 腰骶部束腰

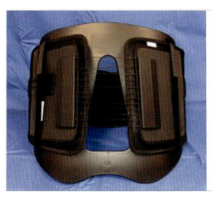
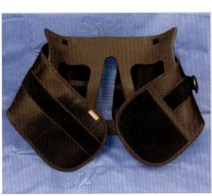

图 19.6 腰骶部椅背式支具

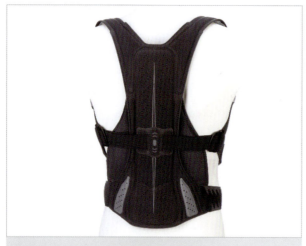

图 19.7 SpinoMed 矫形器

性。一些小规模研究评估了它们的效果，发现可以有限改善其平衡和步态。

19.3.3 TLSO 支具的应用

因为可以为骨折提供稳定性，减轻疼痛并允许早期活动，矫形器已用于治疗骨质疏松性 VCF。然而，他们在这些方面的总体疗效尚不确定，目前也没有令人信服的数据来支持将其作为治疗骨质疏松性 VCF 患者有效的辅助治疗方法。已经有一些研究验证了支具在治疗骨质疏松性骨折或不伴有压缩骨折的骨质疏松症中的作用。然而，这些研究在矫形器类型，伤后开始应用支具的时间和时长，以及临床结果的获取方面存在很大差异。这些数据的异质性和匮乏性导致研究者无法确定支具在骨质疏松性 VCF 治疗中的作用。在当前的一些指南中，关于支具治疗的建议相互矛盾，其中一些建议在疼痛性 VCF 患者中使用背部支具，而另一些指南则反对使用。尽管缺乏足够的证据，其依然作为非手术治疗大多数 VCF 患者的一线治疗方案。简要回顾当前的数据可提供对于疼痛性 VCF 患者的一些指导性意见。

关于无神经症状的急性骨质疏松性压缩性骨折最好的一项研究是应用各种类型的支具治疗与非支具治疗之间比较的随机对照研究。这些患者被分为应用刚性的 TLSO 支具，柔软支具或 3 天内采用非支具治疗 3 组。在外伤 12 周后，在经基线调整的 Oswestry 残疾指数方面；无支具组并不逊于刚性 TLSO 组和非刚性支具组。各组在经调整的 Oswestry 残疾指数，视觉模拟评分和椎体前方压缩改善方面

均具有统计学意义的显著改善。在将一种支具和另一种支具进行比较时，需要考虑到支具组和非支具组间，和其余各组在总体改善方面缺乏差异。因此，患者功能方面的改善可能和佩戴支具与否无关。

Murata 等通过影像学检查研究了骨质疏松性压缩性骨折患者使用 TLSO 后骨折愈合方面的问题，其中约 54% 的骨折在 2 个月后达到愈合，80% 在 3 个月时达到愈合，89% 在 6 个月时达到愈合。相比之下，研究者报告，如果应用软束腰，通过动力位影像检查，60% 的骨质疏松性压缩骨折在 20 个月时达到愈合。该研究的结论是，TLSO 塑料支具治疗骨质疏松性 VCF 时有重要的生物力学作用，但在 6 个月随访时，两组的临床结局无显著差异。

有几项研究专门研究了服装型 SpinoMed 矫形器在女性受试者中的有效性。在骨折后一周开始治疗，疗程为 3 周，与软性的腰椎矫形器相比，SpinoMed 在减轻患者疼痛或改善功能方面没有表现得更好。但是，与不穿戴支具对照相比，在急性骨折后连续穿戴 6 个月 SpinoMed 矫形器可以增加脊柱背伸肌肉力量，增加腹部屈肌力量，减少脊柱后凸，增加肺活量，减轻疼痛及改善功能（A14、A23）。此外，在一项旨在评估使用 SpinoMed 矫形装置治疗骨质疏松症和先前有压缩性骨折、不确定年龄的患者临床效果的研究中，长期使用该支具，连续 6 个月，每天至少使用 2h，可以明显减轻患者的背痛，并增加患者躯干肌肉的等长收缩力量。最后，在一项比较 SpinoMed 支具与三点矫形支具的研究中发现，在 SpinoMed 组中，在疼痛缓解，残疾程度减少和用力呼气量方面，改善更为明显。这些小样本研究指出，长期使用 SpinoMed 矫形器临床效果良好，但这些研究的目标人群是年龄不确定的骨折患者，将一种类型的支具与另一种类型的支具进行了比较，并且将支具与钙和双膦酸盐的治疗进行了比较，但这些研究结论均没有对急性或亚急性 VCF 患者提出最佳的非手术治疗方案。

支具治疗也存在一些潜在的并发症。在一个小型的试验中发现，在应用石膏支具进行制动的过程中，有 11% 的患者会在平均 2.3 个月出现皮肤褥疮，需要去除支具，与之相对的是，如果应用其他的矫形器，在平均 2.9 个月的使用过程中，不会出现皮肤的损害。

目前，石膏束腰已经被摒弃，对于胸椎和腰椎的骨折，主要应用 Jewett 支具或 CASH 支具，因这两种支具具有过伸特性。Jewett 支具是一个三点压力系统，其两个前垫向胸骨和耻骨联合施加压

力，一个后垫在胸段脊柱中段产生相反的应力。尽管 Jewett 和 CASH 支具可以在矢状面提供过伸应力并限制了屈伸运动，但它们不能显著降低脊柱在冠状位和横断面的运动。一种名为 Knight-Taylor 的新型支具，在防止屈曲和伸展活动方面效果较差，但在防止侧向弯曲方面则要好得多。与 Jewett 和 CASH 支具类似，Knight-Taylor 支具在限制轴向旋转方面没有效果。然而，事实证明，Knight-Taylor 支具允许脊柱的活动范围可以维持患者的静态和动态平衡。

19.3.4　支具治疗腰椎和胸椎的创伤性爆裂骨折

椎体创伤性爆裂性骨折由即时和严重的轴向载荷引起。车祸或高处坠落伤常是爆裂骨折的主要原因。通常会有一些椎体骨折片移位至周围组织，有时会移位至椎管内。对于不稳定的骨折（三柱骨折）或伴有神经系统损伤的骨折，一般进行手术干预，手术后应用 TLSO 支具作为术后辅助治疗方法。对于相对稳定的骨折，如骨折后凸角＜30°，椎体高度丢失＜50%，椎体骨折块侵入椎管内＜50% 的患者，可以推荐应用支具治疗。通常在伤后 8~12 周内佩戴 TLSO 支具，通过系列 X 线对患者的骨折情况进行监控。Wood 等的报告说，尽管在早期（4 年）疗效方面没有显著差异，但长期（16~22 年）随访提示，对于相对稳定的爆裂骨折，与手术治疗的患者相比，支具治疗组患者疼痛更轻，后凸无加重，患者的功能更好。

另一组研究表明，尽管通过手术稳定和减压可能会促进患者早期活动，缩短出院时间并更快地恢复工作，但手术干预也可能使患者面临更多并发症，并增加后续翻修手术的风险，从而增加治疗成本。在另一项研究中，其结论认为"对于符合条件的患者，也可以选择镇痛、早期活动和支具治疗等非手术治疗。"

19.4　骨质疏松性腰椎和胸椎骨折

与创伤性骨折支具治疗相比，采用支具治疗骨质疏松性 VCF 患者的证据较少。关于该类患者的高质量研究较少，因此对骨质疏松性骨折患者的支具治疗很大程度是经验性的，其使用方法是借鉴了在高速创伤性骨折中的应用经验。其理论基础是通过固定减少压应力，避免椎体出现进一步的压缩。支具能够避免畸形加重并保护骨折愈合，取决于支具能够起到制动脊柱的作用这一设想。

在一项前瞻性的随机对照研究中发现，对于骨质疏松性 VCFs 患者，是否佩戴 TLSO 对临床结果没有显著影响。另一项研究中，纳入 62 例该类骨折患者。比较了两类支具，发现允许患者有更多活动度的支具，能更好地增加患者的躯干肌肉力量，改善患者姿势并增加椎体的高度。

在另一项随机对照试验中评估了不伴有神经系统损伤的急性骨质疏松性压缩骨折患者的预后。这些患者分为两组，一组在伤后 3 天内使用刚性支具，另一组不使用支具。研究的主要评估指标是在术后 3 个月时评估 Roland-Morris 残疾问卷分数，次要指标是伤后 2 年的功能。他们发现，在整个研究中的任何时间点，两组的疗效均无显著差异。因此作者得出结论：对于严重粉碎的 A3 型骨折，使用 TLSO 支具治疗不能改善临床结局，支具在控制患者早期疼痛和提高患者晚期功能方面的影响尚待确定。他们还认为，在没有后方韧带复合体损伤的情况下，即使是粉碎性爆裂性骨折也是非常稳定的损伤，可能不需要支具。

另一个问题是，当对胸椎和腰椎骨质疏松性 VCF 患者应用支具治疗时，哪种矫形支具最优。一项研究发现，石膏束腰具有更好的稳定性，患者的活动能力更好，但依从性较差。另一项研究发现，与三点矫形支具相比，接受动态矫形器治疗的患者疼痛缓解更明显，生活质量和呼吸功能改善更好，两种支具在稳定骨折方面效果相当，且动态矫形支具并发症更少。另一项研究发现，制动节段较低的 LSO 比完整的 TLSO 在限制上腰段和下腰段脊柱运动的效果都要差。

综上所述，尽管脊柱支具治疗骨质疏松性 VCF 已被广泛使用，但仍缺乏证据证明这些支具在治疗 VCF 患者中的有效性，而且许多质量较高的研究表明，使用支具对患者的预后并无改善。当使用 TLSO 时，可能会增加患者的舒适度或缩短骨折治愈时间，但这尚无可靠证据，需要进一步的研究。有证据表明，对于亚急性骨折患者，服装式或可以限制后凸畸形的矫形器可以更好地减轻患者疼痛，并提高患者核心力量，但这些改善的临床意义尚不清楚。是否在骨质疏松性压缩骨折的患者中应用支具尚无定论。将来，还需要采用标准化结果评价方法的研究来证明支具对椎体骨折患者的益处。

没有一项研究将椎体增强技术与支具治疗进行对比，这是临床医生每天都可能遇到的一个决策问题。根据目前的文献资料，支具可能远不如椎体增强技术，但这项研究还有待去完成。

参考文献

[1] Fayssoux RS, Cho RH, Herman MJ. A history of bracing for idiopathic scoliosis in North America. Clin Orthop Relat Res 2010;468(3):654–664.

[2] Périé D, Aubin CE, Petit Y, Beauséjour M, Dansereau J, Labelle H. Boston brace correction in idiopathic scoliosis: a biomechanical study. Spine 2003;28(15): 1672–1677.

[3] Johnson RM, Hart DL, Simmons EF, Ramsby GR, Southwick WO. Cervical orthoses. A study comparing their effectiveness in restricting cervical motion in normal subjects. J Bone Joint Surg Am 1977;59(3):332–339.

[4] Lauweryns P. Role of conservative treatment of cervical spine injuries. Eur Spine J 2010;19(Suppl 1):S23–S26.

[5] Basu S, Chatterjee S, Bhattacharya MK, Seal K. Injuries of the upper cervical spine: A series of 28 cases. Indian J Orthop 2007;41(4):305–311.

[6] Fisher SV. Proper fitting of the cervical orthosis. Arch Phys Med Rehabil 1978;59(11):505–507.

[7] Richter D, Latta LL, Milne EL, et al. The stabilizing effects of different orthoses in the intact and unstable upper cervical spine: a cadaver study. J Trauma 2001;50(5):848–854.

[8] Taitsman LA, Altman DT, Hecht AC, Pedlow FX. Complications of cervical halo-vest orthoses in elderly patients. Orthopedics 2008;31(5):446.

[9] Sharpe KP, Rao S, Ziogas A. Evaluation of the effectiveness of the Minerva cervicothoracic orthosis. Spine 1995;20(13):1475–1479.

[10] Agabegi SS, Asghar FA, Herkowitz HN. Spinal orthoses. J Am Acad Orthop Surg 2010;18(11):657–667.

[11] Fidler MW, Plasmans CM. The effect of four types of support on the segmental mobility of the lumbosacral spine. J Bone Joint Surg Am 1983;65(7):943–947.

[12] Newman M, Minns Lowe C, Barker K. Spinal orthoses for vertebral osteoporosis and osteoporotic vertebral fracture: a systematic review. Arch Phys Med Rehabil 2016;97(6):1013–1025.

[13] Li M, Law SW, Cheng J, Kee HM, Wong MS. A comparison study on the efficacy of SpinoMed and soft lumbar orthosis for osteoporotic vertebral fracture. Prosthet Orthot Int 2015;39(4):270–276.

[14] Pfeifer M, Kohlwey L, Begerow B, Minne HW. Effects of two newly developed spinal orthoses on trunk muscle strength, posture, and quality-of-life in women with postmenopausal osteoporosis: a randomized trial. Am J Phys Med Rehabil 2011;90(10):805–815.

[15] Vogt L, Hübscher M, Brettmann K, Banzer W, Fink M. Postural correction by osteoporosis orthosis (Osteo-med): a randomized, placebo-controlled trial. Prosthet Orthot Int 2008;32(1):103–110.

[16] Gündoğdu M, Oncel S, Sahin E, Baydar M, Dilek B. The effect of posture support corset on balance, quality of life, dorsal kyphosis in patients with kyphosis due to osteoporosis. Turk Geriatri Derg 2013;16:253–259.

[17] Sinaki M, Brey RH, Hughes CA, Larson DR, Kaufman KR. Significant reduction in risk of falls and back pain in osteoporotic-kyphotic women through a Spinal Proprioceptive Extension Exercise Dynamic (SPEED) program. Mayo Clin Proc 2005;80(7):849–855.

[18] Raeissadat SA, Sedighipour L, Pournajaf S, Vahab Kashani R, Sadeghi S. Effect of posture training with weighted kypho-orthosis (WKO) on improving balance in women with osteoporosis. J Aging Res 2014;2014:427–903.

[19] Dionyssiotis Y, Trovas G, Thoma S, Lyritis G, Papaioannou N. Prospective study of spinal orthoses in women. Prosthet Orthot Int 2015;39(6):487–495.

[20] Kim HJ, Yi JM, Cho HG, et al. Comparative study of the treatment outcomes of osteoporotic compression fractures without neurologic injury using a rigid brace, a soft brace, and no brace: a prospective randomized controlled non-inferiority trial. J Bone Joint Surg Am 2014;96(23):1959–1966.

[21] Faciszewski T, McKiernan F. Calling all vertebral fractures classification of vertebral compression fractures: a consensus for comparison of treatment and outcome. J Bone Miner Res 2002;17(2):185–191.

[22] Esses SI, McGuire R, Jenkins J, et al. American Academy of Orthopaedic Surgeons clinical practice guideline on: the treatment of osteoporotic spinal compression fractures. J Bone Joint Surg Am 2011;93(20):1934–1936.

[23] Murata K, Watanabe G, Kawaguchi S, et al. Union rates and prognostic variables of osteoporotic vertebral fractures treated with a rigid external support. J Neurosurg Spine 2012;17(5):469–475.

[24] Pfeifer M, Begerow B, Minne HW. Effects of a new spinal orthosis on posture, trunk strength, and quality of life in women with postmenopausal osteoporosis: a randomized trial. Am J Phys Med Rehabil 2004;83(3):177–186.

[25] Meccariello L, Muzii VF, Falzarano G, et al. Dynamic corset versus three-point brace in the treatment of osteoporotic compression fractures of the thoracic and lumbar spine: a prospective, comparative study. Aging Clin Exp Res 2017;29(3):443–449.

[26] Talic A, Kapetanovic J, Dizdar A. Effects of conservative treatment for osteoporotic thoracolumbal spine fractures. Mater Sociomed 2012;24(1):16–20.

[27] Patwardhan AG, Li SP, Gavin T, Lorenz M, Meade KP, Zindrick M. Orthotic stabilization of thoracolumbar injuries. A biomechanical analysis of the Jewett hyperextension orthosis. Spine 1990;15(7):654–661.

[28] Liaw MY, Chen CL, Chen JF, Tang FT, Wong AM, Ho HH. Effects of Knight-Taylor brace on balance performance in osteoporotic patients with vertebral compression fracture. J Back Musculoskeletal Rehabil 2009;22(2):75–81.

[29] Rajasekaran S. Thoracolumbar burst fractures without neurological deficit: the role for conservative treatment. Eur Spine J 2010;19(Suppl 1):S40–S47.

[30] Wood KB, Butterman GR, Phukan R, et al. Operative compared with nonoperative treatment of a thoracolumbar burst fracture without neurological deficit a prospective randomized study with follow-up at sixteen to twenty-two years. J Bone Joint Surg Am 2015;97(1):3–9.

[31] Thomas KC, Bailey CS, Dvorak MF, Kwon B, Fisher C. Comparison of operative and nonoperative treatment for thoracolumbar burst fractures in patients without neurological deficit: a systematic review. J Neurosurg Spine 2006; 4(5):351–358.

[32] Aleem IS, Nassr A. Cochrane in CORR: surgical versus non-surgical treatment for thoracolumbar burst fractures without neurological deficit. Clin Orthop Relat Res 2016;474(3):619–624.

[33] Abudou M, Chen X, Kong X, Wu T. Surgical versus non-surgical treatment for thoracolumbar burst fractures without neurological deficit. Cochrane Database Syst Rev 2013(6):CD005079.

[34] Longo UG, Loppini M, Denaro L, Brandi ML, Maffulli N, Denaro V. The effectiveness and safety of vertebroplasty for osteoporotic vertebral compression fractures. A double blind, prospective, randomized, controlled study. Clinical Cases in Mineral and Bone Metabolism 2010;7(2):109–113.

[35] Bailey CS, Dvorak MF, Thomas KC, et al. Comparison of thoracolumbosacral orthosis and no orthosis for the treatment of thoracolumbar burst fractures: interim analysis of a multicenter randomized clinical equivalence trial. J Neurosurg Spine 2009;11(3):295–303.

[36] Tuong NH, Dansereau J, Maurais G, Herrera R. Three-dimensional evaluation of lumbar orthosis effects on spinal behavior. J Rehabil Res Dev 1998;35(1):34–42.

[37] Chang V, Holly LT. Bracing for thoracolumbar fractures. Neurosurg Focus 2014;37(1):E3.

第二十章 治疗和缓解疼痛效果最佳的骨水泥或椎体填充材料填充量

Kieran Murphy, Susannah Ryan

于 斌 / 译

摘要

通过向椎体内注射可以增加椎体稳定性的物质来恢复椎体稳定性，已经被认为是减轻患者疼痛和恢复功能最有效的脊柱外科手术方式之一。恢复椎体结构完整性有可能显著减轻患者疼痛，这种现象在可以导致椎体不稳定的良性或恶性疾病中都可以看到。在过去 10 年中，关于注射多大量的填充材料可以重建椎体强度并可经久耐用的探索一直在进展，新的研究认为，采用一种经过修正的策略来向椎体内注射恰当量的骨水泥来增强椎体可以获得最好并持久的治疗效果。这个最佳注射量比传统上认为的量要多，是非压缩椎体体积的 15%~25%。这一注射量可以提供椎体最好的强度和刚度，并可以减轻患者的疼痛。注射较大量的骨水泥似乎可以更好地稳定椎体，并可以更持久地维持效果。除了注射最佳量的骨水泥外，还应该考虑与椎体不稳定相关的其他椎体形态特征。术前影像学检查或术中透视检查发现的任何不愈合裂隙，均应被骨水泥应填充，以确保达到椎体增强的最佳效果。

除椎体不稳定会引起严重的疼痛外，退行性的终板改变也会引起背部疼痛和严重的功能丧失。由椎基底神经（Basivertebral Nerve，BVN）所传递的痛觉可以通过椎体基底神经消融来阻断。可以通过在门诊经微创细针穿刺技术消融椎基底神经这一技术来减轻患者的疼痛感并提高患者的功能。对于退变的椎间盘，Modic 1 型和 2 型与 Modic 3 型相比，与背痛相关性更大。Modic 1 型改变可能与不稳定相关，而且目前的研究已经证明，注射具有生物活性的可吸收骨水泥可以显著减轻患者背痛和 Modic 1 型终板退变性改变，并可以缓解患者疼痛并改善患者功能。

关键词：聚甲基丙烯酸甲酯，Modic 改变，退行性终板改变，椎基底神经消融，骨水泥骨折

20.1 引言

用水泥加固椎体可以使结构不稳定的骨折椎体骨折片稳定。良性或恶性疾病均可导致机械完整性的丢失。在良性病中，达到临界点时会导致载荷能力下降。严重骨质疏松患者，较低的暴力即可导致骨折。可引起骨折所需的力与骨密度和骨质量成正比。恶性病患者，骨皮质和骨小梁溶解破坏，导致载荷能力丢失。骨折的性质或由此引起的疼痛特点由转移灶的分布不规则性和随机性决定。椎体增强技术可以恢复骨质疏松性骨折或肿瘤引起的不稳定，还可以减轻由 BVN 复合体引起的疼痛。必须注射足量的骨水泥才能获得最佳且持久的止痛效果，而最近的数据进一步对可以达到充分镇痛效果的最常用量进行了分类。

除了在椎体内填充最佳量的骨水泥外，还应将骨水泥填充至椎体的其他部分（如未愈合的骨裂隙），以确保达到最佳的稳定性和增强椎体的效果。对于看起来比较稳定的椎体，疼痛可来自于退化的终板，终板位于椎间盘和软骨终板的连接处。通过在 BVN 发出分支前进行消融，可以阻断由 BVN 传导的疼痛。或者，可以用可吸收的骨水泥治疗退行性终板改变，特别是 Modic 1 型退行性改变，改善此种疼痛来源患者的疼痛和功能。症状改善是由椎体稳定性提高还是椎体内某些疼痛传递神经纤维的消融导致的，将成为进一步研究的主题。

20.2 椎体增强技术缓解疼痛的机制是什么

椎体增强技术缓解疼痛的机制是恢复了椎体的机械稳定性，同时也存在可能，通过该技术导致了基底神经及其 C 纤维去神经支配。

20.2.1 机械稳定性

骨水泥分布

Tohmeh 等和 Belkoff 等分别在 1999 年和 2002 年发表论文指出，将水泥注入骨折的尸体椎体标本中可以提高椎体的抗压强度。Belkoff 等还证明，只要采用正确的技术将穿刺靶点置于椎体中心进行注射，单侧骨水泥注射可以达到与双侧注射同样增强椎体抗压强度的效果。通过单侧注入 6mL 水泥几乎与通

过双侧注入 5mL 水泥一样有效。

将骨水泥推入骨折裂隙

　　虽然 Belkoff 等在尸体椎体试验中的研究表明，对于单个椎体，单向穿刺注射骨水泥可以获得与双侧注射几乎相同的抗压强度（由 Instron 应变仪测量），但这可能并不适用于活体。通过临床观察我们知道，除非将骨水泥填满椎体裂隙和骨折断端，否则疼痛可能会持续存在（图 20.1）。事实上，有时需要通过第二次手术来选择性填充初次手术未成功注入的骨折断端（图 20.2）。

　　强烈建议对术前影像进行仔细分析，预判由于皮质破坏而可能发生的水泥外渗现象，更为重要的是要观察椎体中的裂隙或无松质骨区域，确保在椎体增强过程中，将这些区域填满骨水泥。识别并填充靠近终板区域的裂隙和骨折端尤为重要，骨折通常会在该位置发生，有时即使进行大量水泥注入，

骨水泥也不会弥散至靠近终板的区域。核磁共振检查可以看到椎体裂隙，但 CT 可以提供更为细致的骨结构信息，明确骨皮质情况，有助于制订术前计划。

骨水泥量

　　由 William Clark 等带领，来自澳大利亚的研究团队发表的关于椎体成形术治疗急性骨质疏松性骨折疼痛的（VAPOUR）试验显示了良好效果。他们对骨折后 6 周内伴有严重疼痛［视觉模拟评分（VAS）为 7/10 分或更高］的患者进行治疗，刻意地在椎体中央区域从椎体上终板至下终板通过双侧穿刺技术注入大量骨水泥。在各时间点，治疗组的临床效果均优于安慰剂组。

　　一项来自瑞士研究团队的注册研究提示，骨水泥量是椎体疼痛缓解的重要预测指标，建议骨水泥体积大于 4.5mL，可以获得最佳的疼痛缓解效果和持久性。作者发现，骨水泥体积不仅是球囊后凸成形

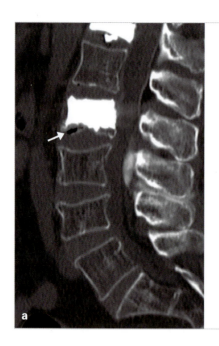
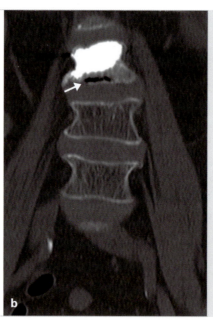

图 20.1　矢状面（a）和冠状面（b）CT 重建图像显示 L2 椎体内的骨水泥下方有一个含气的裂缝（两幅图中的白色箭头）。含气的裂口表明椎体内的病灶区域没有愈合，并可能伴有持续的疼痛和不适

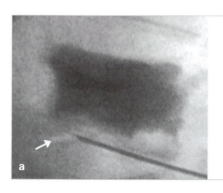
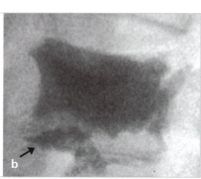

图 20.2　侧位透视图像（a、b）显示一穿刺针经椎间盘入路进入含气裂隙（a 中的白色箭头）。（b）中的箭头显示骨水泥成功注入含气裂隙。该手术后患者背部疼痛显著缓解

术（BKP）缓解患者疼痛的重要预测指标，还是第三重要的协变量（在患者的性别和骨折位置之后）。但是，这是唯一可干预的因素。他们报告了明确的关于骨水泥填充量和疼痛缓解之间的剂量 - 效应关系。

Boszczyk 等的系统性回顾讨论了 2009 年在《新英格兰医学杂志》（NEJM）上发表的两项关于椎体成形术与假手术间比较的临床研究，他们指出只有一项研究报告了填充材料的体积，为 2.8mL。作者观察到，填充胸腰椎椎体的平均最小填充体积为 4mL。他们这一结论的得出，来自于之前的理论，胸腰椎椎体的平均体积为 30mL，为达到恢复椎体的适当生物力学效果所必需的填充体积为总体积的 13%~16%。作者还指出，有许多腰椎 VCF，下位腰椎椎体需要注射骨水泥量更大。他们得出结论，根据有关最少量填充材料的研究，在新英格兰杂志所发表的研究中所报告的 2.8mL 平均体积仅足以治疗中上胸椎 VCF。并且，现有数据充分说明，该研究中的患者并未获得有效的椎体增强治疗。

许多研究者已经针对稳定椎体的最小骨水泥体积量进行研究。Nieuwenhuijse 等发表了一项涉及 106 例患者 196 个骨质疏松性 VCF 的前瞻性研究，并随访了患者一年的疼痛情况，并根据术后 CT 比较了椎体骨水泥体积同患者疼痛变化的关系。在所有接受治疗的患者中，他们报告有 27.3% 或 29 例患者疼痛无明显缓解。与临床缓解的患者相比，该组的平均椎体内骨水泥体积明显较少（0.15 比 0.21，$P=0.002$）。所有椎体内的平均骨水泥量为 3.94mL。根据该研究，骨水泥达到椎体体积的 24% 是缓解疼痛最为适当的量。对控制疼痛方面的特异性达到 93%~100%。该注射剂量是在可以缓解患者疼痛与避免骨水泥泄漏与避免邻近节段骨折间取得平衡。

2015 年，Martinčič 等发表了一项研究，其意图是找到最佳量的水泥注入椎体，以恢复椎体的刚度和邻近椎间盘内压力，而不会引起过多的水泥外渗。该研究通过在尸体的胸腰段椎体上施加足够的负荷以引起骨折。随后，在同一椎体中进行 4 次椎体成形术，注入的骨水泥量为 5%~20%。在骨折前后，每次注入骨水泥后均进行了生物力学检测，在椎体骨折后，椎体的抗压刚度降低到椎体骨折前的 50% 以下，在向椎体内注入 10% 水泥后椎体刚度恢复到 61%。在水泥填充量为 15% 或检测到抗压刚度或椎间盘内压力没有明显继续增加的时候，测得椎间盘内压力达到 71%。根据这些观察结果，他们得出的结论是最低水泥填充目标量为 15%。对于典型的椎体，水泥量将至少达到 4~6mL 或更多，方能达到重

建椎体抗压刚度所需的最小填充量。

充分填充椎体是这一问题的关键。VAPOUR 试验揭示了他的研究与之前的两项随机研究在骨水泥填充方面存在根本的差异，Vertoss Ⅱ 研究比较了椎体成形术和非手术之间的治疗效果，Kallmes 试验比较椎体成形术与假手术间的效果。在 VAPOUR 试验中，医生注射的聚甲基丙烯酸甲酯（PMMA）体积比以前的随机对照试验中所报道的要大，并且使用了更高黏度的 PMMA 水泥。在 VAPOUR 试验中，用于治疗骨折的 PMMA 平均体积为 7.5mL，在 Vertoss Ⅱ 中，平均水泥体积为 4.1mL。在 Buchbinder 等比较椎体成形术与假手术的试验中，平均水泥体积仅为 2.8mL。Molloy 等报道，疼痛缓解发生在椎体强度和刚度恢复之前。该观察结果可以解释为什么一些从业者认为，在治疗椎体骨折时，用较少量的水泥比多用水泥更可取。从上述临床和生物力学研究中可以看出，有必要注入未压缩椎骨体积的 15%~25% 的骨水泥量，以充分恢复椎体的生物力学特性。

胸椎和腰椎椎体椎体强化技术的比较

在 VAPOUR 研究中，通过椎体成形术受益主要集中在胸腰椎骨折亚组中，其中椎体成形术组达到主要终点的患者比安慰剂组多 48%。相反，在非胸腰段亚组中，相比于安慰剂组，椎体成形术没有明显的益处，但是这些组中的骨折也要少得多，仅 7 例腰椎和 19 例胸椎接受成形手术，占骨折总数的 39%。胸腰椎交界处位于不弯曲的胸段和弯曲的腰段之间，使其承受更大的动态负荷。胸腰椎交界处的活动性最高，往往是 VCF 发生最多的部位，其次是位于中胸段的椎体。

20.2.2 椎体去神经化以及 C 纤维和椎基底神经的作用

椎体和终板的神经由窦椎神经发出。该神经还支配椎间盘的后侧和后外侧部分的外层以及后纵韧带。BVN 是窦神经的延伸，并通过后滋养孔伴行于椎基底血管延伸进入椎体。BVN 呈树状向上、下分支并延伸到椎体终板。它的感觉纤维沿着与椎静脉丛相同的路径向后延伸，并与双侧背根神经节相突触。Antonacci 等解剖了椎体，首先发现它被 BVN 支配。在这一发现几年后，Fras 等对 BVN 进行了染色，并发现了 P 神经复合物，这支持了 BVN 进行疼痛传递的基本假设。

椎体骨折的疼痛和变性椎间盘的椎间盘源性疼

痛可能是通过 BVN 复合体传递的。椎体增强技术导致疼痛减轻，可能是由于骨折本身获得稳定所致，但是小梁骨和椎体骨膜中 BNV 受体被热消融也可能对减轻疼痛有所贡献。对于大多数市场上所售水泥，PMMA 聚合反应放热过程中达到的温度超过 45 ℃，这足以消融感觉神经组织。

可以在 BVN 发出树状分支前进行射频消融。该穿刺靶点位于椎体中央后部（图 20.3）。在一项证据等级为 1 级的前瞻性随机双盲对照试验中，对于退变性椎间盘疾病，与假手术相比，椎体内椎基底神经消融治疗可以明显改善腰背疼痛（SMART），改善功能。虽然 BVN 在椎体内消融确实可以缓解椎间盘源性疾病患者背痛，椎体内的低放热或非放热骨水泥可以使 VCF 患者获得与具有热神经消融能力水泥相同的治疗效果。因此，VCF 患者的缓解更有可能或完全是由于重新建立了椎体的机械稳定性而不是对椎体内神经进行了消融。如前所述，BVN 消融已被证明可以有效缓解椎间盘源性疾病患者的疼痛并改善其功能。这是一种针对病情稳定的椎间盘源性背痛患者，采用细针进行穿刺的门诊操作。神经消融技术的靶点在 BVN 发出分支之前，进行这种消融的针头与用于椎体增强技术的针头非常相似（图 20.4）。

关于 BVN 消融的初步研究表明，有 70% 的患者在临床上减轻了疼痛，其功能改善达到 3 倍之多（MCID）。后来对 225 例患者进行的 SMART 试验是一项随机双盲，以假手术为对照组的国际器械豁免性试验，该试验以 Oswestry 残疾指数（ODI）为主要终点，并采用 VAS 和 SF-36（36 个项目的简表调查）作为次要终点。在整个试验过程中，积极治疗组患者 ODI 降低 10 分或更多，功能明显改善，并接受 BVN 消融治疗的患者显示出更高的缓解率。在试验期间，也没有严重的与器械不良反应有关的事件，也没有意外的不良事件。

20.3 应用骨骼增强技术治疗退行性终板改变

已经证实，退行性终板改变与椎间盘造影过程中的疼痛有关，而 MRI 上终板异常与背痛的临床表现有关。终板退行性改变的类型也很重要，因为在椎间盘疼痛诱发造影中，Modic 1 型和 2 型改变与疼痛的相关性更高。另外，具有退行性改变的终板神经支配增加。

在 Masala 等进行的一项创新研究中，对具有 Modic 1 型改变，终板疼痛的患者进行了椎体强化治疗（图 20.5）。

在 1124 例背痛且无根性症状的患者中，他们选择了 218 例患者应用可吸收性骨水泥进行椎体强化技术术。在这 218 例患者中，有 172 例患者在 4 周内临床症状得到改善，有 42 例患者在 6 个月内得到了改善。在 1 年时，两组患者的疼痛程度均显著降低，日常生活能力也相应提高。他们得出结论，椎体强化术可有效治疗背部疼痛和 Modic 1 型退行性终板改变的患者。

20.4 结论

注射稳定剂增强椎体可恢复椎体的稳定性，已被证明是减轻疼痛和恢复功能最有效的脊柱手术之一。该手术重新恢复了椎体的结构完整性，可能是明显减轻患者疼痛的原因。这种现象在良性病变和恶性病变中均可见。

在过去 10 年中，关于注射多大量的填充材料可以重建椎体强度并可经久耐用的探索一直在进展，新的研究认为，采用一种经过修正的策略来向椎体内注射恰当量的骨水泥来增强椎体可以获得最好并持久的治疗效果。这个最佳注射量比传统上认为的量要多，是非压缩椎体体积的 15%~25%。这将为椎

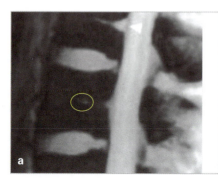
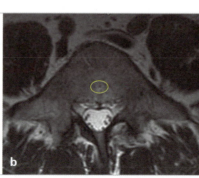

图 20.3 （a，b）椎基神经消融靶点位于椎体中央后部（黄色圆圈内区域）

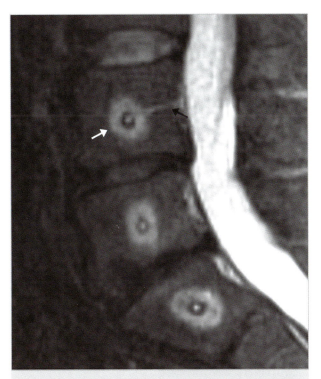

图 20.4 矢状面 T2 加权 MRI 显示椎基神经骨内射频消融的结果（白色箭头所示的圆形信号增强区域）。靶区位于椎体血管通道的前部（黑色箭头），在椎基底神经的主要分支前方

体提供最佳的强度和刚度，并减轻患者的痛苦。大量的水泥似乎可以更好地稳定椎体，其临床效果似乎比注入少量的水泥要持续时间更长。除了注射最佳量的骨水泥外，还应考虑其他可能导致椎体不稳定的一些因素。术前影像学检查或术中透视检查中所发现的任何不愈合裂隙均应填补，以确保达到椎

体强化的最佳效果。

除了椎体不稳定会引起疼痛外，退行性终板改变也会引起背部疼痛和严重的残疾。BVN 消融可以破坏通过 BVN 的疼痛传播途径。这种技术可消融 BVN，并通过微创门诊针刺手术减轻患者的痛苦并改善其功能。终板退行性改变的类型很重要，因为 Modic 1 型和 2 型的改变比 3 型改变与背痛相关性更强。Modic 1 型改变可能会伴有某些终板的不稳定，椎体强化技术也许可以治疗这种不稳定状态，或者也可以用骨水泥消融远端的椎基底椎神经，已经证明，注射生物活性可吸收性骨水泥可以显著降低合并 Modic 1 型退行性终板改变患者的背痛并改善其功能。

了解疼痛发生器在椎体内的位置非常重要，同样，注入多少的骨水泥才能达到不仅可以缓解疼痛，而且可以强化椎体，为椎体提供最佳的强度和刚度也很重要。我们应该认识到，椎体缺乏机械稳定性会引起严重的疼痛，我们可以通过重新建其稳定性来治疗该疼痛，并且也应将其与通过椎基底神经，从椎体传递至终板的疼痛相鉴别。这种椎源性疼痛可以通过神经消融技术进行治疗。这些知识有助于使我们改进和提高治疗椎间盘源性和椎源性疼痛的技术和能力，并开发新的微创技术来治疗背痛患者。疼痛症状缓解的根本原因，究竟是因为椎体完整性得到强化还是因为椎体感觉神经被消融，目前尚不清楚，但是这些问题将来无疑会被更好地阐明。

20.5 要点

· 患者关注植入物，因为那是留在他们体内的东西。

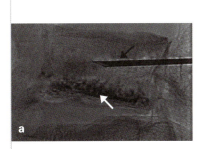
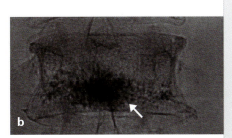

图 20.5 侧位（a）和正位（b）透视图像显示，穿刺针进入椎体（黑色箭头），骨水泥分布于 MRI 显示 modc Ⅰ型退行性终板区域（白色箭头）

・我们关心输送系统。

・这关于骨水泥的弥散，这是工程方面的问题。

・外渗的发生与体积成正比。

・良性病和恶性病应该应用不同类型的水泥。

参考文献

[1] Beall DP, Chambers MF, Thomas SM, et al. Prospective and multicenter evaluation of outcomes for quality of life and activities of daily living for balloon kyphoplasty in the treatment of vertebral compression fractures: the EVOLVE trial. J Neurosurg 2019;84(1):169–178.

[2] Martinčič D, Brojan M, Kosel F, et al. Minimum cement volume for vertebroplasty. Int Orthop 2015;39(4):727–733.

[3] Jang JS, Kim DY, Lee SH. Efficacy of percutaneous vertebroplasty in the treatment of intravertebral pseudarthrosis associated with noninfected avascular necrosis of the vertebral body. Spine 2003;28(14):1588–1592.

[4] Fischgrund JS, Rhyne A, Franke J, et al. Intraosseous basivertebral nerve ablation for the treatment of chronic low back pain: a prospective randomized double-blind sham-controlled multi-center study. Eur Spine J 2018;27(5): 1146–1156.

[5] Masala S, Anselmetti GC, Marcia S, et al. Treatment of painful Modic type I changes by vertebral augmentation with bioactive resorbable bone cement. Neuroradiology 2014;56(8):637–645.

[6] Tohmeh AG, Mathis JM, Fenton DC, Levine AM, Belkoff SM. Biomechanical efficacy of unipedicular versus bipedicular vertebroplasty for the management of osteoporotic compression fractures. Spine 1999;24(17):1772–1776.

[7] Belkoff SM, Jasper LE, Stevens SS. An ex vivo evaluation of an inflatable bone tamp used to reduce fractures within vertebral bodies under load. Spine 2002;27(15):1640–1643.

[8] Park SM, Park C, Kim H, et al. Is redo vertebroplasty an effective treatment on the same vertebra? Cardiovasc Intervent Radiol 2018;41(7):1058–1066.

[9] Chen L-H, Hsieh M-K, Liao J-C, et al. Repeated percutaneous vertebroplasty for refracture of cemented vertebrae. Arch Orthop Trauma Surg 2011;131(7): 927–933.

[10] Clark W, Bird P, Gonski P, et al. Safety and efficacy of vertebroplasty for acute painful osteoporotic fractures (VAPOUR): a multicentre, randomised, double-blind, placebo-controlled trial. Lancet 2016;388(10052):1408–1416.

[11] Röder C, Boszczyk B, Perler G, Aghayev E, Külling F, Maestretti G. Cement volume is the most important modifiable predictor for pain relief in BKP: results from SWISSspine, a nationwide registry. Eur Spine J 2013;22(10): 2241–2248.

[12] Boszczyk B. Volume matters: a review of procedural details of two randomised controlled vertebroplasty trials of 2009. Eur Spine J 2010;19(11): 1837–1840.

[13] Molloy S, Riley LH III, Belkoff SM. Effect of cement volume and placement on mechanical-property restoration resulting from vertebroplasty. AJNR Am J Neuroradiol 2005;26(2):401–404.

[14] Nieuwenhuijse MJ, Bollen L, van Erkel AR, Dijkstra PD. Optimal intravertebral cement volume in percutaneous vertebroplasty for painful osteoporotic vertebral compression fractures. Spine 2012;37(20):1747–1755.

[15] Klazen CA, Verhaar HJ, Lampmann LE, et al. VERTOS II: percutaneous vertebroplasty versus conservative therapy in patients with painful osteoporotic vertebral compression fractures; rationale, objectives and design of a multicenter randomized controlled trial. Trials 2007;8:33.

[16] Kallmes DF, Comstock BA, Heagerty PJ, et al. A randomized trial of vertebroplasty for osteoporotic spinal fractures. N Engl J Med 2009;361(6):569–579.

[17] Buchbinder R, Osborne RH, Ebeling PR, et al. A randomized trial of vertebroplasty for painful osteoporotic vertebral fractures. N Engl J Med 2009;361(6):557–568.

[18] Antonacci MD, Mody DR, Heggeness MH. Innervation of the human vertebral body: a histologic study. J Spinal Disord 1998;11(6):526–531.

[19] Bae H, Hatten HP Jr, Linovitz R, et al. A prospective randomized FDA-IDE trial comparing Cortoss with PMMA for vertebroplasty: a comparative effectiveness research study with 24-month follow-up. Spine 2012;37(7): 544–550.

[20] Becker S, Hadjipavlou A, Heggeness MH. Ablation of the basivertebral nerve for treatment of back pain: a clinical study. Spine J 2017;17(2):218–223.

[21] Carragee EJ, Alamin TF, Miller JL, Carragee JM. Discographic, MRI and psychosocial determinants of low back pain disability and remission: a prospective study in subjects with benign persistent back pain. Spine J 2005;5(1):24–35. https://doi.org/10.1016/j.spinee.2004.05.250.

[22] Modic MT, Steinberg PM, Ross JS, Masaryk TJ, Carter JR. Degenerative disk disease: assessment of changes in vertebral body marrow with MR imaging. Radiology 1988;166(1 Pt 1):193–199.

[23] Weishaupt D, Zanetti M, Hodler J, Min K, Fuchs B, Pfirrmann CWA, Boos N. Painful lumbar disk derangement: relevance of endplate abnormalities at MR imaging. Radiology 2001;218(2):420–427.

[24] Ohtori S, Inoue G, Ito T, et al. Tumor necrosis factor-immunoreactive cells and PGP 9.5-immunoreactive nerve fibers in vertebral endplates of patients with discogenic low back pain and Modic type 1 or type 2 changes on MRI. Spine 2006;31(9):1026–1031.

第二十一章　椎体压缩骨折患者的临床表现和椎体增强术后的反应

Alexios Kelekis, Dimitrios K. Filippiadis

于　斌 / 译

摘要

可以通过椎体高度下降或通过对液体信号敏感的 MRI 发现增强信号来确定椎体压缩骨折。在许多临床情境下可以出现有临床症状的 VCF，包括肿瘤、外伤和骨质疏松。椎体骨折常见，可以对活动能力和肺功能产生不利影响，并可能增加发病率和死亡率。椎体骨折还可能导致后凸畸形的发生，邻近椎体应力增加，并将增加邻近或额外的椎体骨折的风险。VCF 患者在体位变化时会出现疼痛，患者无法舒适地平卧，在体征方面，通过在患者 VCF 处进行叩击可能会产生疼痛有助于 VCF 的识别。VCF 患者可能没有临床症状，也可能有剧烈的疼痛和活动受限。伴有持续疼痛的 VCF 患者往往无法通过非手术治疗改善症状，需要通过椎体增强手术治疗骨折。无论导致骨折的根本原因是什么，椎体增强技术均可以为患者带来短期和长期的益处，多项研究表明，椎体增强技术可以显著降低患者的发病率和死亡率。对 VCF 进行恰当的诊断和治疗可以为高风险患者群体带来更好的结果。

关键词：临床表现，椎体压缩骨折，体格检查，发病率，死亡率

21.1 临床表现

VCF 被定义为单个椎体高度上丢失 20%，或椎体高度丢失至少 4mm 的病理状态。导致 VCF 的病理生理原因有很多，包括骨质疏松症，肿瘤（例如骨髓瘤、转移瘤、淋巴瘤和血管瘤），骨坏死和创伤等。VCF 的疾病负担较重，导致因此病的年度住院总费用高于心肌梗死，心脏骤停和乳腺癌。VCF 对患者的生活质量和医疗保健系统支出产生直接或间接的影响。急性 VCF 患者的典型临床表现是严重的背痛，持续数周至数月甚至更长。除了顽固性疼痛外，椎体骨折还可能在许多方面对健康状况产生负面影响。包括但不限于畸形进行性加重，活动能力减退，肺功能下降，睡眠困难，进食障碍，体重减轻，抑郁，焦虑等，可能会全面降低患者的生活质量。其他症状还可能包括坐骨神经痛，神经根病，麻木，刺痛，

肌肉痉挛、无力，肠道和膀胱功能改变。如骨折被忽视，还可能出现扁平椎体，骨块突入椎管，甚至可能压迫脊髓或马尾神经导致瘫痪。

与年龄匹配的对照组相比，VCF 患者的生存率低 40%，这通常归因于所有上述临床症状和生物力学变化。在这些患者中，活动性下降和卧床休息是不良临床结局的重要预测指标，可导致严重并发症的出现，例如功能下降和潜在致命的不良事件，如肺炎或肺栓塞。

对伴有剧烈疼痛的 VCF 患者，通常会出现行动不便，导致发病率和死亡率的增加。患者的疼痛既是由骨折本身，也可由微小或宏观运动导致椎体不稳引起（视频 21.1）。椎体骨折本身所致疼痛，脊柱生物力学改变，后凸角增大和脊柱矢状位失衡产生协同效应，继而引发椎旁肌肉收缩，导致慢性背痛。对于已经患有骨质疏松性骨折的脆弱患者，这种失衡会增加身体摇摆，步态不稳以及跌倒的风险。在未进行椎体增强术重新对椎体进行稳定前（视频 21.2），病损椎体的骨折破坏了邻近椎间盘承载压力的功能，传递至相邻椎体皮质的应力会增加 1 倍，将来会增加其他椎体 VCF 的风险。脊柱后凸增加也会导致明显的机械作用，导致胸腔和腹腔空间减少，

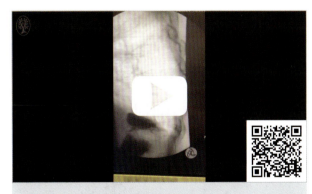

视频 21.1　胸椎侧位透视视频显示细针穿至 T9 椎体后缘，T10 和 T11 椎体已经应用 PMMA 进行了椎体强化手术。发生 VCF 的 T9 椎体是活动的，其上终板随呼吸而上下活动 https://www.thieme.de/de/q.htm?p=opn/cs/19/11/10618073–85b5d5e3

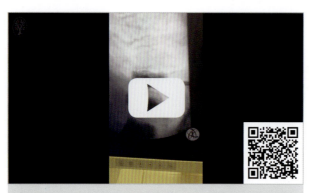

视频 21.2 胸椎侧位透视视频显示通过双侧穿刺对 T9 椎体进行了椎体强化术，T9 椎体内已经填充了 PMMA，已经稳定。椎体的上终板不再随呼吸活动。https://www.thieme.de/de/q.htm?p=opn/cs/19/11/10618072-eaf53de7

引起肺功能下降，食欲减退，对脆弱的患者产生进一步的不利影响。

在进行体格检查时，应检查整个脊柱，获取可靠的体征和症状以确诊椎体骨折诊断。使用拳头叩击骨折区域体表时，患者会抱怨剧烈、突然的骨折痛。对于 VCF 患者，这通常是一种有效的物理检查方法，对症状性 VCF 检查，其敏感性和特异性分别为 87.5% 和 90%。椎体骨折的患者还经常抱怨在身体旋转或体位变化（在卧位和直立位间）时会出现疼痛，Postacchini 等发现，患者出现与疼痛相关的这些行为（例如表情扭曲，叹气或请求在体位变化时获得帮助）经 MRI 证实与 VCF 相关，在没有骨折的对照组中并未出现以上行为。仰卧位时出现背痛，是一个有用的体征。嘱咐患者仰卧于查体床，头部垫一枕头。当患者由于脊柱疼痛而无法仰卧时，临床体征为阳性。尽管有许多与 VCF 相关可靠的疼痛迹象，但不能单独通过临床检查诊断椎体骨折，术前影像学检查将提供有价值的信息，以确认诊断并评估包括椎体后壁的完整性，并可以排除与 VCF 背痛特点相似的其他疼痛原因。前后位和侧位脊柱 X 线片仍然是最简单，最直接的方法，可以提供基本信息。但是，X 线片上没有发现骨折并不能排除骨折的可能性，尤其是在骨质疏松症患者人群中。具有短 TI 脂肪抑制序列（STIR）和 T1 加权序列的 MR 成像对骨折检测最敏感，在临床怀疑时应采用。对评估骨折的年龄和愈合状态（急性与慢性，未完全愈合与完全愈合）可能非常有用。Tanigawa 等报道，椎体增强术对患者的改善程度与治疗前 MR 成像中所示的骨水肿情况密切相关。研究者认为，与没有骨髓水肿的患者相比，具有广泛椎体水肿并累

及 50% 以上椎体的患者临床改善显著。除了 VCF 会直接导致的体征和临床症状外，VCF 还会带来很多间接的影响。例如 VCF 患者因为活动受限会导致骨密度下降，肌肉力量下降，以及肌肉挛缩和压疮。在急性期，患者每周骨矿物质密度损失可高达 2%，这可能会导致患者其他椎体出现 VCF，并且这些丢失只能通过高强度运动和影响骨代谢的药物来弥补。肌肉力量的丧失也很快，每周下降 10%~15%，在骨折后的 4~5 周内，患者会丢失一半的肌肉力量。VCF 还与心脏功能下降（包括心率增快、舒张时间缩短、冠状动脉血流量减少、每搏输出量减少、左心室功能及心排血量降低），深静脉血栓形成和肺功能损害（用力肺活量平均降低 9%，呼吸能力降低 25%~50%，呼吸肌功能减退，肺炎风险增加）相关。VCF 对其他系统也会产生间接影响，包括胃肠系统（食欲减退、大便阻塞、葡萄糖不耐受），泌尿系统（感染、菌血症和结石）和中枢神经系统（平衡失常、疼痛过敏、疼痛不耐受、焦虑、抑郁和失眠）。

21.2 椎体增强术后患者的反应

治疗 VCF 患者的困惑之处是如何恰当对待这些患者的临床表现。一方面，Sanfélix-Genovés 等基于人群研究证实，VCF 在普通人群中很常见，1/3 50 岁以上女性患有骨质疏松症，1/5 的女性患有 VCF。此外，1/10 的骨折将被划分至中度至重度。在所有发生骨折的患者中，只有 1.5% 的患者发现自己发生了骨折。这种情况说明了无症状的 VCF 很普遍且不需要治疗，而有症状的骨折则不常见，并且当骨折的症状很严重时，患者需要接受治疗。

在 Suzuki 等的一项研究中，作者对非手术治疗并伴有 7 分疼痛的患者进行了治疗。在整整一年的非手术治疗（NSM）后，只有 10% 的患者报告几乎没有疼痛或疼痛很轻，而 76% 的患者仍然感到严重疼痛，平均疼痛水平为 6 分。在 Bornemann 等的另一项研究中，研究者用 NSM 治疗了疼痛性 VCF 患者 6 周，然后又为患者提供了 6 周的 NSM 或椎体增强手术治疗。他们将临床治疗有效定义为在视觉模拟量表（VAS）上疼痛减轻，在 Oswestry 残疾指数（ODI）量表上没有出现功能恶化。在最初 NSM 6 周后，只有一名患者达到了临床有效的标准，而继续 NSM 6 周后，只有 5 例患者达到了临床有效的标准。研究者得出的结论是，对于大多数疼痛评分在 5 分以上的患者，NSM 不能提供临床改善，但是几乎所

有接受椎体增强手术治疗的患者都有快速而显著的改善。作者进一步认为，手术显然比 NSM 有效得多，应该更早地为患者提供手术。

VCF 的分类治疗是指，尽管大多数骨折无症状且不需要治疗，但有一部分患者会有疼痛且会导致严重残疾，而 NSM 并不能改善这种情况，应及时进行治疗。在第十四章中详细讨论了用于治疗 VCF 的临床护理方法，它反映了当前的一些专家建议，该建议更多地侧重于根据患者的临床症状以确定适当的治疗方法，而不是对任意患者均应用 NSM 进行治疗。

在进行椎体强化手术后，疼痛会立即减轻，功能改善明显。在患有急性或亚急性骨质疏松性骨折的患者中，疼痛缓解程度为 90%，而对于慢性骨质疏松性骨折和血管瘤，疼痛缓解 80%，如为肿瘤所致骨折，疼痛缓解近 60%~85%。Tsoumakidou 等报告说，椎体强化术后后，止痛药的需求量减少了 91%，而在治疗急性和慢性骨质疏松性骨折的病例中，活动能力分别从 84% 改善至 93% 和从 50% 改善至 88%。椎体强化术后会获得短期和长期的好处。疼痛的改善是最大的潜在短期利益，而避免骨折节段引起的反复疼痛，限制或逆转身高下降，改善脊柱畸形以及功能等是潜在的长期利益。

Mailli 等报道，椎体强化手术对于有症状的椎体骨折是有效且安全的，而与每次治疗的椎体数量无关。此外，在每次治疗中为单个或多个椎体实施手术，椎体骨折的病因（良性或恶性）不会影响该技术的安全性和有效性。Kelekis 等在经皮椎体成形术治疗的 VCF 患者和健康志愿者对照组之间进行了前瞻性对照研究，研究者报告说，在椎体成形术之前，患者的负荷分布变化与对照组相比有统计学上的显著差异。经过治疗后，该差异消失，显示椎体强化手术在恢复负荷分布平衡方面的作用。椎体强化术后死亡率和发病率也有非常显著的降低（参见第二十二章），椎体强化术后的死亡率降低在 11%~55% 之间，且发病率在统计学上也显著降低。

在随访期间，应检查患者的疼痛是否与既往椎体强化手术相关。治疗后的即时疼痛通常与穿刺部位的软组织不适或血肿有关。尽管可以提供额外的支持并增加患者的舒适度，治疗后的支具保护不是强制性的，在体弱的患者中应予以考虑。通常在术后 7~14 天内对患者进行随访。这次随访可以包括 X 线检查或计算机断层扫描（CT），以评估先前的椎体强化情况，如果患者再次出现临床症状，需要寻找另外的骨折。如果疼痛似乎与先前的椎体强化手术

或其余部位的 VCF 无关，则可能需要进行临床检查和实验室检查以确认疼痛的来源。在大多数情况下，疼痛是良性起源的，其原因为矢状平衡的变化以及椎间盘和小关节负荷的变化以及肌肉功能的变化。在这些情况下，应该进行影像引导下的局部注射治疗。如果在随访期间患者出现顽固性疼痛和／或神经系统症状，应对患者进行彻底检查，包括重新拍摄 MRI，因为无论在治疗节段还是在其他节段，均存在感染，肿瘤生长或额外骨折的风险。

总结，在治疗脊柱骨折时，无论是良性疾病还是恶性疾病，都应该进行检查，并计划进行椎体强化手术，以获得良好的治疗效果。椎体强化手术只是治疗背痛的一种方法。在许多情况下，VCF 只是众多产生疼痛的原因之一，尤其是在常易发生 VCF 的患者人群中。发现疼痛，寻求其病理基础并对患者的疼痛和不适进行治疗是医生的责任。

参考文献

[1] Tsoumakidou G, Too CW, Koch G, et al. CIRSE guidelines on percutaneous vertebral augmentation. Cardiovasc Intervent Radiol 2017;40(3):331–342.

[2] Singer A, Exuzides A, Spangler L, et al. Burden of illness for osteoporotic fractures compared with other serious diseases among postmenopausal women in the United States. Mayo Clin Proc 2015;90(1):53–62.

[3] Clark W, Bird P, Gonski P, et al. Safety and efficacy of vertebroplasty for acute painful osteoporotic fractures (VAPOUR): a multicentre, randomised, double-blind, placebo-controlled trial. Lancet 2016;388(10052):1408–1416.

[4] Lau E, Ong K, Kurtz S, Schmier J, Edidin A. Mortality following the diagnosis of a vertebral compression fracture in the Medicare population. J Bone Joint Surg Am 2008;90(7):1479–1486.

[5] Brown CJ, Friedkin RJ, Inouye SK. Prevalence and outcomes of low mobility in hospitalized older patients. J Am Geriatr Soc 2004;52(8):1263–1270.

[6] Sinaki M, Brey RH, Hughes CA, Larson DR, Kaufman KR. Balance disorder and increased risk of falls in osteoporosis and kyphosis: significance of kyphotic posture and muscle strength. Osteoporos Int 2005;16(8):1004–1010.

[7] Yuan HA, Brown CW, Phillips FM. Osteoporotic spinal deformity: a biomechanical rationale for the clinical consequences and treatment of vertebral body compression fractures. J Spinal Disord Tech 2004;17(3):236–242.

[8] Kado DM, Lui LY, Ensrud KE, Fink HA, Karlamangla AS, Cummings SR; Study of Osteoporotic Fractures. Hyperkyphosis predicts mortality independent of vertebral osteoporosis in older women. Ann Intern Med 2009;150(10): 681–687.

[9] Langdon J, Way A, Heaton S, Bernard J, Molloy S. Vertebral compression fractures: new clinical signs to aid diagnosis. Ann R Coll Surg Engl 2010;92(2): 163–166.

[10] Tanigawa N, Komemushi A, Kariya S, et al. Percutaneous vertebroplasty: relationship between vertebral body bone marrow edema pattern on MR images and initial clinical response. Radiology 2006;239(1):195–200.

[11] Babayev M, Lachmann E, Nagler W. The controversy surrounding sacral insufficiency fractures: to ambulate or not to ambulate? Am J Phys Med Rehabil 2000;79(4):404–409.

[12] Beall DP, McRoberts WP, Berven SH, Ledlie JT, Tutton SM, Parsons BP. Critique of the analysis of UpToDate.com on the treatment of painful vertebral compression fractures: time to update UpToDate. AJNR Am J Neuroradiol 2015;36(4):631–636.

[13] Mailli L, Filippiadis DK, Brountzos EN, Alexopoulou E, Kelekis N, Kelekis A. Clinical outcome and safety of multilevel vertebroplasty: clinical experience and results. Cardiovasc Intervent Radiol 2013;36(1):183–191.

[14] Kelekis A, Filippiadis DK, Vergadis C, et al. Comparative prospective study of load distribution projection among patients with vertebral

fractures treated with percutaneous vertebroplasty and a control group of healthy volunteers. Cardiovasc Intervent Radiol 2014;37(1):186–192.

[15] Bolland MJ, Grey AB, Gamble GD, Reid IR. Effect of osteoporosis treatment on mortality: a meta-analysis. J Clin Endocrinol Metab 2010;95(3): 1174–1181.

[16] Capozzi A, Scambia G, Pedicelli A, Evangelista M, Sorge R, Lello S. Clinical management of osteoporotic vertebral fracture treated with percutaneous vertebroplasty. Clin Cases Miner Bone Metab 2017;14(2):161–166.

[17] Hofmann UK, Keller RL, Walter C, Mittag F. Predictability of the effects of facet joint infiltration in the degenerate lumbar spine when assessing MRI scans. J Orthop Surg Res 2017;12(1):180.

[18] Beall DP, Coe JD, McIIduff M, et al. Serious adverse events associated with readmission through one year after vertebral augmentation with either a polyetheretherketone implant or balloon kyphoplasty. Pain Physician 2017;20 (6):521–528.

[19] Postacchini R, Paolino M, Faraglia S, Cinotti G, Postacchini F.

[20] Sanfélix-Genovés J, Reig-Molla B, Sanfélix-Gimeno G, et al. The population-based prevalence of osteoporotic vertebral fracture and densitometric osteoporosis in postmenopausal women over 50 in Valencia, Spain (the FRAVO study). Bone 2010;47(3):610–616.

Assessment of patient's pain-related behavior at physical examination may allow diagnosis of recent osteoporotic vertebral fracture. Spine J 2013;13(9):1126–1133.

[21] Suzuki N, Ogikubo O, Hansson T. The course of the acute vertebral body fragility fracture: its effect on pain, disability and quality of life during 12 months. Eur Spine J 2008;17(10):1380–1390.

[22] Bornemann R, Hanna M, Kabir K, Goost H, Wirtz DC, Pflugmacher R. Continuing conservative care versus crossover to radiofrequency kyphoplasty: a comparative effectiveness study on the treatment of vertebral body fractures. Eur Spine J 2012;21(5):930–936.

[23] Ong KL, Beall DP, Frohbergh M, Lau E, Hirsch JA. Reply to "At what price decreased mortality risk?" Osteoporos Int 2018;29(8):1929–1930.

第二十二章　椎体强化术对椎体压缩骨折发病率和死亡率的影响

Jae Hun Kim, Yong-Chul Kim

刘　涛　谭　荣/译

摘要

椎体压缩骨折（VCF）比较常见，通常采用非手术治疗（NSM）或椎体强化术治疗，包括椎体成形术和后凸成形术。不同治疗方法在患者的发病率和死亡率方面也会有所不同。疼痛性的 VCF 患者会因为肺炎、肺栓塞的并发症导致健康状况恶化，使死亡率明显增加。许多国家的大量研究表明，椎体成形术组死亡率低于 NSM 组，后凸成形术组又比椎体成形术组死亡率更低。由于 2009 年发表的一篇文章认为假椎体成形术和椎体成形术治疗效果对比无差异，导致了 VCF 的治疗呈下降趋势，使 VCF 患者死亡率增加。

许多评论文章和 Meta 分析报告了椎体强化术的安全性，并报告了椎体成形术与后凸成形术有相似的疼痛缓解，但后凸成形术可更好的恢复椎体高度和减少骨水泥渗漏。和接受椎体强化术相比，经 NSM 的中度至重度疼痛患者往往有持续严重的疼痛、功能损害以及死亡率增加。通过椎体强化术可以降低这种死亡率，而且不仅降低了死亡风险，还可以明显延长他们的预期寿命。发生过一次 VCF 是再次发生骨折危险因素增加的重要标志，应该被看作椎体强化治疗的潜在适应证。总的来说，椎体强化术可以改善患者的疼痛、功能和生活质量，提供理想的临床治疗结果，并已证明其能显著降低发病率和死亡率。

关键词：发病率、死亡率、椎体压缩骨折、肺炎、肺栓塞、非手术治疗

22.1　引言

VCF 是最常见的骨质疏松性骨折类型，大约 20% 的 70 岁以上老人和 40% 的 80 岁以上的女性发生此类骨折。尽管很常见，但只有大约 1/3 患者出现疼痛。VCF 可导致急性疼痛、残疾和死亡率增加，尤其是老年患者。VCF 有很多种治疗方法，其目的是减少疼痛、恢复活动能力、稳定脊柱。NSM 包括药物（如非甾体抗炎药或阿片类药物）、卧床休息或佩戴支具。但是，保守治疗可能会引起意想不到的

并发症，也无法防止后凸畸形和减轻疼痛。

椎体强化术是治疗椎体压缩性骨折相关疼痛的有效方法，包括椎体成形术和后凸成形术。这种微创外科技术，有助于缓解疼痛、恢复椎体高度和改善活动能力。

22.2　非手术治疗等椎体强化术

椎体压缩骨折有多种治疗方法，总的来说分为两类，即手术和非手术治疗。一部分患者行椎体成形术或后凸成形术治疗，还有一部分患者则给予处方药物和 / 或使用立位支具治疗。本章将回顾并讨论非手术治疗与椎体强化术患者的发病率和死亡率。

尽管死亡率高的病因并不直接与急性 VCF 本身的病理生理学联系在一起，但有几项研究报告表明疼痛性 VCF 增加了患者死亡率。这种高死亡率不是骨折的直接后果，而是与老年患者健康状况差、体重减轻和身体虚弱有关。此外，NSM 的患者肺损害增加，在严重胸椎后凸的患者中，发生与肺问题相关的死亡风险更高。在未行椎体成形术的患者中，肺炎的风险明显升高。一项队列研究比较非椎体成形术患者和椎体成形术患者时发现，非手术患者 1 年后死亡相关危险比为 1.39。还有研究结果表明，3 个月内未接受椎体成形术的老年患者比 3 个月内接受椎体成形术的老年患者发生死亡和呼吸衰竭的风险更高。即使在 12 年后，非椎体成形术患者死亡和呼吸衰竭的风险仍然增加。根据这些结果，建议有严重疼痛的老年（≥ 70 岁）患者进行椎体成形术。

Edidin 等调查了美国医疗保险人口（共有 1 038 956 例 VCF 患者）VCF 后的发病率和死亡率。根据这项研究，NSM 组的死亡率比后凸成形术组高 55%，比椎体成形术组高 25%。后凸成形术组的死亡率比椎体成形术组低 19%。此外，后凸成形术组的并发症发病率明显低于 NSM 组，NSM 组的患者深静脉血栓形成、感染、心肌梗死和心脏并发症的风险增加。

在美国，椎体强化手术的数量在 2009 年后开始减少，可能与新英格兰医学杂志报道的椎体成形术

和假手术之间没有显著性差异有关。大多数医学协会仍建议将椎体成形术作为治疗 VCF 的一种安全有效的方法，但仍有一些协会和一些卫生技术评估机构反对。在疼痛的 VCF 患者中，2008 年有 24% 接受椎体强化手术，2014 年为 10%，其中椎体成形术减少了 10%。这一减少是根据对 200 多万 VCF 患者的医疗保险人口的分析计算出来的。作者报道，在此文章发表后的 5 年时间里，VCF 患者的死亡率呈上升趋势，可能与骨折治疗不足有关。与椎体后凸成形术组相比，NSM 组患者 1 年死亡率增加 55%，10 年死亡率增加 24%。

有几项研究比较 NSM 与椎体成形术和后凸成形术的有效性和安全性，这些研究收集了各种数据，包括疼痛评分、SF-36、EQ-5D、Roland Morris 残疾问卷（RDQ）、QUALEFFO、Dallas 疼痛问卷（DPQ）、Oswestry 残疾指数（ODI）、Barthel 量表、简易智力状态检查表（MMSE）、椎体高度、后凸角、再骨折发生率、成本效益、受限活动日和卧床天数。根据最近的一项 Meta 分析，与 NSM 相比，椎体成形术是更有效的缓解疼痛、提高生活质量和日常功能的治疗方法。椎体成形术和后凸成形术都比 NSM 更有效地改善生活质量和日常功能，但 3 种治疗方法的再骨折发生率无显著差异。他们经过可能性等级分析并得出结论，即椎体成形术是最有效的缓解疼痛方法，而后凸成形术对生活质量、日常功能和再骨折的发生率最有利。

Mattie 等在一项比较椎体成形术和 NSM 的 Meta 分析中认为，术后 1 年内椎体成形术的止痛效果超过了 NSM 的任何止痛措施。在其他 Meta 分析中，椎体成形术和后凸成形术在止痛方面存在争议。据 Zhao 等报道，后凸成形术在 ODI 和长期止痛方面优于椎体成形术，但短期内视觉模拟量表（VAS）、术后椎体高度和邻近节段骨折无显著性差异。Ma 等报道在存在后凸大、椎体裂隙、椎体后缘骨折或骨折椎体高度显著丢失的患者中，后凸成形术优于椎体成形术。Xing 等认为后凸成形术在长期后凸角稳定性、恢复椎体高度和降低骨水泥渗漏发生率方面优于椎体成形术。在这些 Meta 分析中，椎体成形术和后凸成形术是治疗疼痛性 VCF 的安全和非常有效的手术方法。

Chen 等进行了 NSM 与椎体成形术和后凸成形术的疗效和耐受性的 Meta 分析，发现后两者与保守治疗相比，止痛效果显著，而椎体成形术是最有效的止痛方法。但是，与 NSM 比较，只有后凸成形术在全因中止有更低的风险。在这一 Meta 分析中，3 种

不同治疗方法的再骨折发生率没有显著性差异。其他 Meta 分析也显示椎体成形术和后凸成形术之间、椎体成形术与 NSM 之间的再骨折没有显著性差异。

椎体成形术在改善日常功能和生活质量方面优于 NSM 也有一些研究。Blasco 等报道椎体成形术与 NSM 相比有多达 6 个月 QUALEFFO 高评分。这些差异主要与每种治疗后体力活动差异有关。Wardlaw 等报道后凸成形术患者的生活质量（SF-36 PCS 和 EQ-5D）和 RDQ 评分优于 NSM 患者。此外，后凸成形术在 1 个月时每 2 周减少活动受限日和卧床休息约 2.9 天。然而，在 12 个月后，NSM 和后凸成形术之间没有显著性差异。Yang 等报告，椎体成形术能更快和更好的止痛，并且改善功能长达 1 年。结果表明，椎体成形术后并发症较 NSM 少。Liu 等发现后凸成形术与椎体成形术相比，椎体高度增加，后凸角减小。

根据一项前瞻性的多中心国际研究，椎体成形术在治疗后 1 天迅速减轻疼痛，并改善活动和功能。Colangelo 等报道说，与 NSM 相比后凸成形术可以更快康复，并避免发生 VCF 相关的后凸畸形。有趣的是，在本回顾性研究中，后凸成形术后发生再骨折的风险高于 NSM，但根据另一项 Meta 分析，椎体强化术和 NSM 在治疗骨质疏松性压缩骨折中的再骨折发生率没有差异。

最近的一项 Meta 分析表明，与保守治疗相比，没有证据表明椎体再骨折的风险增加，特别是相邻椎体再骨折。Yi 等在一项包含 290 例患者 363 个骨折的前瞻性研究中发现，与 NSM 治疗的患者相比，经椎体强化治疗的患者没有增加 VCF 的风险，但他们确实发现在接受椎体强化治疗的患者中，再骨折发生得更早。再发 VCF 的不同时间关系可能可以解释为什么一些分析显示了再骨折的差异，而另一些则没有。最后，Masoudi 等研究了后凸成形术与保守治疗在跳伞者稳定型胸腰椎骨折中的效果，并得出结论：后凸成形术治疗稳定型胸腰椎骨折可以止痛、较好的恢复功能、减少缺勤天数、缩短重返跳伞时间。NSM 组和椎体强化组的结果已在表 22.1 中讨论。

22.3 未经椎体强化治疗的椎体骨折患者的预后

许多 VCF 患者接受了 NSM 治疗。大约 2/3 的 VCF 是无症状的，另外 1/3 的 VCF 是有症状和疼痛的。大多数骨折的疼痛会随着时间的推移而逐渐减

表 22.1　保守治疗和椎体强化的结果

研究者	研究设计	研究数量	患者数（例）	干预措施	结果
Zhao 等	Meta 分析	16	2046	NSM，VP，KP	疼痛缓解，日常功能，生活质量：NSM < VP ≈ KP 再骨折风险：NSM ≈ VP ≈ KP 止痛效果：NSM < KP < VP 日常功能、生活质量、减少再骨折的概率：NSM < KP < VP
Edidin 等	回顾性队列研究		1,038,956	NSM，VP，KP	4 年死亡率风险：NSM > VP > KP 肺炎、心肌梗死/心脏并发症、DVT、尿路感染的风险：NSM > KP 尿路感染：NSM > VP 肺/呼吸并发症的风险，肺栓塞：NSM < VP 肺炎，肺栓塞，尿路感染风险：VP > KP 感染风险，DVT，心肌梗死/心脏病并发症：VP ≈ KP
Mattie 等	Meta 分析	11	1048	NSM，VP	疼痛缓解：1~2 周，2~3 个月和 12 个月：NSM < PV
Chen 等	Meta 分析	5	777	NSM，VP，KP	止痛效果：NSM < VP ≈ KP 疼痛缓解的概率：NSM < KP < VP 全因中止的风险：NSM > KP 全因中止的等级概率：NSM > VP > KP 再骨折的风险：NSM < KP < VP
Anderson 等	Meta 分析	8		NSM，VP	疼痛缓解：NSM < VP 功能改善：NSM < VP 与健康相关的生活质量：NSM < VP 再骨折：NSM ≈ VP
Yang 等	RCT		135	NSM，VP	疼痛缓解和生活质量：1 周、1 个月、3 个月、6 个月、1 年：NSM < VP 满意度：NSM < VP 并发症：NSM < VP
Colangelo 等	病例对照研究		110	NSM，KP	疼痛缓解：1 个月：NSM < KP 生活质量：1 个月：NSM < KP 后凸矫正：NSM < KP
Song 等	Meta 分析	13		NSM，VP，KP	继发性椎体骨折的风险：NSM ≈ VP/KP
Masoudi 等	随机对照试验		70	NSM，KP	疼痛缓解：1 个月、3 个月、6 个月、12 个月：NSM < KP 在 1 个月、3 个月、6 个月和 12 个月的 ODI 评分：NSM > KP 缺勤时间较短：NSM < KP

缩写：KP. 后凸成形术；NSM. 非手术治疗；≈. 无显著性差异；RCT. 随机对照试验；VP. 椎体成形术

轻，患者在 6~8 周内就能恢复活动或工作。

然而，一些患者疼痛持续存在，他们的 VCF 一直未愈合或愈合不充分。VCF 与疼痛和残疾有关，即使疼痛消退，功能障碍仍然存在。John A.Kanis 等调查了 16 051 例不小于 50 岁需要住院的男性和女性的 VCF 与死亡的关系。结果表明，28% 的死亡被认为与 VCF 有因果关系。

VCF 对生活质量有显著和持久的影响。此外，没有椎体强化的患者可能有行动困难和各种并发症，如深静脉血栓形成、肺栓塞、褥疮、进行性椎体塌陷、后凸畸形、背痛、神经压迫、睡眠障碍、抑郁

和骨质疏松恶化。卧床休息会因体重和骨密度的丢死而加剧骨质疏松。相反，只要不再发生新的椎体骨折，无症状的椎体骨折不一定与生活质量下降有关。对于无症状的新 VCF 患者，其残疾和功能损害可能会明显增加。

如上所述，VCF 有更高的发病率和死亡率风险，椎体强化可能降低这些风险。VCF 患者的死亡很少直接由椎体骨折引起，主要与癌症（肿瘤性骨折）或肺炎或肺栓塞等肺部原因有关。与肺相关的不良结果与肺功能受损有关，包括肺活量和吸气时间的下降。因此，椎体强化后死亡率的降低很可能与肺

功能的改善有关。根据一项基于人群的研究，VCF是肺炎发生的独立危险因素，特别是当 VCF 位于胸椎时。一项对美国医疗保险计划人群的调查显示，没有进行椎体扩张的患者的死亡率更高。NSM 比椎体后凸成形术的死亡率风险高 55%，比椎体成形术死亡率风险高 25%。

此前，Chen 等报道在 3 年的随访中，与 NSM 患者相比，椎体成形术提高生存率 15%，后凸成形术提高了 32%。未接受椎体强化治疗的 VCF 患者的肺炎、心肌梗死、心脏并发症、深静脉血栓形成和尿路感染的风险较高。最后，美国医疗保险计划的结果表明，没有脊柱强化的患者有明显的更高的死亡风险，通常与肺炎有关，并且发病率明显更高。

在美国以外的调查中，中国台湾对国家健康保险研究数据库的 10 785 例疼痛性 VCF 住院治疗患者进行的分析表明，经药物治疗的患者（HR：1.39，95% CI：1.09~1.78，P=0.008）死亡风险比经椎体成形术的患者高 39%。

随着年龄的增加和骨密度（BMD）的降低，已经存在 VCF 是再发生 VCF 的已知危险因素。因此，先前的椎体骨折、高龄和低骨密度与椎体骨折风险增加有关。此外，新的椎体骨折可以增加未来 2 年内的骨折风险，尤其是在最初骨折后的第一年。根据对健康结果的调查和中轴骨骨折后每年一次唑来膦酸（HORIZON）试验，先前的椎体骨折和第一年的椎体骨折是第二年和第三年椎体再骨折的独立预测因素（adjusted OR：2.8，95% CI 1.9~4.0 和 OR：3.1，95% CI 1.9~5.0，respectively）。在 15 年的长期随访中，一次普遍骨折将导致骨折事件风险增加 2.5 倍（95% CI：1.8~3.4），超过两次的普通椎体骨折导致骨折风险增加 5.2 倍（95% CI：3.5~7.8）。

即使 2/3 的 VCF 可能是无症状的，而且与功能损害无关，但症状性 VCF 可以增加患者再骨折的风险及其相关的发病率和死亡率。包括椎体成形术和后凸成形术在内的椎体强化降低了发病率和死亡率，改善患者的疼痛、活动、脊柱后凸和生活质量。

参考文献

[1] Bliuc D, Nguyen ND, Milch VE, Nguyen TV, Eisman JA, Center JR. Mortality risk associated with low-trauma osteoporotic fracture and subsequent fracture in men and women. JAMA 2009;301(5):513–521.

[2] Zhao S, Xu CY, Zhu AR, et al. Comparison of the efficacy and safety of 3 treatments for patients with osteoporotic vertebral compression fractures: A network meta-analysis. Medicine (Baltimore) 2017;96(26):e7328.

[3] Goldstein CL, Chutkan NB, Choma TJ, Orr RD. Management of the elderly with vertebral compression fractures. Neurosurgery 2015;77(Suppl 4):S33–S45.

[4] Reginster J, Minne HW, Sorensen OH, et al; Vertebral Efficacy with Risedronate Therapy (VERT) Study Group. Randomized trial of the effects of risedronate on vertebral fractures in women with established postmenopausal osteoporosis. Osteoporos Int 2000;11(1):83–91.

[5] Teyssédou S, Saget M, Pries P. Kyphoplasty and vertebroplasty. Orthop Traumatol Surg Res 2014;100(1, Suppl):S169–S179.

[6] Lin JH, Chien LN, Tsai WL, Chen LY, Chiang YH, Hsieh YC. Early vertebroplasty associated with a lower risk of mortality and respiratory failure in aged patients with painful vertebral compression fractures: a population-based cohort study in Taiwan. Spine J 2017;17(9):1310–1318.

[7] Melton LJ III. Excess mortality following vertebral fracture. J Am Geriatr Soc 2000;48(3):338–339.

[8] Kado DM, Duong T, Stone KL, et al. Incident vertebral fractures and mortality in older women: a prospective study. Osteoporos Int 2003;14(7):589–594.

[9] Kado DM, Browner WS, Palermo L, Nevitt MC, Genant HK, Cummings SR; Study of Osteoporotic Fractures Research Group. Vertebral fractures and mortality in older women: a prospective study. Arch Intern Med 1999;159(11): 1215–1220.

[10] Prather H, Watson JO, Gilula LA. Nonoperative management of osteoporotic vertebral compression fractures. Injury 2007;38(Suppl 3):S40–S48.

[11] Johnell O, Kanis JA. An estimate of the worldwide prevalence and disability associated with osteoporotic fractures. Osteoporos Int 2006;17(12):1726–1733.

[12] Edidin AA, Ong KL, Lau E, Kurtz SM. Morbidity and mortality after vertebral fractures: comparison of vertebral augmentation and nonoperative management in the medicare population. Spine 2015;40(15):1228–1241.

[13] Buchbinder R, Osborne RH, Ebeling PR, et al. A randomized trial of vertebroplasty for painful osteoporotic vertebral fractures. N Engl J Med 2009;361(6):557–568.

[14] Kallmes DF, Comstock BA, Heagerty PJ, et al. A randomized trial of vertebroplasty for osteoporotic spinal fractures. N Engl J Med 2009;361(6):569–579.

[15] Barr JD, Jensen ME, Hirsch JA, et al; Society of Interventional Radiology. American Association of . Neurological Surgeons. Congress of Neurological Surgeons. American College of Radiology. American Society of Neuroradiology. American Society of Spine Radiology. Canadian Interventional Radiology Association. Society of Neurointerventional Surgery. Position statement on percutaneous vertebral augmentation: a consensus statement developed by the Society of Interventional Radiology (SIR), American Association of Neurological Surgeons (AANS) and the Congress of Neurological Surgeons (CNS), American College of Radiology (ACR), American Society of Neuroradiology (ASNR), American Society of Spine Radiology (ASSR), Canadian Interventional Radiology Association (CIRA), and the Society of NeuroInterventional Surgery (SNIS). J Vasc Interv Radiol 2014;25(2):171–181.

[16] De Laet C, Thiry N, Holdt Henningsen K, Stordeur S, Camberlin C. (2015) Percutaneous vertebroplasty and balloon kyphoplasty—synthesis. Health Technology Assessment (HTA) Brussels: Belgian Health Care Knowledge Centre (KCE). KCE Reports 255Cs. https://kce.fgov.be/sites/default/files/page_documents/KCE_255C_Percuteneaous_vertebroplasty_Synthesis.

[17] National Institute for Health and Care Excellence. (2013) Percutaneous vertebroplasty and percutaneous balloon kyphoplasty for treating osteoporotic vertebral compression fractures. nice.org.uk/guidance/ta279. Accessed May 26, 2017.

[18] Ong KL, Beall DP, Frohbergh M, Lau E, Hirsch JA. Were VCF patients at higher risk of mortality following the 2009 publication of the vertebroplasty "sham" trials? Osteoporos Int 2018;29(2):375–383.

[19] Mattie R, Laimi K, Yu S, Saltychev M. Comparing percutaneous vertebroplasty and conservative therapy for treating osteoporotic compression fractures in the thoracic and lumbar spine: a systematic review and meta-analysis. J Bone Joint Surg Am 2016;98(12):1041–1051.

[20] Ma XL, Xing D, Ma JX, Xu WG, Wang J, Chen Y. Balloon kyphoplasty versus percutaneous vertebroplasty in treating osteoporotic vertebral compression fracture: grading the evidence through a systematic review and meta-analysis. Eur Spine J 2012;21(9):1844–1859.

[21] Zhao G, Liu X, Li F. Balloon kyphoplasty versus percutaneous vertebroplasty for treatment of osteoporotic vertebral compression fractures (OVCFs). Osteoporos Int 2016;27(9):2823–2834.

[22] Xing D, Ma JX, Ma XL, et al. A meta-analysis of balloon kyphoplasty compared to percutaneous vertebroplasty for treating osteoporotic vertebral compression fractures. J Clin Neurosci 2013;20(6):795–803.

[23] Chen LX, Li YL, Ning GZ, et al. Comparative efficacy and tolerability of three treatments in old people with osteoporotic vertebral compression fracture: a network meta-analysis and systematic review. PLoS One 2015;10(4):e0123153.

[24] Anderson PA, Froyshteter AB, Tontz WL Jr. Meta-analysis of vertebral augmentation compared with conservative treatment for osteoporotic spinal fractures. J Bone Miner Res 2013;28(2):372–382.

[25] Shi MM, Cai XZ, Lin T, Wang W, Yan SG. Is there really no benefit of

vertebroplasty for osteoporotic vertebral fractures? A meta-analysis. Clin Orthop Relat Res 2012;470(10):2785–2799.

[26] Blasco J, Martinez-Ferrer A, Macho J, et al. Effect of vertebroplasty on pain relief, quality of life, and the incidence of new vertebral fractures: a 12-month randomized follow-up, controlled trial. J Bone Miner Res 2012;27(5): 1159–1166.

[27] Wardlaw D, Cummings SR, Van Meirhaeghe J, et al. Efficacy and safety of balloon kyphoplasty compared with non-surgical care for vertebral compression fracture (FREE): a randomised controlled trial. Lancet 2009;373(9668): 1016–1024.

[28] Yang EZ, Xu JG, Huang GZ, et al. Percutaneous vertebroplasty versus conservative treatment in aged patients with acute osteoporotic vertebral compression fractures: a prospective randomized controlled clinical study. Spine 2016;41(8):653–660.

[29] Liu JT, Liao WJ, Tan WC, et al. Balloon kyphoplasty versus vertebroplasty for treatment of osteoporotic vertebral compression fracture: a prospective, comparative, and randomized clinical study. Osteoporos Int 2010;21(2):359–364.

[30] Leali PT, Solla F, Maestretti G, Balsano M, Doria C. Safety and efficacy of vertebroplasty in the treatment of osteoporotic vertebral compression fractures: a prospective multicenter international randomized controlled study. Clin Cases Miner Bone Metab 2016;13(3):234–236.

[31] Colangelo D, Nasto LA, Genitiempo M, et al. Kyphoplasty vs conservative treatment: a case-control study in 110 post-menopausal women population. Is kyphoplasty better than conservative treatment? Eur Rev Med Pharmacol Sci 2015;19(21):3998–4003.

[32] Song D, Meng B, Gan M, et al. The incidence of secondary vertebral fracture of vertebral augmentation techniques versus conservative treatment for painful osteoporotic vertebral fractures: a systematic review and meta-analysis. Acta Radiol 2015;56(8):970–979.

[33] Zhang H, Xu C, Zhang T, Gao Z, Zhang T. Does percutaneous vertebroplasty or balloon kyphoplasty for osteoporotic vertebral compression fractures increase the incidence of new vertebral fractures? A meta-analysis. Pain Physician 2017;20(1):E13–E28.

[34] Yi X, Lu H, Tian F, et al. Recompression in new levels after percutaneous vertebroplasty and kyphoplasty compared with conservative treatment. Arch Orthop Trauma Surg 2014;134(1):21–30.

[35] Masoudi MS, Haghnegahdar A, Ghaffarpasand F, Ilami G. Functional recovery following early kyphoplasty versus conservative management in stable thoracuolumbar fractures in parachute jumpers: a randomized clinical trial. Clin Spine Surg 2017;30(8):E1066–E1073.

[36] Hall SE, Criddle RA, Comito TL, Prince RL. A case-control study of quality of life and functional impairment in women with long-standing vertebral osteoporotic fracture. Osteoporos Int 1999;9(6):508–515.

[37] Nevitt MC, Ettinger B, Black DM, et al. The association of radiographically detected vertebral fractures with back pain and function: a prospective study. Ann Intern Med 1998;128(10):793–800.

[38] Kanis JA, Oden A, Johnell O, De Laet C, Jonsson B. Excess mortality after hospitalisation for vertebral fracture. Osteoporos Int 2004;15(2):108–112.

[39] O'Neill TW, Cockerill W, Matthis C, et al. Back pain, disability, and radiographic vertebral fracture in European women: a prospective study. Osteoporos Int 2004;15(9):760–765.

[40] Lau E, Ong K, Kurtz S, Schmier J, Edidin A. Mortality following the diagnosis of a vertebral compression fracture in the Medicare population. J Bone Joint Surg Am 2008;90(7):1479–1486.

[41] Edidin AA, Ong KL, Lau E, Kurtz SM. Mortality risk for operated and nonoperated vertebral fracture patients in the medicare population. J Bone Miner Res 2011;26(7):1617–1626.

[42] Hasserius R, Karlsson MK, Nilsson BE, Redlund-Johnell I, Johnell O; European Vertebral Osteoporosis Study. Prevalent vertebral deformities predict increased mortality and increased fracture rate in both men and women: a 10-year population-based study of 598 individuals from the Swedish cohort in the European Vertebral Osteoporosis Study. Osteoporos Int 2003;14(1): 61–68.

[43] Center JR, Nguyen TV, Schneider D, Sambrook PN, Eisman JA. Mortality after all major types of osteoporotic fracture in men and women: an observational study. Lancet 1999;353(9156):878–882.

[44] Hasserius R, Karlsson MK, Jónsson B, Redlund-Johnell I, Johnell O. Long-term morbidity and mortality after a clinically diagnosed vertebral fracture in the elderly: a 12- and 22-year follow-up of 257 patients. Calcif Tissue Int 2005;76(4):235–242.

[45] Krege JH, Kendler D, Krohn K, et al. Relationship between vertebral fracture burden, height loss, and pulmonary function in postmenopausal women with osteoporosis. J Clin Densitom 2015;18(4):506–511.

[46] Harrison RA, Siminoski K, Vethanayagam D, Majumdar SR. Osteoporosis-related kyphosis and impairments in pulmonary function: a systematic review. J Bone Miner Res 2007;22(3):447–457.

[47] Yang HL, Zhao L, Liu J, et al. Changes of pulmonary function for patients with osteoporotic vertebral compression fractures after kyphoplasty. J Spinal Disord Tech 2007;20(3):221–225.

[48] Kim B, Kim J, Jo YH, et al. Risk of pneumonia after vertebral compression fracture in women with low bone density: a population based study. Spine 2018;43(14):E830–E835.

[49] Chen AT, Cohen DB, Skolasky RL. Impact of nonoperative treatment, vertebroplasty, and kyphoplasty on survival and morbidity after vertebral compression fracture in the medicare population. J Bone Joint Surg Am 2013;95(19): 1729–1736.

[50] Weaver J, Sajjan S, Lewiecki EM, Harris ST, Marvos P. Prevalence and cost of subsequent fractures among U.S. patients with an incident fracture. J Manag Care Spec Pharm 2017;23(4):461–471.

[51] Wustrack R, Seeman E, Bucci-Rechtweg C, Burch S, Palermo L, Black DM. Predictors of new and severe vertebral fractures: results from the HORIZON Pivotal Fracture Trial. Osteoporos Int 2012;23(1):53–58.

[52] Lindsay R, Silverman SL, Cooper C, et al. Risk of new vertebral fracture in the year following a fracture. JAMA 2001;285(3):320–323.

[53] Roux C, Fechtenbaum J, Kolta S, Briot K, Girard M. Mild prevalent and incident vertebral fractures are risk factors for new fractures. Osteoporos Int 2007;18(12):1617–1624.

[54] Cauley JA, Hochberg MC, Lui LY, et al. Long-term risk of incident vertebral fractures. JAMA 2007;298(23):2761–2767.

第二十三章 椎体强化术的节段选择

Pyung-Bok Lee, Yong-Chul Kim

李 源 谭 荣 / 译

摘要

椎体强化术，如椎体成形术和后凸成形术是治疗椎体压缩骨折的有效方案。然而，在骨质疏松性和病理性压缩骨折中存在多节段骨折。对于椎体强化节段的最大数量仍存在争议。目前指南表明，当同时治疗3个以上椎体节段时，可能会增加椎体强化的并发症，但这在许多临床试验中并没有反映出来，一些研究人员发现，贫血和新发压缩骨折等并发症并没有随着多节段强化而升高。他们还建议一次性治疗所有骨折可能会降低患者的病症。总之，虽然通过椎体强化治疗压缩骨折节段的数量应该基于每个人的情况仔细分析，并且可以通过多节段治疗来降低患者的发病，但普遍认为每次强化的最大数目是3个节段。

关键词：并发症、节段、多个压缩骨折、椎体强化

23.1 引言

在老年人中，骨质疏松相关的椎体压缩骨折（VCF）非常常见。近年来，微创经皮骨水泥强化技术，如椎体成形术和椎体后凸成形术已作为有效的治疗方案。无论从短期还是长期看，这些技术对于恢复塌陷的椎体高度和减少疼痛，已经证明了良好的临床效果。然而，椎体强化技术的难点之一是治疗多发椎体骨折。多发骨折在骨质疏松性和转移性肿瘤中常见，先前诊断为压缩骨折的患者大约20%~47%会有新发骨折。因此，一些作者建议预防性强化疏松椎体，可作为一种方法来防止导致整体死亡率增加的后续骨折。此外，几乎4%的骨折是肿瘤性疾病的结果，可在椎体强化的过程中取样并活检。由椎体恶性肿瘤导致的病理性骨折也可以通过椎体成形术进行适当治疗，可以更好地控制疼痛和获得更好的生活质量。

23.2 肿瘤源性椎体骨折

从癌症患者的回顾性分析来看，大多数压缩性骨折发生在胸腰段，T11、T12、L1和L2占所有治疗节段的69.4%。按癌症类型划分的压缩骨折分布表明，88.2%的证实转移性压缩骨折和71%的所有压缩骨折中有多发性骨髓瘤、乳腺癌或肺癌。与骨质疏松性压缩骨折不同，在癌症患者中，所有压缩骨折和转移性压缩骨折在两性之间分布相当均匀。

23.3 椎体压缩骨折的危险因素

在一项绝经后日本－美国妇女的研究中，Ross等发现当存在单个椎体骨折时，新发椎体骨折的风险增加了5倍。当有两个或更多椎体骨折，这一风险增加到12倍。Lindsay等在一项涉及2725例平均年龄74岁的绝经后女性的多中心研究中发现，第一年新发骨折的累计发病率为6.6%。总体而言，19.2%的确诊偶发骨折的女性在一年内有第二次骨折；11.5%的先前骨折的女性有第二次骨折，有两次或两次以上普遍骨折的女性，其中24%在第一次观察到骨折后一年内有一次新发骨折（图23.1）。

由于VCF疼痛，导致卧床休息或活动减少，加速了骨量丢失，这可能额外增加骨折风险。先前骨折导致后凸加重也使患者容易发生骨折。Black等发现陈旧性骨折普遍的椎体畸形和新发骨折风险增加了5倍是相关的。此外，随着先前存在的骨折数量和畸形严重程度的增加，风险也增加。此外，也发现多个、严重的VCF的存在是维持股骨颈骨折的特定危险因素。

23.4 椎体强化治疗的节段数量

虽然关于初次椎体骨折后新发椎体骨折发生率增加的信息很多，但是对于椎体强化治疗多少个节段，并没有明确的共识。一些作者认为，椎体强化可以增加相邻椎体骨折的概率；因此，要慎重预防强化疏松椎体。此外，还有很多多节段压缩骨折的病例，据报道一个患者有多达16个椎体节段被强化（图23.2）。然而，对于应行椎体强化术的节段数量仍有一些疑问。是否所有压缩节段应该被强化？如

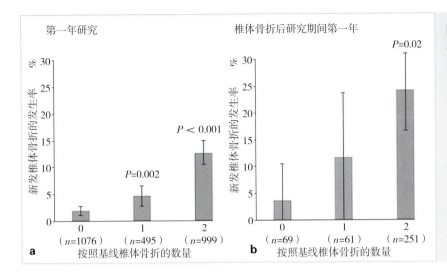

图 23.1　（a，b）按椎体骨折数量的基线划分椎体骨折发生率。在对多节段骨折的 1 年随访中，新发压缩骨折发生率更高

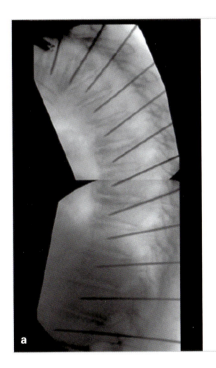
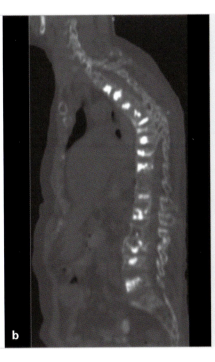

图 23.2　（a，b）多节段椎体强化。多达 16 个节段进行椎体强化治疗

果不是，应该选择哪个节段来进行椎体强化？最后，在单节段压缩的情况下，是否最好额外对邻近的疏松椎体进行强化？

23.5 椎体压缩骨折疼痛的诊断

　　首先，要认真仔细对引起近期疼痛增加的压缩骨折节段做到精确诊断。Lyritis 等试图根据脊柱骨折初始 X 线来确定临床结果。在他们的研究中，明显楔形骨折的患者有严重、剧烈的疼痛，该疼痛会在 4~8 周内逐渐缓解（图 23.3）。相反，患者有轻微上终椎板不连续往往会逐渐发展为椎体完全塌陷，并

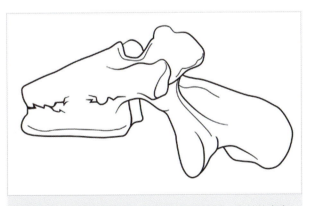

图 23.3　楔形压缩骨折。楔形骨折可有剧烈、急性的疼痛

伴有钝痛、轻微疼痛和反复性疼痛。因此，在考虑椎体强化之前，必须慎重仔细考虑，并进行准确的体格检查。在可能有 VCF 的患者中，查体主要征象是在疑似骨折的棘突上触诊或叩诊出现严重的疼痛，椎旁肌肉深压痛和关节突关节压缩。

Langdon 等发现，握拳叩诊对于发现 VCF 的敏感性和特异性分别为 87.5% 和 90%。这些作者还描述了一个仰卧征试验，即当患者仰卧时会出现明显的不适，该试验对于发现 VCF 的敏感性和特异性分别为 81.25% 和 93.33%。最后，当查体和影像学检查都诊断椎体骨折时，在一个或两个节段上进行椎体强化通常能成功有效地控制急性疼痛。当多个椎体压缩骨折时，Wang 和 Fahim 建议：一次接受椎体强化治疗的患者比分两次即第一次修复部分骨折椎体，第二次修复剩余骨折治疗的患者疼痛能得到更好的控制。两次手术的患者由于持续疼痛而卧床，增加住院时间，容易发生其他并发症。此外，尽管结合了经验丰富医生的体格检查和常规的影像学检查，但仍可能有隐匿的肿瘤性病变或骨折。骨扫描可以帮助诊断出 X 线片阴性患者的骨质疏松性骨折，还可以发现其他节段的隐匿性骨折。脊柱磁共振成像（MRI）是确定骨折时期、排除恶性肿瘤和选择合适治疗方式的最有用方法之一。Park 等认为，MRI 的 STIR 序列在准确识别急性和隐匿性病变方面表现出多种优势。在本研究中，MRI 的 STIR 序列显示，23% 的单节段骨折和 65% 的多节段骨折存在额外急

性损伤，这在 CT 扫描中没有发现（图 23.4）。因此，正如先前的研究所建议的，确定合适的节段对于在椎体强化后获得更好的临床效果至关重要。此外，31 个病例存在多个隐匿性损伤。他们的结论是，如果不处理隐匿性损伤，只是在单个节段进行水泥强化，由于遗漏和未治疗的损伤，这些病变可能在初次手术后进一步加重，增加不良的临床结果。对于肿瘤性病变，特别是在 VCF 完全替代正常脂肪骨髓的情况下，骨 SPECT 在鉴别恶性和良性 VCF 方面具有很好的作用，这意味着可以使用骨单光子发射断层扫描（SPECT）代替 MRI 来鉴别良性和恶性 VCF。

23.6 治疗多节段椎体压缩骨折的安全性

有些作者和已发表的椎体强化指南认为，在一次治疗中不超过 3 个节段的安全做法来避免重大并发症。这在某种程度上是一个比较主观的规则，它限制了骨水泥可能向肺的泄漏量，并且为患者在手术过程中经历潜在风险设置了一个安全极限，特别是如果术者对椎体强化术没有丰富的经验的话。

当前指南表明，当同时治疗超过 3 个椎体节段时，可能会放大椎体强化的并发症。据称感染、出血、局部创伤（气胸、肋骨骨折和邻近椎体）、水泥渗漏（神经根病、椎管狭窄、瘫痪）、肺栓塞和死亡的风险增加。此外，由于椎体的造血作用，理论上会增加贫血的风险，特别是在老年患者中。Lee 等分

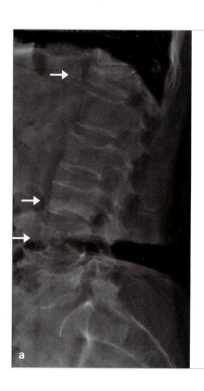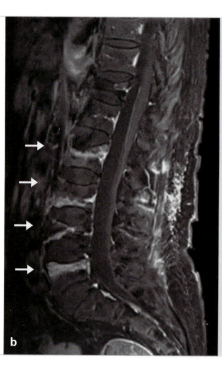

图 23.4 （a, b）多节段隐匿性椎体压缩骨折。MRI 显示隐匿的急性骨折（箭头）

析经皮椎体强化的并发症，他们回顾了每个治疗节段的手术并发症发生率，在 Meta 分析中（表 23.1）发现在所有纳入的前瞻性研究中，椎体成形术的并发症发生率明显高于后凸成形术。此外，在孤立的病理性骨折和骨质疏松性骨折中，椎体成形术治疗每个节段的总骨水泥渗漏率明显更高（表 23.2）。

虽然早期的椎体强化术侧重于椎体的完全填充，但现在很明显，稍微小点儿的体积可以适当地恢复椎体的生物力学特性。此外，注入椎体的骨水泥体积与所达到的硬度和强度直接相关。因此，15%~25% 体积分数的少量骨水泥可能足以将椎体的硬度恢复到其骨折前的水平。此外，如果主要在一侧椎体填充，则非强化侧的硬度可能低于强化侧，这可能导致椎体应力失平衡。然而，当骨水泥越过中线时，两侧硬度相对增加，从而达到生物力学平衡。由于这个原因，相当多的临床医生对是否行多次椎体强化手术犹豫不决，尤其是当每个椎体的骨水泥充填相对充足时。

为了减少多节段椎体成形术和后凸成形术术后贫血等并发症，一些临床医生减少骨水泥的注射量。有两种方法可以进行骨水泥填充，一种是双侧椎弓根法，需要在椎体两侧插入骨水泥注射，另一种是单侧椎弓根法，通过一侧注入聚甲基丙烯酸甲酯（PMMA）。后者理论上减少了 50% 的穿刺风险，也潜在地减少了手术时间和放射暴露。PMMA 在聚合过程中的化学作用和热效应使其具有细胞毒性，聚合过程的温度高到足以使肿瘤细胞凝固。因此，在确定骨水泥用量时要小心。应该有足够的骨水泥填充椎体中心，

并使骨水泥从上终版板延伸到下终板。在填充材料方面，PMMA 已成功地，几乎完全用于椎体成形术和后凸成形术。该产品的优点是：（1）外科医生和医疗技术人员对其熟悉；（2）操作方便；（3）可加入不透射线的材料；（4）提供了必要的强度和硬度使其耐用。（5）价格低。相反，它的缺点是：（1）不具有骨诱导特性；（2）高聚合温度偶尔会对周围组织造成损害；（3）未反应单体具有全身心肺副作用；（4）不会随着时间的推移而逐渐被取代。尽管一些研究人员已经报道了在体外使用生物降解产品如磷酸钙、羟基磷灰石或珊瑚颗粒进行椎体强化的良好效果，但是在临床实践中使用这些替代填充材料的证据还不够。

Nieto-Iglesias 等对经皮椎体成形术后的新发椎体骨折进行了研究，并报道了椎体邻近退变和椎间盘内骨水泥渗漏是新发骨折的危险因素。此外，当更多节段行椎体成形术时，新的压缩骨折发生率有增加的趋势（表 23.3）。Yi 等在一项 363 例骨折患者包含 290 个连续发病患者的前瞻性研究中发现，与 NSM 患者相比，接受椎体强化治疗的患者发生 VCF 的风险没有增加，但他们确实发现，接受椎体强化治疗的患者发生额外骨折的时间更早。这可能有助于解释在椎体强化术后发生更多骨折的现象，尽管有明确证据表明事实并非如此。

发生压缩骨折的特殊原因，如多发性骨髓瘤，继发性骨质疏松症，和转移瘤，患者有超过 3 个椎体塌陷，建议进行多节段治疗来减少背部疼痛和改善他们的生活质量。在这种情况下，如果术者熟练的采用微创技术，多节段椎体成形术是可行的、安

表 23.1　骨质疏松性与病理性骨折每治疗节段数目比较

	手术类型	节段数量	骨水泥渗漏（合计）	有症状的骨水泥渗漏
病理性骨折	KP	214	6.07%（13/214）	0.00%（0/214）
	VP	760	79.07%（601/760）$P < 0.05$	0.26%（21/760）$P < 0.05$
骨质疏松性骨折	KP	1901	6.89%（131/1901）	0.05%（1/1901）
	VP	5260	20.79%（1094/5260）$P < 0.05$	0.03%（21/5260）$P < 0.05$

缩写：KP. 后凸成形术；VP. 椎体成形术

表 23.2　每节段治疗的并发症发生率

	手术类型	手术相关并发症	医疗并发症
所有研究	KP（每个治疗节段数目）	0.30%（9/2731）	0.90%（24/2731）
	VP（每个治疗节段数目）	2.80%（215/7771）$P < 0.001$	0.30%（22/7771）$P < 0.001$
前瞻性研究	KP（每个治疗节段数目）	0.40%（3/1290）	0.70%（9/1290）
	VP（每个治疗节段数目）	2.40%（3/1727）$P < 0.001$	0.30%（5/1727）$P < 0.005$

缩写：KP. 后凸成形术；VP. 椎体成形术

表 23.3 椎体强化术后一年内新发椎体压缩骨折

特征	所有椎体		邻近椎体	
	HR	*P* 值	HR	*P* 值
OVCF 治疗的数目				
1	1	—	1	—
2	0.49（0.16，1.47）	0.200	0.44（0.14，1.31）	0.140
≥ 3	0.77（0.21，2.85）	0.690	0.64（0.19，2.17）	0.470
到治疗节段的距离				
相邻节段	3.53（1.52，8.19）	0.003*	—	—
一节段	2.98（1.35，6.58）	0.007*	—	—
两节段以上	1	—	—	—
椎间盘内水泥渗漏	8.21（3.47，19.4）	< 0.001*	5.47（2.35，12.7）	—

缩写：OVCF. 骨质疏松性椎体压缩骨折

全的、成功的。Hussein 等在 2008 年的骨髓瘤工作小组共识声明中宣布多发性骨髓瘤的多节段强化手术可能是必要和适当的。一般来说，在需要的情况下，在一次手术中干预 3~4 个椎体是合理和可行的。此外，他们建议，对于没有骨折的邻近或可疑椎体，可能需要椎体强化。在胸腰段骨折伴后凸畸形的情况下，因为该区域畸形所造成的应力非常高，可以考虑预防性椎体强化。另一个情况考虑预防性强化是当椎体位于两个骨折椎体之间，如 T11 和 L1，其中 T12 需要治疗，以避免术后塌陷。

Wang 和 Fahim 评估了 19 例患者经多节段（4 节段以上）后凸成形术后的并发症，共 189 个节段。令人意外的是，19 例患者中有 13 例（68.4%）在多节段后凸成形术前出现贫血，术后继续出现贫血。作者的结论是，多节段后凸成形术并没有绝对的禁忌证，而且他们不同意一次性治疗的最大椎体数目。相反，未经治疗的骨折患者卧床时间更长，导致深静脉血栓形成（DVT）、褥疮、肺不张、肺炎、肌肉质量下降、骨密度降低和其他与不活动有关的健康损害风险增加。因此，在一次麻醉时间内一次性治疗所有骨折，而不考虑骨折在胸椎或腰椎的位置，可以降低由于延迟下床活动而导致的疾患，相反，一些疼痛性骨折不治疗可能增加这些并发症的风险。尽管如此，应该根据每个患者的具体情况，包括明确节段、生物力学特性、患者的一般情况、医学教育背景和医生经验等等，制定个体化的方案。

23.7 结论

总之，采用椎体强化术治疗压缩骨折节段的数量应该基于对患者情况的仔细分析和根据技术做出调整。然而，很明显的是，椎体强化术后并发症如贫血和新发压缩骨折可能不是严重的，对于经验丰富的医生是可以预防的。

参考文献

[1] Farrokhi MR, Alibai E, Maghami Z. Randomized controlled trial of percutaneous vertebroplasty versus optimal medical management for the relief of pain and disability in acute osteoporotic vertebral compression fractures. J Neurosurg Spine 2011;14(5):561–569.

[2] Genev IK, Tobin MK, Zaidi SP, Khan SR, Amirouche FML, Mehta AI. Spinal compression fracture management: a review of current treatment strategies and possible future avenues. Global Spine J 2017;7(1):71–82.

[3] Watts NB. Is percutaneous vertebral augmentation (vertebroplasty) effective treatment for painful vertebral fractures? Am J Med 2003;114(4):326–328.

[4] Li L, Ren J, Liu J, et al. Wang X, Liu Z, Sun T. Results of vertebral augmentation treatment for patients of painful osteoporotic vertebral compression fractures; A meta-analysis of eight randomized controlled trials. PLoS One 2015;10(9):e0138126.

[5] Longo UG, Loppini M, Denaro L, Maffulli N, Denaro V. Osteoporotic vertebral fractures: current concepts of conservative care. Br Med Bull 2012;102:171–189.

[6] Hsieh MK, Chen LH, Chen WJ. Current concepts of percutaneous balloon kyphoplasty for the treatment of osteoporotic vertebral compression fractures: evidence-based review. Biomed J 2013;36(4):154–161.

[7] Taylor RS, Taylor RJ, Fritzell P. Balloon kyphoplasty and vertebroplasty for vertebral compression fractures: a comparative systematic review of efficacy and safety. Spine 2006;31(23):2747–2755.

[8] Chiang CK, Wang YH, Yang CY, Yang BD, Wang JL. Prophylactic vertebroplasty may reduce the risk of adjacent intact vertebra from fatigue injury: an ex vivo biomechanical study. Spine 2009;34(4):356–364.

[9] Beall DP, Chambers MF, Thomas SM, et al. Prospective and multicenter evaluation of outcomes for quality of life and activities of daily living for balloon kyphoplasty in the treatment of vertebral compression fractures: the EVOLVE trial. J Neurosurg 2018;0:1–11.

[10] Kulcsár Z, Marosfoi M, Berentei Z, Veres R, Nyáry I, Szikora I. [Frequency of adjacent vertebral fractures following percutaneous vertebroplasty]Orv Hetil 2009;150(37):1744–1748.

[11] Ong KL, Beall DP, Frohbergh M, Lau E, Hirsch J. Were VCF patients at higher risk of mortality following the 2009 publication of the vertebroplasty "sham" trials? Osteoporos Int 2017;doi:10.1007/s00198-017-4281-z.

[12] Saracen A, Kotwica Z. Treatment of multiple osteoporotic vertebral compression fractures by percutaneous cement augmentation. Int Orthop 2014;38(11):2309–2312.

[13] Tseng YY, Yang TC, Tu PH, Lo YL, Yang ST. Repeated and multiple

new vertebral compression fractures after percutaneous transpedicular vertebroplasty. Spine 2009;34(18):1917–1922.

[14] Cosar M, Sasani M, Oktenoglu T, et al. The major complications of transpedicular vertebroplasty. J Neurosurg Spine 2009;11(5):607–613.

[15] Kotwica Z, Saracen A. Early and long-term outcomes of vertebroplasty for single osteoporotic fractures. Neurol Neurochir Pol 2011;45(5):431–435.

[16] Wang AC, Fahim DK. Safety and efficacy of balloon kyphoplasty at 4 or more levels in a single anesthetic session. J Neurosurg Spine 2018;28(4):372–378.

[17] Jha RM, Hirsch AE, Yoo AJ, Ozonoff A, Growney M, Hirsch JA. Palliation of compression fractures in cancer patients by vertebral augmentation: a retrospective analysis. J Neurointerv Surg 2010;2(3):221–228.

[18] Ross PD, Davis JW, Epstein RS, Wasnich RD. Pre-existing fractures and bone mass predict vertebral fracture incidence in women. Ann Intern Med 1991;114(11):919–923.

[19] Lindsay R, Silverman SL, Cooper C, et al. Risk of new vertebral fracture in the year following a fracture. JAMA 2001;285(3):320–323.

[20] Black DM, Arden NK, Palermo L, Pearson J, Cummings SR; Study of Osteoporotic Fractures Research Group. Prevalent vertebral deformities predict hip fractures and new vertebral deformities but not wrist fractures. J Bone Miner Res 1999;14(5):821–828.

[21] Kinoshita T, Ebara S, Kamimura M, et al. Nontraumatic lumbar vertebral compression fracture as a risk factor for femoral neck fractures in involutional osteoporotic patients. J Bone Miner Metab 1999;17(3):201–205.

[22] Erdem E, Samant R, Malak SF, et al. Vertebral augmentation in the treatment of pathologic compression fractures in 792 patients with multiple myeloma. Leukemia 2013;27(12):2391–2393.

[23] Lyritis GP, Mayasis B, Tsakalakos N, et al. The natural history of the osteoporotic vertebral fracture. Clin Rheumatol 1989;8(Suppl 2):66–69.

[24] Langdon J, Way A, Heaton S, Bernard J, Molloy S. Vertebral compression fractures: new clinical signs to aid diagnosis. Ann R Coll Surg Engl 2010;92:163–166.

[25] Park SY, Lee SH, Suh SW, Park JH, Kim TG. Usefulness of MRI in determining the appropriate level of cement augmentation for acute osteoporotic vertebral compression fractures. J Spinal Disord Tech 2013;26(3):E80–E85.

[26] Tokuda O, Harada Y, Ueda T, Ohishi Y, Matsunaga N. Malignant versus benign vertebral compression fractures: can we use bone SPECT as a substitute for MR imaging? Nucl Med Commun 2011;32(3):192–198.

[27] Anselmetti GC, Bonaldi G, Carpeggiani P, Manfrè L, Masala S, Muto M. Vertebral augmentation: 7 years experience. Acta Neurochir Suppl (Wien) 2011;108:147–161.

[28] Gangi A, Guth S, Imbert JP, Marin H, Dietemann JL. Percutaneous vertebroplasty: indications, technique, and results. Radiographics 2003;23(2):e10.

[29] Kallmes DF, Jensen ME. Percutaneous vertebroplasty. Radiology 2003;229 (1):27–36.

[30] McGraw JK, Cardella J, Barr JD, et al; Society of Interventional Radiology Standards of Practice Committee. Society of Interventional Radiology quality improvement guidelines for percutaneous vertebroplasty. J Vasc Interv Radiol 2003;14(9 Pt 2):S311–S315.

[31] Peh WC, Gilula LA. Percutaneous vertebroplasty: indications, contraindications, and technique. Br J Radiol 2003;76(901):69–75.

[32] Lee MJ, Dumonski M, Cahill P, Stanley T, Park D, Singh K. Percutaneous treatment of vertebral compression fractures: a meta-analysis of complications. Spine 2009;34(11):1228–1232.

[33] Nieuwenhuijse MJ, Putter H, van Erkel AR, Dijkstra PD. New vertebral fractures after percutaneous vertebroplasty for painful osteoporotic vertebral compression fractures: a clustered analysis and the relevance of intradiskal cement leakage. Radiology 2013;266(3):862–870.

[34] Jacobson RE, Palea O, Granville M. Progression of vertebral compression fractures after previous vertebral augmentation: technical reasons for recurrent fractures in a previously treated vertebra. Cureus 2017;9(10):e1776.

[35] Lee DG, Park CK, Park CJ, Lee DC, Hwang JH. Analysis of Risk Factors Causing New Symptomatic Vertebral Compression Fractures After Percutaneous Vertebroplasty for Painful Osteoporotic Vertebral Compression Fractures: A 4-year Follow-up. J Spinal Disord Tech 2015;28(10):E578–E583.

[36] Rao RD, Singrakhia MD. Painful osteoporotic vertebral fracture. Pathogenesis, evaluation, and roles of vertebroplasty and kyphoplasty in its management. J Bone Joint Surg Am 2003;85(10):2010–2022.

[37] Yuan WH, Hsu HC, Lai KL. Vertebroplasty and balloon kyphoplasty versus conservative treatment for osteoporotic vertebral compression fractures: A meta-analysis. Medicine (Baltimore) 2016;95(31):e4491.

[38] Nieto-Iglesias C, Andrés-Nieto I, Peces-García E, et al. Vertebroplasty and kyphoplasty: techniques, complications, and troubleshooting. Tech Reg Anesth Pain Manage 2014;18:40–48.

[39] Yi X, Lu H, Tian F, et al. Recompression in new levels after percutaneous vertebroplasty and kyphoplasty compared with conservative treatment. Arch Orthop Trauma Surg 2014;134(1):21–30.

[40] Papanastassiou ID, Phillips FM, Van Meirhaeghe J, et al. Comparing effects of kyphoplasty, vertebroplasty, and non-surgical management in a systematic review of randomized and non-randomized controlled studies. Eur Spine J 2012;21(9):1826–1843.

[41] Hussein MA, Vrionis FD, Allison R, et al; International Myeloma Working Group. The role of vertebral augmentation in multiple myeloma: International Myeloma Working Group Consensus Statement. Leukemia 2008;22(8): 1479–1484.

第二十四章 椎体强化术后疼痛

Scott Kreiner

汪 东 谭 荣 / 译

摘要

椎体强化术是一种非常有效的缓解椎体压缩性骨折（VCF）疼痛的手术。如果椎体强化术后持续疼痛，那么疼痛与手术过程之间的时间关系是确定疼痛原因的最重要因素。手术后即刻疼痛通常是由于骨折治疗不当、手术相关并发症或未修复的额外骨折。骨折前出现的疼痛或感觉更严重的疼痛可能与退行性变或肿瘤有关，具体取决于患者的基本情况。最常见的疼痛原因是额外的椎体骨折，如果怀疑存在这种情况，应当进行额外的影像学检查。当怀疑感染或手术并发症时，应当进行额外的影像学检查。任何额外的治疗取决于潜在的疾病，包括抗生素注射以及稳定或不稳定的伴有症状水泥渗漏的减压治疗。椎体强化后再发疼痛的患者应考虑到相应节段骨折复发。椎体塌陷和椎间盘退变对后方结构和小关节造成额外的压力。这种额外的压力会引起疼痛，可以通过小关节封闭或内侧支阻滞而大大减轻。关节面相关疼痛对于椎体压缩骨折很常见，反复疼痛的患者应该予以考虑。椎体压缩骨折后凸畸形会造成矢状面失平衡，使椎旁肌肉承受更多的压力，会增加维持直立姿势所需的能量消耗并导致疼痛。如果矢状面失平衡严重，可能需要患者使用拐杖或步行器走动。虽然椎体强化不能完全纠正椎体畸形，但它可以恢复椎体的最佳高度，可以改善患者的功能，使过度后凸导致的脊柱异常应力最小化。

关键词：术后疼痛，椎体强化，渗漏，骨折复发，后凸畸形，经济锥，矢状面失平衡

24.1 引言

椎体强化术是一种有效的治疗急性压缩性骨折引起的疼痛的方法，75%~90%的患者在椎体强化术后7~10天内，无论有无空腔形成，疼痛都得到良好缓解。因此，在提供这种治疗时，医生和患者都应该对手术后疼痛的迅速改善有合理的期望。然而，仍然存在有时患者的疼痛不能缓解，或者他们在骨折后的某个时期出现新的疼痛。

椎体强化术后疼痛，可能与压缩性骨折或椎体强化手术有关，也可能与此无关。大多数接受椎体强化手术的患者都有与骨质疏松或脊柱原发或继发恶性肿瘤相关的压缩性骨折。这些疾病与许多合并症有关，这些合并症直接或间接地与其他可能引起疼痛的脊椎相关疾病有关。

根据治疗过程出现的疼痛相应时间，可以分析出椎体强化术后脊柱疼痛的潜在原因。因此，对于在手术后出现疼痛的患者，详细询问疼痛开始的确切时间、疼痛的性质、部位和加重/减轻因素可以帮助诊断和制订适当的治疗计划。

一般情况下，椎体强化术后立即出现的疼痛更可能与骨折、手术并发症或相邻节段骨折有关。骨折前出现的疼痛更可能与退行性改变有关，而退变通常发生在椎体压缩骨折出现之前。患者也可能早已存在相应情况，如椎间盘退行性疾病、小关节疾病或椎管狭窄，在骨折治疗之前即存在疼痛，但更严重的骨折疼痛掩盖了退变性疾病，在成功的椎体强化治疗后，退变性疾病的疼痛似乎又回来了，或者被再次注意到了。将这一情况与之前影像学未见的额外骨折或手术并发症相区分是很重要的。

24.2 手术并发症

在手术后的一两天内，由于切口和针头穿过椎旁软组织，可以合理地预期一些手术后疼痛。一般来说，这种疼痛应该限制在手术后的第1周，通常在最初的3~4天内。如果患者在手术后疼痛持续超过10天，疼痛的最有可能的潜在原因是治疗不当或骨折复发，或者存在手术前没有确定的其他节段骨折。当手术过程中出现肋骨、椎弓根或横突骨折，这个时候也会有一些持续的疼痛。

如果患者在椎体强化术后4周内抱怨疼痛持续不缓解或加重，则需要进行评估。如果通过彻底的询问病史和体格检查发现严重的功能受限性疼痛（数值评分≥7/10分），和/或出现危险情况，如发热、寒战、恶心、呕吐、无法平卧、新外伤和/或棘突叩击痛，则应进行新的影像学检查。

椎体强化术后椎体和聚甲基丙烯酸甲酯（PMMA）

的感染（图24.1）罕有报道，但至少应该考虑到这种可能性，因为它常常可能危及年老体弱伴有椎体压缩骨折患者的生命。

在术后出现全身感染（发热、寒战、嗜睡）的患者中，应包括实验室检查、全血计数（CBC）、血沉（ESR）、C-反应蛋白（CRP）和脊柱高级成像。如果检查与感染有关，立即穿刺、活检和培养以及长疗程使用适当的抗生素可能对患者的生存预后至关重要。如果存在神经功能损伤或脊柱不稳定，应

考虑立即手术治疗。

直接的、程序性的并发症可导致椎体强化术后的背痛和或神经根性疼痛。这些并发症包括肋骨骨折、椎弓根骨折或横突骨折，PMMA渗漏到不需要的位置（图24.2、图24.3）。一些可能引起症状的渗漏部位包括神经根管或椎管（图24.4、图24.5）。如果在手术过程中使用适当的技术，大多数甚至所有这些并发症都是可以避免的。这些技术方面包括避免施加过大扭矩，使穿刺针一次通过椎弓根，在注

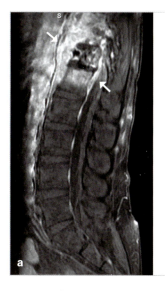
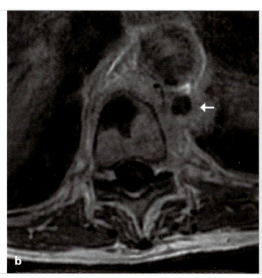

图24.1 椎体强化术后椎体骨髓炎。椎体成形术后1周用钆进行T1加权脂肪饱和MRI显示硬膜外和椎旁软组织增强和椎体增强信号，包括L1、T12、T11和T10（a中的白色箭头），提示椎体骨髓炎。椎体成形术后一周获得的T10椎体的T1加权钆后轴向MRI显示椎旁炎性增强，囊性结构（b中的白色箭头）代表椎旁脓肿。术后短时间隔与感染的广泛范围和感染晚期表现不一致，表明在椎体成形术时感染可能已经存在的感染

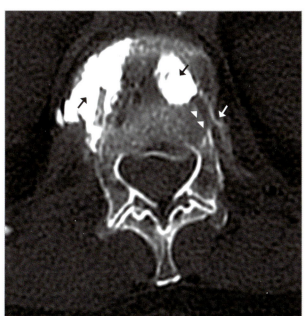

图24.2 轴位计算机断层扫描（CT）图像显示椎弓根/椎体交界处骨折（白色箭头）这是在椎体强化过程中发现的，可以看到通过左侧椎弓根的穿刺轨迹（白色三角）和水泥（黑色箭头）

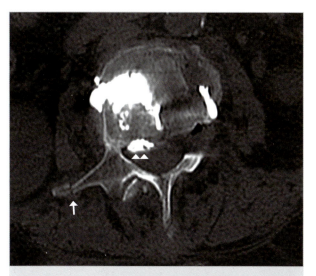

图24.3 轴位计算机断层扫描（CT）图像显示右侧横突骨折（白色箭头）这种骨折是由于椎体强化所致。顺便指出的是聚甲基丙烯酸甲酯（PMMA）渗漏到硬膜外前间隙（白色三角）。这种渗漏是无症状的

射过程中仔细观察和管理 PMMA 的流动，以及一旦 PMMA 注射完成，将探针替换插入工作套管中。

这些并发症的治疗各不相同。椎弓根骨折的发生率约为 1%，如果是单侧骨折通常不需要治疗。它最常见于相较于腰椎来说椎弓根较小的胸椎。如果椎弓根骨折是有症状的，可以通过向椎弓根内注射骨水泥来稳定，这是一种被称为椎弓根成形术的技术。该技术将在第十章中详细讨论。如果患者神经根病变与神经根管内 PMMA 的存在有关，可进行选择性神经根注射或硬膜外注射封闭治疗，以改善或减轻神经根症状。如果症状持续存在或神经受到压迫导致损伤，则可能需要手术干预。脊旁肌肉组织

PMMA 尾巴的治疗也取决于症状（图 24.6）。当骨水泥随穿刺轨迹进入椎旁软组织时，绝大多数患者没有症状。在罕见的情况下，患者有实质性的疼痛或不适，而医生考虑与椎旁水泥有关，可通过椎旁肌肉 PMMA 的局部麻醉阻滞诊断。如果是这样，可以用一个小切口透视引导下去除水泥。水泥通常可以识别，并使用 Ochsner-Kocher 钳或其他类型的钳夹器械去除。

24.3 骨折复发

通过间断规律的观察，1%~2% 的患者在接受椎

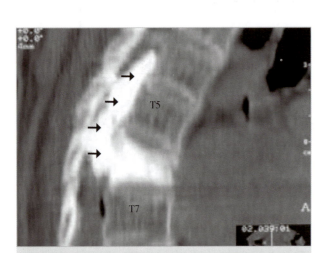

图 24.4 胸椎矢状位计算机断层扫描（CT）显示聚甲基丙烯酸甲酯（PMMA）漏入硬膜外间隙（黑色箭头）

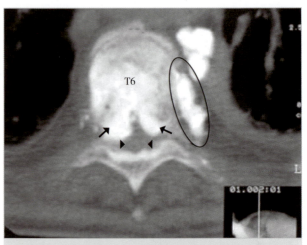

图 24.5 胸椎轴向计算机断层扫描显示聚甲基丙烯酸甲酯（PMMA）渗漏到椎管（黑色箭头），压迫脊髓（黑色三角）和神经根。请注意 T6 椎体左侧（黑色圆圈内的区域）存在 PMMA，这干扰了 PMMA 注射过程中的侧位可视化

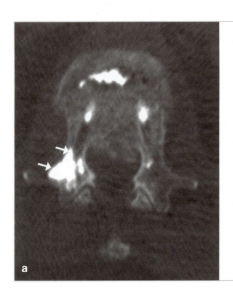
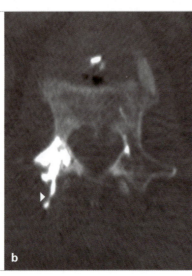

图 24.6 轴位计算机断层扫描（CT）图像显示聚甲基丙烯酸甲酯（PMMA）后延伸到 T12 的右侧椎弓根（图 a 中白色箭头）。该 PMMA 延伸到椎弓根后的软组织（图 b 中白色三角）形成 PMMA 的尾巴

体强化术后出现骨折复发。Chen 等进行了迄今为止最大的相关研究，报告了椎体成形术后骨折复发的风险为 0.56%（10/1800）。当骨折再次发生时，通常会伴有疼痛，在术后最初 60~90 天椎体受到急性进一步压迫，或椎体内水肿加剧，这些变化随时都可能发生。骨折的原因仅包括骨折椎体的部分充填，骨折部位水泥充填不足，骨水泥周围出现空气征（图 24.7 和图 24.8）。

对于骨折复发的患者，如果严重的、功能受限的疼痛持续存在，则可以考虑再次行椎体强化术（图

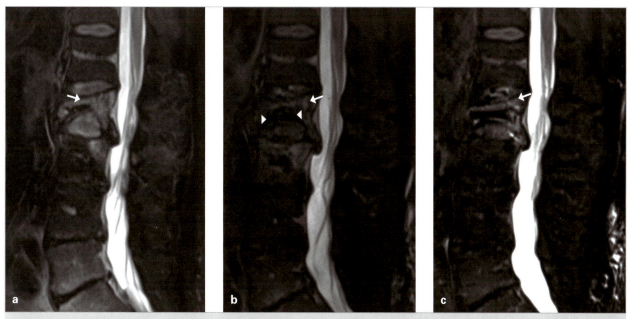

图 24.7　矢状位 STIR 磁共振（MRI）图像显示，L2 椎体急性骨折，椎体内水肿明显（图 a 中白色箭头），在椎体增强后（图 b 中白色箭头）聚甲基丙烯酸甲酯（PMMA）（图 b 中白色三角）显著减少。强化手术后两个半月后患者在先前治疗的区域出现疼痛加重，随访 MRI 相较之前治疗后无症状时 MRI 检查显示 L2 椎体内水肿增加（图 c 中白色箭头）

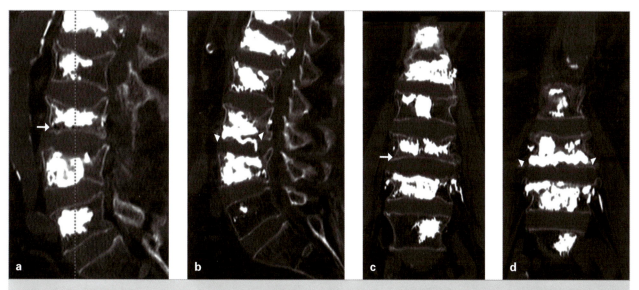

图 24.8　腰椎计算机断层扫描（CT）检查的矢状面（a，b）和冠状面（c，d）重建显示先前治疗的 L3 椎体下段间隙内空气（图 a 和图 c 中白色箭头），表明治疗节段骨折复发。用 6mL 额外骨水泥填充现有骨水泥下间隙（图 b 和图 d 中白色箭头），椎体骨折复位，椎体高度增加

24.8）。由于 PMMA 会干扰椎体的入路，因此在这些患者中椎体重复穿刺比较困难，不过可以使用旁入路技术，如椎旁入路或改良的下终板椎体外侧入路可能会有所帮助。这些方法将在第六章中有详细介绍。

通过彻底的图像分析［计算机断层扫描（CT）、磁共振成像（MRI）］进行程序规划有助于最大限度地取得成功。治疗复发性骨折已被证明可以减少疼痛。

椎体高度的进行性下降是常见现象，应与椎体的再发骨折现象相区分，因为这种进行性高度下降通常并不疼痛。研究表明，手术后 2 年，30% 的患者身高逐渐下降 10%~15%。

24.4 小关节相关中度疼痛

椎体高度丢失导致生物力学失平衡，从而增加脊柱后方负荷。此外，如果与骨折椎体相邻的椎间盘退变，会将额外的载荷向后转移至小关节。这种增加的负荷，除了异常运动，还会引起小关节过载，小关节疾病和疼痛。评估小关节的影像学研究表明，在急性和亚急性压缩骨折患者中，MRI 扫描显示小关节信号变化更高。此外，Wilson 等研究将小关节注射转介进行椎体强化手术的患者，61 例患者中 21 例患者无须进一步的干预疼痛 VAS 评分成功降低，这表明至少在这些患者的一部分中，后方结构可能会引起实质性疼痛。而且显然小关节注射封闭并不能替代椎体强化治疗。当患者因治疗区域疼痛返回诊所时，小关节应被视为疼痛的来源。

与复发性骨折相比，关节面介导的疼痛通常不那么严重，起病较缓，并且有不同的因素导致疼痛加重。这种疼痛的性质通常是钝性的，患者通常会描述经常与骨关节炎相关的症状，如僵硬，休息会加重，发热和运动会改善。关节疼痛也是由腰部伸展、从椅子上站起或扭转运动引起的。关节突关节是疼痛的来源，其中 27%~80% 的患者在骨折或椎体成形术后出现持续疼痛。关节封闭注射和内侧分支神经阻滞射频毁损术是治疗这种疼痛的有效方法。

24.5 矢状面失平衡

Dubousset 于 1994 年首次描述了能耗最小锥形空间（图 24.9）。这一理论描述了从支撑多边形（双足）开始的平衡链，并向上延伸至下肢，然后是骨盆，通过脊柱段向上延伸终止于头部。所有这些元素协同工作，以保持重心通过身体中部时消耗最小的能量站立。这一系统的关键是脊柱节段，包括正

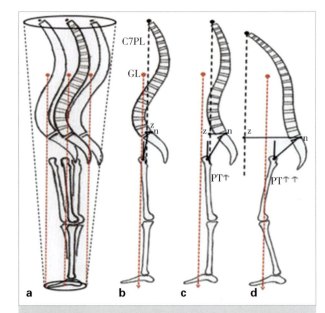

图 24.9 经济锥。用 C7 铅锤线（C7PL）表示平衡链的图表，显示随着姿势的变化（图 a 中的上黑色圆圈）以及这如何转化为足周围的支撑多边形（图 a 中的下黑色圆圈）。重力线（图 a~d 的红色虚线）随姿态的变化而变化（图 a 中的红色虚线），后凸的存在使 C7PL 移至重力线前方（图 d 中的黑色虚线和红色虚线），骨盆倾斜增加（图 c 和图 d 中的 PT 角）。所有这些元素一起工作，通过身体中心保持重心。当上述偏差发生时，需增加能量消耗以保持直立姿势。缩写：C7PL. C7 铅垂线；PT. 骨盆倾斜角；GL. 重力线

常的腰椎、颈椎前凸和胸椎后凸，连同骨盆的影响是矢状面平衡的关键因素。当这些曲线发生偏差时，重心从中线移动，增加保持直立姿势所需的能量消耗。当偏差变得过度，身体落在经济锥外时，需要辅助装置，如拐杖或步行器，以避免跌倒。

无论是在胸椎还是在胸腰段，椎体压缩骨折都会增加后凸角，直接影响脊柱的矢状面平衡。随着骨折的数量和严重程度的增加，后凸畸形也随之增加。这造成矢状面平衡与上脊柱前移，导致增加肌肉负荷，额外的能量消耗，以及增加疼痛和残疾。后凸畸形增加和矢状面失平衡也与未来骨折的风险增加有关。

虽然椎体强化术不能完全纠正矢状面失平衡，但对椎体强化过程中恢复最佳的高度有所帮助。尤其是一些用于椎体压缩骨折治疗的置入相关技术，这些技术具有恢复或几乎恢复椎体原高度的能力。此外，稳定骨折椎体，从而减少进一步的塌陷，也有助于减少这种并发症。一旦矢状面失平衡发生，几乎不可能通过非手术手段来纠正这个问题。

参考文献

[1] Frankel BM, Monroe T, Wang C. Percutaneous vertebral augmentation: an elevation in adjacent-level fracture risk in kyphoplasty as compared with vertebroplasty. Spine J 2007;7(5):575–582.

[2] Liu JT, Li CS, Chang CS, Liao WJ. Long-term follow-up study of osteoporotic vertebral compression fracture treated using balloon kyphoplasty and vertebroplasty. J Neurosurg Spine 2015;23(1):94–98.

[3] Tsai YW, Hsiao FY, Wen YW, et al. Clinical outcomes of vertebroplasty or kyphoplasty for patients with vertebral compression fractures: a nationwide cohort study. J Am Med Dir Assoc 2013;14(1):41–47.

[4] Park JW, Park SM, Lee HJ, Lee CK, Chang BS, Kim H. Infection following percutaneous vertebral augmentation with polymethylmethacrylate. Arch Osteoporos 2018;13(1):47.

[5] Syed MI, Avutu B, Shaikh A, Sparks H, Mohammed MI, Morar K. Vertebral osteomyelitis following vertebroplasty: is acne a potential contraindication and are prophylactic antibiotics mandatory prior to vertebroplasty? Pain Physician 2009;12(4):E285–E290.

[6] Lopes NM, Lopes VK. Paraplegia complicating percutaneous vertebroplasty for osteoporotic vertebral fracture: case report. Arq Neuropsiquiatr 2004;62(3B):879–881.

[7] Kallmes DF, Schweickert PA, Marx WF, Jensen ME. Vertebroplasty in the midand midant upper thoracic spine. AJNR Am J Neuroradiol 2002;23(7):1117–1120.

[8] Mehbod A, Aunoble S, Le Huec JC. Vertebroplasty for osteoporotic spine fracture: prevention and treatment. Eur Spine J 2003;12(Suppl 2):S155–S162.

[9] Nussbaum DA, Gailloud P, Murphy K. A review of complications associated with vertebroplasty and kyphoplasty as reported to the Food and Drug Administration medical device related web site. J Vasc Interv Radiol 2004;15(11):1185–1192.

[10] Gaughen JR Jr, Jensen ME, Schweickert PA, Marx WF, Kallmes DF. The therapeutic benefit of repeat percutaneous vertebroplasty at previously treated vertebral levels. AJNR Am J Neuroradiol 2002;23(10):1657–1661.

[11] Lavelle WF, Cheney R. Recurrent fracture after vertebral kyphoplasty. Spine J 2006;6(5):488–493.

[12] Wu AM, Chi YL, Ni WF. Vertebral compression fracture with intravertebral vacuum cleft sign: pathogenesis, image, and surgical intervention. Asian Spine J 2013;7(2):148–155.

[13] Chen LH, Hsieh MK, Liao JC, et al. Repeated percutaneous vertebroplasty for refracture of cemented vertebrae. Arch Orthop Trauma Surg 2011;131(7): 927–933.

[14] Nieuwenhuijse MJ, Putter H, van Erkel AR, Dijkstra PD. New vertebral fractures after percutaneous vertebroplasty for painful osteoporotic vertebral compression fractures: a clustered analysis and the relevance of intradiskal cement leakage. Radiology 2013;266(3):862–870.

[15] Jacobson RE, Palea O, Granville M. Progression of vertebral compression fractures after previous vertebral augmentation: technical reasons for recurrent fractures in a previously treated vertebra. Cureus 2017;9(10):e1776.

[16] Lin CC, Chen IH, Yen PS, et al. Repeat percutaneous vertebroplasty at cemented vertebra with fluid sign and recurrent pain. Interv Neuroradiol 2008;14 (Suppl 2):85–90.

[17] Pollintine P, Dolan P, Tobias JH, Adams MA. Intervertebral disc degeneration can lead to "stress-shielding" of the anterior vertebral body: a cause of osteoporotic vertebral fracture? Spine 2004;29(7):774–782.

[18] Lehman VT, Wood CP, Hunt CH, et al. Facet joint signal change on MRI at levels of acute/subacute lumbar compression fractures. AJNR Am J Neuroradiol 2013;34(7):1468–1473.

[19] Wilson DJ, Owen S, Corkill RA. Facet joint injections as a means of reducing the need for vertebroplasty in insufficiency fractures of the spine. Eur Radiol 2011;21(8):1772–1778.

[20] Im TS, Lee JW, Lee E, Kang Y, Ahn JM, Kang HS. Effects of facet joint injection reducing the need for percutaneous vertebroplasty in vertebral compression fractures. Cardiovasc Intervent Radiol 2016;39(5):740–745.

[21] Solberg J, Copenhaver D, Fishman SM. Medial branch nerve block and ablation as a novel approach to pain related to vertebral compression fracture. Curr Opin Anaesthesiol 2016;29(5):596–599.

[22] Wang B, Guo H, Yuan L, Huang D, Zhang H, Hao D. A prospective randomized controlled study comparing the pain relief in patients with osteoporotic vertebral compression fractures with the use of vertebroplasty or facet blocking. Eur Spine J 2016;25(11):3486–3494.

[23] Kamalian S, Bordia R, Ortiz AO. Post-vertebral augmentation back pain: evaluation and management. AJNR Am J Neuroradiol 2012;33(2):370–375.

[24] Park KD, Jee H, Nam HS, et al. Effect of medial branch block in chronic facet joint pain for osteoporotic compression fracture: one year retrospective study. Ann Rehabil Med 2013;37(2):191–201.

[25] Georgy BA. Interventional techniques in managing persistent pain after vertebral augmentation procedures: a retrospective evaluation. Pain Physician 2007;10(5):673–676.

[26] Hatgis J, Granville M, Jacobson RE. Evaluation and interventional management of pain after vertebral augmentation procedures. Cureus 2017;9(2):e1061.

[27] Dubousset J. Three-dimensional analysis of scoliotic deformity. In: Weinstein S, ed. Pediatric Spine: Principles and Practice. New York, NY: Raven Press; 1994:479–483.

[28] Zhang YL, Shi LT, Tang PF, Sun ZJ, Wang YH. Correlation analysis of osteoporotic vertebral compression fractures and spinal sagittal imbalance. Orthopade 2017;46(3):249–255.

[29] Glassman SD, Bridwell K, Dimar JR, Horton W, Berven S, Schwab F. The impact of positive sagittal balance in adult spinal deformity. Spine 2005;30(18): 2024–2029.

[30] Wu SS, Lachmann E, Nagler W. Current medical, rehabilitation, and surgical management of vertebral compression fractures. J Womens Health (Larchmt) 2003;12(1):17–26.

[31] Baek SW, Kim C, Chang H. The relationship between the spinopelvic balance and the incidence of adjacent vertebral fractures following percutaneous vertebroplasty. Osteoporos Int 2015;26(5):1507–1513.

[32] Kanayama M, Oha F, Iwata A, Hashimoto T. Does balloon kyphoplasty improve the global spinal alignment in osteoporotic vertebral fracture? Int Orthop 2015;39(6):1137–1143.

[33] Pradhan BB, Bae HW, Kropf MA, Patel VV, Delamarter RB. Kyphoplasty reduction of osteoporotic vertebral compression fractures: correction of local kyphosis versus overall sagittal alignment. Spine 2006;31(4): 435–441.

[34] Yokoyama K, Kawanishi M, Yamada M, et al. Postoperative change in sagittal balance after Kyphoplasty for the treatment of osteoporotic vertebral compression fracture. Eur Spine J 2015;24(4):744–749.

第二十五章 姿势性疲劳综合征

Olivier Clerk-Lamalice

祁 敏 刘 洋 / 译

摘要

姿势性疲劳综合征（Postural Fatigue Syndrome，PFS）是椎体强化术后疼痛最常见原因之一，通常发生于胸椎，在女性中更为常见。这种疼痛通常比椎体压缩骨折（Vertebral Compression Fracture，VCF）引起的疼痛更轻；且当患者直立时会加重，而当患者仰卧或躺下时则有所改善。至关重要的是，要认识到PFS是造成疼痛的原因，以避免将这种持续性疼痛误诊为其他病理类型。PFS可能是由于骨折后脊柱的生物力学状态发生改变而造成的，脊柱后柱上承载了额外的压力和拉应力。PFS的治疗方法是内侧支阻滞或小关节注射，如果最初注射剂量缓解的疼痛可以达到或超过80%但不持续超过12周，则可进行射频神经根切断术。还可以采用侵入性较小的方法，因为PFS引起的疼痛通常在椎体强化术后6~10个月内消失或显著减轻。物理疗法和佩戴支具可以用作替代疗法以帮助患者康复。

关键词：姿势疲劳综合征，胸椎，脊柱后柱，疼痛，内侧支阻滞，创伤，多发性骨髓瘤，恶性，脊柱后凸成形术。

25.1 引言

PFS是VCF椎体强化术后出现的持续性背痛，会因直立姿势和站立时间延长而加重，坐卧或躺卧时可缓解。该综合征最常影响中段胸椎和胸腰椎交界区。充分认识该综合征对于术后患者的护理极为重要。针对患者残留背痛情况的随访显示，尽管残留背痛的程度轻于椎体强化术之前，但仍会对患者造成许多困扰。疼痛的特征也不同于VCF的疼痛，VCF疼痛会随着患者的移动以及体位变化时而加重。缺乏对PFS的认识可能会导致对该综合征的误诊，并且医生可能会将原本完成较好的椎体强化术误判为"失败"。更重要的是，在3项存有争议的随机对照试验中均未诊断出PFS，也未提及PFS。缺乏对该综合征的评判可能是由于与假手术组相比，椎体成形术组在统计学上没有明确的优势。考虑到假手术和椎体成形手术的统计平衡不稳定，如果在那些研究中考虑到该综合征的存在，则可能会出现不同的结果。这种病理情况可以通过内侧支阻滞轻松有效地治疗，大多数患者在接受单侧内侧支阻滞治疗后可以取得很好的疗效。即使不进行治疗，疼痛通常也会在椎体强化术后6~10个月内明显缓解。

25.2 临床表现

PFS患者最常见的表现是在椎体强化术后2~6周，在中段胸椎和胸腰交界部位出现的非放射性背痛。当直立站立时疼痛会加重，当坐下时疼痛减轻，通常在患者长时间站立时或手臂伸出身体时加重较为显著。大多数患者疼痛VAS强度评分为3~5/10分。而且这种疼痛与椎体骨折的疼痛在类别上有所不同，其疼痛的严重程度通常不及椎体骨折时局部疼痛的一半。PFS疼痛根据该患者所处的体位变化而波动，但并不会在体位改变过程中加重。尽管姿势性疲劳疼痛程度不及VCF相关性疼痛，但通常也会对患者造成困扰而需要进行治疗。该综合征在球囊扩张后凸成形术（或椎体内固定置入术）中发生的频率较低，而在椎体成形术中发生频率更高，这可能与球囊扩张后凸成形术（或椎体内固定置入术）能更好地恢复椎体高度、局部后凸角并且可以有效改善终板之间的序列有关。PFS可持续长达6个月以上，然后随时间延长逐渐消失。由于这是该综合征的第一篇描述和报道，因此尚不知道这种疼痛的发生率。但是根据我们的估计，在随访时有5%~10%的椎体强化术后患者可以出现这种疼痛。

25.3 病理生理学

发生椎体压缩骨折后髓核内压力降低，当患者处于直立体位时，较高的载荷向椎弓和小关节部位重新分配。当注入足够的聚甲基丙烯酸甲酯（PMMA）骨水泥后，骨折椎体的机械不稳定得以纠正。骨折椎体的近解剖复位重建（不完全的纠正局部后凸角和/或恢复椎体高度和/或改善终板之间的序列）会导致残余脊柱功能单元（Functional Spinal

Unit，FSU）的不稳定，当患者处于直立体位时椎弓后部和小关节的应力持续增加（第十八章）。既往的研究支持了这一现象，这些研究表明，椎体高度和骨折椎体终板间后凸畸形恢复的能力应该是通过 FSU 和骨折节段力学载荷转移的正常化而最终达到理想结果。简而言之，对于一个接近解剖复位重建的 VCF 患者，当患者处于直立体位时小关节的载荷增加，而当患者处于坐姿或处于屈曲体位时，载荷会向前柱转移，从而减轻了患者的负荷。患者一般需要几个月来适应这种生物力学状态的变化，而后疼痛会逐渐减轻。

25.4　治疗

PFS 的治疗包括佩戴支具、物理治疗以及在进行椎体强化术治疗的节段进行内侧支阻滞，也可延伸至骨折椎体上方的一两个节段和骨折椎体下方的一两个节段。通常，在椎体强化术后的 6~10 个月内，姿势疲劳性疼痛就会消失。大多数患者在接受单侧内侧支阻滞后均可取得良好的疗效。但是在某些情况下，可能需要进行二次内侧支阻滞，甚至需要进行射频神经根切断。

25.5　要点

· PFS 是椎体强化术后出现的持续性疼痛，这种疼痛在直立姿势时加重，伸直手臂和手时疼痛加重，当患者坐下或躺下时疼痛可缓解。

· 该综合征最常影响到中段胸椎和胸腰椎交界部位。

· PFS 疼痛与骨折疼痛完全不同，其疼痛强度明显降低，并且会随着患者的体位变化（站立或坐姿）而变化。

· 该综合征在椎体成形术患者中更常见，而在球囊扩张后凸成形术、椎体内固定置入或其他可以有效恢复椎体高度并改善后凸的手术方式中则较少见。

· 通常疼痛在椎体强化术后 6~10 个月内逐渐消失。

· PFS 的治疗包括佩戴支具、物理治疗以及在疼痛平面节段进行内侧分支阻滞或射频神经根切断术。

参考文献

[1] Kallmes DF, Comstock BA, Heagerty PJ, et al. A randomized trial of vertebroplasty for osteoporotic spinal fractures. N Engl J Med 2009;361(6):569–579.

[2] Buchbinder R, Osborne RH, Ebeling PR, et al. A randomized trial of vertebroplasty for painful osteoporotic vertebral fractures. N Engl J Med 2009;361(6):557–568.

[3] Firanescu CE, de Vries J, Lodder P, et al. Vertebroplasty versus sham procedure for painful acute osteoporotic vertebral compression fractures (VERTOS IV): randomised sham controlled clinical trial. BMJ 2018;361:k1551.

[4] Tzermiadianos MN, Renner SM, Phillips FM, et al. Altered disc pressure profile after an osteoporotic vertebral fracture is a risk factor for adjacent vertebral body fracture. Eur Spine J 2008;17(11):1522–1530.

[5] Renner SM, Tsitsopoulos PP, Dimitriadis AT, et al. Restoration of spinal alignment and disk mechanics following polyetheretherketone wafer kyphoplasty with StaXx FX. AJNR Am J Neuroradiol 2011;32(7):1295–1300.

[6] Pollintine P, Przybyla AS, Dolan P, Adams MA. Neural arch load-bearing in old and degenerated spines. J Biomech 2004;37(2):197–204.

[7] Pollintine P, Dolan P, Tobias JH, Adams MA. Intervertebral disc degeneration can lead to "stress-shielding" of the anterior vertebral body: a cause of osteoporotic vertebral fracture? Spine 2004;29(7):774–782.

第二十六章　椎体强化术后的物理治疗

Murray Echt, Andrew I. Gitkind, Allan L. Brook

张子凡　刘　洋 / 译

摘要

　　椎体压缩骨折（Vertebral Compression Fractures，VCF）使得患者无法进行正常的日常生活活动。既往有文献报道了与椎体压缩骨折相关的并发症。这些并发症大多数是由于制动和长时间卧床休息引起的。椎体强化及后续治疗的目的是为了缓解患者疼痛并使其能够尽快地恢复正常体力活动。应用椎体强化术治疗伴有疼痛的 VCF 可以降低并发症发生率和死亡率，同时采用适当的康复治疗能够改善患者的力量、姿势和平衡，从而获得最佳的治疗效果。既往研究表明，一些体育锻炼项目可以帮助维持髋部和脊柱部位的骨密度并减少患者跌倒的频率。已有学者制订了一些康复方案用来最大限度地减少患者跌倒次数、缓解 VCF 引起的疼痛以及降低 VCF 再发的风险。这些方案结合了负重锻炼、伸肌强化训练和平衡训练，以期获得理想的疗效。在椎体强化术后尽快开始康复训练具有十分重要的意义，有证据表明终身坚持规律锻炼能够增加骨密度并预防 VCF 再发。

　　关键词：康复，并发症，物理治疗，训练方案，核心肌群强化，伸肌训练

26.1　引言

　　由骨质疏松引起的 VCF 可导致患者出现明显疼痛、丧失活动能力，使得生活质量显著下降，相关并发症的发病率和死亡率明显增加。过去几十年发表的多项研究让我们对美国 VCF 相关人群并发症的发病率有了进一步认识。在这些研究中，有对全国住院患者样本（Nationwide Inpatient Sample）的大型回顾，也有对医疗保险和医疗补助服务中心（Centers for Medicare and Medicaid Services）和美国外科医师学会国家手术质量改进计划数据库（American College of Surgeons National Surgical Quality Improvement Program Database）来源的数据进行的回顾分析。这些研究发现，无论何种治疗方式，深静脉血栓形成（0.7%~6.6%）、肺栓塞（0.4%~1.9%）、肺炎（3.1%~13.0%）和褥疮（1.1%~4.4%）的发生率

都很高。这些并发症大部分是由于长期卧床所致的。因此，恢复患者活动至关重要，不能忽视。

　　椎体成形术和球囊扩张椎体成形术的目标是缓解疼痛、防止脊柱畸形与促进功能恢复。椎体强化术可以有效地减轻疼痛而不需要使用止痛药，有利于改善患者早期的活动能力。与保守治疗相比，它能够降低并发症的发病率和死亡率。然而，治疗并不会到此结束，为了提高生活自理能力并防止骨折进展，患者仍然需要加强力量、纠正姿势和增强平衡能力。通过物理治疗和康复治疗可以实现这一目标。

26.2　康复治疗是常规抗骨质疏松治疗的一部分

　　骨质疏松症患者（包括存在骨质疏松症风险的绝经后妇女）的治疗指南强调，强大的背部肌群对脊柱具有必不可少的保护作用。多项研究表明，体育锻炼可以帮助患者保持脊柱和髋部的骨密度（BMD）并降低跌倒的频率。最近的指南达成共识，建议存在椎体骨质疏松的患者应该参加包含多种运动项目的锻炼计划，包括渐进式阻力训练，结合移动性和平衡性的训练以及安全运动指导。通过增强背部、腿部、上臂和核心的肌肉力量以及改善姿势、平衡和协调性，高风险人群可从中受益。下肢肌肉的锻炼应重点围绕每个关节周围的主要肌群。强化背部肌肉和姿势调整训练可逐渐改善头部前倾，增加肩膀的活动度和躯干稳定性，并降低椎体骨折的风险。而肘部伸肌力量增强也有利于使用手臂移动身体进行翻身，能够一定程度上降低髋部骨折后住院的风险。

　　如果要为脊柱骨质疏松症患者制订锻炼计划，应当小心而谨慎。建议患者坚持进行规律的负重运动（例如，每次锻炼行走 30~40min，加上背部和姿势锻炼几分钟，每周 3~4 天）。背部和腹部肌肉伸展或等长收缩的强化锻炼似乎是最为合适的。图 26.1 展示了这些锻炼方法。

　　由于椎体较为脆弱，并非所有类型的运动都适

合这些患者。表 26.1 总结了处方式锻炼的潜在风险和预防策略。在这些患者中，屈曲运动往往会导致椎体骨折数量增加。而负重过多和侧弯运动同样也需要避免。由于脊柱需要进行极度的屈曲运动，瑜伽这种锻炼方式已经成为医生们关注的问题，其中有几例患者在进行这项运动时直接发生 VCF。类似地，划船、弯腰举重、打保龄球、仰卧起坐、家务、庭院工作也必须避免，因为这类运动增加了椎体楔

形骨折的风险。此外，高风险人群应当禁止进行需要快速和 / 或强负荷扭转的高强度活动和锻炼，以及需要爆发力的动作，诸如高尔夫球和网球这类的运动。

长时间的有氧训练，例如游泳和骑自行车，对心血管健康有益，但无法刺激骨骼生长。两项 Meta 分析显示单一地进行规律的步行锻炼对腰椎 BMD 影响很小甚至没有影响。有临床试验还发现，快步走的锻炼方式实际上可能会增加患者跌倒的风险。因此，步行训练可能不是锻炼计划中的重要部分，只要它不影响平衡训练，就可以将其纳入计划中。额外使用增重背心似乎可以弥补步行训练的缺陷。但是，相关研究并未发现患者的力量、身体机能、骨转换及健康相关生活质量有明显改善。因此，尽管有氧健身有好处，但步行不足以改善骨骼健康，对平衡能力的影响微乎其微，反而可能增加跌倒的风险。

对绝经早期妇女的研究表明，力量训练可导致 BMD 发生较小但有统计学意义的变化。对共纳入 699 例受试者的 16 项临床试验进行 Meta 分析，结果显示相比于对照组，锻炼组腰椎的 BMD 提升了 2%。运动对 BMD 的影响不大，但一项 Meta 分析评估显示，锻炼使得 20 年间腰椎发生骨质疏松性骨折的风险降低了 10%。另一项关于健康绝经后妇女进行背部伸肌强化锻炼的研究表明，患者锻炼后背部伸肌力量显著增加，姿势改善，后凸减少，但与 BMD 无相关性。而其他文献显示了锻炼后雌激素缺乏的女性肌肉力量增强，且腰椎的 BMD 也有所提高。

受试者对处方式锻炼这种干预方式的依从性是一个挑战。在 2~3 年的随机对照试验中，锻炼组患者的退出率为 34%~41%。缺乏主动性的受试者可能无法坚持完成锻炼计划。在 50 例健康的绝经后白人女性（年龄 58~75 岁）完成了为期 2 年的随机对照试验的 8 年后，Sinaki 等分析了更加强壮的背部肌肉对脊柱的长期保护作用。在该试验中，有 27 例受试者进行了 2 年的渐进性、抗阻力背部强化锻炼，另外 23 例受试者作为对照。试验收集了所有受试者在试验前、2 年随访时和 10 年随访时的 BMD、脊柱 X 线片、背部伸肌力量、生化指标和身体活动水平等资料。在试验前和随访 2 年时，两组之间的 BMD 无显著差异，但在随访 10 年时存在显著的差异。他们还发现，在 10 年随访时，对照组发生压缩骨折的风险是背部锻炼组的 2.7 倍。此结果进一步强调了终生坚持锻炼的重要性。

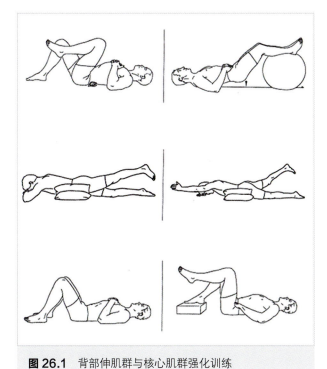

图 26.1 背部伸肌群与核心肌群强化训练

表 26.1 处方式锻炼的潜在风险和预防策略

潜在风险	预防策略
跌倒	重点在于步行或有氧运动中的平衡训练和渐进式阻力训练 在锻炼期间进行密切观察或监测 优化照明，清理环境中多余的杂物 检查是否服用可能会增加跌倒风险的药物
新的椎体压缩骨折	避免前屈锻炼 避免负重过多或脊柱扭曲运动（例如瑜伽） 避免需要脊柱前屈的运动或活动（例如，骑自行车，园艺或庭院工作） 捡起物体时弯曲膝盖而不是脊柱
骨关节炎引起的疼痛	进行低强度的锻炼 在休息间隙内给予短暂的骨骼负荷
陈旧性压缩骨折引起的疼痛	排除新的骨折或畸形进展（如果存在） 运动过程中使用支具 充分镇痛或使用局部止痛方法（例如按摩）

26.3 骨质疏松性椎体压缩骨折后的康复治疗

到目前为止，学者们普遍认为如果骨质疏松症是因为缺乏体育锻炼导致的，那么运动疗法是最有效的。随着年龄增长，骨骼和肌肉质量同时下降，而在 VCF 后的活动减少则会使情况进一步恶化。同样，其他的腰椎退行性疾病也会引起不同程度的脂肪浸润和椎旁肌萎缩。因此，锻炼在骨质疏松性 VCF 非手术治疗中和手术后治疗中均是不可缺少的一部分。

VCF 之后的康复过程从急性阶段开始，接着是亚急性阶段，然后是长期护理。在急性阶段，有证据支持应尽快让患者起床活动。初期临床医生可以先指导患者保持正确的卧床姿势。患者这时可以开始在床上活动四肢，以避免僵硬并防止肌肉萎缩。接下来，重点是逐渐坐起到床的边缘，移动身体并最终进行不同程度的负重（坐在椅子上，或者是在有或没有助行器的情况下站立）。下一步是通过单人或两人辅助，或使用不同辅助设备步行。在这个阶段使用支具可能会有一定的帮助。在急性椎体骨折后的 2 个月内，锻炼应避免剧烈的肌肉强化运动，而应着重于放松训练，保持主要关节的活动性，同时进行呼吸训练。

根据患者的疼痛程度和影像学表现，在急性损伤后的 8~12 周可以开始进行强度更高的康复训练。康复训练计划包括背部伸肌锻炼和本体感觉训练，前者可减少患者后凸，缓解背部疼痛，降低跌倒以及再骨折的风险，后者能够改善患者平衡能力。恢复阶段以移除支具开始，而后恢复正常活动，并终生坚持规律的负重锻炼。

26.4 康复治疗是术后治疗的一部分

VCF 行椎体强化术后应进行康复治疗，以增强患者力量，减轻疼痛，并养成良好的日常护理习惯。数据显示 41%~67% 的新发椎体骨折发生在强化椎体的邻近节段。骨质疏松症患者 VCF 再发可能不是手术本身引起的并发症，而更像是自然史的一部分。物理治疗不仅有助于患者从椎体骨折中康复，还有助于阻止疾病的长期进展。

在一项关注椎体成形术后康复治疗的回顾性研究中，其结果证实了康复治疗后椎体再发骨折的发生率降低。对再发骨折的数据分析显示，仅行椎体成形术组中 75% 的患者在 12 个月内出现再发骨折，而椎体成形术加康复训练组中仅有 35% 患者出现再发骨折。同时，两组患者再发骨折的中位时间也存在显著差异，单纯椎体成形术组和椎体成形术加康复治疗组分别为 4.5 个月和 20.4 个月。

在另一项单中心的前瞻性随机对照试验中，作者评估了患者在椎体成形术术后进行两年系统锻炼的临床疗效。系统性背部肌肉锻炼能够显著改善 Oswestry Disability Index（ODI）和 Visual Analogue Scale（VAS）评分。在术后 6 月时首次发现训练组和不训练组之间的 ODI 评分存在显著差异。从那之后，两组患者的临床转归逐渐向不同方向发展，其中训练组的患者病情逐渐好转。在 1 年和 2 年随访时，两组间 VAS 和 ODI 评分的差异越来越显著。这些发现表明，坚持额外物理治疗的干预措施，不仅可以在短期获得良好的临床疗效，也有助于患者维持较好的远期疗效。通过进行系统的背部肌肉锻炼，患者日常生活更加舒适，并且在坐位和行走时出现的问题更少，背痛也更少。尽管很耗时，但是我们应该认识到系统的背部肌肉锻炼是椎体强化术后患者必不可少的重要疗法。

26.5 结论

作为 VCF 和椎体扩大术后常规抗骨质疏松治疗的一部分，物理治疗和康复治疗对患者来说是必不可少的。目前普遍认为，进行规律的负重和背部伸肌锻炼是增强力量和改善体态的最佳选择，而平衡训练对于防止跌倒很重要。高危人群需要采取谨慎的方法，某些运动如抗阻力屈曲运动应该避免。步行锻炼和有氧运动不能达到与负重锻炼相同的效果，并且可能增加跌倒的风险，尤其是那些久坐不动的患者。运动对于降低长期卧床相关的并发症率与死亡率是十分重要的，而疼痛明显的 VCF 患者在接受椎体强化术后活动能力常常会有改善。由于规律运动带来的好处会随时间推移而增加，因此物理治疗方案不应随着出院或住院康复治疗的结束而终止，提倡终生坚持锻炼。

参考文献

[1] Edidin AA, Ong KL, Lau E, Kurtz SM. Morbidity and mortality after vertebral fractures: comparison of vertebral augmentation and nonoperative management in the medicare population. Spine 2015;40(15):1228–1241.

[2] Edidin AA, Ong KL, Lau E, Kurtz SM. Life expectancy following diagnosis of a vertebral compression fracture. Osteoporos Int 2013;24(2):451–458.

[3] Demers-Lavelle E, Cheney R, Lavelle W. Mortality prediction in a vertebral compression fracture population: the ASA physical status score

versus the Charlson Comorbidity Index. Int J Spine Surg 2015;Cci:1–8.

[4] Schlaich C, Minne HW, Bruckner T, et al. Reduced pulmonary function in patients with spinal osteoporotic fractures. Osteoporos Int 1998;8(3):261–267.

[5] Goldstein CL, Chutkan NB, Choma TJ, Orr RD. Management of the elderly with vertebral compression fractures. Neurosurgery 2015;77(4, Suppl 4): S33–S45.

[6] Chen AT, Cohen DB, Skolasky RL. Impact of nonoperative treatment, vertebroplasty, and kyphoplasty on survival and morbidity after vertebral compression fracture in the medicare population. J Bone Joint Surg Am 2013;95(19): 1729–1736.

[7] McCullough BJ, Comstock BA, Deyo RA, Kreuter W, Jarvik JG. Major medical outcomes with spinal augmentation vs conservative therapy. JAMA Intern Med 2013;173(16):1514–1521.

[8] Toy JO, Basques BA, Grauer JN. Morbidity, mortality, and readmission after vertebral augmentation: analysis of 850 patients from the American College of Surgeons National Surgical Quality Improvement Program database. Spine 2014;39(23):1943–1949.

[9] Goz V, Errico TJ, Weinreb JH, et al. Vertebroplasty and kyphoplasty: national outcomes and trends in utilization from 2005 through 2010. Spine J 2015;15(5):959–965.

[10] Zampini JM, White AP, McGuire KJ. Comparison of 5766 vertebral compression fractures treated with or without kyphoplasty. Clin Orthop Relat Res 2010;468(7):1773–1780.

[11] Ledlie JT, Renfro M. Balloon kyphoplasty: one-year outcomes in vertebral body height restoration, chronic pain, and activity levels. J Neurosurg 2003;98(1, Suppl):36–42.

[12] Klazen CAH, Lohle PNM, de Vries J, et al. Vertebroplasty versus conservative treatment in acute osteoporotic vertebral compression fractures (Vertos II): an open-label randomised trial. Lancet 2010;376(9746):1085–1092.

[13] Camacho PM, Petak SM, Binkley N, et al. American Association of Clinical Endocrinologists and American College of Endocrinology Clinical Practice Guidelines for the diagnosis and treatment of postmenopausal osteoporosis—2016. Endocr Pract 2016;22(Suppl 4):1–42.

[14] Kelley GA, Kelley KS, Tran ZV. Exercise and lumbar spine bone mineral density in postmenopausal women: a meta-analysis of individual patient data. J Gerontol A Biol Sci Med Sci 2002;57(9):M599–M604.

[15] Kelley GA, Kelley KS. Efficacy of resistance exercise on lumbar spine and femoral neck bone mineral density in premenopausal women: a meta-analysis of individual patient data. J Womens Health (Larchmt) 2004;13(3):293–300.

[16] Varahra A, Rodrigues IB, MacDermid JC, Bryant D, Birmingham T. Exercise to improve functional outcomes in persons with osteoporosis: a systematic review and meta-analysis. Osteoporos Int 2018;29(2):265–286.

[17] Beck BR, Daly RM, Singh MAF, Taaffe DR. Exercise and Sports Science Australia (ESSA) position statement on exercise prescription for the prevention and management of osteoporosis. J Sci Med Sport 2017;20(5):438–445.

[18] Nikander R, Sievänen H, Heinonen A, Daly RM, Uusi-Rasi K, Kannus P. Targeted exercise against osteoporosis: a systematic review and meta-analysis for optimising bone strength throughout life. BMC Med 2010;8(1):47.

[19] de Kam D, Smulders E, Weerdesteyn V, Smits-Engelsman BCM. Exercise interventions to reduce fall-related fractures and their risk factors in individuals with low bone density: a systematic review of randomized controlled trials. Osteoporos Int 2009;20(12):2111–2125.

[20] Sinaki M, Itoi E, Wahner HW, et al. Stronger back muscles reduce the incidence of vertebral fractures: a prospective 10 year follow-up of postmenopausal women. Bone 2002;30(6):836–841.

[21] Singh NA, Quine S, Clemson LM, et al. Effects of high-intensity progressive resistance training and targeted multidisciplinary treatment of frailty on mortality and nursing home admissions after hip fracture: a randomized controlled trial. J Am Med Dir Assoc 2012;13(1):24–30.

[22] Sinaki M, Wahner HW, Offord KP, Hodgson SF. Efficacy of nonloading exercises in prevention of vertebral bone loss in postmenopausal women: a controlled trial. Mayo Clin Proc 1989;64(7):762–769.

[23] Sinaki M. Critical appraisal of physical rehabilitation measures after osteoporotic vertebral fracture. Osteoporos Int 2003;14(9):773–779.

[24] Sinaki M. Musculoskeletal challenges of osteoporosis. Aging (Milano) 1998;10(3):249–262.

[25] Sinaki M, Mikkelsen BA. Postmenopausal spinal osteoporosis: flexion versus extension exercises. Arch Phys Med Rehabil 1984;65(10):593–596.

[26] Sinaki M. Yoga spinal flexion positions and vertebral compression fracture in osteopenia or osteoporosis of spine: case series. Pain Pract 2013;13(1):68–75.

[27] Ma D, Wu L, He Z. Effects of walking on the preservation of bone mineral density in perimenopausal and postmenopausal women: a systematic review and meta-analysis. Menopause 2013;20(11):1216–1226.

[28] Martyn-St James M, Carroll S. Meta-analysis of walking for preservation of bone mineral density in postmenopausal women. Bone 2008;43(3):521–531.

[29] Ebrahim S, Thompson PW, Baskaran V, Evans K. Randomized placebo-controlled trial of brisk walking in the prevention of postmenopausal osteoporosis. Age Ageing 1997;26(4):253–260.

[30] Sherrington C, Tiedemann A, Fairhall N, Close JCT, Lord SR. Exercise to prevent falls in older adults: an updated meta-analysis and best practice recommendations. N S W Public Health Bull 2011;22(3–4):78–83.

[31] Greendale GA, Salem GJ, Young JT, et al. A randomized trial of weighted vest use in ambulatory older adults: strength, performance, and quality of life outcomes. J Am Geriatr Soc 2000;48(3):305–311.

[32] Mika A, Unnithan VB, Mika P. Differences in thoracic kyphosis and in back muscle strength in women with bone loss due to osteoporosis. Spine 2005;30(2):241–246.

[33] Nelson ME, Fiatarone MA, Morganti CM, Trice I, Greenberg RA, Evans WJ. Effects of high-intensity strength training on multiple risk factors for osteoporotic fractures: a randomized controlled trial. JAMA 1994;272(24): 1909–1914.

[34] Sinaki M, Wahner HW, Bergstralh EJ, et al. Three-year controlled, randomized trial of the effect of dose-specified loading and strengthening exercises on bone mineral density of spine and femur in nonathletic, physically active women. Bone 1996;19(3):233–244.

[35] Giangregorio LM, McGill S, Wark JD, et al. Too fit to fracture: outcomes of a Delphi consensus process on physical activity and exercise recommendations for adults with osteoporosis with or without vertebral fractures. Osteoporos Int 2015;26(3):891–910.

[36] Li Q, Sun J, Cui X, Jiang Z, Li T. Analysis of correlation between degeneration of lower lumbar paraspinal muscles and spinopelvic alignment in patients with osteoporotic vertebral compression fracture. J Back Musculoskeletal Rehabil 2017;30(6):1209–1214.

[37] Ranson CA, Burnett AF, Kerslake R, Batt ME, O'Sullivan PB. An investigation into the use of MR imaging to determine the functional cross sectional area of lumbar paraspinal muscles. Eur Spine J 2006;15(6):764–773.

[38] Mengiardi B, Schmid MR, Boos N, et al. Fat content of lumbar paraspinal muscles in patients with chronic low back pain and in asymptomatic volunteers: quantification with MR spectroscopy. Radiology 2006;240(3): 786–792.

[39] Lee JC, Cha J-G, Kim Y, Kim Y-I, Shin B-J. Quantitative analysis of back muscle degeneration in the patients with the degenerative lumbar flat back using a digital image analysis: comparison with the normal controls. Spine 2008;33(3):318–325.

[40] Hyun S-J, Bae C-W, Lee S-H, Rhim S-C. Fatty degeneration of paraspinal muscle in patients with the degenerative lumbar kyphosis. J Spinal Disord Tech 2013;1.

[41] Pratelli E, Cinotti I, Pasquetti P. Rehabilitation in osteoporotic vertebral fractures. Clin Cases Miner Bone Metab 2010;7(1):45–47.

[42] Rapado A. General management of vertebral fractures. Bone 1996; 18(3, Suppl):191S–196S.

[43] Bonner FJ Jr, Sinaki M, Grabois M, et al. Health professional's guide to rehabilitation of the patient with osteoporosis. Osteoporos Int 2003; 14(0, Suppl 2):S1–S22.

[44] Itoi E, Sinaki M. Effect of back-strengthening exercise on posture in healthy women 49 to 65 years of age. Mayo Clin Proc 1994;69(11):1054–1059.

[45] Sinaki M, Lynn SG. Reducing the risk of falls through proprioceptive dynamic posture training in osteoporotic women with kyphotic posturing: a randomized pilot study. Am J Phys Med Rehabil 2002;81(4):241–246.

[46] Malmros B, Mortensen L, Jensen MB, Charles P. Positive effects of physiotherapy on chronic pain and performance in osteoporosis. Osteoporos Int 1998;8(3):215–221.

[47] Sun G, Tang H, Li M, Liu X, Jin P, Li L. Analysis of risk factors of subsequent fractures after vertebroplasty. Eur Spine J 2014;23(6):1339–1345.

[48] Trout AT, Kallmes DF, Kaufmann TJ. New fractures after vertebroplasty: adjacent fractures occur significantly sooner. AJNR Am J Neuroradiol 2006;27(1):217–223.

[49] Hey HW, Tan JH, Tan CS, Tan HM, Lau PH, Hee HT. Subsequent vertebral fractures post cement augmentation of the thoracolumbar spine: does it correlate with level-specific bone mineral density scores? Spine 2015;40(24): 1903–1909.

[50] Lindsay R, Cooper C, Hanley DA, Barton I, Broy SB, Flowers K. Risk of new vertebral fracture. 2017;285(3):1–4.

[51] Huntoon EA, Schmidt CK, Sinaki M. Significantly fewer refractures after vertebroplasty in patients who engage in back-extensor-strengthening exercises. Mayo Clin Proc 2008;83(1):54–57.

[52] Chen B-L, Zhong Y, Huang Y-L, et al. Systematic back muscle exercise after percutaneous vertebroplasty for spinal osteoporotic compression fracture patients: a randomized controlled trial. Clin Rehabil 2012;26(6): 483–492.

[53] Fiatarone Singh MA. Exercise and bone health. In: Holick MF, Neeves JW, eds. Nutrition and Bone Health. 2nd ed. New York: Humana Press; 2014.

第二十七章　假手术与椎体强化术的对比

Laxmaiah Manchikanti, Joshua A. Hirsch

孙柏峰　刘　洋 / 译

摘要

本章主要通过新的视角和观念讨论椎体强化临床试验中药物治疗、安慰剂、假手术和阳性对照的作用以及真实世界证据的意义。随机对照试验（RCT）一直是制定治疗干预措施决策过程中的首选方法。与此同时，一些阴性 RCT 研究的出现对椎体强化术的有效性提出了质疑。虽然大多数的 RCT 研究、系统评价、指南及与适应证相关的文献都肯定了椎体强化的效果，但也有一些阴性 RCT 研究得出了不同结论。

在所有对照模式中，假手术对照组由于具有不同的疗效经常被描述为负面的含义。*New England Journal of Medicine* 上发表的两项试验显示，椎体强化缺乏有效性，这导致许多符合手术标准、具备适应证且需要治疗的患者没有接受椎体强化治疗。仅一项安慰剂对照（VAPOUR）研究结果显示椎体成形术可取得更好的临床效果。此外，多篇 RCT 和系统评价都为椎体强化在治疗急性或亚急性骨质疏松性骨折方面的有效性提供了理论基础。

因此，有关安慰剂、反安慰剂、假手术以及与阳性对照的新兴文献受到多种因素的影响（包括兴趣和认知偏倚），这使得文献综述中出现了大量不合理的结果。同时，本章还对治疗性安慰剂在椎体压缩性骨折中的应用以及现实世界证据的发展进行了展望。

关键字：安慰剂，反安慰剂，假手术，椎体强化，随机对照试验，对照组，证据综合

27.1 引言

"不再相信已发表的临床研究，不再依赖可信赖的医生的判断和权威医学指南。虽然不愿承认这一点，但这是我作为 *New England Journal of Medicine* 编辑的 20 年中，慢慢得出的结论。"——Marcia Angell（前 *New England Journal of Medicine* 主编）

在医疗保健中，医学，政治和经济领域与临床评估治疗方法的变化，以及随机对照试验（RCT）在综合证据中的重要性仍然是制定治疗干预措施决策过程中最重要的问题。然而，在过去的 30 年里，特别是在应用椎体强化来缓解脊柱疼痛时，阴性 RCT 研究越来越多，而不再是例外情况。为了解决当前综合证据方面的问题，学者们进行了多种尝试，包括理解 RCT 研究中对照的设计（阳性对照与安慰剂对照），结果评估以及评估安慰剂和反安慰剂效应的影响。除了这些因素之外，认知上的偏倚，利益的交叉和同行评议的偏见，使证据的综合性和专业观点很难达成一致。争议的重点主要是包括椎体强化在内的多种介入技术和手术方法。2009 年在 *New England Journal of Medicine* 上发表的两篇关于应用椎体强化来处理椎体压缩骨折（VCF）的 RCT 研究得出了不同结论，且引起了激烈的争论。尽管关于椎体强化的文章已有超过 3000 余篇，但有多项对照试验研究仍在讨论这种治疗方式是否有效且优于假手术治疗，这些争论导致了椎体强化术的应用明显减少。目前的证据表明，与椎体强化术相比，非手术治疗（NSM）患者的死亡率更高。实际上，Ong 等进行的一项囊括超过 200 万例患者的研究显示，10 年后 NSM 患者的死亡率比球囊后凸成形术高 24%，1 年死亡率高 55%。在另一项包含超过 100 万例患者，长达 4 年随访的研究中，NSM 患者在通过倾向性调整后死亡率比球囊后凸成形术高 55%，比椎体成形术高 25%。McCullough 等也得出了相似的结果，尽管在 3 个时间节点中均观察到死亡率的降低，但 McCullough 认为这种结果是人为造成的而不是真实发生的。

即使这样，由于 RCT 研究和假手术结果的影响，需要椎体强化的患者面临着手术准入减少的问题。因此，在本章中，我们将以新的观点和概念讨论安慰剂对照和假手术在椎体强化试验中的作用和真实世界证据的意义。

27.2 对照在试验中的概念

在介入或外科手术研究中，常采用各种类型的对照，包括无治疗对照组，安慰剂对照组以及假干预组。上述对照中的任何一种都可以用于与外科手

术或与其他干预措施有关的 RCT 研究中，但在大多数 RCT 研究中，常通过比较实验组和安慰剂组的疗效来评价治疗效果。RCT 研究的不确定性主要来源于无法发现试验组和对照组疗效的差异，尤其是当越来越多"阴性"结果的 RCT 研究出现在治疗中。实际上，在肌肉骨骼疾病中手术治疗的失败率是最高的。安慰剂效应常被认为是导致治疗组与安慰剂对照组之间疗效差异小的原因。安慰剂 – 反安慰剂现象引起的争论越来越多。大量与安慰剂和反安慰剂效应相关的背景因素和定义仍在不断演变。

对照试验中存在包括安慰剂和反安慰剂效应、掩盖、致盲、统计分析以及结果解释及其临床应用在内的多个相关问题。药物治疗的安慰剂对照试验通常在双盲试验中进行。在这些研究中，决策是共同做出的，并且在决策过程中明确了研究的性质，掩盖治疗方案是被伦理认可的。然而，在手术或介入过程本身构成治疗的情况下，随机安慰剂对照试验会存在许多问题。在这种情况下，只有患者对治疗不知情，而临床医生可以将试验组与对照组区分开。因此，作为临床研究的金标准的双盲随机安慰剂对照试验，很难这种情况下应用。因此，在包括椎体强化的外科手术和介入技术中，使用了假手术来代替安慰剂。但是，假手术本身与安慰剂的不同也会产生许多其他问题。

人们一直认为在外科手术中无法设置安慰剂对照组，同时认为任何形式的假手术对照都是不人道的。然而，在 1939 年，一位意大利外科医生 Davide Fieschi 尝试了一种新技术来治疗心绞痛。这种治疗是通过结扎乳腺内动脉将供血转移到心脏来完成，从而增加了回心血流量，减轻了心绞痛的症状。约 75% 的患者表现出症状的好转，而 25% 的患者被认为已治愈。20 年后的 1959 年，Cobb 等对该方法进行了测试，一组患者用 Fieschi 技术进行治疗，而另一组患者仅采用了模仿真实手术的切口治疗。令人震惊的是两组患者之间疗效竟然没有统计学差异。

同样，Moseley 等在一项针对关节镜疗效的研究中，将患者分为 3 组，第一组去除了受损的软骨，在第二组仅清洗了膝关节，来清除可能导致炎症的因素，而在第三组中，医生通过仅做切口而实施了假手术。结果表明，各组在治疗成功率方面没有表现出差异。与 Kirkley 等在 *New England Journal of Medicine* 上发表的研究类似，其结果表明，对于中重度膝关节骨关节炎患者，关节镜清创术并没有比 NSM 表现出明显优势。*New England Journal of*

Medicine 上这两篇文章的结果也导致了关节镜手术的使用广泛减少。

27.3 假手术与椎体成形术

27.3.1 对照的区别

在药物试验中，安慰剂以双盲的形式与掩盖分配一起使用。因此，安慰剂效应被定义为"由于患者对治疗干预感知有关的因素而导致的症状减轻"。然而，随着多种安慰剂干预模式的发展，安慰剂效应也被定义为"在施用惰性药物或进行非手术等虚假的物理治疗后，伴有口头建议（或任何其他具有临床益处的提示），在患者的大脑中发生心理生物学现象"。除了安慰剂，反安慰剂效应也引起了广泛的讨论。反安慰剂效应是指接受有效治疗或无效的安慰剂后出现症状加重和治疗效果明显降低的情况。患者对假手术产生消极预期或假手术本身会带来不利影响被认为是引起反安慰剂效应的原因。

将安慰剂应用于干预性试验的方法是在没有适当预先考虑的情况下通过向活性结构中注入假定的惰性物质（可能不是惰性物质），或者通过向所谓的惰性结构（可能不是惰性结构）中注入活性物质来完成的。反之，保守治疗组不用盲法，假手术或手术，以此来避免由于服用某种物质而产生的安慰剂效应。另一方面，安慰剂效应也会由于患者受到相关教育或得到其他临床提示而出现。在假手术中，通常要进行手术切口且该过程持续到最终干预的结束。由于在此过程中产生了多种心理因素，导致安慰剂和假干预措施可能与治疗效果相近，此类干预措施的真实安慰剂效果值得怀疑。因此，安慰剂或假手术在研究椎体强化的有效性方面还存在许多不足。在进行椎体强化假手术前，很多原因都会导致安慰剂干预的失败，如将氯化钠溶液注入硬膜外腔和关节突中。注射到这些部位可能会导致炎症介质的稀释或清除，这就可能导致假干预转变为治疗。大量证据表明硬膜外注射和关节突阻滞的效果与局部应用麻醉剂和类固醇的效果相似，但与被认为是非手术而实际上是手术治疗的方式相比较时，其有效性并无统计学差异。而将假手术与椎体强化进行比较时，同样的问题也会以各种各样的形式出现。即使安慰剂是一种完全惰性的物质，它的服用也是在一个复杂的心理社会背景下结合相应的治疗方式进行的。与安慰剂相比，假手术干预面临的社会心理环境和物理治疗环境更加复杂。

临床医生，方法学家和科学家关注的安慰剂的定义与安慰剂效应之间存在明显的不同。临床医生对那些服用惰性药物或接受假手术后的症状改善更感兴趣，这些改善可能由多种因素引起，包括自发缓解，均值回归和患者期待收益。与临床医生不同，科学家通常对源自患者期望（发生在患者大脑中的活跃过程）而引起的症状改善更感兴趣。方法学家则对无须考虑临床或科学因素方面的统计结果差异更感兴趣。

在椎体强化研究中，假手术是通过在皮肤中注射局部麻醉剂，然后在椎体水平处穿刺，并在椎体层面穿透骨膜及椎弓根进行局部浸润来实施的。实验组与假手术组的区别在于，实验组的患者通过椎弓根入路，同时进行了椎弓根穿刺和骨水泥的注入，而非手术组的患者仅接受了手术的椎弓根穿刺，未注射水泥。

27.3.2 非手术与椎体强化术的对比

在对椎体强化的研究中，最简单的研究方法是在干预后对患者进行前瞻性研究。将患者分为未经治疗组和椎体强化治疗组进行对比。但由于一些环境因素的影响。患者可能受到潜在的安慰剂效应的影响。其次，对非手术患者的治疗管理本身也可能诱发安慰剂效应。第三组是接受安慰剂治疗的患者，这些患者在局部麻醉下进行穿刺。这种方法可能引发安慰剂效应并在一定程度上引发反安慰剂效应。相比之下，根据 NEJM 最初对假手术治疗提出的定义，假手术治疗包括了除水泥置入外的整个手术的过程。这种不太常见的手术方式其根本目的是要消除 PMMA 的影响。

27.4 基于对照和研究方法的证据

Hulme 等在 2006 年发表的系统综述总共纳入 69 项临床研究，其中 25 项是前瞻性研究。其结果表明椎体成形术患者疼痛缓解率为 87%，而后凸成形术的疼痛缓解率为 92%。不同的是，2009 年发表在 NEJM 的假手术 RCT 研究及 2018 年的 VERTOS Ⅳ 的研究，结果显示假手术对照组和椎体成形术组之间疗效无显著差异。虽然假手术对照不是安慰剂治疗，但其与阳性对照组的效果相似。实际上，关节突关节注射可以在出现骨质疏松性压缩骨折 1 个月和椎体骨折 1 年时有效减轻患者的疼痛症状。David Wilson 在 *European Journal of Radiology* 上发表的 INVEST 研究结果显示，34% 的 VCF 患者在小关节注射后可以立即获得疼痛的缓解，该研究总共

包含 75 例授试患者，有 61 例患者接受了小关节注射。其中 29 例患者发生小关节注射失败，有 24 例接受了椎体成形术。这项研究以及 Wang 等的随机对照试验均表明，小关节注射可以有效控制 VCF 的疼痛。NEJM 的文章和 VERTOS Ⅳ 的研究认为与小关节注射相比，假手术可以对骨膜以及神经根背侧支的内侧分支进行封闭，效果要优于小关节注射。而麻醉剂的剂量也可能影响到背神经根神经节和腹侧神经根。然而，这些假手术对照研究也受饱受争议。Chandra 和 Noonan 等对起初发表在 *New England Journal of Medicine* 上的两篇 RCT 研究的一些不足进行了详尽的描述。除了与受试者招募有关的各种问题外，这些研究还存在许多不足，例如入选率低，选择偏倚，包括工伤的患者，尚无统一的骨折诊断标准，缺少体格检查。在前 3 个月，对照组的交叉率明显更高。虽然这两项研究都被认为应用了盲法，但是 INVEST 试验的致盲过程被椎体成形术后的手术费用所干扰。值得注意的是，椎体成形术可以获得更高比例的疼痛改善，获得了 30% 的疼痛改善（64% 比 48%，$P=0.6$）。由于招募的授试对象较少，这些研究将疼痛等级为 3 级作为纳入标准，这导致工伤患者也被招募且所占的比例也很高，然而这样的疼痛程度对 VCF 而言并不典型。即使作者认为样本量已经足以说明治疗的短期优势，但样本量依旧很小，导致椎体成形术和假手术组之间最终没有表现出统计学差异。如果纳入最初预期的 250 名患者（而不是 131 例患者），在缓解率相同的情况下，P 值可能为 0.01，支持椎体成形术的有效性。同样，如果椎体成形术的疼痛缓解率更好，则 P 值应为 0.04，这种统计学上的差异更有利于椎体成形术。Buchbinder 等的研究也存在很多问题，其中最重要的一点是椎体成形术组的平均骨水泥注射量，约为 2.8mL。Boszczyk 等认为该研究的骨水泥注射量不足，并且认为“入组的患者未能接受合理而有效的治疗”。在 VERTOS Ⅳ 的研究中也得了出类似结果，但这些研究同时也存在与变量控制有关的问题。尽管两组在疼痛缓解程度上并没有统计学差异，但在椎体成形术组中，疼痛评分从 7.72（7.21~8.24）分降至 2.72（2.18~3.26）分，12 个月时疼痛评分为 5（4.31~5.70）分也明显低于术前。假手术组患者疼痛也得到了显著缓解，从 7.9 分降低到 3.17 分，降低了 4.75 分。因此，椎体成形术和假手术治疗并无明显差异。造成这种差异不明显的原因，不是因为椎体成形术的效果不明显，而是因为患者对假手术的反应更强烈，以至于疼痛减轻的程度与主动疼痛

治疗相似。当将 VERTOS Ⅳ研究的结果与接受治疗、假手术和随机分配的 NSM 患者进行比较时，疼痛减轻曲线与手术治疗组相似，治疗也反映了 VCF 的自然病程（图 27.1、图 27.2）。

这种差异无法用单纯的安慰剂效应来解释，也没有出现在 VAPOR 研究中的保守治疗组，非治疗组以及包含局麻穿刺的介入性安慰剂组。实际上，VAPOR 研究中使用的安慰剂是在没有假手术干预的情况下进行的。在研究过程中，安慰剂的使用仅限皮下利多卡因注射，而不包括骨膜浸润。此外，短穿刺针只穿透皮肤，没有穿入骨膜。因此，该研究结果显示，椎体成形术组中有 24 例患者（44%），

对照组中有 12 例患者（21%）在 14 天时 NRS 疼痛评分从 10 分降低至 4 分以下。此研究的作者认为，对于持续时间少于 6 周的急性骨质疏松性脊柱骨折患者，椎体成形术的效果要优于安慰剂组。6 个月时，椎体成形术组 NRS 疼痛评分小于 4 的患者比例为 69%，对照组为 47%。镇痛剂的使用率在椎体成形术组中从 97% 下降到了 58%，在安慰剂组中从 98% 下降到了 76%。VAPOR 试验中使用的安慰剂，表现出了典型的安慰剂效应，而不是在 VERTOS Ⅳ试验的所谓非手术组中看到的阳性治疗反应。另一类不严谨的安慰剂设计是椎体强化与保守治疗相比较。已经有多个 RCT 研究将椎体强化与药物治疗进

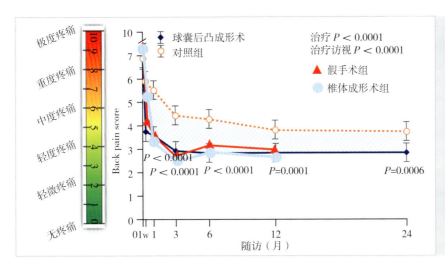

图 27.1　图表比较了球囊撑开后凸成形术（蓝线）与非手术治疗（橙色虚线）在治疗椎体压缩性骨折（FREE）中疼痛缓解方面的有效性及安全性。在Ⅳ期试验中椎体成形术（淡蓝色线）和假手术（红线）在治疗急性骨质疏松性椎体压缩性骨折（VERTOS）的疼痛改善的疗效比较。VERTOS Ⅳ中的假治疗疗效与同一试验中随机分配的椎体成形术结果相平行，并且与FREE 试验中后凸成形患者的疼痛缓解程度几乎相同

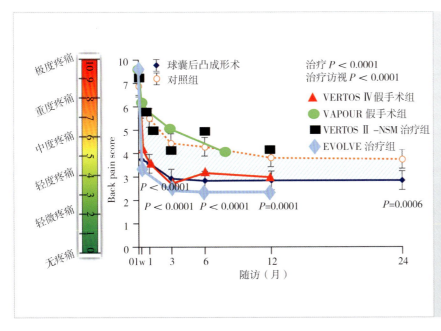

图 27.2　图表比较了球囊后凸成形术（蓝线）与非手术治疗（橙色虚线）在椎体压缩性骨折（FREE）中的疼痛缓解程度差异。椎体成形术与假手术在治疗疼痛性急性骨质疏松性椎体压缩性骨折（VERTOS）Ⅱ试验（黑线）、VERTOS Ⅳ试验（红线）和急性疼痛性骨质疏松性骨折的（VAPOUR）试验（绿线）中的安全性和有效性比较。并将这些结果与多中心前瞻性球囊后凸成形术在治疗椎体压缩性骨折（EVOLVE）的试验（浅蓝色线）中的结果进行比较。该图说明，假手术治疗在 VERTOS Ⅳ试验中的止痛效果与 FREE 和 EVOLVE 试验的结果最为相似，并且明显不同于 VAPOR 试验和 VERTOS Ⅱ试验中的非手术治疗效果

行了比较。这些研究表明，椎体成形术和椎体强化相比于 NSM 可以获得更好的症状改善。椎体后凸成形术和椎体成形术之间的对照研究也得出了相似的结果。

27.5 意见冲突

在一项比较 3 种治疗骨质疏松性椎体压缩性骨折方法的疗效和安全性的 Meta 分析中，共纳入了 16 项 RCT 研究 2046 例受试者。这项 Meta 分析的结果表明，椎体强化术在有效性和安全性方面均优于保守治疗。另一项针对经皮椎体成形术和球囊后凸成形术治疗单节段椎体压缩性骨折的文献进行的 Meta 分析，包括了 845 例患者和 8 个 RCT 研究的，其结果表明，两种方法在治疗椎体压缩性骨折中都十分安全有效。Chandra 等回顾了有关椎体强化手术有效性的最新数据，涵盖了多个 RCT 研究，包括 2009 年阴性试验之后的最新的阳性试验，以及多个国家数据库和世界医疗卫生组织的建议。结论表明，治疗 6 周以内内的严重疼痛患者和住院治疗 VCF 的老年患者更适合进行椎体成形术。他们对来自国家数据集的最新数据分析表明，椎体成形术可以降低再住院率，缩短住院时间，降低死亡率。

在多个大宗病例的系统性综述中，一项 Meta 分析比较了椎体成形术和后凸成形术的效果，其中包括了 2838 例患者来自 29 个随机研究、前瞻性非随机研究和回顾性对照研究，其结果显示椎体成形术和后凸成形术的效果相同，并且两者均具有较高的安全性。

27.6 讨论

临床结果和建议的不一致是由于研究设计不充分以及缺乏对有效治疗组成的考虑导致的，其中包括局部骨膜穿刺使用麻醉药剂量和进针的长短的影响。如前所述，临床试验旨在确定接受真正治疗的患者是否比接受假治疗的患者获得更好的临床效果。安慰剂研究展示出了有趣但富有挑战和争议的一面，即安慰剂可以刺激产生与药物相同的生化途径，这为神经生物学的发展提供了方向。安慰剂反应是通过与积极的预期、治疗方式和社交方式相结合的内源性阿片类药物和内源性大麻素的生理释放来激活人体的内源系统。内源性阿片类药物会抑制阿片受体并抑制疼痛传播。除了药物的药理作用外，给药方式也可以诱导出类似的阿片受体活化，并通过调

节网络来减少从大脑皮层传递到脊髓的痛觉。与这些安慰剂相比，反安慰剂的负面作用在随机对照试验中非常普遍。大量文章证实安慰剂仅能缓解症状，而不能完全治愈疾病。因此，可以假设与安慰剂作用相关的治疗并不会改善疾病的病理生理学，而只能改善某些与主观感受和自我评估相关的症状。然而，多项研究表明，安慰剂具有强大的治愈机制，可以改善包括肺功能、白细胞计数、转氨酶、餐后血糖、二氧化碳分压（PCO_2 水平）和与 β-2 受体相关的心脏活动的客观指标。

由于安慰剂效应和反安慰剂效应的作用还不明确，这使得多数 RCT 研究的假设更加复杂，即治疗的效果其实是安慰剂效果与活性药物效果的总和。因此，研究人员倾向于通过从总体治疗效果中减去安慰剂的效果来获得活性药物的效果。然而，一些人认为，治疗和安慰剂加模型的假设或许不适用于临床。可加模型的 4 个绝对假设是：（1）药物与安慰剂之间无相互作用；（2）安慰剂组和实验组的成分相同；（3）总体治疗效果为药物作用加安慰剂作用的总和；（4）药物活性不受患者是否认为自己已接受药物的影响。大量文献表明，这些假设还不够准确。自从该模型在 Meta 分析中受到质疑后，一些研究也显示了"开放式方法"在治疗效果上的差异。在这种情况下，对实验组的生化反应很容易受患者察觉到自己是否接受有效药物治疗的影响。这将导致与假治疗引起的安慰剂作用相反的反安慰剂效应，并会造成假治疗和安慰剂治疗之间的差异减小。

双盲过程可以减少有效治疗中的内在偏倚。然而，由于需要由知情人来进行双盲，因此在椎体强化中使用双盲法来解决安慰剂反应是不可行的。随着阴性干预试验的数量不断增加，一些能够减少安慰剂效应的实验设计和策略已经被提出。为此，必须了解与安慰剂有关的药物试验，假手术干预和阳性对照试验之间的差异。假手术干预通常也可能产生与干预本身相似的效果。实际上，单纯地进行穿刺而不注射药物已被证实可以有效地治疗腰椎管狭窄症。一项研究对 34 例腰椎管狭窄症患者进行了镜下引导的经椎间孔硬膜外穿刺，使用了专门设计的圆针头。穿刺在狭窄水平两侧进行，在狭窄水平从中线外侧 8~12cm 进针，并前进至小关节前侧和椎弓根之间出口根上方的位置。向内侧进针，然后维持在椎间孔的上半部分向外侧后退几毫米直至针尖的阻力明显降低。在平均长达 12 个月的随访中，65% 的患者认为通过该治疗方式获得了满意的症状改善。其他一些研究也报道了穿刺治疗对包括腰痛在内的

多种疾病的有效性。单纯穿刺也被用于治疗颈椎小关节疼痛和复杂的局部疼痛综合征。

除了单纯穿刺外，在硬膜外和小关节中注射氯化钠和葡萄糖溶液也被证实可以取得相似的疗效。也有研究表明，局部注射麻药和硬膜外或神经根周围注射麻药或类固醇封闭的治疗效果相似。

为了克服研究中的不足，真实世界证据的发展变得至关重要。真实世界证据是通过注册管理机构或第四阶段试验收集的真实证据，已经被广泛用于医疗产品的开发和产生中，可以为进一步的治疗开发、结果研究、患者护理、卫生保健系统研究、质量改善和安全监控提供信息，并有助于指导其他严格控制对照的有效性的研究。真实世界证据的主要特点是，它可以提供包括临床环境、提供者和卫生系统特征等因素是如何影响治疗效果的信息。这些真实的证据本质上消除了一些安慰剂效应、致盲以及与安慰剂对照试验误解有关的问题。最重要的是，真实世界证据提供了与临床相关的数据和实践方法，这些方法适用于临床环境。因此，可以将真实世界证据视为将各种类型的证据整合到医疗保健信息中的一种手段，其缺点包括某些大型数据库质量的不确定性、非专家使用分析工具、缺少具有足够方法学知识的研究员而导致研究设计欠佳和经验不足而难以得出正确可靠的结论。实际上，食品和药品管理局（FDA）正在为真实世界证据在未来发挥重要作用打下基础。真实世界证据在短短几年内也取得了巨大的发展，但在综合证据的复杂范例中尚未建立明确的标准。

同样，在真实世界证据中也可能会出现一些与影响 RCT 研究结果的相同的因素，包括利益冲突和对试验设计理解的不足。尽管 RCT 研究在临床指南的制定中仍然很重要，但随着索赔数据库和注册表之类的现实世界数据的飞速发展，真实世界研究设计正在不断发展，并逐渐成为能够得到有意义结果的分析工具。2016 年通过的《21 世纪治疗法案》要求 FDA 建立一项计划，以评估真实世界证据在批准现有药物新适应证方面的潜在用途，并支持批准后的安全性和有效性研究。《处方药使用者费用法》（PDUFA）也有类似规定，要求 FDA 在此过程中让利益相关者参与。监管决策需要可靠的信息作为基础，因此需要大量的真实世界证据来增加对某些药物和医疗技术的治疗收益的了解，这方面的努力也一直在增加。

除了开发更优化的决策程序外，了解安慰剂假治疗的疗效也很重要，假治疗在伪装成安慰剂时，实则可以获得长期的治疗效果，例如在椎体成形术与将骨膜封闭伪装成安慰剂的对照研究中，假手术也可以获得很明显的治疗效果。

27.7　结论

对安慰剂、反安慰剂和假手术干预的认知偏倚，不仅能够解释大量不合理的结果，而且还提出了一些关于 VCF 治疗研究中使用安慰剂的最新观点。随着真实世界证据的发展，信息整合的未来取决于临床医生的参与，真实世界证据的发展以及合理的应用安慰剂来替代假手术。

参考文献

[1] Manchikanti L, Boswell MV, Kaye AD, Helm Ii S, Hirsch JA. Therapeutic role of placebo: evolution of a new paradigm in understanding research and clinical practice. Pain Physician 2017;20(5):363–386.

[2] Carlino E, Vase L. Can knowledge of placebo and nocebo mechanisms help improve randomized clinical trials? Int Rev Neurobiol 2018;138:329–357.

[3] Manchikanti L, Knezevic NN, Boswell MV, Kaye AD, Hirsch JA. Epidural injections for lumbar radiculopathy and spinal stenosis: a comparative systematic review and meta-analysis. Pain Physician 2016;19(3):E365–E410.

[4] Boswell MV, Manchikanti L. Appropriate design and methodologic quality assessment, clinically relevant outcomes are essential to determine the role of epidural corticosteroid injections. Commentary RE: Chou R, Hashimoto R, Friedly J, Fu R, Bougatsos C, Dana T, Sullivan SD, Jarvik J. Epidural corticosteroid injections for radiculopathy and spinal stenosis: a systematic review and meta-analysis. Ann Intern Med 2015;163:373–381. Evid Based Med 2016;21:89.

[5] Manchikanti L, Kaye AD, Boswell MV, Hirsch JA. Medical journal peer review: process and bias. Pain Physician 2015;18(1):E1–E14.

[6] Hulme PA, Krebs J, Ferguson SJ, Berlemann U. Vertebroplasty and kyphoplasty: a systematic review of 69 clinical studies. Spine 2006;31(17):1983–2001.

[7] Wang H, Sribastav SS, Ye F, et al. Comparison of percutaneous vertebroplasty and balloon kyphoplasty for the treatment of single level vertebral compression fractures: a meta-analysis of the literature. Pain Physician 2015;18(3):209–222.

[8] Ong KL, Beall DP, Frohbergh M, Lau E, Hirsch JA. Were VCF patients at higher risk of mortality following the 2009 publication of the vertebroplasty "sham" trials? Osteoporos Int 2018;29(2):375–383.

[9] Edidin AA, Ong KL, Lau E, Kurtz SM. Morbidity and mortality after vertebral fractures: comparison of vertebral augmentation and nonoperative management in the Medicare population. Spine 2015;40(15):1228–1241.

[10] McCullough BJ, Comstock BA, Deyo RA, Kreuter W, Jarvik JG. Major medical outcomes with spinal augmentation vs conservative therapy. JAMA Intern Med 2013;173(16):1514–1521.

[11] Li L, Ren J, Liu J, et al. Results of vertebral augmentation treatment for patients of painful osteoporotic vertebral compression fractures: a meta-analysis of eight randomized controlled trials. PLoS One 2015;10(9):e0138126.

[12] Chen LX, Li YL, Ning GZ, et al. Comparative efficacy and tolerability of three treatments in old people with osteoporotic vertebral compression fracture: a network meta-analysis and systematic review. PLoS One 2015;10(4):e0123153.

[13] Zhao S, Xu CY, Zhu AR, et al. Comparison of the efficacy and safety of 3 treatments for patients with osteoporotic vertebral compression fractures: a network meta-analysis. Medicine (Baltimore) 2017;96(26):e7328.

[14] Parreira PCS, Maher CG, Megale RZ, March L, Ferreira ML. An overview of clinical guidelines for the management of vertebral compression fracture: a systematic review. Spine J 2017;17(12):1932–1938.

[15] Xie L, Zhao ZG, Zhang SJ, Hu YB. Percutaneous vertebroplasty versus conservative treatment for osteoporotic vertebral compression fractures: an updated meta-analysis of prospective randomized controlled trials. Int J Surg 2017;47:25–32.

[16] Luthman S, Widén J, Borgström F. Appropriateness criteria for treatment of osteoporotic vertebral compression fractures. Osteoporos Int 2018;29(4): 793–804.

[17] Chandra RV, Maingard J, Asadi H, et al. Vertebroplasty and kyphoplasty for osteoporotic vertebral fractures: what are the latest data? AJNR Am J Neuroradiol 2018;39(5):798–806.

[18] Kallmes DF, Comstock BA, Heagerty PJ, et al. A randomized trial of vertebroplasty for osteoporotic spinal fractures. N Engl J Med 2009;361(6):569–579.

[19] Buchbinder R, Osborne RH, Ebeling PR, et al. A randomized trial of vertebroplasty for painful osteoporotic vertebral fractures. N Engl J Med 2009;361(6):557–568.

[20] Tan HY, Wang LM, Zhao L, Liu YL, Song RP. A prospective study of percutaneous vertebroplasty for chronic painful osteoporotic vertebral compression fracture. Pain Res Manag 2015;20(1):e8–e11.

[21] Li X, Yang H, Tang T, Qian Z, Chen L, Zhang Z. Comparison of kyphoplasty and vertebroplasty for treatment of painful osteoporotic vertebral compression fractures: twelve-month follow-up in a prospective nonrandomized comparative study. J Spinal Disord Tech 2012;25(3):142–149.

[22] Dohm M, Black CM, Dacre A, Tillman JB, Fueredi G; KAVIAR investigators. A randomized trial comparing balloon kyphoplasty and vertebroplasty for vertebral compression fractures due to osteoporosis. AJNR Am J Neuroradiol 2014;35(12):2227–2236.

[23] Wang B, Guo H, Yuan L, Huang D, Zhang H, Hao D. A prospective randomized controlled study comparing the pain relief in patients with osteoporotic vertebral compression fractures with the use of vertebroplasty or facet blocking. Eur Spine J 2016;25(11):3486–3494.

[24] Clark W, Bird P, Gonski P, et al. Safety and efficacy of vertebroplasty for acute painful osteoporotic fractures (VAPOUR): a multicentre, randomised, doubleblind, placebo-controlled trial. Lancet 2016;388(10052):1408–1416.

[25] Tutton SM, Pflugmacher R, Davidian M, Beall DP, Facchini FR, Garfin SR. KAST study: The Kiva System as a vertebral augmentation treatment—a safety and effectiveness trial: a randomized, noninferiority trial comparing the kiva system with balloon kyphoplasty in treatment of osteoporotic vertebral compression fractures. Spine 2015;40(12):865–875.

[26] Blasco J, Martinez-Ferrer A, Macho J, et al. Effect of vertebroplasty on pain relief, quality of life, and the incidence of new vertebral fractures: a 12-month randomized follow-up, controlled trial. J Bone Miner Res 2012;27(5):1159–1166.

[27] Boonen S, Van Meirhaeghe J, Bastian L, et al. Balloon kyphoplasty for the treatment of acute vertebral compression fractures: 2-year results from a randomized trial. J Bone Miner Res 2011;26(7):1627–1637.

[28] Farrokhi MR, Alibai E, Maghami Z. Randomized controlled trial of percutaneous vertebroplasty versus optimal medical management for the relief of pain and disability in acute osteoporotic vertebral compression fractures. J Neurosurg Spine 2011;14(5):561–569.

[29] Klazen CA, Lohle PN, de Vries J, et al. Vertebroplasty versus conservative treatment in acute osteoporotic vertebral compression fractures (Vertos II): an open-label randomised trial. Lancet 2010;376(9746):1085–1092.

[30] Rousing R, Hansen KL, Andersen MO, Jespersen SM, Thomsen K, Lauritsen JM. Twelve-months follow-up in forty-nine patients with acute/semiacute osteoporotic vertebral fractures treated conservatively or with percutaneous vertebroplasty: a clinical randomized study. Spine 2010;35(5): 478–482.

[31] Van Meirhaeghe J, Bastian L, Boonen S, Ranstam J, Tillman JB, Wardlaw D; FREE investigators. A randomized trial of balloon kyphoplasty and nonsurgical management for treating acute vertebral compression fractures: vertebral body kyphosis correction and surgical parameters. Spine 2013;38(12):971–983.

[32] Yang EZ, Xu JG, Huang GZ, et al. Percutaneous vertebroplasty versus conservative treatment in aged patients with acute osteoporotic vertebral compression fractures: a prospective randomized controlled clinical study. Spine 2016;41(8):653–660.

[33] Firanescu CE, de Vries J, Lodder P, et al. Vertebroplasty versus sham procedure for painful acute osteoporotic vertebral compression fractures (VERTOS IV): randomised sham controlled clinical trial. BMJ 2018;361:k1551.

[34] Wali AR, Martin JR, Rennert R, et al. Vertebroplasty for vertebral compression fractures: placebo or effective? Surg Neurol Int 2017;8:81.

[35] Noonan P. Randomized vertebroplasty trials: bad news or sham news? AJNR Am J Neuroradiol 2009;30(10):1808–1809.

[36] Hirsch JA, Chandra RV, Pampati V, Barr JD, Brook AL, Manchikanti L. Analysis of vertebral augmentation practice patterns: a 2016 update. J Neurointerv Surg 2016;8(12):1299–1304.

[37] Maravic M, Taupin P, Roux C. Hospital burden of vertebral fractures in France: influence of vertebroplasty. Osteoporos Int 2013;24(7):2001–2006.

[38] Tsai YW, Hsiao FY, Wen YW, et al. Clinical outcomes of vertebroplasty or kyphoplasty for patients with vertebral compression fractures: a nationwide cohort study. J Am Med Dir Assoc 2013;14(1):41–47.

[39] Jakovljevic M. The placebo-nocebo response: controversies and challenges from clinical and research perspective. Eur Neuropsychopharmacol 2014;24(3):333–341.

[40] Miller FG, Kaptchuk TJ. Sham procedures and the ethics of clinical trials. J R Soc Med 2004;97(12):576–578.

[41] Požgain I, Požgain Z, Degmečić D. Placebo and nocebo effect: a mini-review. Psychiatr Danub 2014;26(2):100–107.

[42] Cobb LA, Thomas GI, Dillard DH, Merendino KA, Bruce RA. An evaluation of internal-mammary-artery ligation by a double-blind technic. N Engl J Med 1959;260(22):1115–1118.

[43] Moseley JB, O'Malley K, Petersen NJ, et al. A controlled trial of arthroscopic surgery for osteoarthritis of the knee. N Engl J Med 2002;347(2): 81–88.

[44] Kirkley A, Birmingham TB, Litchfield RB, et al. A randomized trial of arthroscopic surgery for osteoarthritis of the knee. N Engl J Med 2008;359(11): 1097–1107.

[45] Ghomrawi HMK, Marx RG, Pan TJ, Conti M, Lyman S. The effect of negative randomized trials and surgeon volume on the rates of arthroscopy for patients with knee OA. Contemp Clin Trials Commun 2017;9:40–44.

[46] Amin NH, Hussain W, Ryan J, Morrison S, Miniaci A, Jones MH. Changes within clinical practice after a randomized controlled trial of knee arthroscopy for osteoarthritis. Orthop J Sports Med 2017;5(4):2325967117698439.

[47] Benedetti F, Carlino E, Pollo A. How placebos change the patient's brain. Neuropsychopharmacology 2011;36(1):339–354.

[48] Price DD, Finniss DG, Benedetti F. A comprehensive review of the placebo effect: recent advances and current thought. Annu Rev Psychol 2008;59: 565–590.

[49] Kennedy WP. The nocebo reaction. Med World 1961;95:203–205.

[50] Gu CN, Brinjikji W, Evans AJ, Murad MH, Kallmes DF. Outcomes of vertebroplasty compared with kyphoplasty: a systematic review and meta-analysis. J Neurointerv Surg 2016;8(6):636–642.

[51] Manchikanti L, Kaye AD, Boswell MV, et al. A systematic review and best evidence synthesis of the effectiveness of therapeutic facet joint interventions in managing chronic spinal pain. Pain Physician 2015;18(4):E535–E582.

[52] Wilson DJ, Owen S, Corkill RA. Facet joint injections as a means of reducing the need for vertebroplasty in insufficiency fractures of the spine. Eur Radiol 2011;21(8):1772–1778.

[53] Boszczyk B. Volume matters: a review of procedural details of two randomised controlled vertebroplasty trials of 2009. Eur Spine J 2010;19(11):1837–1840.

[54] Benedetti F, Frisaldi E, Shaibani A. Placebo effects: the need for a new perspective and conceptualization. Expert Rev Clin Pharmacol 2018;11(6): 543–544.

[55] Butler C, Steptoe A. Placebo responses: an experimental study of psychophysiological processes in asthmatic volunteers. Br J Clin Psychol 1986;25 (Pt 3):173–183.

[56] Kemeny ME, Rosenwasser LJ, Panettieri RA, Rose RM, Berg-Smith SM, Kline JN. Placebo response in asthma: a robust and objective phenomenon. J Allergy Clin Immunol 2007;119(6):1375–1381.

[57] Giang DW, Goodman AD, Schiffer RB, et al. Conditioning of cyclophosphamide-induced leukopenia in humans. J Neuropsychiatry Clin Neurosci 1996;8(2):194–201.

[58] Merz M, Seiberling M, Höxter G, Hölting M, Wortha HP. Elevation of liver enzymes in multiple dose trials during placebo treatment: are they predictable? J Clin Pharmacol 1997;37(9):791–798.

[59] Sievenpiper JL, Ezatagha A, Dascalu A, Vuksan V. When a placebo is not a "placebo": a placebo effect on postprandial glycaemia. Br J Clin Pharmacol 2007;64(4):546–549.

[60] van der Molen GM, van den Hout MA. Expectancy effects on respiration during lactate infusion. Psychosom Med 1988;50(4):439–443.

[61] Benedetti F, Rainero I, Pollo A. New insights into placebo analgesia. Curr Opin Anaesthesiol 2003;16(5):515–519.

[62] Boehm K, Berger B, Weger U, Heusser P. Does the model of additive effect in placebo research still hold true? A narrative review. JRSM Open 2017;8(3):2054270416681434.

[63] Kube T, Rief W. Are placebo and drug-specific effects additive? Questioning basic assumptions of double-blinded randomized clinical trials and presenting novel study designs. Drug Discov Today 2017;22(4):729–735.

[64] Benedetti F, Carlino E, Pollo A. Hidden administration of drugs. Clin Pharmacol Ther 2011;90(5):651–661.

[65] Ahn K, Jhun HJ, Lim TK, Lee YS. Fluoroscopically guided transforaminal epidural dry needling for lumbar spinal stenosis using a specially designed needle. BMC Musculoskelet Disord 2010;11:180.

[66] Ahn K, Lee YJ, Kim EH, et al. Interventional microadhesiolysis: a new nonsurgical release technique for adhesive capsulitis of the shoulder. BMC Musculoskelet Disord 2008;9:12.

[67] Ahn K, Lee YJ, Lee SC, Lee CW, Lee YC. Clinical effect of fluoroscopy guided interventional muscle and nerve stimulation (IMNS) on intractable spinal origin pain. Korean J Anesthesiol 2004;47:96–100.

[68] Kim EH. Clinical effects of fluoroscopy guided interventional

microadhesiolysis and nerve stimulation (FIMS) on cervical zygapophyseal joints in patients with chronic cervical radicular pain. J Korean Pain Soc 2007;20: 31–39.

[69] Vas L, Pai R, Geete D, Verma CV. Improvement in CRPS after deep dry needling suggests a role in myofascial pain. Pain Med 2018;19(1):208–212.

[70] Pai RS, Vas L. Ultrasound-guided intra-articular injection of the radio-ulnar and radio-humeral joints and ultrasound-guided dry needling of the affected limb muscles to relieve fixed pronation deformity and myofascial issues around the shoulder, in a case of complex regional pain syndrome Type 1. Pain Pract 2018;18(2):273–282.

[71] Shanmugam S, Mathias L. Immediate effects of paraspinal dry needling in patients with acute facet joint lock induced wry neck. J Clin Diagn Res 2017;11(6):YM01–YM03.

[72] Sherman RE, Anderson SA, Dal Pan GJ, et al. Real-world evidence: what is it and what can it tell us? N Engl J Med 2016;375(23):2293–2297.

[73] H.R. 34—21st Century Cures Act. P.L. 114–255, December 13, 2016.

[74] The Prescription Drug User Fee Act of. PDUFA Public Law 1992:102–571.

第二十八章　陈旧性椎体压缩骨折的治疗

Alexios Kelekis, Dimitrios K. Filippiadis

王　岩　孙垂国／译

摘要

　　椎体压缩骨折（VCF）在急性期和亚急性期后仍可出现持续性疼痛。陈旧性椎体压缩骨折一般是指6个月以上的骨折。骨坏死是椎体骨质吸收和机械强度下降的主要原因之一，并且需要进一步的椎体强化治疗。椎体成形术或椎体后凸成形术可有效地缓解疼痛，是治疗陈旧性椎体压缩骨折的有效手术方式。虽然骨髓水肿是椎体强化治疗后疼痛缓解的预测因素，骨髓水肿的范围越大预示着术后疼痛缓解的更大，但是没有骨髓水肿并不意味着椎体强化治疗后疼痛不缓解，陈旧性椎体压缩骨折椎体强化治疗后疼痛的缓解与术前磁共振成像（MRI）的表现无关。

　　关键词：陈旧性；椎体压缩骨折；椎体裂隙征；骨髓水肿；骨坏死

28.1 引言

　　根据骨折的时间，椎体骨折可划分为急性骨折（＜6周）、亚急性骨折（6~24周）和陈旧性骨折（＞24周）。陈旧性椎体骨折患者发生持续疼痛的病理生理学因素主要包括椎体结构改变、骨折不愈合、纤维愈合、骨关节炎以及由神经刺激导致的慢性根性症状和复杂性区域疼痛综合征。早期应用椎体强化手术治疗陈旧性椎体骨折是有争议的，但是大量文献已逐步证实了采用骨水泥注射的强化手术治疗陈旧性椎体骨折的有效性。按照国际标准，骨折不愈合或合并椎体内裂隙的创伤性陈旧性椎体压缩骨折、骨坏死导致的症状性椎体压缩骨折均是骨水泥强化术的指征。

28.2 术前评估

　　术前影像学检查对陈旧性椎体压缩性骨折的诊治而言不可或缺。脊柱的正侧位X线检查可以显示椎体压缩的数目和程度，但是应用X线检查确定急性和陈旧性椎体压缩骨折的治疗节段是不准确的。在陈旧性椎体压缩骨折中X线检查的价值仍有争议，而MRI可以通过骨髓的水肿信号反应骨折部位

的愈合情况，与骨折时间无关。骨折时间（急性骨折和陈旧性骨折）不能和MRI短T1反转恢复序列（STIR）中显示的骨髓水肿相混淆。急性和未愈合的陈旧性骨折均可出现骨髓水肿（STIR序列显示高信号）。MRI的STIR序列和T1加权序列可以用来判断骨折的时间和骨折愈合状态（急性／陈旧性；不完全愈合／完全愈合；图28.1）。Tanigawa等指出椎体强化术后症状改善与术前MRI显示的骨髓水肿模式有

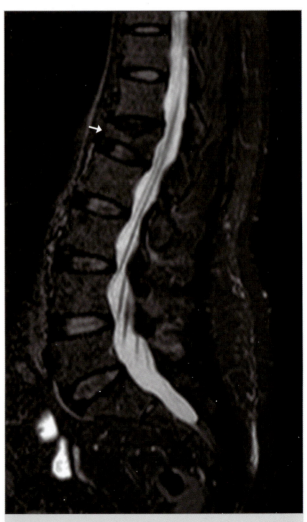

图28.1 MRI STIR序列显示L1椎体楔形骨折（白色箭头），没有高信号区，因此没有骨髓水肿

关（图 28.2），具有广泛骨髓水肿模式（椎体水肿带累及 50% 以上的椎体）的患者术后症状改善更明显（图 28.3）。

28.3 椎体骨坏死

椎体骨坏死以细胞死亡和骨吸收为特征，导致椎体强度下降和椎体塌陷（图 28.4）。椎体骨坏死可以是特发性的或继发于创伤、细胞毒性反应和遗传因素。德国外科医生 Hermann Kummell 率先于 1891 年描述了骨坏死和随后椎体迅速塌陷的病程，同时将其命名为 Kummell 病。椎体骨坏死的病理征表现为椎体内真空征，其中可含有气体、液体或两者都有。MRI 难以区分气体和密质骨，两者在 MRI 上均表现为低信号区域。在怀疑有椎体中有含气空腔的情况下，CT 可以很容易地发现这种骨坏死气腔（图 28.5）。骨折不愈合、纤维愈合和假关节的病例报道较多，而椎体骨坏死的相关文献报道较少。椎体骨

坏死最常见的危险因素包括骨密度低和使用糖皮质激素，同时也可能是多种因素联合作用的结果。根据影像学特点和脊柱的矢状面序列，椎体骨坏死可分为 4 个时期：

- 0 期：理论期
- 1 期：早期
- 2 期：不稳定期
- 3 期：畸形固定期

根据 Formica 等提出分期标准，1 期采用非手术治疗（NSM），而 2 期和 3 期的治疗方式需根据局部和整体矢状面序列来确定。椎体骨坏死的治疗措施应根据症状、功能状态、神经功能、合并症和手术风险进行调整。

28.4 陈旧性椎体骨折的继发改变

陈旧性椎体骨折可引起骨折邻近结构发生退变级联反应，主要包括椎间盘的退变和突出、小关节骨

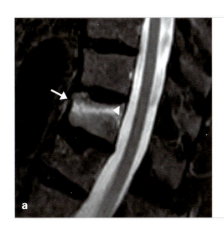
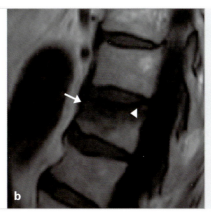

图 28.2 MRI STIR 序列（a）和 T1 加权序列（b）显示 T11 楔形骨折（图 a 和图 b 中的白色箭头）。椎体水肿带（如白色箭头所示 STIR 序列中的高信号和 T1 序列中的低信号）区域不足 50% 的椎体

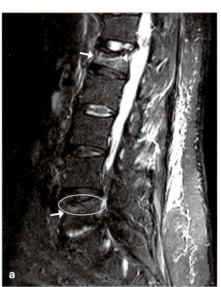
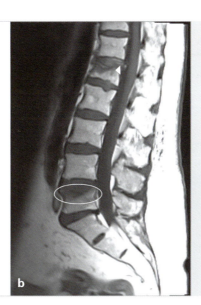

图 28.3 腰背痛患者的 MRI 矢状面图像，在 STIR 序列中显示 L1 和 L5 两处骨折（图 a 中白色箭头）。L1 骨折的骨髓水肿信号累及 50% 以上椎体（a 中白色箭头所指的 STIR 序列中高信号区，以及对应图 b 中 T1 序列的低信号区）引起的疼痛症状可能比 L5 骨折更严重，L5 骨髓水肿信号区域小于 50% 椎体（图 a 和图 b 中的白色椭圆所表示的区域）

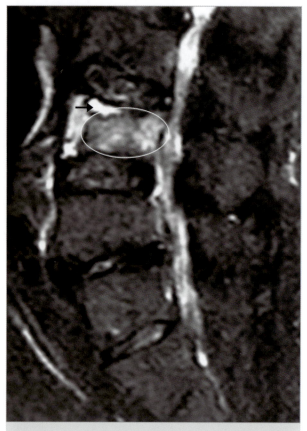

图 28.4 L3 骨折在 STIR 序列中显示为液体填充的裂隙（黑色箭头），位于上终板下方，水肿信号（白色圆圈标记的 STIR 序列中的高信号区）由椎体中部延伸至椎体前部。注意 STIR 序列中骨髓水肿的高信号区，信号强度比裂隙中液体信号低（黑色箭头）

关节炎、椎间孔狭窄引起神经症状，肌肉萎缩、韧带损伤，腰椎棘突撞击、椎管狭窄和脊柱侧凸，进而影响整个脊柱。这种由早期的局部畸形所引起的继发性退变可造成复杂的疼痛综合征。椎体强化技术的目的是通过椎体内的结构支撑改善骨折相关的疼痛和结构畸形。因此，为了获得良好的治疗效果，区分骨折不愈合引起的疼痛和陈旧性骨折的继发性病理改变所引起的相关疼痛是非常重要的。复杂的疼痛综合征的治疗尽管不在本书的讨论范围，但同骨折疼痛的治疗一样重要，在多数患者中需多种治疗方法相互补充。

28.5 陈旧性椎体压缩骨折的治疗

已经有大量的研究证实各种椎体强化技术治疗症状性陈旧性椎体压缩骨折以及椎体骨坏死的安全性和有效性。椎体成形术是一种有效的椎体强化技术，但有骨水泥渗漏和后凸畸形复发风险。球囊扩张椎体后凸成形术同样可以有效治疗症状性陈旧性椎体压缩骨折和椎体骨坏死，而且不会增加骨水泥渗漏或后凸畸形复发的风险。这两种椎体强化技术的对照研究表明在症状改善、影像学表现、骨水泥渗漏发生率方面两者具有相似性。最近，一种可以在椎体内扩张的新型椎体植入物已经在临床上用来治疗椎体骨坏死并取得了良好的效果，这种椎体植入物由一个中央螺钉和两个撑开板组成。已有 19 例患者接受这种名为 SpineJack 的椎体植入物手术，疼

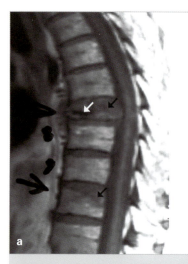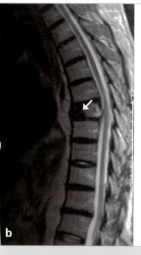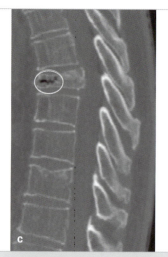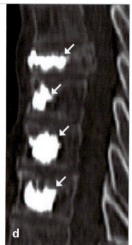

图 28.5 胸椎影像学检查显示在 T1 加权序列中 T7 和 T10 椎体内的低信号区（图 a 中的黑色箭头）。T7 椎体中信号减低的区域在 T2 加权图像上仍然是低信号（图 a 和图 b 中的白色箭头）。T1 和 T2 信号降低的区域在 CT 检查中显示为充气的裂隙（图 c 中白色圆圈内的区域）。通过 4 个节段的椎体强化治疗 2 个节段的骨折，同时也强化了两个骨折椎体之间的椎体。椎体强化治疗的效果在术后 CT 上清晰可见（图 d 中的白色箭头）

痛减轻且没有发生并发症。

在影像学未发现骨髓水肿或骨不愈合的陈旧性椎体压缩骨折患者中，同样有研究报道椎体强化技术的有效性。Brown 报道了椎体成形术用于治疗 1 年以上病史的 45 例陈旧性椎体压缩骨折患者，随访 28 个月的影像学结果、疼痛和活动度改善等指标，术前 2/3 的患者在 MRI 检查中没有发现骨髓水肿。研究结果发现术前 MRI 检查结果与手术结果有相关性，术前 MRI 检查有骨髓水肿的 15 例患者都获得良好的手术效果，其中 40% 的患者疼痛完全缓解，其余患者的症状也有明显改善。在无骨髓水肿的患者中，17% 的患者疼痛完全缓解，63% 的患者好转，20% 的患者无变化。45 例患者中没有患者出现症状恶化，57% 的患者活动度改善。最终发现，无论术前 MRI 结果如何，在病史超过 1 年的陈旧性椎体压缩骨折患者中，87% 的患者在接受椎体成形术后症状得到缓解；尽管所有骨髓水肿患者的症状都得到改善，但症状缓解和术前 MRI 显示骨髓水肿之间没有直接联系，骨髓水肿信号不能作为预测陈旧性椎体压缩骨折椎体成形术手术效果的手段。

Bozkurt 的一项研究分析比较了椎体成形术、经单侧椎弓根和双侧椎弓根椎体后凸成形术的治疗效果，包括 296 例椎体压缩骨折的患者，由症状出现到治疗的时间平均 23.4 个月，手术节段 433 个，主要评价指标包括疼痛和功能变化、椎体高度恢复率。研究发现椎体强化治疗骨折 433 例病例中，从出现症状到治疗时间平均骨折年龄为 23.4 个月。椎体成形术患者的椎体平均高度恢复率略高于 24%，双侧椎弓根椎体后凸成形术患者椎体平均高度恢复率为 37%，所有患者疼痛和功能评分均得到改善。作者得出结论，在陈旧性椎体压缩骨折的患者中，椎体成形术和椎体后凸成形术均可以有效地缓解疼痛和改善功能状态，同时能够明显恢复椎体高度。

28.6 结论

总之，椎体强化术是治疗症状性陈旧性椎体骨折安全有效的手术方式，主要包括椎体成形术、球囊扩张椎体后凸成形术、椎体内植物技术。陈旧性椎体压缩骨折的诊断标准与急性或亚急性椎体压缩骨折的诊断标准没有区别，患者常表现为严重的疼痛和 / 或功能障碍，以及影像学显示的椎体骨折与查体出现的疼痛相符。症状性陈旧性椎体压缩骨折的治疗目标是通过微创的手段重建椎体的稳定、矫正脊柱畸形，从而达到缓解疼痛、改善功能和生活质量的目的。

参考文献

[1] Rad AE, Kallmes DF. Correlation between preoperative pain duration and percutaneous vertebroplasty outcome. AJNR Am J Neuroradiol 2011;32(10):1842–1845.

[2] Brown DB, Glaiberman CB, Gilula LA, Shimony JS. Correlation between preprocedural MRI findings and clinical outcomes in the treatment of chronic symptomatic vertebral compression fractures with percutaneous vertebroplasty. AJR Am J Roentgenol 2005;184(6):1951–1955.

[3] Kaufmann TJ, Jensen ME, Schweickert PA, Marx WF, Kallmes DF. Age of fracture and clinical outcomes of percutaneous vertebroplasty. AJNR Am J Neuroradiol 2001;22(10):1860–1863.

[4] Brown DB, Gilula LA, Sehgal M, Shimony JS. Treatment of chronic symptomatic vertebral compression fractures with percutaneous vertebroplasty. AJR Am J Roentgenol 2004;182(2):319–322.

[5] Maynard AS, Jensen ME, Schweickert PA, Marx WF, Short JG, Kallmes DF. Value of bone scan imaging in predicting pain relief from percutaneous vertebroplasty in osteoporotic vertebral fractures. AJNR Am J Neuroradiol 2000;21(10):1807–1812.

[6] Jensen ME, Dion JE. Percutaneous vertebroplasty in the treatment of osteoporotic compression fractures. Neuroimaging Clin N Am 2000;10(3):547–568.

[7] Baerlocher MO, Saad WE, Dariushnia S, Barr JD, McGraw JK, Nikolic B; Society of Interventional Radiology Standards of Practice Committee. Quality improvement guidelines for percutaneous vertebroplasty. J Vasc Interv Radiol 2014;25(2):165–170.

[8] Tsoumakidou G, Too CW, Koch G, et al. CIRSE guidelines on percutaneous vertebral augmentation. Cardiovasc Intervent Radiol 2017;40(3):331–342.

[9] Stallmeyer MJB, Zoarski GH, Obuchowski AM. Optimizing patient selection in percutaneous vertebroplasty. J Vasc Interv Radiol 2003;14(6):683–696.

[10] Tanigawa N, Komemushi A, Kariya S, et al. Percutaneous vertebroplasty: relationship between vertebral body bone marrow edema pattern on MR images and initial clinical response. Radiology 2006;239(1):195–200.

[11] Shah KN, Racine J, Jones LC, Aaron RK. Pathophysiology and risk factors for osteonecrosis. Curr Rev Musculoskelet Med 2015;8(3):201–209.

[12] Lafforgue P. Pathophysiology and natural history of avascular necrosis of bone. Joint Bone Spine 2006;73(5):500–507.

[13] Formica M, Zanirato A, Cavagnaro L, et al. Vertebral body osteonecrosis: proposal of a treatment-oriented classification system. Eur Spine J 2018;27(Suppl 2): 190–197.

[14] Formica M, Zanirato A, Cavagnaro L, et al. What is the current evidence on vertebral body osteonecrosis?: a systematic review of the literature. Asian Spine J 2018;12(3):586–599.

[15] Hirsch JA, Reddy AS, Linfante I, Rachlin JR. Pseudo-Kümmel's disease: a unique application for vertebroplasty. Pain Physician 2003;6(2):207–211.

[16] Kim DY, Lee SH, Jang JS, Chung SK, Lee HY. Intravertebral vacuum phenomenon in osteoporotic compression fracture: report of 67 cases with quantitative evaluation of intravertebral instability. J Neurosurg 2004;100(1, Suppl Spine):24–31.

[17] Cho SM, Heo DH, Cho YJ. Spontaneous migration of a polymethylmethacrylate mass after vertebroplasty in osteoporotic lumbar compression fracture with avascular osteonecrosis: a case report. Joint Bone Spine 2011;78(1):98–99.

[18] Fang X, Yu F, Fu S, Song H. Intravertebral clefts in osteoporotic compression fractures of the spine: incidence, characteristics, and therapeutic efficacy. Int J Clin Exp Med 2015;8(9):16960–16968.

[19] Huang Y, Peng M, He S, Tang X, Dai M, Tang C. Clinical efficacy of percutaneous kyphoplasty at the hyperextension position for the treatment of osteoporotic Kummell disease. Clin Spine Surg 2016;29(4):161–166.

[20] Chen GD, Lu Q, Wang GL, et al. Percutaneous kyphoplasty for Kummell disease with severe spinal canal stenosis. Pain Physician 2015;18(6):E1021–E1028.

[21] Zhang GQ, Gao YZ, Chen SL, Ding S, Gao K, Wang HQ. Comparison of percutaneous vertebroplasty and percutaneous kyphoplasty for the management of Kümmell's disease: a retrospective study. Indian J Orthop 2015;49(6):577–582.

[22] Wu AM, Ni WF, Weng W, Chi YL, Xu HZ, Wang XY. Outcomes of percutaneous kyphoplasty in patients with intravertebral vacuum cleft. Acta Orthop Belg 2012;78(6):790–795.

[23] Premat K, Vande Perre S, Cormier É, et al. Vertebral augmentation with the SpineJack in chronic vertebral compression fractures with major kyphosis. Eur Radiol 2018;28(12):4985–4991.

[24] Bozkurt M, Kahilogullari G, Ozdemir M, et al. Comparative analysis of vertebroplasty and kyphoplasty for osteoporotic vertebral compression fractures. Asian Spine J 2014;8(1):27–34.

第二十九章　肿瘤性椎体压缩骨折的治疗

Kyung-Hoon Kim

孙新志　孙垂国 / 译

摘要

脊柱是肿瘤骨转移的最常见部位，发生率依次为胸椎（70%）、腰骶（20%）和颈椎（10%）。脊柱转移瘤通常起源于邻近器官的癌症：胸椎来自肺和乳房；腰骶脊柱来自结肠、前列腺、膀胱和子宫颈；颈椎来自甲状腺或肺。

诊断是根据负重疼痛史、体格检查棘突区压痛、伴有或不伴有邻近小关节区压痛、X线片显示一侧椎弓根消失、伴有或者不伴有侧位椎体高度的丢失、骨扫描活动性骨病变，计算机断层扫描（CT）或磁共振成像（MRI）显示对压缩椎体后壁破坏。

对于多节段脊柱转移瘤的患者，准备行如经皮椎体成形术（PVP）或后凸成形术（PKP）来治疗疼痛性溶骨性和成骨细胞转移性骨折，可以先开始进行小关节注射，以确定疼痛的节段水平。患者采取俯卧位，注意尽量减少小关节介导的疼痛。节段定位可以尽量减少不透射线的骨水泥对深部解剖的阻挡。

椎体穿刺针应到达椎体的前1/4~1/3，以防止骨水泥沿着椎体破损的后壁泄漏到椎体后方的硬膜外间隙。注射骨水泥等于椎体体积的20%~25%就足够了。

疼痛缓解的机制不仅是通过骨水泥增强稳定椎体，而且通过热和化学方法达到椎骨体神经分支的去神经化，这些神经分支是终板到椎体疼痛的原因。如果避免骨水泥渗漏，PVP的结果与PKP相似。

用于治疗疼痛性转移性溶骨性或成骨性椎体压缩骨折的PVP可立即缓解疼痛，并允许早期下地行走。

关键词：强化，骨水泥，去神经化，后凸成形术，肿瘤，转移，脊柱，椎体成形术，关节突关节

29.1　引言

经皮椎体成形术（PVP）于1987年首次被报道用于治疗疼痛性良性椎体血管瘤。现在已经广泛地应用于疼痛性骨质疏松压缩骨折，常见部位在胸腰段。

癌症诊断后的预期寿命增加和更高骨转移的发生率增加了疼痛性转移性椎体压缩骨折（VCF）的病例数和骨质疏松症一样，转移椎体骨折主要发生在胸椎，其次是腰骶椎和颈椎。

脊柱转移通常来自邻近器官的癌症，最常见的脊柱转移类型（60%）起源于乳腺、肺或前列腺，而来自肾脏、膀胱和甲状腺的频率要低得多。转移性肿瘤发生的节段通常是最靠近肿瘤病变的器官的那部分节段。例如，胸椎转移通常来自肺癌和乳腺癌；腰骶椎来自结肠、前列腺、膀胱和子宫颈；颈椎来自于甲状腺和肺。

在四五十岁的女性中，乳腺癌是脊柱转移的主要来源，在六七十岁的男性中，肺癌的脊柱转移就更为常见。大约10%的癌症最终会转移到脊柱。

29.2　诊断

29.2.1　病史

患有疼痛性转移性溶骨性骨折或成骨性骨折的患者，更常是从肿瘤科转诊，而不是从疼痛或脊柱诊所转诊。在脊柱转移患者中，如果有危险信号，如最近突然体重减轻，合并运动障碍，或如果患者小于40岁，并有严重的持续背痛，则更容易发现脊柱转移。

相反，一些病例通常在急诊室就诊后或在手术、化疗或放疗后进行扫描后，出现典型影像结果，引起内科医生的注意。典型的主诉是在改变姿势时出现突然和严重的背痛。许多时候，患者的身体疼到无法自己坐着站着，只能仰躺着。

29.2.2　体格检查

仰卧位检查合运动功能障碍是很重要的，对于医生和患者来说，识别手术前可能存在的现有运动功能障碍是特别重要的。在发现任何运动缺陷后，医生应通知患者他们的存在。无论是否行PVP手术，运动功能障碍最终会进展，并且在执行任何干预之前最好记录这一点。因为将患者置于俯卧位可能不容易，所以最初的检查必须包括触诊椎体旁区域和

髂后上棘区域。

若转移性椎体骨折合并盘源性背痛或小关节疼痛，那可能很难确定产生疼痛的确切区域。在这种情况下，最好在PVP之前进行盘内或小关节注射，以便能够进一步定位疼痛根源。在PVP之前进行注射的优点是：（1）从疼痛的椎间盘或小关节减轻疼痛后，对于多节段椎体转移患者，棘上压痛的残留为PVP选择正确的节段水平有意义；（2）在减轻患者退行性背痛后，他们可以取俯卧位，更好地配合骨水泥强化手术；（3）如果在注射前进行PVP，骨水泥可能会模糊所寻找的注射靶点，其难以进行准确的注射。

29.2.3 影像学诊断

· X线：诊断转移性椎体压缩骨折（VCF）很困难，除非转移变得很明显或者很严重。如果在前后位X线片上有椎弓根影丢失，这就提供了脊柱转移的有力证据。相反，有完整的椎弓根影，但有压缩的椎体，这种类型的压缩骨折很难确定骨折是骨质疏松还是肿瘤导致的（图29.1）。

· 骨扫描：如果发现的病变是在椎体后壁或椎弓根，核素骨扫描往往是一个最佳的诊断工具。在骶骨和骨盆中，良性骶骨不完全骨折的一个特征是骨扫描上的"Honda Sign（H征）"，主要由垂直方向的骨折通过S1和S2椎体组成，水平方向的骨折通过S2（图29.2a）。

· 计算机断层扫描（CT）：有助于显示椎体后壁是否完整，以及椎体中确切的骨折线位于何处。

· 正电子发射计算机断层扫描（PET/CT）：是有效的评估癌症和脊柱转移的主要病变的状态，当结合CT或MRI扫描可以非常准确地定位肿瘤受累的确切解剖位置。

· 磁共振成像（MRI）：可以清晰地看到椎间盘、脊髓、马尾、神经根神经节等软组织，以及硬膜外前间隙和脑脊液等区域。肿瘤或转移受累的程度通常以MRI为特征。

29.2.4 对于转移性骨肿瘤患者评估的有价值的评分系统

· 卡诺夫斯基性能状态（Karnofsky Performance Status，KPS）量表（表29.1）：评估PVP前后患者的身体表现状况是非常有帮助的。评分在50%及以上者，可出院。

· 修订的Tokuhashi术前评估转移性脊柱肿瘤预后评分系统（表29.2）：在PVP之前预测转移性脊柱肿瘤的预后是很重要的。

29.3 治疗

29.3.1 胸腰椎

在胸椎或腰椎的典型椎骨中，经椎弓根入路进入疼痛的椎体是一种常见的方法。然而，如果椎弓根一侧有转移破坏，就可能很难选择进入受累还是未受累的椎弓根，选择是经椎弓根、经椎弓根周围还是经椎弓根外入路。

在大多数情况下，如果针可以放置在椎体的前1/3或1/4，那么有信心可以避免骨水泥泄漏到硬膜外前间隙。通过受累的椎弓根进入椎体是可以的，不需要骨水泥完全填充整个椎体的前后范围。PVP不仅通过增强椎体的结构，而且通过热消融和化学消融内部的神经和肿瘤来减轻疼痛。

29.3.2 骶骨

骶骨体和骶骨翼是相连的，但是有独立的解剖结构（图29.2b）。然而，在一次骶成形术中，将针头放置在两个解剖位置，并一次用骨水泥填充2~3个或

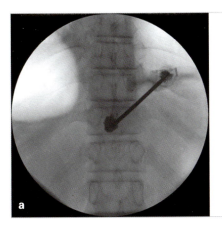
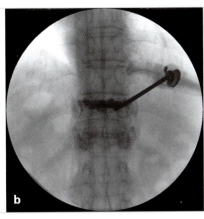

图29.1 （a）T11处溶骨性转移性骨折。右侧椎弓根看不到了，但椎体高度保留。（b）T11骨质疏松性压缩骨折。两个椎弓根都能看清楚，但椎体的高度降低

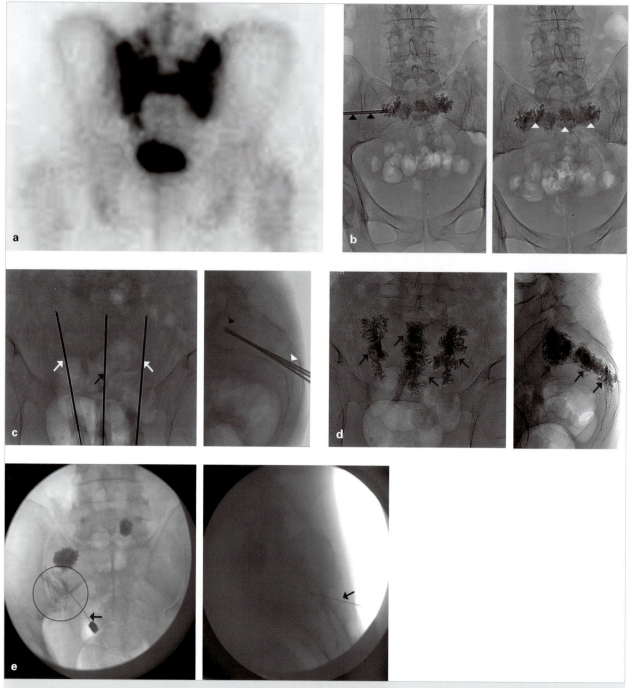

图 29.2 骶骨不完全骨折。(a)"Honda 征"是指骶骨骨折，两条垂直方向的骨折线穿过骶骨，在核医学骨扫描的视图中明显可见。(b)一根穿刺针（黑色三角）通过患者的左骶髂关节定位到左骶骨翼，然后通过骶骨体和右骶骨翼注射骨水泥（白色三角）治疗患者的骶骨骨折。(c)前后（左图）和侧位（右图）视图显示放置在骶骨翼（白色箭头）中的针头。单针从下位放入骶体中心［黑色箭头。侧位图显示针头在 S3（白色箭头）的中部进入骶骨，并延伸到 S1（黑色箭头）的上部］。(d)前后（左）和侧位（右）视图显示注入骶骨翼和骶骨体的骨水泥（黑色箭头）。(e)前后（左）和侧（右）透视图像显示一根 22mm 针（黑色箭头）进入骶髂关节。关节内的对比度最好在前后位上看到（在左图上的圆圈内）

更多相邻水平的骶骨翼，因为骶骨的融合结构，所以这并不困难（图 29.2c）。

在进行骶骨强化时，当针头进入骶骨体或翼时，应注意不要刺穿或穿透骶骨孔。安全的操作是插入一个针进入骶骨翼，针的位置在骶骨孔外侧方边界和骶髂关节内侧边界的中间。

表 29.1　Karnofsky 功能状态量表（%）

100	正常	无疾病证据	能够进行正常的活动和工作；不需要特殊照顾
90	能进行正常活动	轻微的体征或症状	
80	无须费力的活动	有一些体征或症状	
70	能自我照顾	无法进行正常活动或积极工作	无法工作；能够在家里生活和完成大多数个人需求；需要不同程度的帮助
60	偶尔需要帮助	能够完成大部分个人需求	
50	需要大量帮助	频繁的医疗护理	
40	残疾人	需要特别的照顾和帮助	无法自理；需要相当于机构或医院的护理；疾病可能进展迅速
30	严重残疾	虽然死亡不是近在眼前，但医院入院是可能性较大	
20	非常虚弱	入院必要；积极支持治疗必要	
10	濒死	致命进程进展迅速	
0	已经死了		

表 29.2　Tokuhashi 修订评分系统术前评估转移性脊柱肿瘤预后

特点	得分
1. 一般条件（量表）	
差（10%~40%）	0
中等（50%~70%）	1
良好（80%~100%）	2
2. 脊柱外骨转移灶数	
≥ 3	0
1~2	1
0	2
3. 椎体转移瘤数	
≥ 3	0
1~2	1
0	2
4. 向主要内脏转移	
肺、骨肉瘤、胃、膀胱、食管、胰腺	0
肝脏、胆囊，不明	1
其他	2
肾脏、子宫	3
直肠	4
甲状腺、乳腺、前列腺，类癌	5
5. 瘫痪	
完全（FrankelA，B）	0
不完全（FrankelC，D）	1
无（FrankelE）	2
预测预后的标准	
总分 0~8 分 < 6 个月	
总分 9~11 ≥ 6 个月	
总分 12~15 ≥ 1 年	

如果骶骨孔不容易辨识，可以通过骶管裂空注入对比剂硬膜外间隙，以突出骶骨孔，也可以进行骶髂关节注射，以显示骶髂关节的解剖（图 29.2e）。

29.3.3 颈椎

C1（寰椎）

寰椎或 C1 椎体由前弓，后弓，关节上、下小面的外侧侧块，椎孔，横突与横孔构成。侧块的上表面成为在头部枕部关节的负重单位。当侧块的结构完整性受到破坏时，可以进行水泥增强，以重新建立寰椎侧块的承载能力。

在不典型椎骨（包括 C1 和 C2）上进行水泥增强时，应适当注意避免损伤颈内动脉、颈内静脉、椎动脉和神经根（图 29.3）。无论是否使用阻塞针，超声引导或手动推压前外侧入路技术，都为较大规格的穿刺针提供了安全的导引。

C2（枢椎）

C2，是不典型椎体，也有特定的解剖特征。前结构包括椎体和齿部（齿状突）和具有上下关节面的外侧侧块。横向上有横突，其中有横突孔。后侧包括椎板和棘突。

齿状突是最常见的损伤部位之一。C2 骨折有 3 种类型：Ⅰ 型（通过齿凸上部的斜向骨折），这是最少见的齿状突损伤类型，有可能是不稳定的；Ⅱ 型（穿过齿状突 – 椎体交界处的齿状突底部的骨折），不稳定，有很高的不愈合风险；Ⅲ 型（通过扩展到椎体和外侧侧块的齿状突骨折）。Ⅲ 型齿状突骨折愈合预后最佳。在 C2 的转移性溶骨性骨折表现出和创伤 3 种类似的骨折。

与 C1 一样，C2 的经皮成骨术（POP）可以通过透视或超声引导入路进行，C2 的椎体可以通过前外侧、后外侧或经口入路（图 29.4）。

典型的椎体（C3~C7）

从 C3~C7 的典型颈椎的解剖成分由椎体和钩突，横突与孔横突（用于椎动脉），上下关节面，椎弓跟

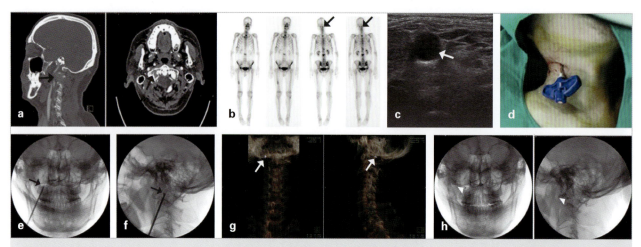

图 29.3 寰椎右侧侧块经皮骨成形术（POP）。（a）右侧侧块有溶骨性病变，如矢状位重建和轴位计算机断层扫描（CT）图像（黑色箭头）所示。（b）核医学骨扫描图像显示右侧侧块位置有一个活跃的病变。（c）超声引导的方法可以减少刺穿颈部主要血管和神经的风险。轴向超声图像显示颈内动脉神经血管束，颈内静脉为最突出的低回声结构（白色箭头）。（d）将穿刺针从右侧椎旁和颏下入路置入右侧侧块。（e）AP 位和（f）侧位透视图像显示 C1（黑色箭头）右侧侧块范围内针头和针尖的轨迹。三维 CT 重建图像显示，一种亮的紫色骨水泥位于被破坏的 C1 右侧侧块（白色箭头）。（h）AP 位和侧位透视图像上的黑点是骨水泥（白色箭头尖）

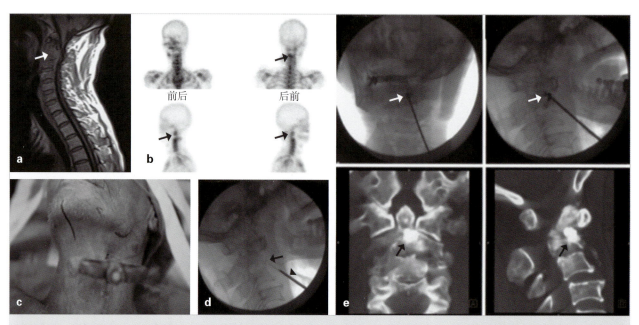

图 29.4 经皮成骨术（POP）在枢椎的齿状突和椎体（a）矢状位 T1 加权像显示左齿状突和椎体有溶骨性病变（白色箭头）。（b）核医学骨扫描的前后、后前和侧位显示枢椎的齿状突和椎体内有一个活跃的病变（黑色箭头）。（c）在穿刺导针的引导下，从前内侧入路的穿刺针插入 C2 椎体的体部和齿状突（图 d 中的黑色三角）。（e）前后和侧面透视图显示，在 C2 的齿状突和椎体之间的连接处注射了 1 针骨水泥（上面图像上的白色箭头）。前后和横向 CT 图像显示在齿状突 / 椎体结合处的水泥（下面图像上的黑色箭头）

和椎板，棘突。

　　在椎体前入路中，必须避免损伤气管食管复合体、颈内动脉、颈内静脉、脊髓、背神经根神经节和脊神经。穿刺针针可以用前内侧插入颈椎体方法通过用手的第二和第三指推开气管食管复合体和主要血管，针应置于椎体中央或椎体前 1/3 处（图 29.5）。

椎骨外经皮成形术（POP）

　　PVP 是指在脊柱椎体上进行手术，而 POP 是一个通用术语，描述骨成形术，将骨水泥注射到各种骨结构中，包括扁平骨、长骨和椎外轴骨骼。虽然骨转移最常见的部位是脊柱，椎体成形术也通常在有疼痛的溶骨性或成骨性骨转移相关的椎体压缩骨折中进行，但治疗脊柱外骨转移引起的疼痛是骨水泥骨成形术姑息治疗的一个挑战。

　　掌握使用穿刺针进入骨头的注意事项，可以避免可预测的并发症。最重要的是选择一个和节段相适配大小的穿刺针，以便能够引导针到正确的位置，同时避免穿透或达不到目标区域。避免主要血管和神经也很重要。此外，最好选择最短的可用路线到目标骨，这可以减少患者的疼痛和手术时间。

　　最常见的转移性疾病的起源部位依次是肺、肝、乳腺，结肠和肾脏。椎骨外 POP 最常见的部位依次为肋骨、肩胛骨、髂骨、肱骨头，股骨，还有胸骨，在那个命令（图 29.6）。注射到邻近椎骨外 POP 的关节也可能是有必要的。

29.4　争议

29.4.1 PVP 与 PKP

　　·尽管使用球囊后凸成形术治疗溶骨性转移性骨折降低水泥渗漏风险的优点得到了广泛的重视，但是仅仅使用穿刺针强化可能就足够了，因为（1）水泥插入的目标点是椎体的前 1/3 或 1/4；（2）在水泥注射前，注射造影剂检测到有渗漏时，应放入小片明胶海绵片，可防止水泥渗漏到破坏的椎体后壁；（3）相当于胸腰椎 15%~25% 的椎体水泥填充足以治疗肿瘤的疼痛足够重新建立椎体的强度和刚度。

　　·相反，如果不正确地将水泥掺入骨和 / 或肿瘤的周围间隙，球囊后凸成形术有时会在空隙内产生

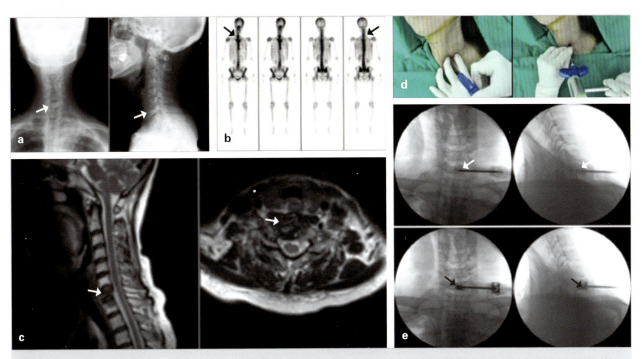

图 29.5　C7 的经皮椎体成形术（PVP）。（a）颈椎前后和侧位 X 线（白色箭头），在的轻微压缩 C7 椎体中观察到成骨细胞病变。（b）核医学骨扫描显示 C7 椎体有活动性病变（黑色箭头）。矢状位和轴向 T2 加权 MRI 图像（白色箭头）可见转移性病变。（d）用前内侧入路将椎针插入椎体，同时用第二和第三指推开气管食管复合体和主要血管（左图）。（e）将椎针放入 C7 椎体的中心和前部（上图，AP 和侧位透视图像上的白色箭头），然后将骨水泥注入椎体（下图 AP 和侧位透视图像上的黑色箭头）

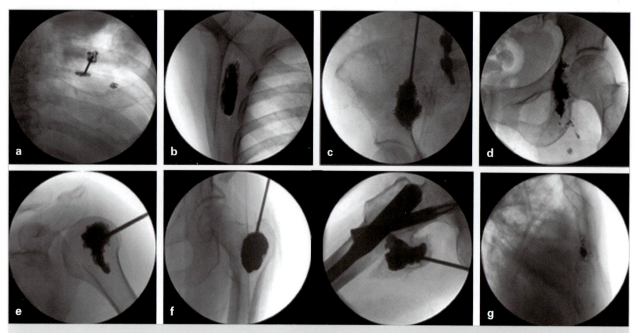

图 29.6 椎管外经皮成形术（POP）。（a）成形术。（b）肩胛骨成形术。（c）髂骨成形术。（d）坐骨成形术。（e）肱骨成形术。（f）股骨成形术（大转子和小转子）。（g）胸骨成形术

一个分离的水泥球。在前列腺癌、肝癌或乳腺癌等成骨性转移瘤病变的情况下，球囊扩张也可能很困难。在骨强化的过程中，转移灶的移位在理论上也可能会使肿瘤扩散到邻近组织。

29.4.2 放疗后 VCF 风险增加

· 即使观察到放射治疗后，VCF 有 11%~39% 不等的风险增加，PVP 仍是一种转移性椎体肿瘤性疼痛标准的方案。据推测，辐射损害（有机）胶原而不是矿物（羟基磷灰石）成分，可产生骨坏死。在使用 ≥ 20Gy/ 牵引的情况下，患者的裂解肿瘤或脊柱失调和基线 VCF，应谨慎使用。

· 脊柱不稳定肿瘤评分（SINS）（表 29.3）是为评估脊柱肿瘤患者而开发的，它确定了可能有脊柱不稳定风险的患者，因此将受益于外科干预以稳定脊柱。该评分系统是预测转移性脊柱稳定性程度的客观测量工具。

29.5 结论

脊柱是骨转移最常见的骨结构。胸椎是转移性疾病最常见的部位，其次是腰骶部和颈椎。

疼痛性转移性压缩骨折的一个常见特征是当患者处于负重姿势时，出现顽固性疼痛，或在从站立到坐或坐到躺下时出现过渡性疼痛。获得诊断成像方式，如常规 X 线、骨扫描、CT、PETCT 和 MRI 是必不可少的。

椎体水泥填充相当于胸腰椎的 15%~25%（3.5~6.0mL）是治疗肿瘤疼痛以及重建椎体强度和刚度的足够量。PVP 的疼痛缓解不仅来源于增强所提供的稳定，而且还来源于聚甲基丙烯酸甲酯的热和化学消融（PMMA），有了支撑，可以抵抗压缩的力量。从发热反应角度，PMMA 比磷酸钙更适合于疼痛转移压缩骨折。

在治疗颈椎和骶椎时，了解它们的解剖结构和邻近的主要神经血管结构是很重要的。行颈椎 PVP 时，特别是在 C1 和 C2 时，重要的周围结构的技术准确性和知识是必不可少的，以避免不必要的并发症或对颈椎神经血管结构的损伤。颈部手术可能需要多种成像方式进行指导，包括超声、透视和 CT。

总之，PVP 为疼痛转移性 VCF 患者提供了立即和持久的疼痛缓解。稳定椎体后的疼痛缓解是立竿见影的，阿片类药物和非甾体类抗炎药物等镇痛药是不能提供这种效果的。PVP 减少了不必要的药物，特别是改变感觉的药物，这些药物可能会在成功的椎体成形术后用量减少或停用。

表29.3　脊柱不稳定肿瘤评分（SINS）

1. 患者	
痛苦	
机械性疼痛	3
偶尔疼痛，但不是机械性的	0
无痛	1
2. 脊柱	
（1）部位	
交界性脊柱：枕骨 ~C2，C7~T2，T11~L1，L5~S1	3
活动性脊柱：C3~C6	2
限制活动性脊柱：T3~T10	1
无活动脊柱：S2~S5	0
（2）脊柱序列	
半脱位 / 移动	4
后凸 / 侧弯	2
正常	0
（3）存在椎体压缩骨折	
≥ 50% 塌陷	3
< 50% 塌陷	2
无塌陷，≥ 50% 的椎体参与	1
以上均无	0
3. 肿瘤特异性	
（1）病变类型	
溶骨性	2
混合	1
成骨性	0
（2）脊柱成分的后外侧受累	
双侧	3
单侧	1
无	0
SINS	
0~6	很稳定
7~12	可能不稳定
13~18	不稳定

参考文献

[1] Galibert P, Deramond H, Rosat P, Le Gars D. Preliminary note on the treatment of vertebral angioma by percutaneous acrylic vertebroplasty Neurochirurgie 1987;33(2):166–168.

[2] Aebi M. Spinal metastasis in the elderly. Eur Spine J 2003;12(Suppl 2): S202–S213.

[3] Kim TK, Kim KH, Kim CH, et al. Percutaneous vertebroplasty and facet joint block. J Korean Med Sci 2005;20(6):1023–1028.

[4] Hollen PJ, Gralla RJ, Kris MG, et al. Measurement of quality of life in patients with lung cancer in multicenter trials of new therapies: psychometric assessment of the Lung Cancer Symptom Scale. Cancer 1994;73(8):2087–2098.

[5] Tokuhashi Y, Matsuzaki H, Oda H, Oshima M, Ryu J. A revised scoring system for preoperative evaluation of metastatic spine tumor prognosis. Spine 2005;30(19):2186–2191.

[6] Anderson LD, D'Alonzo RT. Fractures of the odontoid process of the axis. 1974. J Bone Joint Surg Am 2004;86(9):2081.

[7] Yoon JY, Kim TK, Kim KH. Anterolateral percutaneous vertebroplasty at C2 for lung cancer metastasis and upper cervical facet joint block. Clin J Pain 2008;24(7):641–646.

[8] Seo SS, Lee DH, Kim HJ, Yoon JW, Kwon OS, Kim KH. Percutaneous vertebroplasty at C7 for the treatment of painful metastases: a case report. Korean J Anesthesiol 2013;64(3):276–279.

[9] Kim KH. Preoperative motion-related pain in cancer patients with extraspinal metastases treated by percutaneous osteoplasty. J Anesthe Clinic Rec 2011;S1:004.

[10] Smith HS, Mohsin I. Painful boney metastases. Korean J Pain 2013;26(3): 223–241.

[11] Yi YR, Lee NR, Kwon YS, Jang JS, Lim SY. Pulsed radiofrequency application for the treatment of pain secondary to sacroiliac joint metastases. Korean J Pain 2016;29(1):53–56.

[12] Lee JH, Kim SY, Ok HG, Kim TK, Kim KH. Extraspinal percutaneous osteoplasty for the treatment of painful bony metastasis. J Korean Med Sci 2018;33(8):e61.

[13] Berenson J, Pflugmacher R, Jarzem P, et al; Cancer Patient Fracture Evaluation (CAFE) Investigators. Balloon kyphoplasty versus non-surgical fracture management for treatment of painful vertebral body compression fractures in patients with cancer: a multicentre, randomised controlled trial. Lancet Oncol 2011;12(3):225–235.

[14] Martinčič D, Brojan M, Kosel F, et al. Minimum cement volume for vertebroplasty. Int Orthop 2015;39(4):727–733.

[15] Luo J, Daines L, Charalambous A, Adams MA, Annesley-Williams DJ, Dolan P. Vertebroplasty: only small cement volumes are required to normalize stress distributions on the vertebral bodies. Spine 2009;34(26):2865–2873.

[16] Ma XL, Xing D, Ma JX, Xu WG, Wang J, Chen Y. Balloon kyphoplasty versus percutaneous vertebroplasty in treating osteoporotic vertebral compression fracture: grading the evidence through a systematic review and meta-analysis. Eur Spine J 2012;21(9):1844–1859.

[17] Cruz JP, Sahgal A, Whyne C, Fehlings MG, Smith R. Tumor extravasation following a cement augmentation procedure for vertebral compression fracture in metastatic spinal disease. J Neurosurg Spine 2014;21(3):372–377.

[18] Sahgal A, Whyne CM, Ma L, Larson DA, Fehlings MG. Vertebral compression fracture after stereotactic body radiotherapy for spinal metastases. Lancet Oncol 2013;14(8):e310–e320.

[19] Sahgal A, Atenafu EG, Chao S, et al. Vertebral compression fracture after spine stereotactic body radiotherapy: a multi-institutional analysis with a focus on radiation dose and the spinal instability neoplastic score. J Clin Oncol 2013;31(27):3426–3431.

[20] Fisher CG, Schouten R, Versteeg AL, et al. Reliability of the spinal instability neoplastic score (SINS) among radiation oncologists: an assessment of instability secondary to spinal metastases. Radiat Oncol 2014;9:69.

第三十章　椎体强化术在脊柱融合中的应用

John W. Amburgy, Patrick R. Pritchard, Steven M. Theiss, James Mooney, D. Mitchell Self, M. R. Chambers

冯法博　孙垂国 / 译

摘要

椎体强化术是一种微创治疗方式，可以减少疼痛性椎体骨折患者疼痛和残疾发生，提高患者的生活质量。除了在各种适应证上的广泛应用外，当它与内固定相结合使用来辅助减轻脊柱不稳定时，它往往能为特定患者提供新的治疗选择。这些患者通常有较高的内固定失败、椎体塌陷和交界区骨折等风险。在椎弓根螺钉固定中追加椎体强化术可以降低这些风险。生物力学研究显示，这种加强型螺钉能够提高置入骨质疏松骨中的螺钉的抗拔出强度。

关键词：椎体强化术，脊柱融合术，椎弓根螺钉，脊柱固定，爆裂性骨折，骨量减少，骨质疏松

30.1 引言

椎体强化术的应用非常广泛，从治疗良性疾病如骨质疏松症，到原发性恶性肿瘤和转移性疾病。一个重要的应用是它与内固定相结合应用于脊柱不稳患者。虽然这些患者病因各异，但他们通常都有施行脊柱融合术的需要。这类患者内固定失败、椎体塌陷和交界区骨折的风险通常较高。椎弓根螺钉固定辅助椎体强化术可以降低这些风险，这为脊柱外科医生提供了新的术中选择。

30.2 脊柱融合中的内固定

Roy Camille 第一个提出了后路钢板结合矢状位上置入椎弓根及关节突关节的螺钉固定系统，他和 Judet 从 1963 年就已开始使用。这成为椎弓根螺钉固定的基础。Harrington 和 Tullos 在 1969 年报道了美国第一例经椎弓根置入螺钉的手术。随后的椎弓根螺钉系统的完善和改进来自 Louis、Steffee、Magerl、Luque 和 Wiltse 等。时至今日，该系统的升级改良仍在继续，以优化置入方式、固定强度和融合结果。

1991 年，Lorenz 等对 68 例背部疼痛持续 6 个月以上、经保守治疗无效的患者进行了一项前瞻性研究，比较使用和不使用椎弓根螺钉实施腰椎单节段后外侧融合术（PLF）的不同情况。其中 29 例采用无内固定的融合术，39 例采用可变角度螺钉（VSP）内固定融合术。结果显示，接受椎弓根螺钉内固定的患者融合率高、未有假关节出现，而 58.6% 未行内固定的患者中出现假关节。内固定组的疼痛改善更好（76.9% 比 41.4%），患者复工率也更高（72% 比 31%）。

在一份结论相反的报告中，Thomsen 等认为椎弓根螺钉固定并不影响长期的功能改善或融合率。尽管存在争议，椎弓根螺钉固定在后外侧融合中已成为常规方法。腰椎退行性疾病融合术的操作指南于 2014 年发表在 *Journal of Neurosurgery Spine* 上。根据动态 X 线片评估显示，椎弓根螺钉结合棒的内固定和融合率增加之间存在关联，但无直接相关性。尽管这是一种常规的治疗方法，但指南建议"椎弓根螺钉内固定作为 PLF（后外侧融合）的补充适用于单用 PLF 手术不融合风险增加的患者"。

尽管本章的重点不是深入分析椎弓根螺钉固定在融合术中的辅助作用，但我们必须理解，增加椎弓根螺钉稳定性的尝试与椎弓根螺钉固定以提高椎体融合稳定性、进而改善功能和影像学结果的相关数据的关系密不可分。从上面的例子中可以看出，关于内固定装置在脊柱融合中的作用并没有明确定论。

30.3 脊柱融合中的椎体强化术

支持脊柱强化术及其对脊柱融合有益的数据可以追溯到 30 多年前。1986 年，Zindrick 等评估了骶骨螺钉固定术的各种生物力学性能，包括用聚甲基丙烯酸甲酯（PMMA）强化的固定。根据作者报道，将 PMMA 放在松动的螺钉周围可以恢复固定并使其拔出强度增加 1 倍。Soshi 等在腰椎骨质疏松模型中再现了这一结果，他们测量了直径 7mm 椎弓根螺钉在正常腰椎上的拔出强度，并与轻度和严重骨质疏松的腰椎进行了比较。正常、非骨质疏松组需要 1056.4N 的拔出力，轻度骨质疏松组需要 495.6N 的拔出力，重度骨质疏松组需要 269.5N 的拔出力。骨水泥的使用能够使螺钉的拔出强度增加 2 倍，从而降低了骨质疏松椎体螺钉拔出的风险。

Mermelstein 等进一步对磷酸钙（CP）骨水泥强化椎弓根螺钉的扭矩进行了分析。屈曲时的扭矩减少59%，伸展时减少38%，平均稳定强度增加了40%。Sarzier 等在 2002 年报道，椎体强化术增加了骨质疏松椎体中椎弓根螺钉的抗拔出强度。对于每个骨质疏松级别（Jikei 分级），可获得的最大强度大约是非加强型椎弓根螺钉拔出力的 2 倍。骨质疏松脊柱的平均抗拔出强度增加了 181%（Ⅰ级）、206%（Ⅱ级）和 213%（Ⅲ级）。

30.4 适应证

椎体强化术用于治疗各种病因导致的椎体压缩骨折（VCF）。强化脊柱内固定可能适用于特定的患者群体，包括骨质疏松患者、需要翻修手术的患者，特别是那些可能无法忍受长时间全身麻醉和手术的高危患者，以及患有脊柱畸形的成年人。在骨质疏松症患者中，椎体强化术可能会降低螺钉拔出的风险。此外，需要翻修的行脊柱融合内固定术的患者应当也受益于该强化手术，因为它增加了置换螺钉的稳定强度和抗拔出强度。高危患者的椎体强化术可用于提供结构稳定性和持久的疼痛缓解。最后，在成人脊柱畸形患者中，强化手术已被证明能够减少翻修的需要，并降低固定术后近端交界区骨折（PJF）的风险，具体见图 30.1。

30.5 结果和变量

无论有无行椎体强化，多个变量都会影响内固定融合术后的结果。本文中，我们回顾椎体强化融合的结果，因为它们与病因、置入方式、内固定种类、骨水泥的成分及注入体积和时机有关。

30.5.1 骨质疏松症

骨质疏松症患者在使用内固定器械进行强力矫形时，螺钉拔出和骨折风险明显增加。内固定装置故障的风险与施加的矫正力成正比。在骨质疏松症患者中，骨骼质量是决定预后的最重要因素，"骨骼支撑金属，金属支撑不了骨骼"的公理适用于骨质疏松症患者。PMMA 强化椎弓根螺钉可以提高骨质疏松椎体内固定的初始强度和抗疲劳强度。对腰椎、胸椎、髂骨和骶骨的大量研究表明，与非强化螺钉相比，强化螺钉的抗拉强度增加了 1.5~2 倍。这一益处可能只在骨量减少和骨质疏松患者的低质量骨骼中得以实现。

30.5.2 翻修手术

翻修手术的研究结果与 PMMA 强化骨质疏松患者的椎弓根螺钉研究相似，PMMA 或其他骨水泥可以加强螺钉固定，并使抗拔出强度增加 1 倍。在这些翻修病例中，胸腰椎加强螺钉的拔出强度恢复到

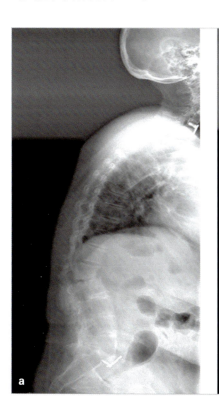
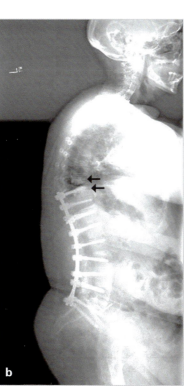

图 30.1 （a，b）一例 65 岁女性患者，行 T10 到骨盆的内固定融合手术，其中 L1~L2 行 Smith-Peterson 截骨术。在使用钉棒系统固定的同时，还将聚甲基丙烯酸甲酯（PMMA）置入最上端椎体（UIV）和最上端椎体的上位椎体（UIV+1）（图 b 中的黑色箭头）

基线或增加到基线以上。大直径螺钉的初始和最终
强度也随着骨水泥的增加而增加。

30.5.3 高危患者的选择

原有基础疾病或全身健康状况不佳等情况可能
会影响内固定术和融合手术。在这些特定的患者中，
椎体强化术可能会提供另一种治疗选择。例如，Puri
和 Erdem 描述了 2 例多发性骨髓瘤患者，他们脊柱
后路椎间融合失败并伴随明显的疼痛症状，但是由
于多种并发症，他们被认为是发生全身麻醉并发症
的高风险患者。单侧经椎弓根椎体强化术可以在患
者清醒状态下经静脉镇静下进行，而不是在全身麻
醉下进行长时间的重建和翻修手术。

第 1 例患者曾接受胸椎椎体切除、椎体间融合
器置入、T6~T10 后方内固定术。6 个月后，患者因
反复疼痛行 MRI 和 CT 检查发现椎间融合器出现明
显松动、失效。作者认为内固定装置的持续性微动
可能是引起疼痛症状的原因，因此他利用一根金刚
石针经椎弓根穿刺至 T9 椎体前 1/3 处行椎体成形术。
在实时透视引导下，PMMA 水泥被引导至上方朝
T6~T8 的椎间融合器弥散。最终骨水泥跨越了几个椎
间盘间隙、包绕融合器前方并在融合器内进行了少
量填充。

第 2 例患者接受了 L3 椎体部分切除术，在左侧
中央旁放置了椎间融合器，并在 L2~L4 进行了后方
固定。术后约 7 个月时患者疼痛复发，MRI 和 CT 检
查显示 L1 新鲜压缩性骨折，L2~L4 固定装置出现松
动迹象。在实施 L1 椎体成形术后处理 L3。将注射器
从右侧椎弓根穿过中线将 PMMA 注射到椎弓根前方
左侧，操作成功后继续注入剩余的骨水泥使骨水泥
包绕 L3 椎体右侧及融合器的前方。

两例患者疼痛症状术后都明显减轻，在术后 18
个月时，复查结果显示内固定装置稳定、疼痛持续
缓解。

30.5.4 成人脊柱畸形

成年脊柱畸形和脊柱长节段（＞5 个节段）融
合内固定患者发生近端交界性后凸（PJK）、近端交
界性失败（PJF）和内固定装置故障的风险很高（图
30.2）。这在伴随矢状面畸形的患者群体中尤其明显。
虽然通常存在多因素导致这些交界性问题，但是上
述问题往往发生在应力升高的情况下，常见于内固
定装置和脊柱的交界区。

尤其是内固定的最上端椎体（UIV）及其上位
椎体（UIV+1）最易发生。交界性后凸分为 PJK 和

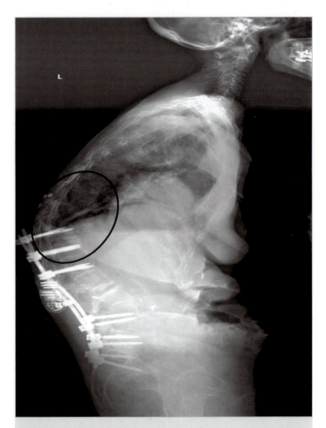

图 30.2 长节段内固定融合术后出现的近端交界性后凸
（PJK）（黑椭圆形区域）

PJF。PJK 的定义是与术前测量相比，术后固定装置
以上节段的脊柱后凸大于 10°；而 PJF 的定义是脊柱
发生结构性故障伴随椎体骨折、后纵韧带复合体失
效、螺钉拔出及椎体半脱位。椎体强化术被用于预防
PJK 和 PJF 的做法已被证明是有效的。Hart 等的研究
显示 UIV 在行椎体后凸成形术后的 PJF 发生率降低
了 15%。Martin 等研究表明在接受 UIV 和 UIV+1 椎
体强化术的患者中，只有 5% 的患者出现了 PJF，远
低于以往未行强化术发生 PJF 的概率。Theologis 和
Burch 进一步的研究显示，行 UIV 和 UIV+1 强化的
患者因骨折而行翻修手术较少（0 例比 19 例），功能
结果更好，残疾明显减少。没有行强化术的患者接
受翻修手术的概率是预防性行 UIV 和 UIV+1 强化的
患者的 9.2 倍。Ghobrial 等报道，在行 UIV 和 UIV+1
脊柱后凸成形术的患者中，PJK 的发生率（23.7% 比
36%）和程度（5.65° 比 9.36°）都有所下降。除了早
期的临床研究检验椎体强化术预防交界性后凸发生
的有效性外，还进行了一些生物力学研究。对 UIV
和 UIV+1 进行强化术（图 30.1）的尸体研究分析，
其 PJF 发生率（17%）低于仅行单节段椎体成形术

（UIV 或 UIV+1）（67%）或无骨水泥强化的脊柱患者（100%）（图 30.3）。

30.5.5 骨水泥使用方式

骨水泥可以通过标准的经椎弓根输送直接注射到松质骨，或者在置入椎弓根螺钉之前通过球囊后凸成形术进行加强。这样骨水泥就可以在螺钉周围固化或硬化。与椎体成形术相比，在骨质疏松椎骨中采用后凸成形术技术进行强化后再放置的椎弓根螺钉具有更高的拔出负荷［分别为（1414±338）N 和（756±300）N；$P < 0.001$］。此外，非配对 t 检验显示，经后凸成形术强化的骨质疏松椎骨中的疲劳椎弓根螺钉抗拔出强度高于健康对照椎体（$P=0.002$）。在疲劳循环后的测试中发现，与未强化的骨质疏松骨中的椎弓根螺钉相比，经后凸成形术（$P=0.007$）或椎体成形术（$P=0.002$）后的螺钉有更大的拔出强度。

或者也可以放置空心或带侧孔的椎弓根螺钉，然后通过螺钉注入骨水泥。通过空心螺钉注入的骨水泥由此进入椎体，而通过有孔螺钉注入的骨水泥则通过螺钉侧孔流动渗透最后包绕螺钉（图 30.4）。

Chen 等研究发现在通过不同侧孔（窗孔）数

量的螺钉在输注 PMMA 的过程中大量 PMMA 会从近侧孔流出，而在对面的远侧孔中几乎没有观察到 PMMA；近侧孔离螺钉头越近，发生骨水泥渗漏的风险越大。将传统的椎弓根螺钉周围注射骨水泥技术与通过空心螺钉输注骨水泥进行比较的研究结果表明，尽管注射组的拔出强度和螺钉拔出扭矩显著高于对照组（234.1N 比 187.8N，1119.6N·mm 比 836.7N·mm），但是空心椎弓根螺钉组的手术时间短，骨水泥渗漏率低（211.4min 比 296.3min，14.05% 比 26.2%）。

螺钉侧孔的数量、设计和具体布局可能会影响拔出强度。根据各种设计的骨水泥强化空心螺钉的生物力学性能研究，Tolunay 等在 2015 年发表结论认为若以拔出强度和抗扭强度为标准，单侧、连续、三径向的孔、钻入的空心螺钉是最佳选择。Dai 等在同年也描述了"一种应用 PMMA 强化的新方法——可注射骨水泥的空心椎弓根螺钉"。研究中 43 例患有骨质疏松症和退行性椎间盘疾病且保守治疗至少 6 个月失败的患者，接受了一种应用新型可注射骨水泥的空心椎弓根螺钉（CICPS）（中国江苏康辉医疗器械有限公司）的腰椎融合手术治疗。术后平均随

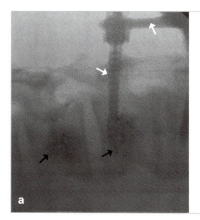
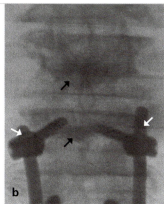

图 30.3　侧位（a）和前后位（b）X 线片显示，先前接受过椎弓根螺钉和钉棒系统强化内固定（白色箭头）患者在最上端椎体（UIV）及其上位椎体（UIV+1）（黑色箭头）处使用 PMMA 进行椎体强化

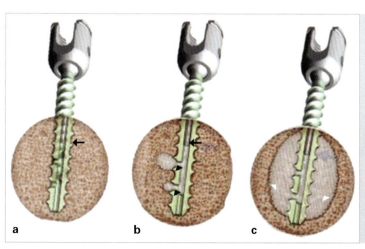

图 30.4　带侧孔的椎弓根螺钉用于 PMMA 强化松质骨内固定的实例。螺钉（图 a 中黑色箭头）有一个中央通道（图 b 中黑色箭头）和侧孔（图 b 中黑色箭头尖），PMMA 可以通过这个通道进行输注（c 中白色箭头尖）

15.7±5.6 个月（6~35 个月）。VAS 评分和 OSwestry 残疾指数评分显示，使用这种新型螺钉进行腰椎融合的患者背部疼痛显著减轻（P=0.018），下肢功能明显改善（P=0.025）。4 例患者术中发生骨水泥渗漏，但无神经系统并发症。影像学检查显示新型螺钉无松动或拔出迹象，骨性融合良好。

30.5.6 胸腰椎爆裂性骨折

如上所述，经骨水泥强化的椎弓根螺钉可以加强内固定强度，其他可以改善创伤性爆裂性骨折固定的应用也有相关研究（图 30.5、图 30.6）。Norton 等对胸腰椎爆裂性骨折的治疗进行了生物力学分析，比较了 4 枚螺钉内固定（病椎上节段和下节段的固定）和 6 枚螺钉内固定（病椎的椎弓根内固定以及上下节段固定）。作者指出，4 枚螺钉后路短节段内固定技术的固定失败率和早期复位丢失的发生率很高。在骨折椎体附加椎弓根螺钉（6 枚螺钉）的做法比仅使用四枚螺钉的内固定有更好的结果。由于骨折水平的额外固定被认为是为了增加固定强度和减少其他椎弓根螺钉上的应力，最近的一项研究对比评估了附加椎体强化的 4 枚螺钉固定和不使用骨

水泥的 6 枚螺钉固定的结果。研究结果显示，两种手术方式效果相近，但是传统 6 枚螺钉固定在缩短手术时间、减少失血量和失败率方面具有优势。然而，有限元分析（FEA）显示，与其他类型的短节段内固定相比，在病椎处使用两枚椎弓根螺钉（共 6 枚螺钉）再结合骨水泥进行短节段固定可能会提供一种搅拌式结构，且减小对椎弓根螺钉和棒的应力。该结论还有待临床结果证明。椎体强化术对骨折椎体进行强化以减少创伤性畸形的作用也有相关研究。Oner 等对一具爆裂性椎体骨折的尸体研究中发现，球囊辅助终板复位联合椎体强化术可使终板及后凸的畸形得到减轻。然而，椎体强化联合后路内固定并不一定能够防止脊柱后凸畸形复发。Aono 等指出，即使联合椎体强化手术，4 枚螺钉固定后的脊柱后凸也可能会复发。这不是骨折椎体塌陷的结果，而是邻近椎间盘塌陷的结果，因为相邻椎间盘在创伤发生时已经受损。终板的复位和受伤椎体的强化并不影响最终椎间盘间隙的塌陷。

30.5.7 骨水泥

体外研究的数据表明，经 PMMA 强化的椎弓根

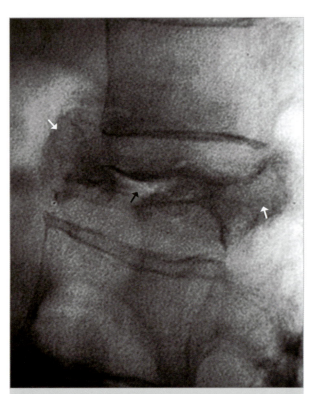

图 30.5 侧位片显示为椎体爆裂性骨折，该椎体的前后径比上方椎体宽（白色箭头）。图像还显示了椎体内的空气影（黑色箭头）

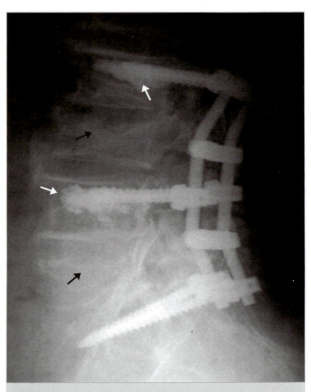

图 30.6 侧位片显示在 L3 骨折上方的 L2 椎体和骨折下方的 L4 椎体（白色箭头）用 PMMA 稳定椎弓根螺钉和钉棒结构，椎弓根螺钉和钉棒跨越发生 VCF 的椎体（黑色箭头）

螺钉可以将拔出力从骨和螺钉的界面重新分配到整个强化椎体和周围的皮质。

骨水泥成分

第七章详细讨论了各种骨水泥和填充材料。聚甲基丙烯酸甲酯（PMMA）是目前应用最广泛的椎体强化骨水泥。PMMA 的开发始于 1928 年，在 20 世纪 50 年代中期首次应用于骨科手术。PMMA 在 2004 年被 FDA 批准用于治疗 VCF。PMMA 价格低廉，生物相容性极好且远期并发症少。然而，PMMA 也可能会导致心血管并发症，包括不可预测的低血压，它可能会通过刺激凝血而加剧肺水泥栓塞时的心血管恶化情况。

其他不太常用的骨水泥包括磷酸钙（CP）、硫酸钙（CS）、甘油三酯（CT）和磷酸镁（MP）。钙基水泥通常需要 24h 才能固化，因此在手术时不能进行加强固定。虽然临床相关性尚未得到证实，但是它们都具有较低的黏度，因此被认为具有较高的外渗潜力。在生物力学分析中，PMMA 可能具有更大的抗拔出强度和抗内固定失败能力。

骨水泥体积

虽然大多数关于椎体成形术的研究描述中注入骨水泥的体积在 2~5mL 之间，但许多报告指出，注入骨水泥的体积在 2~3mL 之间可以最大限度地提高螺钉的初始拔出强度，更大的体积可能会增加水泥外渗的可能性。在一项比较标准经椎弓根成形术和后凸成形术后拔出强度的生物力学分析中，显示更多的骨水泥注入可能有更大的抗拔出强度。Tan 等在 2016 年研究了增加当时新型的带锥形侧孔的椎弓根螺钉的拔出强度时 PMMA 的最佳注射量。他们评估了骨水泥的分布如何影响螺钉的生物力学性能。研究结果表明，1.5mL 是 PMMA 应用强化术的适宜剂量，在这基础之上骨水泥用量越多，发生渗漏的风险越大。

骨水泥注入的时机

根据体外研究的数据显示，应用 PMMA 强化椎弓根螺钉可以将拔出应力从骨和螺钉界面重新分配到整个强化椎体和周围皮质，以及当螺钉被置入"软"骨水泥时螺钉在骨 – 骨水泥界面发生失效的结论，因此有人建议在螺钉置入椎体之前允许让骨水泥发生部分固化可以改善治疗效果。CP 骨水泥固化时间长达 24h，因此做不到将螺钉置于"硬化"状态的骨水泥当中。但是 PMMA 的固化时间快，可能是

椎弓根螺钉强化的最佳黏合剂。

关于螺钉置入和强化的顺序，Zapałowicz 等描述了放置螺钉后进行椎体强化的便捷性和获益处，并取得了良好的疗效。在 22 个椎体中置入螺钉后再进行椎弓根外椎体成形术。影像学上显示 73% 的骨水泥被放置在中心，同时有 95% 的椎体被填充到其高度的 70% 以上。只有一枚螺钉完全没有被骨水泥包裹。有 45% 的外渗率，但没有症状或临床相关表现。

30.6 结论

内固定装置用于治疗脊柱不稳由来已久。经过几十年的设计发展，螺钉的置入方式得到了改进、结构更短、强度更高、融合效果更好。对于特定患者，内固定后的椎体强化手术可能会进一步改善预后。结合椎弓根螺钉固定，椎体强化术在治疗骨质疏松和癌症患者的疼痛和脊柱不稳具有较好的应用前景。因为这些患者有较高的内固定装置故障、椎体塌陷和交界区骨折的风险。

脊柱融合联合椎体强化术的预后结果可能因病因、内固定和骨水泥种类而异。而骨水泥成分、体积、时机和输注方法都可能成为影响成功率的因素。生物力学研究表明，在骨质疏松患者的胸椎、腰椎、骶骨和髂骨中，经强化的椎弓根螺钉比非强化的螺钉有更高的抗拔出强度。在成人脊柱畸形的患者中，脊柱内固定术辅助强化术可以减少翻修的需要并且降低发生 PJF 的风险。

许多学者的研究结果显示患者的预后与骨水泥的输注体积和方法以及骨水泥的生物化学特征和机械性能有关。PMMA 是最常用的骨水泥，根据其物理性能，它被认为可能是最适用于椎弓根螺钉强化的骨水泥。骨水泥的输注体积受到渗漏风险的限制。在置入椎弓根螺钉之前，可以实施标准椎体成形术或球囊后凸成形术，或者通过空心和 / 或带窗孔的螺钉进行骨水泥输注。尽管也有报道指出在置入螺钉后进行椎体强化术的便捷性和优点，但是在螺钉置入之前输注骨水泥可以使骨水泥在螺钉周围固化或硬化。这可能有助于将拔出应力从骨和螺钉的单独界面重新分配到整个强化后椎体和周围的皮质上。

椎体强化术可以减轻疼痛和功能障碍，提高椎体骨折患者的生活质量的效果被普遍认可。除了在多种疾病上的应用外，当它与内固定联合应用于治疗脊柱不稳定时，往往能为特定患者带来新的治疗希望。

参考文献

[1] Roy-Camille R, Saillant G, Berteaux D, Salgado V. Osteosynthesis of thoraco-lumbar spine fractures with metal plates screwed through the vertebral pedicles. Reconstr Surg Traumatol 1976;15(15):2–16.

[2] Roy-Camille R, Sailant G, Bisserie M. Surgical treatment of spinal metastatic tumors by posterior plating and laminectomy. In: Proceedings of the 51st Annual Meeting of the American Academy of Orthopaedic Surgeons; 1984.

[3] Roy-Camille R, Sailant G, Lapresle P, et al. A secret in spine surgery: the pedicle. In: Proceedings of the 51st Annual Meeting of the American Academy of Orthopaedic Surgeons; 1984.

[4] Roy-Camille R, Saillant G, Mazel C. Internal fixation of the lumbar spine with pedicle screw plating. Clin Orthop Relat Res 1986(203):7–17.

[5] Kabins M, Weinstein J. The history of vertebral screw and pedicle screw fixation. Iowa Orthop J 1991;11:127–136.

[6] Lorenz M, Zindrick M, Schwaegler P, et al. A comparison of single-level fusions with and without hardware. Spine 1991;16(8, Suppl):S455–S458.

[7] Thomsen K, Christensen FB, Eiskjaer SP, Hansen ES, Fruensgaard S, Bünger CE. 1997 Volvo Award winner in clinical studies. The effect of pedicle screw instrumentation on functional outcome and fusion rates in posterolateral lumbar spinal fusion: a prospective, randomized clinical study. Spine 1997;22(24):2813–2822.

[8] Groff MW. Introduction: guideline update for the performance of fusion procedures for degenerative disease of the lumbar spine. J Neurosurg Spine 2014;21(1):1.

[9] Soshi S, Shiba R, Kondo H, Murota K. An experimental study on transpedicular screw fixation in relation to osteoporosis of the lumbar spine. Spine 1991;16(11):1335–1341.

[10] Mermelstein LE, McLain RF, Yerby SA. Reinforcement of thoracolumbar burst fractures with calcium phosphate cement: a biomechanical study. Spine 1998;23(6):664–670, discussion 670–671.

[11] Sarzier JS, Evans AJ, Cahill DW. Increased pedicle screw pullout strength with vertebroplasty augmentation in osteoporotic spines. J Neurosurg 2002;96(3, Suppl):309–312.

[12] Theologis AA, Burch S. Prevention of acute proximal junctional fractures after long thoracolumbar posterior fusions for adult spinal deformity using 2-level cement augmentation at the upper instrumented vertebra and the vertebra 1 level proximal to the upper instrumented vertebra. Spine 2015;40(19): 1516–1526.

[13] Ghobrial GM, Eichberg DG, Kolcun JPG, et al. Prophylactic vertebral cement augmentation at the uppermost instrumented vertebra and rostral adjacent vertebra for the prevention of proximal junctional kyphosis and failure following long-segment fusion for adult spinal deformity. Spine J 2017;17(10):1499–1505.

[14] Liu D, Wu ZX, Pan XM, et al. Biomechanical comparison of different techniques in primary spinal surgery in osteoporotic cadaveric lumbar vertebrae: expansive pedicle screw versus polymethylmethacrylate-augmented pedicle screw. Arch Orthop Trauma Surg 2011;131(9):1227–1232.

[15] Yu BS, Li ZM, Zhou ZY, et al. Biomechanical effects of insertion location and bone cement augmentation on the anchoring strength of iliac screw. Clin Biomech (Bristol, Avon) 2011;26(6):556–561.

[16] Yu BS, Zhuang XM, Zheng ZM, Zhang JF, Li ZM, Lu WW. Biomechanical comparison of 4 fixation techniques of sacral pedicle screw in osteoporotic condition. J Spinal Disord Tech 2010;23(6):404–409.

[17] Hoppe S, Loosli Y, Baumgartner D, Heini P, Benneker L. Influence of screw augmentation in posterior dynamic and rigid stabilization systems in osteoporotic lumbar vertebrae: a biomechanical cadaveric study. Spine 2014;39(6): E384–E389.

[18] Zindrick MR, Wiltse LL, Widell EH, et al. A biomechanical study of intrapeduncular screw fixation in the lumbosacral spine. Clin Orthop Relat Res 1986;203:99–112.

[19] Frankel BM, D'Agostino S, Wang C. A biomechanical cadaveric analysis of polymethylmethacrylate-augmented pedicle screw fixation. J Neurosurg Spine 2007;7(1):47–53.

[20] Renner SM, Lim TH, Kim WJ, Katolik L, An HS, Andersson GB. Augmentation of pedicle screw fixation strength using an injectable calcium phosphate cement as a function of injection timing and method. Spine 2004;29(11): E212–E216.

[21] Kiner DW, Wybo CD, Sterba W, Yeni YN, Bartol SW, Vaidya R. Biomechanical analysis of different techniques in revision spinal instrumentation: larger diameter screws versus cement augmentation. Spine 2008;33(24):2618–2622.

[22] Puri AS, Erdem E. Salvage percutaneous vertebral augmentation in failed spinal interbody fusions associated with multiple myeloma. Spine J 2010;10(8): e5–e10.

[23] Hyun SJ, Lee BH, Park JH, Kim KJ, Jahng TA, Kim HJ. Proximal junctional kyphosis and proximal junctional failure following adult spinal deformity surgery. Korean J Spine 2017;14(4):126–132.

[24] Hart RA, Prendergast MA, Roberts WG, Nesbit GM, Barnwell SL. Proximal junctional acute collapse cranial to multi-level lumbar fusion: a cost analysis of prophylactic vertebral augmentation. Spine J 2008;8(6):875–881.

[25] Martin CT, Skolasky RL, Mohamed AS, Kebaish KM. Preliminary results of the effect of prophylactic vertebroplasty on the incidence of proximal junctional complications after posterior spinal fusion to the low thoracic spine. Spine Deform 2013;1(2):132–138.

[26] Kebaish KM, Martin CT, O'Brien JR, LaMotta IE, Voros GD, Belkoff SM. Use of vertebroplasty to prevent proximal junctional fractures in adult deformity surgery: a biomechanical cadaveric study. Spine J 2013;13(12):1897–1903.

[27] Burval DJ, McLain RF, Milks R, Inceoglu S. Primary pedicle screw augmentation in osteoporotic lumbar vertebrae: biomechanical analysis of pedicle fixation strength. Spine 2007;32(10):1077–1083.

[28] Hoppe S, Keel MJ. Pedicle screw augmentation in osteoporotic spine: indications, limitations and technical aspects. Eur J Trauma Emerg Surg 2017;43(1):3–8.

[29] Lubansu A, Rynkowski M, Abeloos L, Appelboom G, Dewitte O. Minimally invasive spinal arthrodesis in osteoporotic population using a cannulated and fenestrated augmented screw: technical description and clinical experience. Minim Invasive Surg 2012;2012:507826.

[30] Chen LH, Tai CL, Lai PL, et al. Pullout strength for cannulated pedicle screws with bone cement augmentation in severely osteoporotic bone: influences of radial hole and pilot hole tapping. Clin Biomech (Bristol, Avon) 2009;24(8):613–618.

[31] Chang MC, Kao HC, Ying SH, Liu CL. Polymethylmethacrylate augmentation of cannulated pedicle screws for fixation in osteoporotic spines and comparison of its clinical results and biomechanical characteristics with the needle injection method. J Spinal Disord Tech 2013;26(6):305–315.

[32] Tolunay T, Arslan K, Yaman O, Dalbayrak S, Demir T. Biomechanical performance of various cement-augmented cannulated pedicle screw designs for osteoporotic bones. Spine Deform 2015;3(3):205–210.

[33] Tan QC, Wu JW, Peng F, et al. Augmented PMMA distribution: improvement of mechanical property and reduction of leakage rate of a fenestrated pedicle screw with diameter-tapered perforations. J Neurosurg Spine 2016;24(6):971–977.

[34] Dai F, Liu Y, Zhang F, et al. Surgical treatment of the osteoporotic spine with bone cement-injectable cannulated pedicle screw fixation: technical description and preliminary application in 43 patients. Clinics (São Paulo) 2015;70(2):114–119.

[35] Norton RP, Milne EL, Kaimrajh DN, Eismont FJ, Latta LL, Williams SK. Biomechanical analysis of four- versus six-screw constructs for short-segment pedicle screw and rod instrumentation of unstable thoracolumbar fractures. Spine J 2014;14(8):1734–1739.

[36] Liao JC, Fan KF. Posterior short-segment fixation in thoracolumbar unstable burst fractures: transpedicular grafting or six-screw construct? Clin Neurol Neurosurg 2017;153(153):56–63.

[37] Liao JC, Chen WP, Wang H. Treatment of thoracolumbar burst fractures by short-segment pedicle screw fixation using a combination of two additional pedicle screws and vertebroplasty at the level of the fracture: a finite element analysis. BMC Musculoskelet Disord 2017;18(1):262.

[38] Oner FC, Verlaan JJ, Verbout AJ, Dhert WJ. Cement augmentation techniques in traumatic thoracolumbar spine fractures. Spine 2006;31(11, Suppl): S89–S95, discussion S104.

[39] Aono H, Ishii K, Tobimatsu H, et al. Temporary short-segment pedicle screw fixation for thoracolumbar burst fractures: comparative study with or without vertebroplasty. Spine J 2017;17(8):1113–1119.

[40] Shridhar P, Chen Y, Khalil R, et al. A review of PMMA bone cement and intra-cardiac embolism. Materials (Basel) 2016;9(10).

[41] Ding T, Yang H, Maltenfort M, Xie R. Silk fibroin added to calcium phosphate cement to prevent severe cardiovascular complications. Med Sci Monit 2010;16(9):HY23–HY26.

[42] McLachlin SD, Al Saleh K, Gurr KR, Bailey SI, Bailey CS, Dunning CE. Comparative assessment of sacral screw loosening augmented with PMMA versus a calcium triglyceride bone cement. Spine 2011;36(11):E699–E704.

[43] Moore DC, Maitra RS, Farjo LA, Graziano GP, Goldstein SA. Restoration of pedicle screw fixation with an in situ setting calcium phosphate cement. Spine 1997;22(15):1696–1705.

[44] Fölsch C, Goost H, Figiel J, Paletta JR, Schultz W, Lakemeier S. Correlation of pull-out strength of cement-augmented pedicle screws with CT-volumetric measurement of cement. Biomed Tech (Berl) 2012;57(6):473–480.

[45] Zapałowicz K, Godlewski B, Jekimov R, Grochal M. Augmentation of transpedicular screws by intraoperative vertebroplasty. Neurol Neurochir Pol 2012;46(6):560–568.

第三十一章 椎体压缩骨折后的生物力学变化

Olivier Clerk-Lamalice

陈广辉 孙垂国 / 译

摘要

了解脊柱的生物力学是非常重要的，因为脊柱的功能在理解如何治疗各种类型的椎体压缩性骨折（VCF）时起直接的作用。脊柱的稳定或失稳程度、脊柱单元的功能、矢状位平衡以及后凸角度等都是要优化的重要因素，以确保椎体压缩性骨折后足够的稳定性和功能。骨折受压的程度和解剖结构是影响未来椎体骨折风险的重要因素。此外，脊柱可以分为由两个相邻的椎体、椎间盘、关节突关节和椎体间韧带组成的功能性脊柱单元。大部分的脊柱轴向载荷是通过椎体传递的。通过腰椎的载荷变化很大，并且随着姿势和负重变化而变化，当患者处于屈曲站立位时，脊柱局部受力达到最大。这个概念解释了为什么有些人在日常生活中进行某些常见活动时存在椎体骨折的风险。随着椎间盘的退变，它会给相邻的椎体施加更多的负荷，并使整体的负荷后移。当负荷后移时，椎体上的应力就会减小，从而导致椎体骨密度和强度降低。椎间盘退变、椎体强度降低和屈曲中立体位的联合作用使患者易患 VCF。

关键词：椎体压缩骨折，生物力学，矢状位平衡，功能性脊柱单元，压力，Magerl 骨折，骨折力学不稳

31.1 引言

脊柱生物力学在过去几年中获得了极大的关注。在 VCF 患者中，诸如功能性脊柱单元（FSU）、机械稳定性、矢状位平衡和后凸角矫正等关键概念的研究越来越多。这些概念对于确定要注入骨折椎体内的聚甲基丙烯酸甲酯（PMMA）水泥或其他填充材料的数量和位置，以及理解矫正终板畸形 / 后凸角至关重要。通过优化这些参数，除了降低相邻节段骨折的风险外，还可以最大限度地提高机械稳定性和控制疼痛。因此，这一章节包含了本书的一些核心知识，证明了"怎么样"和"为什么"要对每一个椎体实施强化手术。

这些原则的不恰当应用导致之前的研究未能证明椎体强化术相对于对照组假手术的优越性，在我们的领域中，由于减少了治疗途径，同时增加了 VCF 患者的发病率和死亡率，导致了严重的附带损害。另一方面，当仔细地考虑到生物力学因素时，可以获得最佳的治疗效果，从而显著和长期地改善患者的疼痛、功能和生活质量。脊柱生物力学也有助于理解为什么椎体强化术可以降低复发或相邻节段骨折的风险，并有助于确定哪些患者可以从预防性椎体增强术中受益。我们将在此回顾脊柱介入医生在实施椎体强化术之前应仔细考虑的关键生物力学概念。

31.2 基于最近文献和最新实践的现代信息

31.2.1 椎体的生理载荷

当脊柱处于动态载荷下时，它可以进行多方向的运动，这些运动可以用六自由度生物力学模型进行分析。为了分析脊柱及其生物力学特点，其结构通常被细分为较小的生理性运动单元称为 FSU。功能性脊柱单元（FSU）是由相邻的两个椎体、椎间盘以及提供支撑和稳定性的韧带组成。狭义的定义 FSU 不包括肌肉或其他的连接组织。FSU 的每一个椎体除了可以沿每个轴旋转外，还可以沿着正交的 x、y、z 轴在空间上运动。由于肌韧带装置和关节突关节方向的影响，FSU 的活动具有生理局限性。此外，这些局限性根据所研究的脊柱区域（颈椎、胸椎或腰椎）而变化。在胸腰段（多数 VCF 发生的地方），施加在 FSU 上的力可以简化为 4 个主要类型：轴向压力、剪切力、弯矩和轴向扭矩（图 31.1）。

在胸腰椎，大部分的轴向载荷由椎体承担。每个椎体都由两种结构成分组成，即外层的皮质骨壳和椎体内的松质骨核来承担负荷。首先，松质骨核是由垂直和水平方向的内部骨小梁组成的致密网络。垂直骨小梁支撑椎体薄皮质（约 0.4mm），通过将力从上终板传递到下终板来抵抗轴向载荷。另一方面，水平骨小梁对垂直骨小梁具有加固和支撑作用，在有或无剪切力的压缩载荷作用下，可以防止其横向移位。虽然皮质骨的厚度不是很厚（约 0.4mm），但

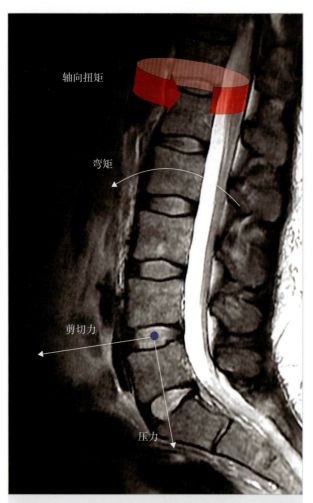

图 31.1 施加在脊柱上的简化力：轴向扭矩、弯矩、剪切力和压力

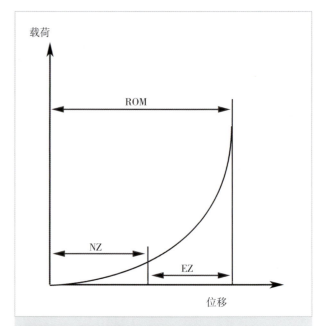

图 31.2 脊柱功能单元载荷 – 位移曲线。施加在 FSU 上的载荷与位移之间的关系不是线性的。脊柱关节的活动范围（ROM）包括一个初始的中立区域（NZ），在低负荷时有相对较大的位移。由于韧带和关节囊提供的张力，弹性区（EZ）对活动有更大的阻力，导致单位位移载荷增加

与椎体其余部分相比，皮质壳的骨量大得惊人，估计高达总骨量的 40%，并提供了大约 45% 的结构支撑。此外，骨折前皮质骨壳的塑性变小于松质骨核（–2% 比 –10%）。因此，在没有椎体外壳骨折的情况下，椎体核心不太可能发生骨折。

FSU 的生理性活动范围（ROM）包括中立区域（NZ）和弹性区域（EZ）（图 31.2）。这些特性（NZ 和 EZ）是任何两个连续的椎体所固有的，并且具有明显不同的生物力学行为。在中立区域时，由于韧带和关节囊松弛，脊柱在最小的力加载下具有相对较大的活动度。在弹性区域，存在运动阻力，导致每单位位移都有载荷增加，直至失效。多项研究表明，中立区域范围会随着损伤、肌肉力量减弱和退变而增大。这种中立区域活动度的增加往往会导致 FSU 的不稳。随着骨赘的形成、手术固定 / 融合和肌肉力量的增强，中立区域可被限制在生理范围之内。

当一个人直立站立时，躯干、头部和手臂的重量会垂直地压在下腰椎上，其力约为体重的 55%，相当于一个 70kg 重的人的 385N。脊柱负荷的各个分量的测量是复杂的，并且根据所评估的脊柱区域、姿势（前屈与后伸）以及运动节段的角度而有所不同。Sato 等用椎间盘内压力测量方法测量了活体的 L4~L5 节段脊柱负荷。俯卧位压力为 91kPa，侧卧位为 151kPa，直立站立位压力为 539kPa，直立坐姿压力为 623kPa。屈曲站立位的最大盘内压是直立站立位的 2 倍以上，为 1324kPa。然后计算 73kg 健康受试者的脊柱负荷：俯卧位 144N，侧卧位 240N，直立站立位 800N，直立坐位为 996N。这些结果表明，椎体的负荷随着患者的体位的不同而有明显的变化。这一概念很好地解释了为什么严重骨质疏松症患者在进行简单的日常活动时，如散步、下楼梯或拿杂物时会有发生 VCF 的风险。

31.2.2 椎间盘退变对脊柱功能单元的影响

椎间盘的作用除了维持剪切力和拉力外，还要承受压力。椎间盘是 FSU 重要的组成部分，因为它将上位椎体下终板的载荷重新分配到下位椎体的上

终板。随着椎间盘退变程度的增加，椎间盘内压降低，更多的载荷从一个椎体传递到另一椎体（产生峰值载荷），包括后方负荷的重新分配，导致小关节突和椎弓承受更大的负荷（图31.3）。正常髓核微结构的丧失首先可以在MRI上通过椎间盘髓核的T2加权信号强度减弱来判断，还可以用改进的Pfirrmann分级系统进行量化（表31.1）。

随着正常椎间盘压缩载荷的增加，髓核内的静水压也随之增加，部分内压（水平压力）通过周向应力（环向应力）传递到纤维环。终板的力通常均匀地分布在前柱上，传递到后柱和小关节的力较少。随着椎间盘的退变，腹侧终板承受的载荷减少（从44%减少到19%），而椎弓，特别是关节突关节上的应力增加（从8%增加到40%）（图31.3）。背伸动作会进一步放大这种载荷再分配（在这种情况下，高达90%的压力可分布到关节面上）。

这种由椎间盘退变引起的载荷从前向后的重新分布导致了应力遮挡。根据Wolff's定律，当载荷后移时，椎体前部的骨小梁转换和重塑率较少，导致

骨小梁体积减少多达20%，骨小梁间距增加28%。如前所述，直立屈曲位会导致椎间盘上的应力增加。在椎间盘退变的患者中，FSU前部的负荷增量甚至进一步增加。例如，在屈曲和中立位时，施加在FSU的负荷高达300%，进一步使骨质疏松患者易患VCF。

31.2.3 椎体压缩性骨折后的生物力学变化

椎体终板本身或者其具有支撑作用的骨小梁是椎体在应力作用下最容易骨折的区域（AO分型A1型或Magerl分型A1.1型）。由于终板内有许多血管通道将代谢物输送到髓核，因此终板代表了椎体的薄弱区域，而这在骨质疏松患者中更为明显。一旦终板发生骨折，椎间盘内压就会丢失。这种内压的丧失会导致在主动屈曲时椎体前壁的负荷增加，容易发生相邻节段的骨折，而且，当患者直立时，椎体后部、纤维环后部以及椎弓上的压应力也会增加。这些改变进一步导致椎间盘退变时所观察到的应力遮挡的螺旋式下降，从而使患者容易发生相邻节段

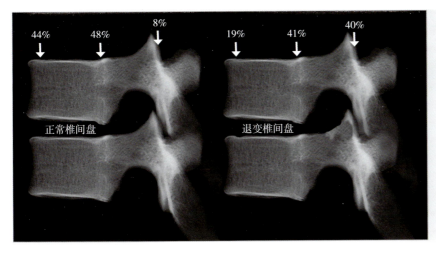

图31.3 正常椎间盘和退变椎间盘脊柱功能单元的载荷分布。退变性椎间盘病改变了压缩载荷在椎体上的分布导致椎体后部和椎弓上的载荷增加

表31.1 腰椎间盘突变的改良Pfirrmann分级系统

分级	髓核及内层纤维环信号	椎间盘后方纤维环内外侧纤维信号差别	椎间盘高度
1	均匀的高信号，与脑脊液信号相当	明显	正常
2	高信号（强于骶前脂肪小于脑脊液）或高信号髓核内有裂隙	明显	正常
3	高信号（小于骶前脂肪）	明显	正常
4	中高信号（比外层纤维环略强）	不明显	正常
5	低信号（等于外层纤维环信号）	不明显	正常
6	低信号	不明显	高度丢失＞30%
7	低信号	不明显	高度丢失30%~60%
8	低信号	不明显	高度丢失＞60%

的 VCF。

在楔形压缩性骨折（AO 分型 A1 型或者 Magerl 分型 A1.2 型）中，节段性后凸导致应力向受累及其相邻节段的后弓转移。后凸放大了邻近节段的应力遮挡效应，也使相邻节段骨折的风险增加 12%~20%。综上所述，未经治疗的骨折会导致 FSU 生物力学改变，通过产生改变的峰值负荷（脊柱屈曲放大）和增加应力遮挡，导致 VCF"多米诺骨牌"效应，从而使相邻节段易发生骨折。

31.2.4 椎体强化术中的技术考虑：纠正骨折和 FSU 相关的不稳

如上所述，椎体压缩性骨折后 FSU 的负荷后移（类似于椎间盘退变）。为此，应尽可能地将骨水泥注入椎体的后 1/3 以提供进一步的结构支撑，避免中柱塌陷（图 31.4）。为了避免这种塌陷，介入疼痛管理的专家们非常注意矫正后凸角度、恢复终板形态并在椎体内从椎弓根到椎弓根、从上终板到下终板、从前皮质到后皮质的均匀的灌注水泥。这个过程在我们的实践中也被称为"脊柱的土木工程"。

学术中心通常教导说，PMMA 骨水泥只能注入椎体的前 2/3。最近的生物力学数据反对这种说法，因为需要更多的位于后方的结构支撑来避免后壁塌陷。然而，要可靠的实施这项技术并避免骨水泥渗入到硬膜外腹侧间隙，还需要额外的经验和谨慎。在尝试更积极地填充椎体之前，骨折的粉碎程度、Magerl 骨折分型和介入医生的经验都应考虑在内。这种充分的 PMMA 填充将有助于纠正运动节段的不稳

定性。

事实上，在椎体压缩骨折后，有两种类型的不稳定可以通过椎体强化术来改善。

· 骨折力学不稳。

· 脊柱功能单元不稳。

骨折力学不稳是指 FSU 载荷导致椎体内微观或宏观的骨小梁 / 骨移位。这种移位导致疼痛性伤害感受器刺激通过基底神经传递。只有当骨折 / 裂隙被 PMMA 骨水泥完全填充时，才能实现骨折的力学稳定性，从而避免所有由异常活动引起的疼痛刺激。新生骨能够在骨水泥孔隙内和骨水泥周围生长，使骨折愈合。

FSU 不稳是指压缩性骨折改变了 FSU 构件的力学特性。例如，压缩性骨折将导致椎间盘内压力降低，损害椎间盘将载荷均匀地分布到相邻椎体的能力。此外，中立区域增加导致活动范围增加，进一步促进了峰值载荷的形成（例如身体前屈）。先前的研究表明，除了恢复脊柱的矢状位序列外，恢复骨折终板高度和后凸的能力应该是骨折节段正常化载荷传递的理想终点。

此外，还注意到 VCF 后的其他力学变化，如强度和刚度降低。FSU 生物力学特性的恢复高度依赖于 PMMA 的注射量。至少 16% 的椎体体积需要填充骨水泥以恢复强度，29% 的椎体体积需要填充以恢复刚度。有趣的是，即使在腰椎水平注射了 8mL PMMA，椎体仍然没有达到骨折前的刚度水平。椎体的刚度是椎体强化术后恢复盘内压力和使 FSU 负荷分布正常化的重要指标。然而，如果椎间盘髓核严

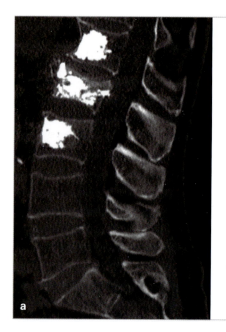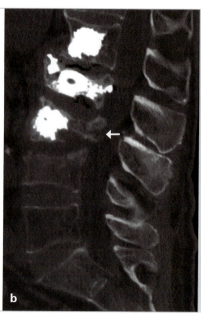

图 31.4 聚甲基丙烯酸甲酯（PMMA）椎体强化术后随访。（a）矢状位 CT 显示 PMMA L1、L2、L3 椎体强化。（b）矢状位 CT 显示椎体后部骨折，骨折块后移（白色箭头），导致有症状的中度椎管狭窄

重退变（改良的 Pfirmann 分级为 7 级或 8 级），轴向载荷将直接传递到下一个椎体终板，而不会受到将力从髓核传递到纤维环的环向应力的抑制。在这些情况下，可以选择性地进行预防性椎体成形术，以降低邻近节段骨折的风险。

31.2.5 椎体强化术中的技术考虑：骨水泥注入量

本书第二十章详细地讨论了这一问题，但椎体内的骨水泥注入量不仅是球囊后凸成形术后疼痛缓解的最重要的预测指标，而且对恢复 FSU 的稳定性也至关重要。在文献和临床研究中，推荐的骨水泥注射量差异很大。根据生物力数据标准，绝大多数关于椎体强化术的文献使用的骨水泥量是不足的。例如，在 2009 年 Buchbinder NEJM 的研究中，平均注射了（2.8 ± 1.2）mL 的 PMMA 骨水泥来治疗患者。考虑到 L4 和 L5 椎体的体积男性约为 45mL，女性约为 30mL，为了恢复骨折后椎体的刚度，应填充 29% 的椎体体积，对应与男性和女性的最小骨水泥体积分别为 13mL 和 8.7mL。

随着骨水泥注入量的增加，PMMA 渗漏的风险也会增加。硬膜外腔腹侧骨水泥渗漏是最令人担心的渗漏类型，因为它可能导致瘫痪、神经根病或马尾综合征。骨水泥渗漏到椎间盘也应尽可能地避免。这种渗漏本身并不危险，但如果量足够大，它将作为一个轴向负荷的传递载体，将负荷从治疗椎体传递到相邻椎体终板。髓核内骨水泥渗入是相邻椎体骨折的预测因素，比值比为 4.633。

严重椎间盘退变的患者（Pfirmann 7 级和 8 级）尤其容易发生髓核 PMMA 骨水泥渗漏，特别是当椎体严重粉碎骨折时。采用生理盐水或麻醉剂椎间盘造影（地塞米松和利多卡因的混合物）的椎间盘流体超压技术是一种用于减少相邻节段骨折的技术，可在必要时进行以避免骨水泥渗漏。

31.2.6 椎体强化术后的生物力学：相邻节段骨折风险

椎体强化和相邻节段骨折的相关性已经争论了好多年。基于计算机的有限元模型最初表明，导致椎体强化患者相邻节段的椎体骨折所需的轴向载荷较低。然而，这些计算机研究并没有强调椎间盘的作用。椎间盘是 FSU 极其重要的组成部分，在 VCF 术后相邻节段骨折的风险中起着至关重要的作用。事实上，骨折的终板改变了受损椎间盘的压力分布（使椎间盘内压减少），导致了主动屈曲时椎体前壁

的压力负荷增加，易诱发相邻节段骨折。

Luo 等发现 VCF 相邻椎体前柱内的蠕变变形增加了 3 倍。在他们的研究中，椎体成形术通过逆转相邻节段 52% 的蠕变变形来保护相邻节段。同样，椎体成形术后椎间盘内压恢复正常，测量结果为基线椎间盘内压的 76%。其他最近的生物力学尸体研究支持椎体成形术的保护作用。事实上，许多研究已经证明椎体内注入骨水泥会增加髓核压力，但永远不会超过其基线水平。此外，这些研究表明，注射更大量的骨水泥（至少 7mL）可以恢复脊柱的抗压强度，并显著降低椎弓上的应力。

临床试验进一步证明，椎体成形术不会增加相邻节段骨折的发生率，甚至是一个保护因素。Trout 等对 432 例患者进行了评估，在所有新发骨折中，只有 40% 的新发骨折与强化节段相邻；换句话说，大多数新骨折发生在非相邻节段，并与潜在的骨质疏松症有关。最后，通过两项 Meta 分析对已发表文献的系统回顾表明，其中一项研究没有增加相邻节段骨折的风险，而另一项研究则显示相邻节段骨折的风险降低。

31.3 要点

· FSU 用于分析脊柱生物力学。该单元由相邻的两个椎体、椎间盘和提供额外稳定性的韧带组成，而不包括肌肉或其他连接组织。

· FSU 上的最大载荷发生在屈曲站立位，相当于直立时的两倍以上。

· 随着椎间盘退变和髓核微结构紊乱的增加，终板腹侧承受的载荷减少（从 44% 减少到 19%），椎弓和关节突关节承受的应力增加（从 8% 增加到 40%）。

· 椎体压缩性骨折后，骨折的终板改变了受损椎间盘的压力分布（盘内压减小），导致主动屈曲时椎体前壁的压力负荷增加，从而容易导致相邻节段的骨折。

· 椎体强化术可改善骨折力学不稳定性和 FSU 不稳定性。

· 充分的椎体强化包括矫正后凸角、恢复凹陷终板高度、完全填充椎体（椎弓根到椎弓根、终板到终板、前皮质到后皮质）。

· 为恢复 VCF 后的椎体刚度，应填充 29% 的椎体体积。

· 生物力学数据和临床研究表明，椎体强化可以降低相邻节段的应力，甚至可以降低相邻节段骨折的发生率。

参考文献

[1] Kallmes DF, Comstock BA, Heagerty PJ, et al. A randomized trial of vertebroplasty for osteoporotic spinal fractures. N Engl J Med 2009;361(6):569–579.

[2] Buchbinder R, Osborne RH, Ebeling PR, et al. A randomized trial of vertebroplasty for painful osteoporotic vertebral fractures. N Engl J Med 2009;361(6):557–568.

[3] Firanescu CE, de Vries J, Lodder P, et al. Vertebroplasty versus sham procedure for painful acute osteoporotic vertebral compression fractures (VERTOS IV): randomised sham controlled clinical trial. BMJ 2018;361:k1551.

[4] Ong KL, Beall DP, Frohbergh M, Lau E, Hirsch JA. Were VCF patients at higher risk of mortality following the 2009 publication of the vertebroplasty "sham" trials? Osteoporos Int 2018;29(2):375–383.

[5] Beall D, Chambers M, Thomas S, et al. EVOLVE: a prospective and multicenter evaluation of outcomes for quality of life, pain and activities of daily living for balloon kyphoplasty in the treatment of Medicare-eligible subjects with vertebral compression fractures. J Vasc Interv Radiol 2017;28(2, Suppl):S25.

[6] Eswaran SK, Gupta A, Adams MF, Keaveny TM. Cortical and trabecular load sharing in the human vertebral body. J Bone Miner Res 2006;21(2):307–314.

[7] Panjabi MM. The stabilizing system of the spine. Part I. Function, dysfunction, adaptation, and enhancement. J Spinal Disord 1992;5(4):383–389, discussion 397.

[8] Panjabi MM. The stabilizing system of the spine. Part II. Neutral zone and instability hypothesis. J Spinal Disord 1992;5(4):390–396, discussion 397.

[9] Adams MA, Burton K, Bogduk N. The Biomechanics of Back Pain. Elsevier Health Sciences; 2006.

[10] Sato K, Kikuchi S, Yonezawa T. In vivo intradiscal pressure measurement in healthy individuals and in patients with ongoing back problems. Spine 1999;24(23):2468–2474.

[11] Inoue N, Espinoza Orías AA. Biomechanics of intervertebral disc degeneration. Orthop Clin North Am 2011;42(4):487–499, vii.

[12] Pollintine P, Dolan P, Tobias JH, Adams MA. Intervertebral disc degeneration can lead to "stress-shielding" of the anterior vertebral body: a cause of osteoporotic vertebral fracture? Spine 2004;29(7):774–782.

[13] Griffith JF, Wang Y-XJ, Antonio GE, et al. Modified Pfirrmann grading system for lumbar intervertebral disc degeneration. Spine 2007;32(24):E708–E712.

[14] Adams MA, Pollintine P, Tobias JH, Wakley GK, Dolan P. Intervertebral disc degeneration can predispose to anterior vertebral fractures in the thoracolumbar spine. J Bone Miner Res 2006;21(9):1409–1416.

[15] Yoganandan N, Larson SJ, Gallagher M, Pintar FA, Reinartz J, Droese K. Correlation of microtrauma in the lumbar spine with intraosseous pressures. Spine 1994;19(4):435–440.

[16] Brinckmann P, Biggemann M, Hilweg D. Prediction of the compressive strength of human lumbar vertebrae. Spine 1989;14(6):606–610.

[17] Hutton WC, Adams MA. Can the lumbar spine be crushed in heavy lifting? Spine 1982;7(6):586–590.

[18] Curry WH, Pintar FA, Doan NB, et al. Lumbar spine endplate fractures: biomechanical evaluation and clinical considerations through experimental induction of injury. J Orthop Res 2016;34(6):1084–1091.

[19] Brown MF, Hukkanen MV, McCarthy ID, et al. Sensory and sympathetic innervation of the vertebral endplate in patients with degenerative disc disease. J Bone Joint Surg Br 1997;79(1):147–153.

[20] Tzermiadianos MN, Renner SM, Phillips FM, et al. Altered disc pressure profile after an osteoporotic vertebral fracture is a risk factor for adjacent vertebral body fracture. Eur Spine J 2008;17(11):1522–1530.

[21] Luo J, Skrzypiec DM, Pollintine P, Adams MA, Annesley-Williams DJ, Dolan P. Mechanical efficacy of vertebroplasty: influence of cement type, BMD, fracture severity, and disc degeneration. Bone 2007;40(4):1110–1119.

[22] Adams MA, Freeman BJ, Morrison HP, Nelson IW, Dolan P. Mechanical initiation of intervertebral disc degeneration. Spine 2000;25(13):1625–1636.

[23] Silverman SL. The clinical consequences of vertebral compression fracture. Bone 1992;13(Suppl 2):S27–S31.

[24] Klotzbuecher CM, Ross PD, Landsman PB, Abbott TA III, Berger M. Patients with prior fractures have an increased risk of future fractures: a summary of the literature and statistical synthesis. J Bone Miner Res 2000;15(4): 721–739.

[25] Melton LJ III, Atkinson EJ, Cooper C, O'Fallon WM, Riggs BL. Vertebral fractures predict subsequent fractures. Osteoporos Int 1999;10(3):214–221.

[26] Lindsay R, Silverman SL, Cooper C, et al. Risk of new vertebral fracture in the year following a fracture. JAMA 2001;285(3):320–323.

[27] Renner SM, Tsitsopoulos PP, Dimitriadis AT, et al. Restoration of spinal alignment and disc mechanics following polyetheretherketone wafer kyphoplasty with StaXx FX. AJNR Am J Neuroradiol 2011;32(7):1295–1300.

[28] Molloy S, Mathis JM, Belkoff SM. The effect of vertebral body percentage fill on mechanical behavior during percutaneous vertebroplasty. Spine 2003;28(14):1549–1554.

[29] Kobayashi N, Numaguchi Y, Fuwa S, et al. Prophylactic vertebroplasty: cement injection into non-fractured vertebral bodies during percutaneous vertebroplasty. Acad Radiol 2009;16(2):136–143.

[30] Röder C, Boszczyk B, Perler G, Aghayev E, Külling F, Maestretti G. Cement volume is the most important modifiable predictor for pain relief in BKP: results from SWISSspine, a nationwide registry. Eur Spine J 2013;22(10): 2241–2248.

[31] Nieuwenhuijse MJ, Bollen L, van Erkel AR, Dijkstra PDS. Optimal intravertebral cement volume in percutaneous vertebroplasty for painful osteoporotic vertebral compression fractures. Spine 2012;37(20):1747–1755.

[32] Limthongkul W, Karaikovic EE, Savage JW, Markovic A. Volumetric analysis of thoracic and lumbar vertebral bodies. Spine J 2010;10(2):153–158.

[33] Komemushi A, Tanigawa N, Kariya S, et al. Percutaneous vertebroplasty for osteoporotic compression fracture: multivariate study of predictors of new vertebral body fracture. Cardiovasc Intervent Radiol 2006;29(4):580–585.

[34] Berlemann U, Ferguson SJ, Nolte LP, Heini PF. Adjacent vertebral failure after vertebroplasty: a biomechanical investigation. J Bone Joint Surg Br 2002;84(5):748–752.

[35] Fahim DK, Sun K, Tawackoli W, et al. Premature adjacent vertebral fracture after vertebroplasty: a biomechanical study. Neurosurgery 2011;69(3): 733–744.

[36] Wilcox RK. The biomechanical effect of vertebroplasty on the adjacent vertebral body: a finite element study. Proc Inst Mech Eng H 2006;220(4): 565–572.

[37] Luo J, Annesley-Williams DJ, Adams MA, Dolan P. How are adjacent spinal levels affected by vertebral fracture and by vertebroplasty? A biomechanical study on cadaveric spines. Spine J 2017;17(6):863–874.

[38] Aquarius R, van der Zijden AM, Homminga J, Verdonschot N, Tanck E. Does bone cement in percutaneous vertebroplasty act as a stress riser? Spine 2013;38(24):2092–2097.

[39] Luo J, Daines L, Charalambous A, Adams MA, Annesley-Williams DJ, Dolan P. Vertebroplasty: only small cement volumes are required to normalize stress distributions on the vertebral bodies. Spine 2009;34(26):2865–2873.

[40] Farooq N, Park JC, Pollintine P, Annesley-Williams DJ, Dolan P. Can vertebroplasty restore normal load-bearing to fractured vertebrae? Spine 2005;30(15):1723–1730.

[41] Ananthakrishnan D, Berven S, Deviren V, et al. The effect on anterior column loading due to different vertebral augmentation techniques. Clin Biomech (Bristol, Avon) 2005;20(1):25–31.

[42] Trout AT, Kallmes DF, Kaufmann TJ. New fractures after vertebroplasty: adjacent fractures occur significantly sooner. AJNR Am J Neuroradiol 2006;27(1):217–223.

[43] Fan B, Wei Z, Zhou X, et al. Does vertebral augmentation lead to an increasing incidence of adjacent vertebral failure? A systematic review and meta-analysis. Int J Surg 2016;36(Pt A):369–376.

[44] Papanastassiou ID, Phillips FM, Van Meirhaeghe J, et al. Comparing effects of kyphoplasty, vertebroplasty, and non-surgical management in a systematic review of randomized and non-randomized controlled studies. Eur Spine J 2012;21(9):1826–1843.

第三十二章　严重良、恶性椎体骨折恢复稳定性的新型微创手术方式：支架－螺钉辅助内固定

Alessandro Cianfoni, Luigi La Barbera

蒲小江　孙　旭 / 译

摘要

脊柱的前柱和中柱承担整个脊柱约 80% 的总负荷。椎体强化术后修复的椎体可能再次出现骨折，骨折可以发生在骨水泥周围的骨质或者骨水泥强化处后方的中柱。椎体中柱在维持椎体稳定以及承担脊柱负荷方面发挥重要作用，但是中柱在既往研究中没有得到足够的重视，在大多数椎体强化术中，该区域通常不使用骨水泥进行强化。在溶骨性转移癌中常可见到椎体承重部位的骨质溶解。虽然脊柱椎弓根钉棒系统固定常用于脊柱转移性癌以维持脊柱的稳定性，但是单独采用椎体强化术也是缓解疼痛和恢复椎体稳定性的另一有效选择。而为了弥补单独应用椎体强化术的不足，螺钉辅助内固定（Screw-Assisted Internal Fixation，SAIF）技术由此出现，SAIF 技术联合采用椎体支架和经皮带孔空心椎弓根螺钉，以期获得更好的手术疗效。与球囊椎体后凸成形术相比，椎体支架在去除球囊后能有效地维持椎体高度，并且支架的金属网可以帮助控制骨水泥的注射，使之能安全有效地应用于严重椎体骨折或具有显著溶骨性破坏的患者。在遇到中柱或椎弓根骨折这种需要额外支撑的情况时，可经椎弓根置入空心有孔螺钉连接支架，并通过螺钉注入骨水泥使其固定在位。SAIF 技术在图像引导下对骨折节段进行 360° 非融合固定，与传统的椎弓根钉棒系统相比，其创伤更小，具有更好的生物力学稳定性。与单独应用椎体强化术相比，SAIF 技术还可以降低上终板和椎体后壁骨折的风险。SAIF 技术可以单独使用，也可以与传统的跨节段脊柱内固定联合使用，能够在一定程度上减少甚至避免实施创伤更大的手术。

关键词：螺钉辅助内固定，椎体支架，椎体再骨折，中柱，椎弓根螺钉

32.1 引言

椎体强化术（Vertebral Augmentation，VA）广泛应用于治疗由创伤、骨质疏松和肿瘤等疾病引起的椎体骨折，能够有效地恢复椎体稳定性，缓解疼痛。

32.2 骨质疏松性椎体骨折

骨质疏松性椎体骨折可自发发生或继发于创伤，后者通常是受到压缩性负荷而出现损伤。脊柱的前柱和中柱共同承担脊柱大约 80% 的总负荷（肌肉力量和体重），是骨折最常见的累及部位。骨折的严重程度从轻度稳定的压缩性骨折（影响椎间盘终板区域，仅导致轻微畸形）到不稳定性骨折（骨质破坏程度高、塌陷畸形、累及中柱、椎弓根－椎体连接处骨折和后凸畸形）（图 32.1a，b）。骨量差无疑是骨折的危险因素之一，并且可能会阻碍骨折愈合，最终形成骨坏死裂隙，再加上骨折处后凸引起弯曲动量而增加的不利影响，这些可能是骨折进展的原因。（图 32.1c，d）。

骨水泥椎体强化术广泛应用于骨质疏松性椎体骨折的治疗，能够缓解患者疼痛，重建椎体轴向负重的能力，并防止骨折进展。

理想情况下，尤其是在严重的椎体骨折中，骨水泥应该均匀地填充强化椎体（在中线两侧由上终板至下终板填充椎体的前 2/3 区域），以达到重建椎体和恢复椎体高度的目的。

事实上，椎体成形术并不是为了重建椎体恢复其高度。即使球囊后凸成形术（BKP）也不能保证恢复足够的椎体高度，这可能是因为球囊填塞物沿着阻力最小的缝隙进行扩张，同时也与球囊去除后注入骨水泥前椎体出现再塌陷有关。此外，聚甲基丙烯酸甲酯（PMMA）骨水泥黏附性能较差，因而无法保证能够在高度破碎的骨性结构中获得较好的稳定性，骨水泥可能以无法预测的方式不均匀地分布于骨折椎体中。骨水泥可以扩散至骨小梁周围并进入骨内裂隙，但有时不能安全而有效地强化整个椎体，尤其是邻近椎间盘和终板的区域。骨水泥注射通常在透视或 CT 引导下进行，如果骨水泥有漏出椎体进入静脉的趋势或接近椎体后 1/3 处，则应停止注射水泥，以降低骨水泥漏入硬膜外间隙的风险。

在椎体强化术后，强化椎体的再次骨折越来越引起人们的关注。再骨折通常表现为骨水泥周围未

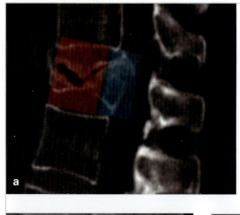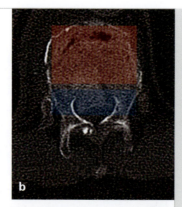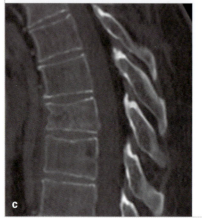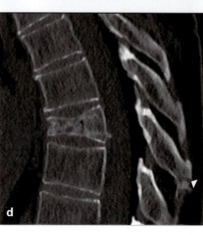

图32.1 骨质疏松性椎体骨折：累及椎体的前柱和中柱与骨折进展。（a，b）T12骨质疏松性骨折累及椎体前柱（透明红色部分）和中柱（透明蓝色部分），裂隙中可见气体填充。（c）一例T8轻度压缩性骨折的病例，椎体高度丢失较少，经保守治疗发展为严重的压缩性骨折和后凸畸形（d）。图d中白色三角所指为新发的棘突牵张型骨折

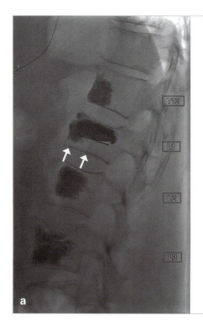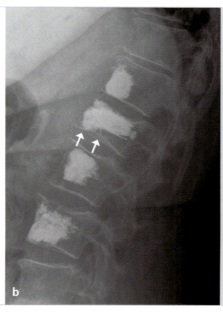

图32.2 治疗后椎体的再骨折。（a，b）一例L1骨质疏松性压缩骨折的病例，椎体强化术后侧位片显示在骨水泥下方存在未强化的椎体骨质（图a白色箭头）。几周后复查时的侧位片显示L1椎体下方未强化的骨质发生塌陷（图b白色箭头）

强化骨质的塌陷（图32.2）。这种情况可能是无症状的，也可能伴有疼痛复发。再骨折可能仅仅是骨水泥强化周围骨质的轻微重构，也可能表现为未强化骨质的明显塌陷。

另一种较为少见的情况是中柱即椎体中后1/3连接处的再骨折，这里通常也是骨水泥强化和未强化的交界处。这类骨折的特点是骨折累及椎体后壁并使其向后移位，最终导致椎体强化的前柱和中柱之间出现断裂分离（图32.3）。同时，这类骨折也可造成相应水平节段的后凸畸形。尽管这类骨折并不常

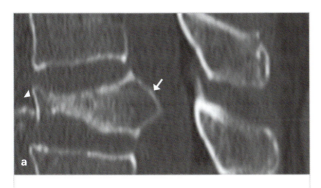

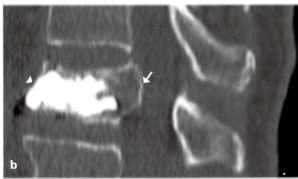

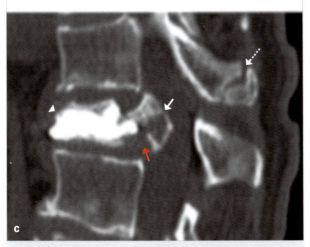

图 32.3 骨水泥强化术后椎体中柱再骨折。正中矢状面 CT 图像显示椎体骨质疏松性压缩骨折（a），椎体前柱严重塌陷（图 a 白色三角），并累及椎体中柱，导致后壁向后移位（图 a 白色箭头）。椎体强化术后（b），前柱高度恢复（图 b 白色三角），后壁复位良好（图 b 白色箭头），但与绝大多数行椎体强化术的病例一样，椎体中柱未得到强化。术后 6 周患者再次出现剧烈的背部疼痛。复查手术部位 CT（c）显示椎体前柱的复位保持良好（图 c 白色三角），但是椎体中柱再次骨折，椎体强化与未强化部分交界处出现断裂（图 c 红色箭头），椎体后壁向后方进一步移位（图 c 白色箭头）。局部后凸形成，头侧邻近椎体的棘突出现了新的骨折（图 c 虚线箭头）

见、报道较少，可一旦发生，往往会给治疗带来很大的挑战。通过椎管减压、椎体切除、植骨和后路固定，这类骨折可以得到有效修复，但此类手术创伤较大，特别是对于骨量不足的老年患者来说，具有很高的并发症发生率和死亡率。

根据我们的经验，再骨折主要发生在腰椎区域，这可能是因为腰椎具有更高的负荷组合（包括力和弯曲力矩），而骨折椎体的局部后凸则会进一步加剧这种负荷。

既往研究认为脊柱前柱作为一个完整的结构来承受重力负荷，而完全忽视了脊柱中柱所发挥的重要作用，因此维持脊柱中柱稳定的重要性被大大低估。此外，由于采取了安全措施避免水泥过于接近后壁而渗漏到椎管内，所以即使在完成了令人满意的骨水泥强化后，椎体的后 1/3、后壁和椎弓根－椎体连接处仍然没有得到强化。骨水泥强化术后，在 CT 横断面图像上可以看到未强化的中柱，这部分被认为是"裸露区域"，是椎体一个潜在的薄弱点（图 32.4）。最后，尽管有研究者采用椎弓根强化术，即用骨水泥强化椎弓根和椎弓根－椎体连接处，但考虑到以上结构主要承担牵拉负荷，且 PMMA 骨水泥仅具有良好的抗压缩负荷性能，而抗牵拉负荷能力较差，因此中柱相对薄弱的问题仍未能解决。

另一方面，与已经被高模量的骨水泥填充后的椎体前柱相比，未被强化椎体中柱相对比较薄弱，这导致强化的椎体前柱与中柱的交界区应力增强，尤其是当患者有骨质疏松时，这种现象更明显。中柱所受应力增加或许可以解释此区域出现骨折塌陷的问题。因此，常规的椎体强化术在治疗累及椎体中柱的骨质疏松性骨折时可能存在一定的缺陷。

32.3 肿瘤性骨溶解

脊柱骨溶解可引起严重的不稳，导致骨折和神经压迫。因此，恢复稳定性在脊柱溶骨性肿瘤的治疗中至关重要。为了防止病变累及椎体承重部分时出现椎体塌陷，后路内固定手术联合椎体切除辅以植骨或骨水泥强化被广泛应用。但是，对于病情晚期、多节段病变、骨量差和行椎体次全切除的患者，后路固定可能并不可行，且植骨创伤很大，尤其是对身体状况不佳的肿瘤患者来说，具有很高的并发症发生率。

单独应用椎体强化术是缓解患者疼痛及强化椎体前柱的有效选择，但当骨质溶解并广泛破坏椎体皮质时，往往给注射骨水泥带来挑战，有时甚至无

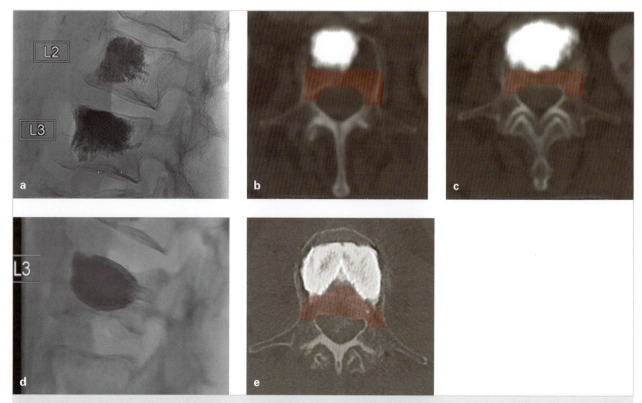

图 32.4 "裸露区域"：骨水泥强化术后未被强化的椎体中柱部分。在上排图片中，侧位透视图像（a）显示 L2、L3 在椎体成形术后得到强化，在横断面 CT 图像上（b，c），可见骨水泥分布和椎体强化效果令人满意，但椎体中柱部分（透明红色部分）没有强化，因此相对较为薄弱。b、c 和 e 中的透明红色部分代表"裸露区域"。我们在另一个病例中发现了类似的情况。（d，e）椎体支架成形术的术后图像。即使在应用椎体支架，增大骨水泥注射量的情况下，横断面 CT 图像上显示中柱部分仍为"裸露区域"（图 e 透明红色部分）

法注射骨水泥。在这类骨质高度破坏的椎体中骨水泥的分布难以预测，常会出现分布不均的情况，在早期可导致椎体外渗漏而使椎体的强化和稳定性不足，严重者甚至出现血管渗漏或神经压迫。

32.4 SAIF 技术

为了解决传统椎体强化术在治疗严重的骨质疏松性骨折和肿瘤溶骨性病变中的局限性，我们最近提出了一种名为"支架 – 螺钉辅助内固定（Stent Screw-Assisted Internal Fixation，SAIF）"的新技术。

SAIF 技术联合使用椎体支架（Vertebral Body Stent，VBS）（DePuy Synthes–Johnson & Johnson）和经皮空心有孔椎弓根螺钉（注射针 –2B1，米兰，意大利）固定并注射骨水泥强化。

椎体支架是像气囊一样能够膨胀的筒状金属装置，可经椎弓根单侧或双侧插入。在膨胀扩张时，椎体支架可以在气囊放气后使得撑开的空腔持续打

开，直至骨水泥注射完成。既往的报道中，椎体支架成形术主要用于椎体压缩性骨折，也有学者将其应用于肿瘤性骨折。最近有研究将椎体支架用于存在广泛溶骨性破坏的椎体中，以重建椎体前柱。

椎体支架成形术与传统的椎体强化术（包括 BKP）比具有以下优势：（1）刚性支架在球囊收缩后仍然保持膨胀，因此能够维持重建后的椎体高度；（2）金属网保证筒状气囊的膨胀合理均匀，能够有效预测膨胀情况，而不是像柔性球囊沿阻力最小的路径扩张；（3）桶状结构具有较大的支撑表面，可以从内部给椎体提供良好机械支撑，而当出现骨皮质破裂或骨溶解的情况时，必要时还可帮助重建椎体壁；（4）金属网可以将骨水泥限制在制造的金属空腔内，避免骨水泥渗漏。这些特点使得椎体支架可以应用于严重的椎体骨折，如严重的粉碎性骨质疏松性骨折，或伴有明显皮质骨溶解的肿瘤性骨折。

尽管具有上述优点，但在大多数严重的溶骨性或肿瘤性骨折中，由于椎体皮质相当不完整，置入

的椎体支架仅能被部分包裹。在这种情况下，椎体支架可能会移动，并导致其他的不良事件。此外，仅用椎体支架成形术并不能解决中柱和椎弓根骨折的问题。

因此，我们采用椎体支架联合空心有孔椎弓根螺钉固定，再辅以骨水泥注射强化椎体（图 32.5），目的是将椎体支架－骨水泥植入物固定在后方附件上，从而能够降低椎体支架松动的风险，同时桥接中柱和椎弓根，并且防止中柱再次出现骨折。

与使用钉棒跨骨折节段的传统后路外部固定不同，SAIF 技术是通过微创的手术方法在图像引导下以 360° 的非融合方式来重建椎体和恢复稳定性，即使是严重骨质疏松或肿瘤性胸腰椎骨折的患者，使用此种技术也是可行的（图 32.6）。

32.4.1　骨质疏松性骨折

为了验证 SAIF 技术在骨质疏松患者中能够降低脊柱骨结构应力（骨折风险）的生物力学优势，我们进行了生物力学的有限元分析。我们对先前验证的完整腰椎模型进行适当修改，使之符合骨质疏松的特征，并在椎体的上下终板间填充骨水泥（2.5GPa）。随后对模型施加压力，模拟站立和弯腰时椎体的受力情况。单纯骨水泥强化术、单侧 SAIF（Unilateral SAIF，1-SAIF）和双侧 SAIF（Bilateral SAIF，2-SAIF）技术均能有效减少椎体前柱的应力。同时，单纯椎体强化和 SAIF 技术都能有效地减少骨质疏松性椎体的应力（图 32.7）；但相比于单纯椎体强化术和单侧 SAIF 技术，双侧 SAIF 技术能够显著降低椎体上终板和后壁骨折的风险，手术效果最佳。

术后的 CT 图像也证实了我们的模拟结果（图 32.8），薄弱的中柱区域（前文的"裸露区域"）由于骨质的塌陷和分离常常再次出现骨折。因此，生物力学分析证实了 SAIF 技术在治疗骨质疏松性骨折是有效的。

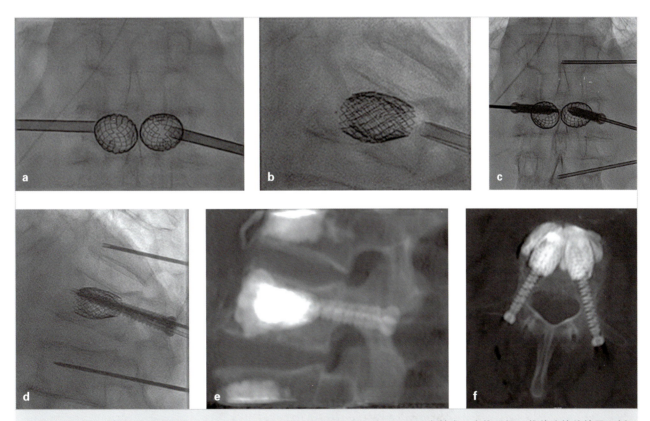

图 32.5　支架－螺钉辅助内固定（Stent Screw–Assisted Internal Fixation，SAIF）技术。在椎弓根－椎体连接处放置双侧经椎弓根套管针后，将椎体支架插入椎体并进行球囊扩张（a，b）。将克氏针插入后拔出套管针，并将空心有孔椎弓根螺钉沿克氏针拧入椎体支架的空腔内（c，d）。对于此病例，在目标节段的上下椎体同样也插入 14g 的细套管针，进行预防性的骨水泥强化。然后通过空心有孔螺钉将聚甲基丙烯酸甲酯（PMMA）骨水泥注入支架内，术后 CT 图像显示骨水泥在松质骨和支架周围形成稳固连接（e，f）。椎弓根螺钉通过骨水泥与椎体支架连接，在将支架固定于椎体后方附件上的同时，桥接了椎体中柱

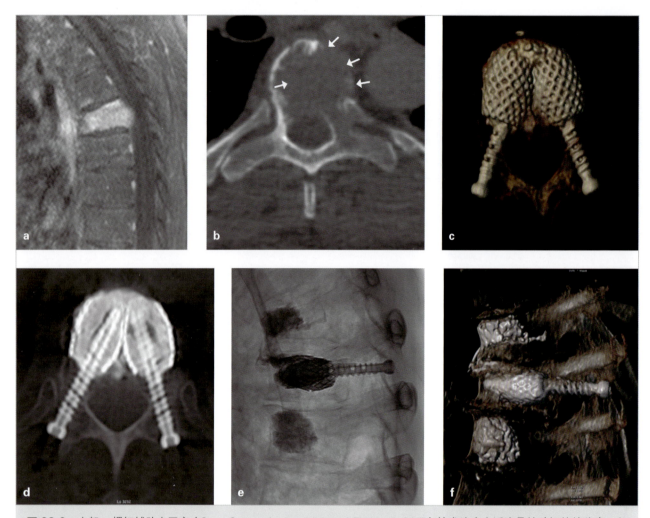

图 32.6 支架 – 螺钉辅助内固定（Stent Screw–Assisted Internal Fixation，SAIF）技术治疗广泛溶骨性破坏的转移癌。矢状面 MRI 图像在 T1 加权抑脂像上显示 T6 病理性骨折（a）。横断面 CT 图像显示病变主要表现为明显的骨质溶解和广泛的皮质骨破坏（图 b 白色箭头）。使用常规的骨水泥强化术发生骨水泥渗漏的风险高并且难以恢复椎体的稳定性。因此采用 SAIF 技术从内部重建椎体，恢复部分椎体高度，支撑椎体，并防止骨水泥从支架网中渗漏。术后的影像学图像（c~f）显示骨水泥将两个支架相连，螺钉将支架骨水泥复合物牢靠地固定在了脊椎的后方附件上，以非融合的方式达到了 360° 内固定的效果

32.4.2 肿瘤性骨溶解

通过与传统后路内固定的比较，我们还对 SAIF 技术治疗严重溶骨性（Extreme Osteolytic，EO）疾病的生物力学有效性进行了研究。

我们构建了一个较为严重的骨转移癌模型，骨质破坏累及腰整个椎体和一侧椎弓根，将这些病变区域设定为低模量（5MPa）。由此构建出的病变导致椎体不稳，完全失去了承担轴向负荷的能力（图32.9），在站立或弯腰时会使得骨折的风险提高。

采用 SAIF 技术经单侧椎弓根插入支架和空心螺钉，在终板间填充适量的骨水泥，可以在有效地恢复椎体的刚度同时，降低上终板和后壁的骨折

风险。

传统后路固定（Conventional Posterior Fixation，FIX）结合 SAIF 技术在进一步降低骨结构承受的应力方面效果有限。SAIF 单独应用时比传统后路固定更有效，因为后者只能避免让椎体承受过多的压缩负荷，而无法有效地降低椎体所受的应力（图32.9）。

32.5 结论

SAIF 技术可以独立实施，也可以与后路内固定联合应用，能够在一定程度上减少甚至避免在前柱

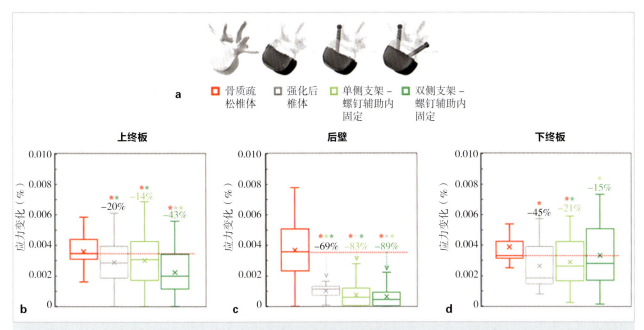

图 32.7 生物力学分析中伴有骨质疏松的 L3 椎体模型（a），包括单纯骨质疏松椎体（Osteoporotic Vertebra, OP）、骨水泥强化（Vertebral Augmentation, VA）椎体、行单侧支架－螺钉辅助内固定（Unilateral SAIF, 1–SAIF）和双侧 SAIF（Bilateral SAIF, 2–SAIF）的椎体。椎体的前 2/3 显示为白色阴影，骨水泥和螺钉为黑色。模拟弯腰情况下 L3 椎体中柱所对应的上终板（b）、椎体后壁皮质骨（c）和下终板的应力分布（d）。中间的百分数以 OP 模型为参考，比较使用配对样本 t 检验，"*"代表结果有统计学差异

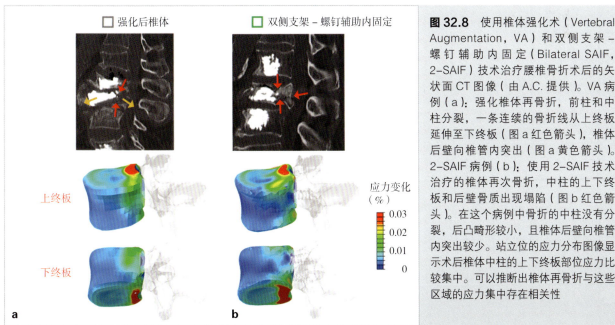

图 32.8 使用椎体强化术（Vertebral Augmentation, VA）和双侧支架－螺钉辅助内固定（Bilateral SAIF, 2–SAIF）技术治疗腰椎骨折术后的矢状面 CT 图像（由 A.C. 提供）。VA 病例（a）：强化椎体再骨折，前柱和中柱分裂，一条连续的骨折线从上终板延伸至下终板（图 a 红色箭头），椎体后壁向椎管内突出（图 a 黄色箭头）。2–SAIF 病例（b）：使用 2–SAIF 技术治疗的椎体再次骨折，中柱的上下终板和后壁骨质出现塌陷（图 b 红色箭头）。在这个病例中骨折的中柱没有分裂，后凸畸形较小，且椎体后壁向椎管内突出较少。站立位的应力分布图像显示术后椎体中柱的上下终板部位应力比较集中。可以推断出椎体再骨折与这些区域的应力集中存在相关性

上进行椎体切除、植骨或其他创伤较大的手术。

　　虽然 SAIF 技术仍然是一种图像引导下的经皮微创手术，但是通过置入椎体内支架可实现 360°非融合固定，能够确保有效地重建椎体。该技术可用于恢复骨折椎体高度、矫正脊柱后凸、重建椎体结构和保护中柱。

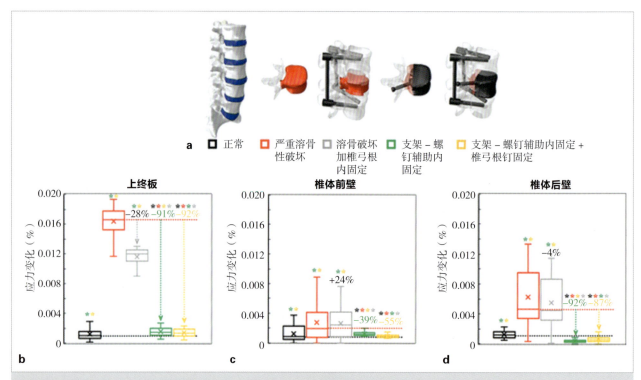

图 32.9 在生物力学分析的虚拟场景（a）中对完整的 L1~L5 模型进行了修改。经修改后，L3 椎体模型存在严重的溶骨性破坏（Extreme Osteolytic，EO），随后采用支架 – 螺钉辅助内固定（Stent Screw–Assisted Internal Fixation，SAIF）技术进行治疗，而应用 SAIF 技术联合后路内固定（Conventional Posterior Fixation，FIX）和 FIX 的模型仅有 L2~L4 节段。红色部分代表转移灶，黑色部分代表骨水泥。模拟弯腰情况下 L3 椎体上终板（b）、前壁（c）和后壁（d）的应力分布情况。中间的百分数以 EO 模型为参考，比较使用配对样本 t 检验，"*"代表结果有统计学差异

参考文献

[1] Maestretti G, Sutter P, Monnard E, et al. A prospective study of percutaneous balloon kyphoplasty with calcium phosphate cement in traumatic vertebral fractures: 10-year results. Eur Spine J 2014;23(6):1354–1360.

[2] Evans AJ, Kip KE, Brinjikji W, et al. Randomized controlled trial of vertebroplasty versus kyphoplasty in the treatment of vertebral compression fractures. J Neurointerv Surg 2016;8(7):756–763.

[3] Berenson J, Pflugmacher R, Jarzem P, et al; Cancer Patient Fracture Evaluation (CAFE) Investigators. Balloon kyphoplasty versus non-surgical fracture management for treatment of painful vertebral body compression fractures in patients with cancer: a multicentre, randomised controlled trial. Lancet Oncol 2011;12(3):225–235.

[4] Ensrud KE, Schousboe JT. Clinical practice: vertebral fractures. N Engl J Med 2011;364(17):1634–1642.

[5] Denis F. The three column spine and its significance in the classification of acute thoracolumbar spinal injuries. Spine 1983;8(8):817–831.

[6] Genant HK, Wu CY, van Kuijk C, Nevitt MC. Vertebral fracture assessment using a semiquantitative technique. J Bone Miner Res 1993;8(9):1137–1148.

[7] McCormack T, Karaikovic E, Gaines RW. The load sharing classification of spine fractures. Spine 1994;19(15):1741–1744.

[8] Nevitt MC, Cummings SR, Stone KL, et al. Risk factors for a first-incident radiographic vertebral fracture in women > or = 65 years of age: the study of osteoporotic fractures. J Bone Miner Res 2005;20(1):131–140.

[9] Melton LJ III, Riggs BL, Keaveny TM, et al. Relation of vertebral deformities to bone density, structure, and strength. J Bone Miner Res 2010;25(9): 1922–1930.

[10] Kim YC, Kim YH, Ha KY. Pathomechanism of intravertebral clefts in osteoporotic compression fractures of the spine. Spine J 2014;14(4):659–666.

[11] Ottardi C, La Barbera L, Pietrograde L, Villa T. Vertebroplasty and kyphoplasty for the treatment of thoracic fractures in osteoporotic patients: a finite element comparative analysis. J Appl Biomater Funct Mater 2016;14(2): e197–e204.

[12] Filippiadis DK, Marcia S, Masala S, Deschamps F, Kelekis A. Percutaneous vertebroplasty and kyphoplasty: current status, new developments and old controversies. Cardiovasc Intervent Radiol 2017;40(12):1815–1823.

[13] Fribourg D, Tang C, Sra P, Delamarter R, Bae H. Incidence of subsequent vertebral fracture after kyphoplasty. Spine 2004;29(20):2270–2276, discussion 2277.

[14] Lindsay R, Silverman SL, Cooper C, et al. Risk of new vertebral fracture in the year following a fracture. JAMA 2001;285(3):320–323.

[15] Villarraga ML, Bellezza AJ, Harrigan TP, Cripton PA, Kurtz SM, Edidin AA. The biomechanical effects of kyphoplasty on treated and adjacent nontreated vertebral bodies. J Spinal Disord Tech 2005;18(1):84–91.

[16] Molloy S, Riley LH III, Belkoff SM. Effect of cement volume and placement on mechanical-property restoration resulting from vertebroplasty. AJNR Am J Neuroradiol 2005;26(2):401–404.

[17] Uppin AA, Hirsch JA, Centenera LV, Pfiefer BA, Pazianos AG, Choi IS. Occurrence of new vertebral body fracture after percutaneous vertebroplasty in patients with osteoporosis. Radiology 2003;226(1):119–124.

[18] Nagaraja S, Awada HK, Dreher ML, Bouck JT, Gupta S. Effects of vertebroplasty on endplate subsidence in elderly female spines. J Neurosurg Spine 2015;22(3):273–282.

[19] Gan, et al. Balloon kyphoplasty for OP spinal fractures with middle column compromise. Injury 2014.

[20] Abudou M, Chen X, Kong X, Wu T. Surgical versus non-surgical treatment for thoracolumbar burst fractures without neurological deficit. Cochrane Database Syst Rev 2013;6(6):CD005079.

[21] Gonschorek O, Hauck S, Weiß T, Bühren V. Percutaneous vertebral augmentation in fragility fractures: indications and limitations. Eur J Trauma Emerg Surg 2017;43(1):9–17.

[22] Winkler EA, Yue JK, Birk H, et al. Perioperative morbidity and mortality after lumbar trauma in the elderly. Neurosurg Focus 2015;39(4):E2.

[23] Han KS, Rohlmann A, Zander T, Taylor WR. Lumbar spinal loads vary with body height and weight. Med Eng Phys 2013;35(7):969–977.

[24] Cholewicki J, McGill SM. Mechanical stability of the in vivo lumbar spine: implications for injury and chronic low back pain. Clin Biomech (Bristol, Avon) 1996;11(1):1–15.

[25] Eyheremendy EP, De Luca SE, Sanabria E. Percutaneous pediculoplasty in osteoporotic compression fractures. J Vasc Interv Radiol 2004;15(8):869–874.

[26] Provenzano MJ, Murphy KP, Riley LH III. Bone cements: review of their physiochemical and biochemical properties in percutaneous vertebroplasty. AJNR Am J Neuroradiol 2004;25(7):1286–1290.

[27] Coleman RE. Clinical features of metastatic bone disease and risk of skeletal morbidity. Clin Cancer Res 2006;12(20 Pt 2):6243s–6249s.

[28] Moussazadeh N, Rubin DG, McLaughlin L, Lis E, Bilsky MH, Laufer I. Shortsegment percutaneous pedicle screw fixation with cement augmentation for tumor-induced spinal instability. Spine J 2015;15(7):1609–1617.

[29] Laufer I, Sciubba DM, Madera M, et al. Surgical management of metastatic spinal tumors. Cancer Contr 2012;19(2):122–128.

[30] Yang Z, Yang Y, Zhang Y, et al. Minimal access versus open spinal surgery in treating painful spine metastasis: a systematic review. World J Surg Oncol 2015;13:68.

[31] Yu W, Liang D, Jiang X, Yao Z, Qiu T, Ye L. Efficacy and safety of the target puncture technique for treatment of osteoporotic vertebral compression fractures with intravertebral clefts. J Neurointerv Surg 2017;9(11):1113–1117.

[32] van der Linden E, Kroft LJ, Dijkstra PD. Treatment of vertebral tumor with posterior wall defect using image-guided radiofrequency ablation combined with vertebroplasty: preliminary results in 12 patients. J Vasc Interv Radiol 2007;18(6):741–747.

[33] Chandra RV, Meyers PM, Hirsch JA, et al; Society of NeuroInterventional Surgery. Vertebral augmentation: report of the Standards and Guidelines Committee of the Society of NeuroInterventional Surgery. J Neurointerv Surg 2014;6(1):7–15.

[34] Cianfoni A, Distefano D, Isalberti M, et al. J NeuroIntervent Surg :Epub ahead of print: [Dec 2018].

[35] Muto M, Greco B, Setola F, Vassallo P, Ambrosanio G, Guarnieri G. Vertebral body stenting system for the treatment of osteoporotic vertebral compression fracture: follow-up at 12 months in 20 cases. Neuroradiol J 2011;24(4):610–619.

[36] Klezl Z, Majeed H, Bommireddy R, John J. Early results after vertebral body stenting for fractures of the anterior column of the thoracolumbar spine. Injury 2011;42(10):1038–1042.

[37] Thaler M, Lechner R, Nogler M, Gstöttner M, Bach C. Surgical procedure and initial radiographic results of a new augmentation technique for vertebral compression fractures. Eur Spine J 2013;22(7):1608–1616.

[38] Rotter R, Martin H, Fuerderer S, et al. Vertebral body stenting: a new method for vertebral augmentation versus kyphoplasty. Eur Spine J 2010;19(6): 916–923.

[39] Hartmann F, Griese M, Dietz SO, et al. Two-year results of VB stenting for the treatment of traumatic incomplete burst fractures. Minim Invasive Ther Allied Technol 2014;(9):1–6.

[40] Diel P, Röder C, Perler G, et al. Radiographic and safety details of vertebral body stenting: results from a multicenter chart review. BMC Musculoskelet Disord 2013;14:233.

[41] Werner CM, Osterhoff G, Schlickeiser J, et al. Vertebral body stenting versus kyphoplasty for the treatment of osteoporotic vertebral compression fractures: a randomized trial. J Bone Joint Surg Am 2013;95(7):577–584.

[42] Mavrogenis AF, Papadopoulos EC, Starantzis K, Korres DS, Papagelopoulos PJ. Posterior decompression and stabilization, and surgical vertebroplasty with the vertebral body stenting for metastatic vertebral and epidural cauda equina compression. J Surg Oncol 2010;101(3):253–258.

[43] Cianfoni A, Distefano D, Pravatà E, et al. Vertebral body stent augmentation to reconstruct the anterior column in neoplastic extreme osteolysis. J NeuroIntervent Surg :Epub ahead of print: [Aug 2018].

[44] Ottardi C, Galbusera F, Luca A, et al. Finite element analysis of the lumbar destabilization following pedicle subtraction osteotomy. Med Eng Phys 2016;38(5):506–509.

[45] Luca A, Ottardi C, Sasso M, et al. Instrumentation failure following pedicle subtraction osteotomy: the role of rod material, diameter, and multi-rod constructs. Eur Spine J 2017;26(3):764–770.

[46] Chae SW, Kang HD, Lee MK, Lee TS, Park JY. The effect of vertebral material description during vertebroplasty. Proc Inst Mech Eng H 2010;224(1): 87–95.

[47] Chevalier Y, Pahr D, Charlebois M, Heini P, Schneider E, Zysset P. Cement distribution, volume, and compliance in vertebroplasty: some answers from an anatomy-based nonlinear finite element study. Spine 2008;33(16): 1722–1730.

[48] La Barbera L, Galbusera F, Wilke H-J, Villa T. Preclinical evaluation of posterior spine stabilization devices: can the current standards represent basic everyday life activities? Eur Spine J 2016;25(9):2909–2918.

[49] La Barbera L, Galbusera F, Wilke HJ, Villa T. Preclinical evaluation of posterior spine stabilization devices: can we compare in vitro and in vivo loads on the instrumentation? Eur Spine J 2017;26(1):200–209.

[50] Whyne CM, Hu SS, Lotz JC. Parametric finite element analysis of vertebral bodies affected by tumors. J Biomech 2001;34(10):1317–1324.

[51] Groenen KHJ, Janssen D, van der Linden YM, et al. Inducing targeted failure in cadaveric testing of 3-segment spinal units with and without simulated metastases. Med Eng Phys 2018;51:104–110.

[52] Hansen D, Jensen JS. Mixing does not improve mechanical properties of all bone cements. Manual and centrifugation-vacuum mixing compared for 10 cement brands. Acta Orthop Scand 1992;63(1):13–18.

第三十三章　脊柱外骨水泥成形术

Peter L. Munk, Joshua A. Hirsch, Tyler M. Coupal, Paul I. Mallinson

杜长志　孙　旭 / 译

摘要

骨转移癌是导致严重疼痛和影响人体功能的常见疾病。骨转移癌导致骨强度降低后可发生病理性骨折，或直接侵犯骨及周围软组织。骨转移性肿瘤的治疗除了传统的化疗和放疗外，经皮肿瘤消融术和骨水泥成形术也常用于改善患者的症状。虽然外科手术可减轻肿瘤局部侵袭产生的疼痛症状，但经皮等创伤较小的手术可能是体质虚弱或预期寿命极短患者更好的治疗方法。骨转移性肿瘤传统的治疗方法存在一些缺点，例如化疗和放疗后局部结构不稳定。放疗常引起局部骨质疏松，增加负重骨发生骨折的风险。而骨水泥成形术在不干扰其他肿瘤相关治疗的同时还能加强中轴骨和四肢骨的稳定性。骨水泥成形术和各种消融疗法可单独使用或联合传统疗法治疗症状性转移性疾病的局部病灶。在使用经皮疗法时需牢记以下目标：提供足够的稳定性，消除肿瘤和正常骨之间的界面，消融侵入周围结构的病变软组织成分，同时注意避免损伤病灶周围的重要结构。在进行脊柱外骨水泥成形术和消融治疗时，应该进行完整的术前评估，包括完善术前影像学资料以及详细了解患者主要症状。术前应制订明确的治疗目标，且为保证安全，必要时可行多次治疗以充分处理肿瘤侵袭的整个范围。计算机断层扫描（CT）和透视是最常见的评估病灶的检查方法。骨盆和髋臼是经皮治疗最常见的位置，且骨水泥加固髋臼后可稳定主要负重区以及有效缓解疼痛症状。除了骨水泥灌注外，特别是对于体积较大的骨转移癌，部分医生建议可通过经皮螺钉来加强骨的强度。医生行骨水泥成形术时应当注意避免骨水泥渗漏到转移灶周围的正常结构中，然而即使少量骨水泥渗漏至负重关节等重要的结构，机体依旧可较好地耐受。机体其他中轴骨和四肢骨同样可运用骨水泥成形术，包括耻骨下支、耻骨、髂骨和上下肢长骨等。虽然骨水泥提供了良好的支撑和抗压缩的性能，但在张应力或旋转力的作用下容易发生断裂，所以在长骨和其他承受这些力的部位使用骨水泥时应该联合使用其他支撑装置，比如髓内钉、螺钉或钢丝。此外，部分研究报道骨水泥成形术应用于一些不常见的部位，如胸骨、肩胛骨和锁骨等。与骨水泥成形术相关的并发症较为少见，但应注意避免骨水泥外渗和灌注过量骨水泥将大量骨髓挤入静脉，特别是肺功能受损患者。目前关于骨水泥灌注是否会导致肿瘤的扩散尚不清楚，但是消融治疗可以使有转移风险的肿瘤病灶局限化。消融技术联合骨水泥成形术可以缩小肿瘤体积甚至将瘤体缩减至病灶边缘，从而更加容易灌注骨水泥。冷冻消融可以防止骨水泥渗漏，而消融区冰球完全融化可以保证骨水泥充分灌入消融部位。大量的临床经验表明骨盆骨水泥成形术是一项改善骨盆转移瘤患者疼痛和生活质量的重要技术。虽然目前关于骨盆外骨转移性肿瘤相关的骨水泥成形术临床疗效报道有限，但其应用前景良好。在恰当的适应证范围内，消融和骨水泥成形术的联合治疗是一种非常有效的治疗症状性骨转移癌的方法。

关键词：骨水泥成形术，转移性疾病，肿瘤，放疗，化疗，消融，中轴骨

33.1　引言

肿瘤骨转移在某些类型的恶性肿瘤患者中较常见，且死于骨转移性疾病的患者通常有转移性骨沉积物。此类患者临床症状重，且生活质量显著降低。如何有效的治疗症状性骨转移癌具有一定的挑战性，且通常需要多学科协作。骨转移癌相关的疼痛可导致患者在进行简单的转运或翻身等动作时产生严重的疼痛。

转移性骨沉积物引起临床症状源于多种原因。骨强度的降低可导致病理性骨折。此外，肿瘤可侵袭神经支配丰富的骨膜引起剧烈的疼痛，或引起出血和继发性骨膜隆起。即使没有发生病理性骨折，病变骨在负重等压力作用下也会引起疼痛，因而限制了患者行走或肢体活动。肿瘤可生成能引起炎症反应或产生刺激神经纤维的伤害性物质从而导致疼痛。骨转移瘤引起的相关软组织肿块还可压迫邻近结构，如神经血管束或其他器官（如肠或膀胱）。

传统治疗骨盆和四肢症状性转移瘤的方法包括

手术、放疗和化疗。近年来，骨水泥成形术和消融方法（如射频消融、微波消融和冷冻消融）等经皮治疗技术已得到推广。开放性手术是种非常有效的治疗方法，特别是四肢长骨的病理性骨折。有时可行转移病灶切除术，术后疼痛可获得良好的缓解。既往研究报道了手术和经皮骨水泥成形术治疗髋臼转移瘤患者临床疗效的差异，结果表明对有手术适应证的患者行手术治疗在缓解症状和改善活动功能方面优于骨水泥成形术。然而开放性手术治疗有一些明显的缺点，比如体质虚弱的患者对麻醉和大范围切除手术耐受性差，且术后恢复时间较长。这对预期寿命有限的患者来说是无法接受的，且这类患者术后通常难以康复。相对而言，影像学引导下经皮骨水泥灌注创伤小、成本低，且可显著减轻疼痛、改善活动功能和提高生活质量，同时可增加病变骨的稳定性。

　　放疗也是一种非常有效治疗方法，且有大量经验积累。非侵入性放疗常能较好地控制疼痛，不幸的是仍有高达 30% 的患者症状没有得到满意的改善。此外，虽然放疗对骨肿瘤是有效的，但仍无法改善骨骼的机械强度，因此患者负重相关的疼痛症状在放疗后改善有限。虽然放疗后数月局部可发生骨的重建和愈合，但放疗可能会加剧局部骨质疏松，从而进一步增加骨折发生的风险。化疗是一种有效的辅助治疗，但相当多的患者表现出不完全或无反应。此外，化疗还可产生严重的毒副反应。合适的治疗方法通常包括多种治疗手段，因而多学科联合治疗至关重要。值得注意的是，骨水泥成形术并不妨碍同时联合其他治疗手段。放疗可以在行骨水泥灌注后进行，且骨水泥灌注时可以将放射物预先包裹储存以供后续行放疗。

33.2　解剖部位

　　本章将主要讨论骨盆骨水泥成形术，骶骨骨水泥成形术详见本书其他章节。骨盆骨水泥成形术在 20 世纪 90 年代中期首次开展，且在过去 10 年里得到进一步的推广。虽然目前在大型医疗中心该手术依然未得到普遍应用，但正引起越来越多的关注。最近有研究报道了长骨和其他部位的骨水泥成形术。

33.2.1　骨盆骨水泥成形术

　　骨盆含有的大量松质骨结构，因而是骨转移性疾病最常见的部位。骨盆环的一大重要功能就是应力传导，特别是站立姿势以及行走时。力通过脊柱

经骶髂关节向髋臼顶部和耻骨上支传导，或在站立姿势时以下肢向上传导至骨盆（图 33.1）。骨盆传导力的途径发生骨破坏时可产生临床症状，特别是在行走或机体负重时。

　　令人遗憾的是，骨转移性疾病患者可出现大量的转移性沉积物。由于无法实现对大范围病变进行治疗，特别是病灶合并存在较多的软组织成分时，因而此类患者的治疗具有一定的挑战性。对此类患者的治疗应当以缓解患者症状为目标，制订合理的治疗计划。在选择肿瘤目标治疗部位时，应考虑以下几个原则：

　　·通过骨水泥或其他材料加固负重骨或受力骨的强度。

　　·骨水泥 +/− 消融或单纯消融肿瘤和正常骨之间的界面。

　　·消融侵犯邻近结构的病变软组织成分。

　　·注意保护周围重要结构，如神经血管束、直肠、膀胱以及关节，且尽可能减少骨水泥渗漏到周围结构的风险。

　　目前这些治疗手段仍较少见，只积累了少量经验，患者和接诊医生可能都不了解这些治疗方法。在行骨盆骨水泥成形术前应当制订明确的治疗目标。此外，患者应详细了解该治疗方法潜在的风险以及可能的获益，并参与制订治疗目标。术前应常规通

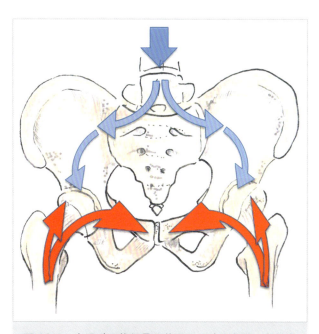

图 33.1　力通过腰椎经骨盆传导至下肢示意图。力从脊柱向下传导至骨盆环（蓝色箭头）；另一方向上，力从下肢向上传递至骨盆环（红色箭头）

过影像学检查（CT 和 / 或 MRI）评估并详细了解患者的临床症状，应该重点关注引起患者主要不适的病灶部位以及加重或诱发疼痛的原因（如负重、坐位姿势等）。由于患者通常存在广泛的肿瘤转移，应当首先治疗导致症状最严重部位的病灶，其他部位转移性病灶可考虑延期处理。过度处理大范围转移性病灶可能大大增加并发症的风险，且原本预期有效的姑息性治疗手段可能使患者病情恶化。

33.2.2　骨水泥成形术的技巧

不同医生行骨水泥成形术及其所需的设备可能存在较大的差别。既往文献报道了多种不同的穿刺针、骨水泥和消融设备，均取得了良好的效果。开展骨水泥成形术的医生大多拥有丰富的椎体成形术的经验，因而可轻松地将椎体成形术的技巧运用到脊柱外骨水泥成形术。

术前应常规行横断面成像辅助制定治疗策略。为降低出血并发症的风险，理想情况下患者应无凝血功能障碍且血小板计数不低于 50000。为降低感染风险，应尽量避免对合并活动性感染的患者施行该治疗方法。术前可预防性使用抗生素。该手术时间有时较长，可能会引起患者的不适。此外，由于患者存在合并症以及对麻醉药物耐受等原因可能使镇痛困难。术者可通过术中麻醉来改善患者不适症状，同时进行合理的监测以保证术中的安全性。

术者在术前应制订明确的治疗目标和合理的预期疗效。首先应考虑加固压力大或承重部位的病变骨结构。对关键部位进行治疗常可获得满意的疗效，从而无须填充整个大范围的病灶。如果骨水泥可灌入肿瘤和正常骨之间的界面或该部位可行消融术，则可能有效改善患者的症状。对未移位或轻度移位的骨折部位进行骨水泥填充同样可以显著缓解疼痛。

虽然单独使用透视引导可以取得良好的效果，但部分医生更倾向于使用 CT 或锥束 CT 进行引导。骨盆复杂的三维解剖结构使单纯透视引导穿刺极具挑战性，而联合透视与锥束 CT 则有助于实时确定穿刺针的位置以及评估骨水泥的填充情况。

33.2.3　疗效评估

评估治疗效果应注重患者的诉求有无改善。部分患者以疼痛为主要症状，而其余患者更容易受活动功能受限或药物副作用的影响。临床实践中大多数患者以疼痛为主诉。诸多研究表明，大部分接受该技术治疗的患者疼痛明显缓解。通常采用视觉

模拟评分量表定量评估患者疼痛症状的变化。编者通常在治疗前一周和治疗当天确认患者最主要疼痛的来源部位，然后在术后第一天和术后 1 周根据治疗的需要询问患者疼痛改善情况以及进一步评估病情。术前应制定合理的预期疗效，同时患者应意识到该技术无法彻底缓解其疼痛症状。大多数患者对术后症状的改善非常满意。研究也证实了骨水泥成形术后患者活动和机体功能情况得到显著改善。本章中几位编者曾运用该技术治疗过因严重疼痛导致无法行走的患者，术后患者可下地行走，患者的生活质量以及自我护理的能力得到显著改善。此外，既往研究发现患者术后镇痛药使用量减少。然而该类患者常合并多发转移灶，故术后仍需大量的镇痛药来缓解骨水泥成形术部位以外转移灶相关的症状。

33.2.4　髋臼 / 骨盆

髋臼是脊柱以外的首先运用骨水泥成形术的部位。由于髋臼承担人体负重功能，即使是很小的转移灶依然可产生严重的临床症状。通过局部骨水泥填充小范围的病灶可显著改善患者的疼痛和活动功能（图 33.2）。

采用前外侧入路穿刺来加固髋臼顶，骨水泥通常可安全通过远离股神经血管结构的路径进行灌注。在透视下行该治疗时，可以在灌注骨水泥过程中反复多次透视观察。如果通过 CT 引导或荧光 CT 成像，则可在灌注少量骨水泥后反复行 CT 成像以监测骨水泥注入情况，因而可以迅速发现骨水泥渗漏到关节或血管并停止继续灌注。

此外，部分学者建议联合空心螺钉来加固髋臼、髂骨和耻骨支病变部位骨水泥成形术。在影像引导下可准确置入螺钉，且可以提供额外的支撑作用，特别是存在大范围转移病灶。虽然空心螺钉联合骨水泥成形术在理论上更加可靠，但目前为止未见联合螺钉置入和单纯骨水泥成形术疗效比较的报道。

少量骨水泥渗漏至转移灶周围软组织通常不产生相关临床症状。术者应该尽量避免骨水泥渗漏至关节间隙，然而即使发生此类并发症，患者通常也可较好耐受。关节内骨水泥渗漏的并发症包括关节内游离体磨研、咔嗒声和疼痛以及罕见的软骨溶解。

33.3　其他部位

耻骨体、耻骨上支以及相邻的髂骨也是骨盆环传导应力的重要组成部分。这些部位发生的骨折通

常没有移位或轻度移位，少量骨水泥灌注即可产生良好的临床效果（图 33.3）。虽然耻骨下支和坐骨结节位于腰椎和股骨的力学传导途径的下方和外侧，但却是坐位时重要的力学传导部位。因此，这些部位如发生癌转移病变是骨水泥成形术良好的适应证

（图 33.4）。如果耻骨出现病变，建议术前常规使用导尿管减轻膀胱内充盈。因腰丛位于骶骨前附近，当髂骨出现大范围溶解性病变时应避免推注的骨水泥渗漏到该部位。

作者对长骨骨水泥成形术治疗经验有限。尽管

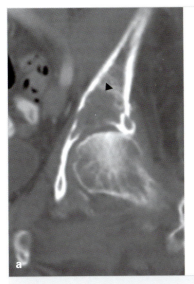
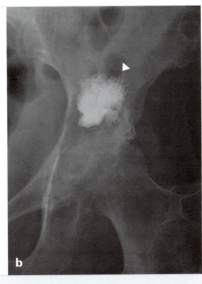
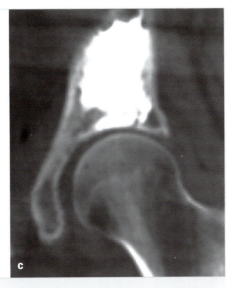

图 33.2（a）乳腺癌患者左髋部冠状位 CT 图像显示破坏性转移灶浸润到髋臼顶（黑色三角）。（b）术后骨盆正位 X 线显示髋臼成形术后病变部位得到强化（白色三角）。（c）左髋关节冠状位 CT 图像显示另一位前列腺骨转移癌患者类似的效果

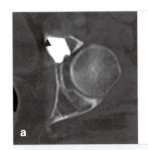
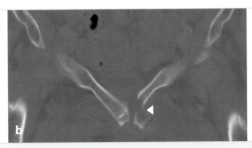
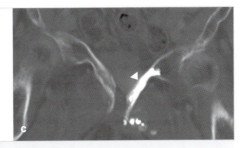

图 33.3（a）术后横断面 CT 图像显示前列腺癌骨转移患者在髋臼前 / 左耻骨上支外侧成功注入骨水泥（黑色三角）。（b）冠状位 CT 图像显示患者因骨坏死而出现疼痛相关的病理性骨折（白色三角）。（c）术后图像显示沿着耻骨上支的方向成功注入骨水泥并桥接了骨折断端（白色三角）

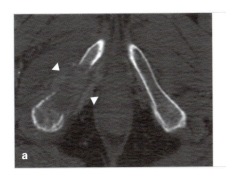
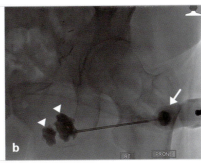

图 33.4（a）横断面 CT 图像显示转移性软组织沉积破坏右耻骨下支和坐骨结节（白色三角）。这是此类患者坐位时疼痛加重的原因。（b）后前方透视图像显示通过 13G 椎体成形术的穿刺针注入骨水泥（白色三角）成功重建右耻骨下支和坐骨结节（白色箭头）

水泥能很好地应对压力，但在旋转或扭曲力作用下骨水泥注入部位容易发生骨折或碎裂，且多见于长骨（如股骨）。然而，已有研究结果表明部分患者在骨水泥灌注后疼痛明显减轻，临床疗效良好。大范围骨皮质破坏患者不适合运用骨水泥成形术。股骨近端病变患者股骨距保持完整是选择该治疗方法的重要参考标准，单纯髓内转移性沉病灶选用该治疗方法可获得较好的临床效果。此类患者尽管骨皮质连续性结构保持完整，但在额外压力作用下仍容易发生骨折，而骨水泥填充可作为应力传导结构的有效补充。

为了进一步加强骨强度并尽可能降低骨水泥注入术后发生断裂，有学者尝试经皮置入细棒、钢丝或引导钢丝穿过行骨水泥成形术的肿瘤部位。有研究报道了经皮穿刺将有多个侧方开口的大口径导管置入骨髓腔内，随后通过导管注入骨水泥的方法取得了良好的临床效果。这些改良的技术可能会发挥重要的临床作用，特别是对于那些不宜采用传统手术固定的患者。

零星的文献报道了运用骨水泥成形术成功治疗其他部位骨转移性病变。胸骨转移癌病变以及发生骨折时疼痛症状严重，局部注入少量骨水泥可显著改善症状。锁骨和肩胛骨转移性病变也有类似的结果报道（图33.5）。但应注意保护治疗结构周围重要的神经血管结构，必要时使用横断面成像技术引导。

33.4 并发症

与其他经皮手术相似，该技术存在感染和出血的风险。

骨水泥术后发生病理性骨折少见于骨盆，而更常见于长骨。骨水泥可渗漏进入静脉系统、肺、关节和软组织导致广泛的栓塞，因而需要密切监测骨水泥的灌注情况。如果在 CT 引导下灌注骨水泥，则须在多次注入少量骨水泥后行透视进行确认。

在骨性结构中注入骨水泥可能会引起骨髓成分栓塞，且可导致肿瘤细胞进入静脉系统，这是肺功能储备有限的慢性阻塞性肺疾病患者需得到特别重视。理论上来说肿瘤细胞转移性栓塞可能导致病灶进一步扩散。目前尚无明确的数据证明骨水泥成形术可导致恶性肿瘤的扩散，对于预期寿命有限的患者而言，可忽略该风险。在注入骨水泥前联合使用消融技术可能会降低该风险的发生。

33.5 联合使用消融技术

越来越多的文献报道了联合运用消融术和骨水泥成形术治疗骨转移性疾病。目前最可靠的经验是射频消融和冷冻消融。与单纯注射骨水泥相比，消融在减瘤方面具有理论上的优势。肿瘤和正常骨之间界面的消融可防止肿瘤进一步侵袭正常骨。如果肿瘤引起邻近神经、血管和器官（如膀胱、直肠）症状性压迫或移位，可同时对骨转移癌伴有软组织侵犯进行消融也是大有裨益的。如前文已提及，在理论上，在灌注骨水泥时进行消融可降低潜在的肿瘤性栓塞风险。

射频消融术通过破坏转移灶的组织完整性可提高注入骨水泥的容易程度。冷冻消融时如果冰球未完全解冻，则可能会阻碍骨水泥的弥散，因此建议在灌注水泥前应确保冰球已解冻。然而，通过未完全解冻的冰球阻碍骨水泥的扩散也可用于控制骨水泥的分布。

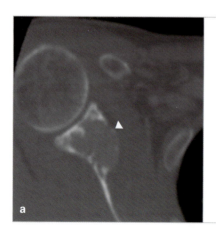
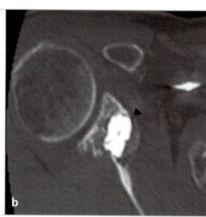

图 33.5 （a）轴位 CT 图像显示肩胛骨颈部溶解性转移性病灶（白色三角）。（b）肩胛骨病变区域行骨水泥成形术后图像（黑色三角）

33.6 结论

　　大量经验表明，骨盆骨水泥成形术可显著改善骨转移性疾病患者的症状以及提高患者的生活质量。骨盆外骨水泥成形术临床经验有限，但在特定的情况下骨水泥成形术可能是有效的。既往研究强烈建议在合适的患者中联合使用消融技术。

33.7 要点

　　·对负重骨骼和承受应力的骨骼进行强化可显著改善患者临床症状。

　　·对于广泛转移癌和／或肿瘤沉积物，在适应证范围内的治疗即可显著改善患者临床症状。

　　·近期病灶横断面 CT+/–MRI 成像对制订术前治疗方案至关重要。

　　·需充分了解患者的症状，有助于制订合理的手术方案，当肿瘤病变范围较广时这一点尤其重要。

参考文献

[1] Feng H, Feng J, Li Z, et al. Percutaneous femoroplasty for the treatment of proximal femoral metastases. Eur J Surg Oncol 2014;40(4):402–405.

[2] Kurup AN, Callstrom MR. Ablation of musculoskeletal metastases: pain palliation, fracture risk reduction, and oligometastatic disease. Tech Vasc Interv Radiol 2013;16(4):253–261.

[3] Colman MW, Karim SM, Hirsch JA, et al. Percutaneous acetabuloplasty compared with open reconstruction for extensive periacetabular carcinoma metastases. J Arthroplasty 2015;30(9):1586–1591.

[4] Gupta AC, Hirsch JA, Chaudhry ZA, et al. Evaluating the safety and effectiveness of percutaneous acetabuloplasty. J Neurointerv Surg 2012;4(2): 134–138.

[5] Sapkota BH, Hirsch AE, Yoo AJ, et al. Treatment of metastatic carcinoma to the hip with CT-guided percutaneous acetabuloplasty: report of four cases. J Vasc Interv Radiol 2009;20(4):548–552.

[6] Zhang J, Yang Z, Wang J, et al. Study of treatment using percutaneous acetabuloplasty and interstitial implantation of (125)I seeds for patients with metastatic periacetabular tumors. World J Surg Oncol 2012;10:250.

[7] Hirsch AE, Jha RM, Yoo AJ, et al. The use of vertebral augmentation and external beam radiation therapy in the multimodal management of malignant vertebral compression fractures. Pain Physician 2011;14(5):447–458.

[8] Cazzato RL, Buy X, Eker O, Fabre T, Palussiere J. Percutaneous long bone cementoplasty of the limbs: experience with fifty-one non-surgical patients. Eur Radiol 2014;24(12):3059–3068.

[9] Cotten A, Demondion X, Boutry N, et al. Therapeutic percutaneous injections in the treatment of malignant acetabular osteolyses. Radiographics 1999;19(3):647–653.

[10] Cotten A, Deprez X, Migaud H, Chabanne B, Duquesnoy B, Chastanet P. Malignant acetabular osteolyses: percutaneous injection of acrylic bone cement. Radiology 1995;197(1):307–310.

[11] Weill A, Kobaiter H, Chiras J. Acetabulum malignancies: technique and impact on pain of percutaneous injection of acrylic surgical cement. Eur Radiol 1998;8(1):123–129.

[12] Wang Z, Zhen Y, Wu C, et al. CT fluoroscopy-guided percutaneous osteoplasty for the treatment of osteolytic lung cancer bone metastases to the spine and pelvis. J Vasc Interv Radiol 2012;23(9):1135–1142.

[13] Deschamps F, de Baere T. Cementoplasty of bone metastases. Diagn Interv Imaging 2012;93(9):685–689.

[14] Georgy BA. Percutaneous cement augmentations of malignant lesions of the sacrum and pelvis. AJNR Am J Neuroradiol 2009;30(7):1357–1359.

[15] Cazzato RL, Palussière J, Buy X, et al. Percutaneous long bone cementoplasty for palliation of malignant lesions of the limbs: a systematic review. Cardiovasc Intervent Radiol 2015;38(6):1563–1572.

[16] Guzik G. Treatment of metastatic lesions localized in the acetabulum. J Orthop Surg Res 2016;11(1):54.

[17] Iannessi A, Amoretti N, Marcy PY, Sedat J. Percutaneous cementoplasty for the treatment of extraspinal painful bone lesion: a prospective study. Diagn Interv Imaging 2012;93(11):859–870.

[18] Kamalian S, Hirsch AE, Growney ML, et al. CT guided percutaneous calcaneoplasty: a case of metastatic intra-articular calcaneus fracture. J Neurointerv Surg 2009;1(2):186–188.

[19] Botsa E, Mylona S, Koutsogiannis I, Koundouraki A, Thanos L. CT image guided thermal ablation techniques for palliation of painful bone metastases. Ann Palliat Med 2014;3(2):47–53.

[20] Cascella M, Muzio MR, Viscardi D, Cuomo A. Features and role of minimally invasive palliative procedures for pain management in malignant pelvic diseases: a review. Am J Hosp Palliat Care 2017;34(6):524–531.

[21] Choi J, Raghavan M. Diagnostic imaging and image-guided therapy of skeletal metastases. Cancer Contr 2012;19(2):102–112.

[22] Kurup AN, Morris JM, Schmit GD, et al. Balloon-assisted osteoplasty of periacetabular tumors following percutaneous cryoablation. J Vasc Interv Radiol 2015;26(4):588–594.

[23] Ma Y, et al. Percutaneous image-guided ablation in the treatment of osseous metastases from non-small cell lung cancer. Cardiovasc Intervent Radiol 2017.

[24] Marcy PY, Palussière J, Descamps B, et al. Percutaneous cementoplasty for pelvic bone metastasis. Support Care Cancer 2000;8(6):500–503.

[25] Prologo JD, Passalacqua M, Patel I, Bohnert N, Corn DJ. Image-guided cryoablation for the treatment of painful musculoskeletal metastatic disease: a single-center experience. Skeletal Radiol 2014;43(11):1551–1559.

[26] Sun G, Jin P, Liu XW, Li M, Li L. Cementoplasty for managing painful bone metastases outside the spine. Eur Radiol 2014;24(3):731–737.

[27] Wallace AN, McWilliams SR, Connolly SE, et al. Percutaneous image-guided cryoablation of musculoskeletal metastases: pain palliation and local tumor control. J Vasc Interv Radiol 2016;27(12):1788–1796.

[28] Buy X, Cazzato RL, Catena V, Roubaud G, Kind M, Palussiere J. Techniques de consolidation osseuse guidée par imagerie en oncologie : cimentoplastie et vissage. Bull Cancer 2017;104(5):423–432.

[29] Callstrom MR, Dupuy DE, Solomon SB, et al. Percutaneous image-guided cryoablation of painful metastases involving bone: multicenter trial. Cancer 2013;119(5):1033–1041.

[30] Deschamps F, de Baere T, Hakime A, et al. Percutaneous osteosynthesis in the pelvis in cancer patients. Eur Radiol 2016;26(6):1631–1639.

[31] Pusceddu C, Fancellu A, Ballicu N, Fele RM, Sotgia B, Melis L. CT-guided percutaneous screw fixation plus cementoplasty in the treatment of painful bone metastases with fractures or a high risk of pathological fracture. Skeletal Radiol 2017;46(4):539–545.

[32] Hartung MP, Tutton SM, Hohenwalter EJ, King DM, Neilson JC. Safety and efficacy of minimally invasive acetabular stabilization for periacetabular metastatic disease with thermal ablation and augmented screw fixation. J Vasc Interv Radiol 2016;27(5):682–688.e1.

[33] Leclair A, Gangi A, Lacaze F, et al. Rapid chondrolysis after an intra-articular leak of bone cement in treatment of a benign acetabular subchondral cyst: an unusual complication of percutaneous injection of acrylic cement. Skeletal Radiol 2000;29(5):275–278.

[34] Pusceddu C, Sotgia B, Fele RM, Ballicu N, Melis L. Combined microwave ablation and cementoplasty in patients with painful bone metastases at high risk of fracture. Cardiovasc Intervent Radiol 2016;39(1):74–80.

[35] Deschamps F, Farouil G, Hakime A, et al. Cementoplasty of metastases of the proximal femur: is it a safe palliative option? J Vasc Interv Radiol 2012;23(10):1311–1316.

[36] Plancarte-Sanchez R, Guajardo-Rosas J, Cerezo-Camacho O, et al. Femoroplasty: a new option for femur metastasis. Pain Pract 2013;13(5):409–415.

[37] Liu XW, Jin P, Liu K, et al. Comparison of percutaneous long bone cementoplasty with or without embedding a cement-filled catheter for painful long bone metastases with impending fracture. Eur Radiol 2017;27(1):120–127.

[38] He C, Tian Q, Wu CG, Gu Y, Wang T, Li M. Feasibility of percutaneous cementoplasty combined with interventional internal fixation for impending pathologic fracture of the proximal femur. J Vasc Interv Radiol 2014;25(7): 1112–1117.

[39] Basile A, Giuliano G, Scuderi V, et al. Cementoplasty in the management of painful extraspinal bone metastases: our experience. Radiol Med (Torino) 2008;113(7):1018–1028.

[40] Leung OC, Poon WL, Nyaw SF, Luk SH. Percutaneous cementoplasty of osteolytic metastases induces immediate and long-lasting pain relief in oncological patients. Hong Kong Med J 2013;19(4):317–322.

[41] Uri IF, Garnon J, Tsoumakidou G, Gangi A. An ice block: a novel technique of successful prevention of cement leakage using an ice ball. Cardiovascular Intervent Radiol 2015;38(2):470–4.

[42] Wallace AN, Huang AJ, Vaswani D, Chang RO, Jennings JW.

Combination acetabular radiofrequency ablation and cementoplasty using a navigational ra-diofrequency ablation device and ultrahigh viscosity cement: technical note. Skeletal Radiol 2016;45(3):401–405.

[43] Coupal TM, Pennycooke K, Mallinson PI, et al. The hopeless case? Palliative cryoablation and cementoplasty procedures for palliation of large pelvic bone metastases. Pain Physician 2017;20(7):E1053–E1061.

[44] Lane MD, Le HB, Lee S, et al. Combination radiofrequency ablation and cementoplasty for palliative treatment of painful neoplastic bone metastasis: experience with 53 treated lesions in 36 patients. Skeletal Radiol 2011;40(1): 25–32.

[45] Callstrom MR, Atwell TD, Charboneau JW, et al. Painful metastases involving bone: percutaneous image-guided cryoablation—prospective trial interim analysis. Radiology 2006;241(2):572–580.

[46] Callstrom MR, Charboneau JW. Image-guided palliation of painful metastases using percutaneous ablation. Tech Vasc Interv Radiol 2007;10(2): 120–131.

[47] Castañeda Rodriguez WR, Callstrom MR. Effective pain palliation and prevention of fracture for axial-loading skeletal metastases using combined cryoablation and cementoplasty. Tech Vasc Interv Radiol 2011;14(3): 160–169.

[48] Thacker PG, Callstrom MR, Curry TB, et al. Palliation of painful metastatic disease involving bone with imaging-guided treatment: comparison of patients' immediate response to radiofrequency ablation and cryoablation. AJR Am J Roentgenol 2011;197(2):510–515.

[49] Tian QH, Wu CG, Gu YF, He CJ, Li MH, Cheng YD. Combination radiofrequency ablation and percutaneous osteoplasty for palliative treatment of painful extraspinal bone metastasis: a single-center experience. J Vasc Interv Radiol 2014;25(7):1094–1100.

[50] Swan JA, Liu DM, Clarkson PW, Munk PL. Cryoablation and cementoplasty of a pathologic fracture in the sternum. Singapore Med J 2013;54(10): e215–e217.

第三十四章 椎体成形术后抗骨质疏松治疗

Amanda Schnell, Sarah Morgan, John W. Amburgy, James Mooney, D. Mitchell Self, M. R. Chambers

徐 亮 孙 旭/译

摘要

骨质疏松症是一种骨骼强度低下的全身性疾病。目前对该疾病的认识仍较局限。事实上，骨质疏松症造成了巨大的社会经济负担，并对公共健康产生了重大的影响，因为该疾病"致残"方面给家庭和社会带来的负担远比各类癌症严重。在美国，随着社会老龄化日趋严重，预计到 2025 年，骨质疏松症的护理及治疗费用将大幅上升至 253 亿美元。虽然骨质疏松症的诊断和治疗会显著增加医疗支出，但未能及时诊断所造成的医疗花费更高。对于许多患者来说，被诊断为椎体压缩骨折（Vertebral Compression Fracture，VCF）通常首次表明其可能存在骨质疏松症。这也是为患者提供有关骨质疏松疾病治疗和健康教育的机会。在行椎体强化成形手术后，VCF 的患者通常会被转诊至骨质疏松症专科医生处接受进一步治疗。设置骨折联络处（Fracture Liaison Services，FLS）旨在协助骨质疏松症患者从住院到门诊的治疗过渡，其任务在于对骨质疏松患者开展定期随访以及跟进疾病的治疗。对于 FLS 或临床医生在骨折处理后的抗骨质疏松治疗过程中，加强与医疗团队的沟通联系并提供联络处信息至关重要。基于循证指南，采用适当的临床医疗路径也对保障治疗策略的正确实施至关重要。这可以与健康教育和治疗随访相结合，努力为患者提供最高质量的医疗服务水平。

关键词：骨质疏松，椎体压缩骨折（VCF），脆性骨折，骨折联络处，FRAX，骨密度，T 评分，椎体骨折评估，双能 X 线吸收测量法（DXA），骨小梁评分（TBS）

34.1 引言

对于多数患者而言，出现椎体压缩性骨折（VCF）通常首次表明其存在骨质疏松症。这也是向患者提供有关骨质疏松治疗和健康教育的良好机会。

骨质疏松症是一种骨强度改变的全身性疾病，尽管该疾病致残带来的家庭和社会负担（比如无法工作、疼痛等）比除肺癌外的各类癌症更为严重，但目前对于骨质疏松症的认识仍然有一定的局限性。

当今时代，已有了方便的骨质疏松筛查工具、先进的治疗药物以及各类关于功能锻炼和营养摄入专题的教育。尽管如此，目前美国的骨质疏松症诊断和治疗率远远低于美国国立骨质疏松症基金会（NOF）指南所设定的标准。

初次发生脆性骨折（定义为从站立高度或更低高度摔倒造成的任何骨折）后的第一年再次发生脆性骨折的风险最大。1/5~1/2 的患者在初次发生脆性骨折后的一年会再次发生至少一处的骨折。遗憾的是，尽管脆性骨折是骨质疏松症的重要表现，仅有 1/4 遭受脆性骨折（包括椎体骨折）的患者在就诊的当年内被正式诊断为骨质疏松症。更令人扼腕的是，骨质疏松性骨折患者中，仅有 1/4 在当年内接受了抗骨质疏松治疗，这使得该类患者发生再次骨折的风险大大增高。

34.2 病因学和流行病学

骨质疏松症是一种以骨强度降低为特征的骨骼疾病，致使骨折的发生风险大大增高。骨强度评估主要由骨密度和骨质量两部分组成。骨密度由峰值骨量和达到峰值后的骨丢失速率决定，并以单位面积或体积内的矿物质克数表示。骨质量则与骨结构、转换率、损伤积累（如微骨折）和矿化程度密切相关。骨质疏松症是由于骨形成和骨量丢失之间的不平衡造成的，骨形成少于骨丢失，最终造成了骨质量下降。当对骨质疏松的骨骼施加极限负荷应力，甚至是对薄弱的骨骼施加正常应力，就会发生骨折。骨质疏松症在男性和女性人群中都会发生，但在绝经后的女性中更常见（图 34.1）。男性和女性在中年阶段都会出现与年龄相关的骨密度（BMD）下降，主要的原因在于骨吸收超过了骨形成；与男性相比，女性在绝经后骨量丢失速率更快。男性骨折发病高峰期通常比女性晚 10 年左右。峰值骨量通常至 30 岁才达到最高值，这个时间常发生于骨线性生长停止之后。因此，早年获得良好的骨量可能是晚年骨骼健康的最重要保障。

除遗传因素外，峰值骨量可能受到生活习惯等

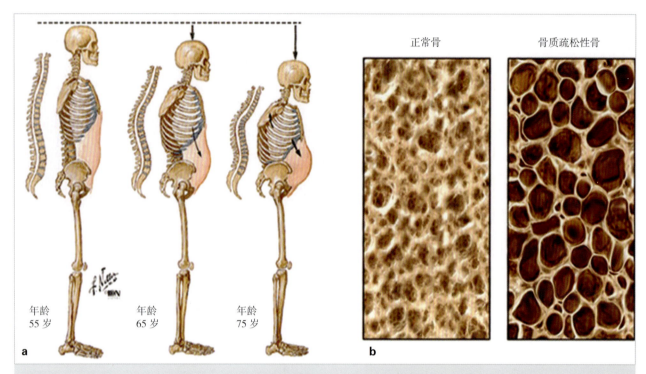

图34.1 （a）胸椎压缩性骨折导致椎体高度下降和进行性胸椎后凸。尾端肋骨最终与髂骨顶相接触，躯干塌陷向下压迫引起腹胀。（b）医学插图显示，与骨量低、孔状骨结构多、桥梁骨结构少的骨质疏松性骨（右）相比，正常骨（左）松质骨厚度较大，孔状骨结构较少，骨小梁较多

因素的影响，这些因素包括营养摄取（钙和维生素D的终生摄入量）、体力活动、吸烟、饮酒、饮食紊乱、自身免疫性疾病、糖皮质激素药物以及内分泌紊乱等。与晚年低骨量相关的特定因素常包括女性群体、年龄增加、雌激素缺乏、白人种族、低体重或体重指数（BMI）以及既往骨折家族史。影响骨量的次要因素包括内分泌和代谢状况、营养或胶原代谢紊乱以及药物副作用。可能导致骨量减少的疾病包括遗传性疾病、性腺功能减退、吸收障碍性疾病、小肠吸收不良症、克罗恩病、胃旁路术后、多发性骨髓瘤、恶性肿瘤、风湿病和自身免疫性疾病、终末期肾病以及器官移植后状况。

34.3 经济负担

　　骨质疏松症及其相关的骨质疏松性骨折非常常见，并且对患者生活质量有显著的影响。NOF估计美国有1020万人患有骨质疏松症，另外还有4340万人为低骨量状态。

　　据估计，2005年有200万例次骨折可归因于骨质疏松症，其中27%的骨折发生在脊柱。骨折不仅发生率高，而且给社会经济和公众健康带来了巨大的影响。据估计，2004年度有超过400 000人次入院，2 500 000人次就诊，180 000人次居家护理与骨质疏松性骨折有关。与脊椎骨折相关的每人次住院费用可达12 000美元。

　　脊柱压缩性骨折是骨质疏松患者最常见的骨折，其发生率大约是髋部骨折的2倍。无论骨密度测试（T评分）是否达到骨质疏松的阈值，发生椎体不完全性骨折通常表明未来骨折的风险极高。

　　与骨折治疗相关的大量花费包括住院治疗费用、长期护理费用和门诊花费。在骨折后的1年里，医疗和住院费用比骨折前的费用高出1.6~6.2倍，比年龄匹配的对照组人群高出2.2~3.5倍。每例髋部骨折的患者花费高达71 000美元，而椎体骨折的费用高达68 000美元。其中医疗保险大约支付了80%的费用。鉴于近年来人口老龄化问题日益凸显，到2025年骨质疏松症的治疗费用预计将上升到253亿美元。除了高额的医疗费用外，间接成本支出也十分明显，包括因残疾带来的生产力下降和劳动力参与率减少的代价，同时患者也面临过早死亡的巨大风险。

目前出现骨质疏松症而未能明确诊断的原因之一在于临床医生和患者对这种疾病的后果缺乏正确的认识。这不仅影响了费用支付者的赔付比例，低估骨折风险人群数量也会影响政策制定者的研判，在一定程度上也影响了抗骨质疏松药物的临床验证试验设计。

34.4 诊断

对骨质疏松高危人群的筛查至关重要。因脆性骨折接受椎体成形手术治疗的患者多合并有骨质疏松症。但部分骨质疏松性骨折因未进行及时、正规就诊，难以得到准确的诊断。

根据世界卫生组织（WHO）和美国国立骨质疏松症基金会（NOF）制定的指南，只要符合以下任何一项标准，就可以诊断为骨质疏松症：（1）在没有其他代谢性骨病或高速创伤的情况下出现脆性骨折；（2）即使在未发生明显骨折的情况下，根据骨折风险评估算法（FRAX）中的国家特定阈值处于骨量低下及较高骨折风险，DXA 测得 T 评分小于 –2.5 也可诊断骨质疏松症（请参阅"骨折风险评估算法"）。

由于绝经后妇女中大约 30% 的骨质疏松症病例被认为是由其他病因引起的，因此需要完善全面的病史、体格检查和实验室检查来确定病因。实验室检查指标包括：

· 全血细胞计数（CBC）。
· 血清生化（钙、磷、肾和肝功能）。
· 促甲状腺激素（TSH）。
· 25- 羟基维生素 D_3。
· 全段甲状旁腺激素（PTH）。
· 血 / 尿蛋白电泳。
· 血清 / 尿液免疫固定电泳。
· 血清游离轻链。
· 组织转谷氨酰胺酶抗体和总 IgA。
· 尿钙 / 肌酐比值 +/–24h 尿钙排泄（包括尿钠和肌酐，以评估收集的充分性）。
· 骨转换标志物（BTM）：
– 骨吸收标志物：胶原交联 N 末端肽（NTX）、Ⅰ 型胶原 C 末端肽（CTX）。
– 骨形成标志物：Ⅰ 型胶原前肽（P1NP）、骨特异性碱性磷酸酶（BSAP）。

对于临床或实验室检查提示可能存在吸收不良的患者，应获得肠道相关疾病的抗体。如果怀疑为多发性骨髓瘤（如非甲状旁腺素介导的高钙血症），可以测量血清和尿蛋白电泳。在部分病例中，还可以测定无尿皮质醇、睾酮、卵泡刺激素（FSH）和类胰蛋白酶水平。应该注意的是，24h 尿钙收集必须保证维生素 D 在充足水平，且连续 2 周以上每日摄入充足的钙（1000~1200mg/d）。

34.5 双能 X 线吸收法

双能 X 线骨密度仪（DXA）显像可为骨量减少、骨质疏松的诊断和骨密度监测提供重要参考信息。一般来说，65 岁以上的女性、70 岁以上的男性、50~69 岁的绝经后女性以及 50~69 岁的有相关风险因素或有骨折史的男性，都应该进行 DXA 检查。

骨密度是运用 DXA 方法对腰椎（前后位）、股骨颈和全髋部进行测量来获得的。对于无法行脊柱或髋关节检查、合并甲状旁腺亢进症或体重超过表格最大限值的患者，应该扫描桡骨远端 1/3 的骨密度。骨密度面积以 g/cm^2 表示，并与两个参考标准对比：年龄、性别和种族匹配的参考人群的骨密度（Z 评分）或同性别的青壮年参考人群的骨密度（T 评分）。患者的骨密度与参考人群的平均骨密度之间的差除以参考人群的标准差（SD），就可用来计算 Z 评分和 T 评分。对于 50 岁及以上的男性和绝经后女性，采用世卫组织 T 评分诊断标准。对于绝经前女性、50 岁以下的男性和儿童，推荐使用民族或种族修正的 Z 评分。Z 评分 ≤ –2.0 分表示骨密度低于预期年龄范围，Z 评分 > –2.0 分表示骨密度在预期年龄范围内（图 34.2）。

世界卫生组织根据 DXA 测量的骨密度（T 评分）诊断骨质疏松症的标准如下：

· 骨量正常：T 评分 ≥ –1.0 分。
· 低骨量：–2.5 分 < T 评分 < –1.0 分。
· 骨质疏松症：T 评分 ≤ –2.5 分。
· 严重骨质疏松症：T 评分 ≤ –2.5 分合并一处或多处脆性骨折。

除了传统的 DXA 成像，还开发了其他基于 DXA 的工具来帮助临床医生评估和预测患者的骨折风险，包括脊椎骨折评估（VFA）、骨小梁评分（TBS）、股骨扩增扫描（以检测不完全非典型股骨骨折）、脊椎 X 线片和 FRAX。

34.6 椎体骨折评估

椎体骨折评估（VFA）是一种测量工具，它使用 DXA 获得的侧位图像来识别无症状患者的椎体骨折。如果检测结果可能改变治疗决策、药物使用或

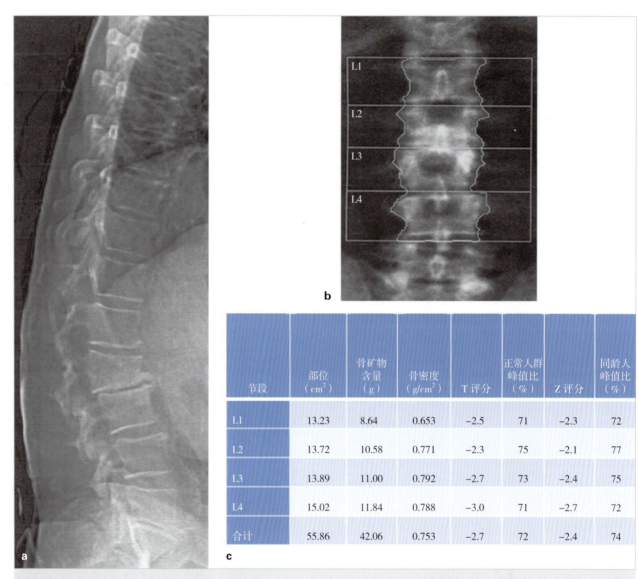

图 34.2 腰椎的 DXA 成像。（a）侧位。（b）正位。（c）表中 T 评分和 Z 评分分别代表与年轻的健康成年人和匹配人群对照组的比较

节段	部位（cm²）	骨矿物含量（g）	骨密度（g/cm²）	T 评分	正常人群峰值比（%）	Z 评分	同龄人峰值比（%）
L1	13.23	8.64	0.653	−2.5	71	−2.3	72
L2	13.72	10.58	0.771	−2.3	75	−2.1	77
L3	13.89	11.00	0.792	−2.7	73	−2.4	75
L4	15.02	11.84	0.788	−3.0	71	−2.7	72
合计	55.86	42.06	0.753	−2.7	72	−2.4	74

随访时间，则推荐行 VFA 检查。VFA 中描述了 3 种椎体压缩形变模式：楔形、双凹形和粉碎性。在接受骨质疏松评估的 60 岁以上患者中，高达 25% 的患者合并椎体骨折，而其中只有 11% 的患者主诉其有椎体骨折的病史。VFA 作为全面风险评估的一部分，对无症状性脊柱骨折的识别有助于制定适当临床决策。传统上椎体骨折的诊断依赖于标准的脊柱 X 线片，但该检查具有辐射性且会增加检查成本。因此，在对骨质疏松症患者的检测评估中，通常不需要行 X 线检查。使用 DXA 技术，可以减少辐射暴露和检查成本，并可以让医生了解患者骨质的基本信息。

34.7 影像学

对于 70 岁以上女性、80 岁以上男性合并脊柱、全髋部或股骨颈骨密度 < −1.0 者，或 65~69 岁女性、70~79 岁男性且合并脊柱、全髋部或股骨颈骨密度 T 评分 < −1.5 时，除 VFA 外，均需正侧位 X 线检查，特殊情况可行斜位和点片检查。X 线检查还可适用于具有以下特定的危险因素的绝经后女性和大于 50 岁的男性：成年期间的轻微创伤后骨折（50 岁及以上），既往身高下降（当前身高与 20 岁时的峰值高度之差）1.5in（4cm）以上，预期身高下降 0.8in

（2cm）以上（当前身高与先前记录的身高之间的差值），或近期正在接受长期的糖皮质激素治疗。

34.8　骨小梁评分

骨小梁评分（TBS）是通过腰椎 DXA 的测定来分析骨小梁微结构相关的信息。骨小梁评分随年龄增长而降低，可以作为对骨密度定量测定的补充。骨小梁评分降低会增加骨折的发生率，此外骨小梁评分还可作为骨折发生风险的预测因素（独立于临床指标和骨密度外）。因此，骨小梁评分有助于医生在治疗过程中决定是否行抗骨质疏松治疗以及具体用药类型。DXA 扩增股骨扫描也是一种筛查工具，可用于检测在接受抗骨吸收治疗过程中出现的不完全且不典型股骨骨折。虽然该类患者可能会出现腹股沟前方或大腿疼痛，但部分患者在发病过程中可没有明显主诉症状。该工具目前适用于既往患有非典型股骨骨折、服用双膦酸盐过程中出现髋部、腹股沟或大腿疼痛、接受 5 年以上抗骨吸收药物治疗以及存在非典型股骨骨折危险因素的患者。

34.9　骨折风险评估算（FRAX）

对有或没有股骨颈骨密度测定的患者，可以用骨折风险评估算法（FRAX）评估未来 10 年内发生骨折的风险。FRAX 是针对一个国家和民族特异性的骨折风险评估模型，它将股骨颈（或全髋关节）的骨密度与经过充分验证和加权的骨折临床风险因素相结合，这些因素在很大程度上独立于骨密度测定。该预测模型的优势在于评估了年龄和死亡率。模型中的其他预测因素还包括性别、身高、体重、BMI、个人骨折史、父母髋部骨折史、糖皮质激素使用史、类风湿性关节炎，以及吸烟饮酒史。经 FRAX 预测，当 10 年内发生骨质疏松性骨折（脊柱、前臂、髋部或肩部）的发生概率＞20% 或髋部骨折 10 年发生概率＞3% 时，需要予以恰当的抗骨质疏松治疗。FRAX 主要适合股骨颈骨密度低的患者，对于腰椎骨密度低但股骨颈骨密度相对正常的患者使用 FRAX 会低估骨折风险。此外，它还可能低估近期发生骨折、多发性骨质疏松骨折以及跌倒风险增加的患者再发骨折的风险。FRAX（图 34.3）可在以下网址获

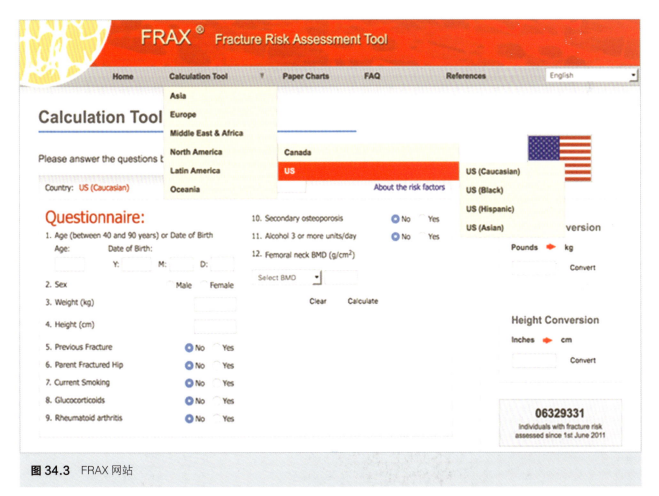

图 34.3　FRAX 网站

得：https://www.sheffield.ac.uk/FRAX/index.aspx。

34.10 治疗

抗骨质疏松症的治疗适用于任何低能量骨折以及髋部、脊柱骨折的患者（无论骨密度如何）。任何股骨颈、全髋、腰椎或桡骨远端的骨密度 T 评分小于 –2.5 分的患者，或 T 评分在 –1.0 分和 –2.5 分之间（骨质减少）但 FRAX 评估为骨折高风险的患者（10年髋部骨折风险大于 3% 或 10 年严重骨质疏松相关骨折概率大于 20%），都应考虑接受药物抗骨质疏松症治疗。糖皮质激素治疗过程中存在中至高度骨折风险的患者也需使用药物治疗。

34.10.1 转诊

出现脆性骨折的患者部分就诊于骨折专科，还有部分患者在接受骨折治疗后会被建议去骨质疏松中心接受进一步治疗。由于初次发生骨质疏松性骨折后再发骨折的发生率很高，因此该类患者初诊时应及时、迅速转诊至专科治疗。既往大宗骨水泥强化手术临床研究报道初次发生骨质疏松性骨折后其余椎体再发骨质疏松性骨折的发生率可高达 47.6%。还有部分的患者但 DXA 成像提示存在骨质疏松，但患者无明显症状，即无症状骨质疏松症，也需要转诊到专业的骨质疏松中心。对于出现以下情况者，推荐转诊至抗骨质疏松中心：

·骨密度正常但在没有严重创伤的情况下发生骨折（例如脆性骨折）。

·骨质疏松症患者在接受药物抗骨质疏松治疗期间再次出现骨折或长期存在不明原因骨量丢失。

·当骨质疏松尤为严重且伴随不典型特征，或不太常见的继发性疾病（如甲状腺功能亢进症、甲状旁腺功能亢进症、高钙尿或催乳素升高）。

·当患者自身基础疾病较为复杂时［例如，慢性肾脏疾病：肾小球滤过率（GFR）< 35，甲状旁腺功能亢进症，或吸收不良］。

34.10.2 骨折联络服务

2011 年，国际骨质疏松基金会（IOF）科学顾问委员会骨折工作组发布了一份报告，描述了骨质疏松"二级预防方面的医疗差距"，并呼吁扩大现有的临床系统，以保证对骨折的患者进行适当的管理。次年，美国骨矿研究协会特别工作组关于二次骨折预防的报告指出，目前尚缺乏能够对骨质疏松性骨折患者提供管理的临床系统，并提出了在治疗和预防骨质疏松性骨折干预措施的"医学和伦理理论基础"。该特别工作组强调了实施的策略和现存障碍，以及"提供骨质疏松症治疗的伦理要求……和一些仍然悬而未决的研究问题。"

为了方便转诊骨质疏松性骨折的患者，并将后续骨折的发生风险降至最低，由专职医生或高级实践协调员领导的骨折联络处（FLS）是最佳的选择之一。骨折联络处旨在完善患者从住院到门诊治疗的过渡。与主诊医生和卫生保健团队的沟通以及对患者就医和随访结果的跟踪随访对这项服务至关重要。骨折联络处系统应包括以下关键要素：

·加强医疗服务提供者之间的沟通。

·对卫生保健系统中被诊断为骨质疏松性骨折患者精确诊断。

·由骨骼健康专家通过骨折风险修正治疗和管理进行个性化评估。

·根据循证指南制定临床路径。

·患者教育。

·骨密度测定。

·骨健康随访跟踪和参与结果登记。

骨折联络处模式已被证明可以节省成本，并促成了决策者、卫生保健专业人员和患者一体化管理。医疗的成功转换取决于收治脆性骨折患者的多学科团队中所有参与者之间的密切合作。

34.10.3 非药物治疗

药物治疗和手术干预在抗骨质疏松治疗中发挥着不可或缺的作用。与此同时，非药物治疗也同样重要，且有助于预防未来再次发生骨折。大多数骨质疏松性骨折都是由跌倒引起的，因此，临床医生需要评估其危险因素，并与患者讨论预防跌倒的措施。跌倒的主要危险因素包括跌倒的个人病史、肌肉无力、既往用药史、平衡异常、视力障碍和虚脱等。美国疾病控制和预防中心（CDC）根据美国和英国老年病学会的临床指南，制订了一项名为"阻止老年人意外、死亡和伤害"（STEADI）的跌倒预防计划。这些计划包括 3 个主要要素：筛查、评估和干预。患者手册和问卷可以很容易地在就诊前或门诊就诊时使用，可参见网址：https://www.cdc.gov/steadi/index.html。

钙和维生素 D

钙是骨骼的重要组成成分，也是形成峰值骨量和维持骨骼健康是必需的成分。维生素 D 在钙的吸收中起着关键作用。应该向社会科普每人每日推荐的钙和维生素 D 的摄入量，以降低骨折风险。如果不能获得足够的膳食摄入量，应该及时补充维生素 D。医学研究所（IOM）建议 50~70 岁的男性每天摄入 1000mg 的钙，51 岁及以上的女性和 71 岁及以上的男性每天推荐摄入 1200mg 的钙。美国国立骨质疏松症基金会建议 50 岁及以上的成年人每天摄入 800~1000 单位（IU）的维生素 D。医学研究所建议 70 岁以下的成年人每天摄入 600IU，71 岁及以上的成年人每天摄入 800IU 维生素 D。此外，骨质疏松患者维生素 D 缺乏症非常普遍，可能需要额外补充才能保证维生素 D 恢复到正常水平。对于骨质疏松性压缩骨折的患者应测定其血清 25（OH）D 水平而不应定量测定血清 1，25（OH）$_2$D，因为它不能反映全身维生素 D 的状况信息，而且部分患者中该测量水平多为正常甚至出现升高，可能的原因在于维生素 D 缺乏相关的继发性甲状旁腺功能亢进症。25（OH）D 水平小于 20ng/mL 即可认为维生素 D 缺乏，而 25（OH）D 水平在 21~29ng/mL 可诊断维生素 D 不足。治疗的目标应该将 25（OH）D 的水平维持在 > 30ng/mL，以充分利用维生素 D 的益处。目前的研究认为高于 70ng/mL 的水平可能不会产生明显的副作用。有专家认为维生素 D 水平高于 70ng/mL 无明显副作用，但这浓度水平仅适用于短期使用。

应该通过补充维生素 D 使血清 25（OH）D 水平达到 40~50ng/mL 之间，并持续维持在这一水平。对于维生素 D 缺乏的患者，可每周服用 50 000IU 或等效每日剂量（7000IU）的维生素 D3 治疗 8~12 周，至少将 25（OH）D 增加至 30ng/mL，但理想情况下应补充至 40~50ng/mL。后期每天可摄入 1500~2000IU 的维生素 D3，以保持 25（OH）D 水平在 40~50ng/mL 之间。

对于骨质疏松性骨折的患者，应在短期内尽快服用抗骨质疏松药物（合成代谢骨制剂），同时每天补充 2000~5000IU 维生素 D₃，并与钙和抗骨质疏松药物一起服用。一般来说，每天摄入 100IU 的维生素 D 可在 2~3 个月后增加 1ng/mL 维生素 D，所以每天 1000IU 可以增加 10ng/mL 维生素 D，每天 2000IU 维生素 D 可增加 20ng/ml 维生素 D。但这是理想状态下维生素 D 吸收和分布之间的线性关系，通常情况下口服维生素 D 的生物利用率取决于饮食和患者个体状况。肠道吸收不良、炎症性肠病或肥胖的人可能需要更多的维生素 D₃。鉴于这些情况，骨质疏松性骨折的患者可以每天服用 2000~5000IU 的维生素 D₃，或每周服用 50000IU 的维生素 D₃。在最佳吸收的基础上，可将患者维生素 D₃ 水平提高到 50ng/mL。如果患者存在维生素 D 缺乏，这样的治疗剂量会显著

增加维生素 D₃ 水平。如果该类患者不是维生素 D 缺乏导致骨质疏松，也可在一定程度增加维生素 D 含量，但不会增加到一个有害剂量的水平从而不会产生明显的副作用。根据临床风险评估，健康成年人的安全摄上限为每天 10000IU，因此在有限的时间内摄入 5000IU 的剂量是安全的，在 18~24 个月内也可与促进骨形成药物合用。

34.10.4 药物治疗

抗骨质疏松药物治疗可以作为手术治疗的辅助手段，可显著降低未来骨折的发生风险。目前 FDA 批准的治疗骨质疏松症的药物有双膦酸盐、降钙素、雌激素激动剂 / 拮抗剂、雌激素 / 激素替代疗法、组织选择性雌激素复合物、甲状旁腺激素 1-34 和甲状旁腺素 – 相关肽（特立帕肽 Teriparatide 和阿巴洛肽 Abaroparatide），以及核因子 kappa-B 受体激活剂配体（RANKL）抑制剂（地诺单抗）。表 34.1 中总结了治疗骨质疏松症的常用药物，包括适应证、风险和优势、对不同部位骨组织的疗效以及在特殊人群中的使用情况。抗骨质疏松药物治疗可以作为手术治疗的辅助手段，可显著降低未来骨折的风险。

降钙素是一种类似于人类降钙素的多肽。既往研究发现在绝经期女性中使用降钙素达 5 年以上，可将脊柱椎体骨折发生率降低 30%，但对于其他部位骨质疏松无明显作用。目前在欧洲，降钙素禁止用于骨质疏松的治疗。

FDA 批准雌激素（包括巴多昔芬结合的马雌激素）用于预防骨质疏松症。妇女健康倡议协会（WHI）发现，使用激素替代疗法 5 年以上可使脊柱骨折和髋部骨折的风险降低 34%，同时可使骨质疏松性骨折的风险降低 23%。在绝经 1~5 年的女性中，使用巴多昔芬结合的马雌激素治疗 12 个月后可显著增加腰椎的骨密度。然而，激素替代疗法治疗中存在药物安全问题，包括心肌梗死、中风、浸润性乳腺癌、肺栓塞和深静脉血栓等。此外，当雌激素治疗停止时，可能会有快速的骨量丢失。FDA 建议在使用雌激素预防骨质疏松治疗前，首先应考虑使用非雌激素治疗。

雷洛昔芬是被 FDA 批准用于预防和治疗女性绝经后骨质疏松症。它可以降低绝经后骨质疏松症妇女患浸润性乳腺癌的风险。同时有研究证明，在既往合并脊柱骨折的患者中，使用雷洛昔芬后再次发生椎体骨折的风险可以降低约 30%；对于既往 3 年内未发生过椎体骨折的患者，骨折发生率可降低约 55%。但雷洛昔芬的使用增加了静脉血栓发生率。

表 34.1 骨质疏松症治疗药物

药物	适应证	脊柱	非脊柱	GIOP	男性	注意事项
降钙素	治疗（欧盟未批准）	×（疗效欠佳）				鼻塞
雌激素	预防	×	×			静脉血栓栓塞，BCA 和 CVD 风险增加
巴多昔芬/结合马雌激素	预防	×	×			静脉血栓栓塞，BCA 和 CVD 风险增加
雷洛昔芬	治疗/预防	×			×	静脉血栓栓塞，潮热，腿部抽筋，恶心
双膦酸盐 ·阿仑膦酸盐 ·利塞膦酸钠 ·伊班膦酸盐 ·唑仑膦酸	 治疗/预防 治疗/预防 治疗/预防 治疗/预防	 × × × ×	 × × × ×	 × × × ×	 × × × ×	食管炎、MSK、SX、ONJ、不典型股骨骨折 Ⅳ：急性时相反应（第一剂后），MSK 症状，ONJ，不典型股骨骨折 禁忌用于吞咽障碍、食管静脉曲张、严重胃食管反流或服药后 30min 不能坐起来的患者
地诺单抗	治疗	×	×		×	蜂窝组织炎，皮肤反应，ONJ，不典型股骨骨折
特立帕肽/阿巴洛肽	治疗	×	×		×	恶心，腿抽筋，高钙血症

缩写：BCA. 乳腺癌；CVD. 心血管疾病；GERD. 胃食管反流病；MSK. 肌肉骨骼；ONJ. 颌骨坏死；VTE. 静脉血栓栓塞

双膦酸盐是经 FDA 批准用于治疗和预防男性以及绝经后女性骨质疏松症的药物，同时也可以预防糖皮质激素引起的骨质疏松症。口服的双膦酸盐包括阿仑膦酸盐、利塞膦酸盐和伊班膦酸盐。唑仑膦酸是通过静脉输液使用的。所有的双膦酸盐都可以降低脊柱骨折的风险；除伊班膦酸盐外，所有的双膦酸盐都可以降低非脊柱部位以及髋部骨折的风险。阿仑膦酸盐使用 3 年后，脊柱骨折的发生率可降低 48%，伊班膦酸盐可降低 50%，利塞膦酸盐可降低 41%~49%，唑仑膦酸则可降低 70%。在开始双膦酸盐治疗之前，应该先检查维生素 D（25-OH）水平，因为使用双膦酸盐治疗的低水平维生素 D（25-OH）的患者可能会出现症状性低钙血症。双膦酸盐的不良反应包括食管炎（口服）、急性期反应（静脉给药）、肌肉骨骼症状、颌骨坏死（ONJ），以及非典型股骨骨折。应该强调的是，ONJ 是双膦酸盐治疗的一种罕见的并发症，美国牙科协会已经发布的指南指出抗骨吸收治疗的益处远大于发生 ONJ 的风险。

地诺单抗是 RANKL 抑制剂的受体激活剂，经 FDA 批准用于治疗绝经后骨折高风险女性的骨质疏松症。它也可用于治疗男性使用糖皮质激素所致骨质疏松症。研究证明使用地诺单抗可将未来 3 年脊柱骨折的发生率降低约 68%，髋部骨折降低约 40%，其他部位骨折的发生率降低约 20%。其不良反应包括低钙血症、严重皮肤感染、多椎体骨折的反弹效应、ONJ 和非典型股骨骨折。

特立帕肽和阿巴洛肽是经 FDA 批准的甲状旁腺激素类似物，用于治疗女性绝经后的骨质疏松症，以及各类糖皮质激素导致的骨质疏松症。研究表明，使用特立帕肽治疗骨质疏松症 18 个月后，椎体骨折的风险降低了 65%，非椎体脆性骨折的风险降低了 53%。使用阿巴洛肽治疗 18 个月后，患者的椎骨骨折风险降低约 86%，非椎体脆弱性骨折的风险降低 43%。除此之外，经过一个疗程的治疗后，加用促进骨形成药物可使患者的骨密度增加约 12%。

每种不同类型的抗骨质疏松药物对骨转换都有各自的影响。双膦酸盐和 RANKL 抑制剂在开始用药后的几天内减缓骨转换率可高达 70%。促骨形成药物加速骨转换，雌激素及雌激素受体调节剂药物可使绝经后妇女骨转换率恢复到绝经前水平。骨转换可以通过测量 BTM 水平来评估，如 I 型前胶原 N 末端前肽（骨形成的标志）和 I 型胶原的羧基末端交联端肽（骨吸收的标志）。虽然在使用抗骨质疏松药物时没有必要测量 BTM，但它们可以有效地评估患者的依从性和治疗效果。BTM 的显著减少常见于抗骨吸收治疗，且可与骨折复位密切相关，而显著增加则表明对促骨形成治疗有良好的反应。

鉴于促进骨形成疗法可显著降低椎体和非椎体骨折的风险，目前已逐渐成为治疗椎体骨折的主要方案之一。促骨形成药物较抗骨吸收药物而言可以显著降低椎体骨折术后再骨折的风险，并且能够在相对较短的时间内显著增加骨密度。促骨形成药物也可以增加骨转换，在严重骨质疏松性骨折的患者中疗效明显。

文献报道在治疗较年轻的骨质疏松症患者时，首先应该进行促骨形成药物治疗，因为如果先使用抗吸收药物，然后再使用促骨形成药物，髋关节和脊柱骨密度增加速度将显著减缓。如果首先使用地诺单抗类抗吸收药物，患者可能也会有反弹效应的风险，且这种反弹效应可能会导致多发性椎体骨折。使用抗吸收药物后再使用促骨形成药，仍然会出现进行性或一过性骨丢；而如果先使用促骨形成药，后更换为地诺单抗则会显著增加骨密度。Cosman 等在他们的"治疗顺序重要性"文章中指出，在对抗吸收药物反应不理想时再使用促骨形成药的方法不能充分发挥二者抗骨质疏松的最佳疗效，并且可能导致髋部骨密度和强度的一过性丧失。因此，应优先使用促骨形成药，以避免降低促骨形成药的疗效。

后续的研究也证实如果最初使用促进骨形成药物，然后再用抗吸收药物，不仅可以继续增加骨密度，还可以降低椎体和非椎体骨折发生率。因为抗吸收治疗是防止促进骨形成药物停药后骨密度降低。Cosman 等在 ACTIV Extension 试验中，服用阿巴洛肽18 个月后使用了两年的阿仑膦酸钠，发现在延长治疗期间，脊柱和非脊柱骨折的相对风险无明显增加。此外，他们研究结果显示与单独使用阿仑膦酸盐相比，阿巴洛肽和随后的阿仑膦酸盐的联合治疗方式可以产生一定的叠加效应。

这种通过改变药物给药顺序的方法不仅能够提升临床疗效，还可以节省治疗成本。在 Markov 队列研究模型中，O'Hanlon 等评估在 1.5 年的时间内，促骨形成药物（阿巴洛肽）可以减少骨折发生率，提高生活质量，并为每 10 000 例患者节省 1700 万美元的成本。一些研究表明，具有高骨折风险的绝经后妇女，先使用阿巴洛肽后再使用阿仑膦酸盐的方法可以显著减少骨折的发生率，同时降低医疗费用。

应该注意的是，两种促骨形成药物在动物实验中累计使用过程中有发生骨肉瘤的风险，因此临床应用过程中需要引起重视。但在过去的 15 年时间里，临床上使用促进骨形成药物治疗并没有明显增加骨肉瘤的发病率。但指南中建议对于促进骨形成药物的使用疗程不超过 18~24 个月，如上所述，促进骨形成药物后还建议使用抗吸收药物（通常是双膦酸盐）进行后续治疗。

有关美国临床内分泌学家协会 / 美国内分泌学会治疗骨质疏松症指南的摘要，详情请访问 https://www.aace.com/files/inal-algorithm.pdf。

34.11 骨科医生对骨质疏松症的治疗

虽然对脆性骨折患者进行骨折联络随访方法较为有效，但治疗潜在骨质疏松症的最佳方案主要由初诊处理骨折的医生进行制订。鉴于首次出现椎体骨质疏松性骨折后一年内可能再次发生骨质疏松性骨折，初诊时应抗骨质疏松治疗，预防骨密度降低，避免其他椎体再骨折的发生。预防性治疗可谓越早越好。迄今为止最大的椎体强化临床试验（"椎体后凸成形术治疗压缩性骨折术后生活质量和日常生活活动的前瞻性和多中心评价：EVOLVE 试验"）报道，在典型的椎体骨质疏松性骨折行椎体后凸成形后第一年，邻近节段椎体骨折的发生率约为 47.6%。因此，最佳的预防方式在于尽早地进行抗骨质疏松治疗。抗骨质疏松治疗通常需要在骨折术后 2 周左右进行。但由于临床工作量较大，部分医生未能给予患者合理的抗骨质疏松治疗。抗骨质疏松治疗可以显著改善骨折治疗的临床效果，因此也是术后康复中必不可少的措施之一。表 34.2 概述了随访流程，该随访可用于治疗患者初次发生椎体压缩性骨折。术前实验室评估包括全血细胞计数（CBC）和全血生化（Chem-20）。只要患者肾功能、血钙水平和碱性磷酸酶的化验值正常，且影像学评估（即影像学检查中发现的转移性疾病或多发性骨髓瘤）或骨折术中病理活检没有异常发现，治疗可以按照表 34.2 所述进行。

促骨形成药物主要通过肌肉注射方式给药，因此需要对患者进行必要的肌肉注射技能培训。DXA扫描（一种早已用于低能量损伤引起骨折者的检查手段）的目的不在于用于诊断骨质疏松症，而在于监测患者治疗过程中骨密度变化情况。研究发现，

表 34.2　椎体成形术后随访

1	随访 2 周（CPT 99213）
2	患者的护理注射培训（CPT 96372）
3	DXA 扫描（如果执行 VFA，则 CPT 码为 77080 和 76077）
4	家庭健康派遣配合理疗，专注于腰部伸展训练和核心肌肉强化。评审注射培训（代码 G0180）
5	随访 1 年（CPT 99213）
6	DXA 扫描（如果执行 VFA，则 CPT 码为 77080 和 76077）
7	随访 2 年（CPT 99213）
8	DXA 扫描（如果执行 VFA，则 CPT 码为 77080 和 76077）
9	注射维持性药物（CPT 96372）或开始使用非注射抗吸收药物治疗骨质疏松症的随访

家庭健康教育有助于加深患者对治疗目的以及用药原因的理解，并有助于普及给药方法知识。通过促骨形成药物的治疗，第一次随访时复查DXA水平较治疗前可增加2%~5%。如果随访中无法复查，可将患者转诊至上级医院进行全面的骨质疏松检查，包括本章前面提到的实验室检查。在第二年复查DXA，可与患者讨论促骨形成药物治疗的疗效，此时还应考虑让患者服用抗骨吸收药物，如阿仑膦酸盐或地诺单抗，然后将患者送回家庭医生处继续治疗。研究结果已证实在治疗VCF时，定期的随访助于改善患者的疼痛和活动功能，从而显著改善临床疗效。与单纯治疗VCF相比，对骨折和抗骨质疏松症的联合治疗其疗效更为显著。

34.12 结论

骨质疏松症是一种被低估的骨骼系统疾病，对个人和公众健康都有巨大的影响。诊断和治疗需要消耗相当大的医疗费用支出；此外未及时诊断所造成的后果也会对患者家庭和社会造成巨大的影响。目前社会中存在大量合并骨折风险的患者，如果没有正确的科普教育，多数患者仍难以获得准确的诊断。早期诊断是治疗关键，目前筛查方法已经十分先进，可以检测和预测未来的骨折风险。治疗骨质疏松症患者最重要的策略是在患者首次出现骨质疏松性骨折后对骨质疏松症进行早期诊断和合理的治疗。药物治疗可以减缓骨丢失，增加骨密度，甚至增加骨量，从而预防骨折的发生。有许多组织致力于诊断和治疗骨质疏松症。美国骨矿研究协会特别工作组巧妙的将他们的二次骨折预防报告命名为"让第一次骨折成为最后一次骨折"。骨折后的治疗和随访通过多学科互助模式可有效提高患者的临床生活质量，如骨折联络处，如家庭医生、重症医疗和急诊医生、放射科医生、外科医生和骨质疏松症专家。目前越来越多骨折联络组织致力于将骨质疏松症治疗由住院向门诊转化过渡，但并非所有医疗中心都提供上述的服务。治疗患者潜在骨质疏松症最快捷且最理想的方法是由最初接诊患者的外科医生或内科医生予以相应的治疗。这些医生在初次接诊中应该熟悉骨质疏松症的诊断和管理的基本原则，并与患者讨论针对潜在的骨质疏松症的治疗方法。此外，研究表明再次骨折常发生在初次骨折后不久的时间内，治疗潜在的骨质疏松和骨密度降低可以比仅仅治疗骨折本身产生更好的临床疗效。因此，由初诊治疗骨折的医生早期开始规范化抗骨质疏松治疗才能取得最佳临床疗效。

34.13 实用网站

- ·国家骨质疏松基金会：
- – https://www.nof.org
- ·全国成骨不全基金会：
- – http://www.oif.org/
- ·美国临床内分泌学家协会：
- – https://www.aace.com
- – https://www.aace.com/files/<wbr />final–algorithm.pdf
- – https://www.aace.com/files/<wbr />postmenopausal–guidelines.pdf
- ·美国风湿病学院：
- – https://www.rheumatology.org
- ·美国骨与矿物研究学会：
- – http://www.asbmr.org
- – http://www.asbmr.org/asbmr–task–force–reports
- ·疾病控制中心：
- – https://www.cdc.gov/steadi/index.html
- ·美国骨科协会：
- – https://www.ownthebone.org
- – https://www.aoassn.org/aoaimis/OTB
- ·全国骨骼健康联盟：
- – https://www.nbha.org/

参考文献

[1] Saag K, Morgan S, Clines G. Diagnosis and Management of Osteoporosis. 2nd ed. West Islip, NY: Professional Communications, Inc.; 2017.

[2] Elliot-Gibson V, Bogoch ER, Jamal SA, Beaton DE. Practice patterns in the diagnosis and treatment of osteoporosis after a fragility fracture: a systematic review. Osteoporos Int 2004;15(10):767–778.

[3] Lindsay R, Silverman SL, Cooper C, et al. Risk of new vertebral fracture in the year following a fracture. JAMA 2001;285(3):320–323.

[4] Curtis JR, Arora T, Matthews RS, et al. Is withholding osteoporosis medication after fracture sometimes rational? A comparison of the risk for second fracture versus death. J Am Med Dir Assoc 2010;11(8):584–591.

[5] Beall DP, Chambers MF, Thomas SM, et al. Prospective and multicenter evaluation of outcomes for quality of life and activities of daily living for balloon kyphoplasty in the treatment of vertebral compression fractures: the EVOLVE trial. J Neurosurg 2018;0:1–11.

[6] Follin SL, Black JN, McDermott MT. Lack of diagnosis and treatment of osteoporosis in men and women after hip fracture. Pharmacotherapy 2003;23(2):190–198.

[7] Aboyoussef M, Vierkoetter KR. Underdiagnosis and under-treatment of osteoporosis following fragility fracture. Hawaii Med J 2007;66(7):185–187.

[8] Weaver J, Sajjan S, Lewiecki EM, Harris ST, Marvos P. Prevalence and cost of subsequent fractures among U.S. patients with an incident fracture. J Manag Care Spec Pharm 2017;23(4):461–471.

[9] Solomon DH, Johnston SS, Boytsov NN, McMorrow D, Lane JM, Krohn KD. Osteoporosis medication use after hip fracture in U.S. patients between 2002 and 2011. J Bone Miner Res 2014;29(9):1929–1937.

[10] Kanis JA, Johnell O, De Laet C, et al. A meta-analysis of previous fracture and subsequent fracture risk. Bone 2004;35(2):375–382.

[11] NIH Consensus Development Panel on Osteoporosis Prevention, Diagnosis, and Therapy, March 7–29, 2000: highlights of the conference. South Med J 2001;94(6):569–573.

[12] Heaney RP, Abrams S, Dawson-Hughes B, et al. Peak bone mass. Osteoporos Int 2000;11(12):985–1009.

[13] Cosman F, de Beur SJ, LeBoff MS, et al; National Osteoporosis Foundation. Clinician's guide to prevention and treatment of osteoporosis. Osteoporos Int 2014;25(10):2359–2381.

[14] Kanis JA; WHO Study Group. Assessment of fracture risk and its application to screening for postmenopausal osteoporosis: synopsis of a WHO report. Osteoporos Int 1994;4(6):368–381.

[15] Office of the Surgeon G. Reports of the Surgeon General. In: Bone Health and Osteoporosis: A Report of the Surgeon General. Rockville, MD: Office of the Surgeon General (US); 2004.

[16] Weycker D, Li X, Barron R, Bornheimer R, Chandler D. Hospitalizations for osteoporosis-related fractures: economic costs and clinical outcomes. Bone Rep 2016;5:186–191.

[17] Burge R, Dawson-Hughes B, Solomon DH, Wong JB, King A, Tosteson A. Incidence and economic burden of osteoporosis-related fractures in the United States, 2005–2025. J Bone Miner Res 2007;22(3):465–475.

[18] Budhia S, Mikyas Y, Tang M, Badamgarav E. Osteoporotic fractures: a systematic review of U.S. healthcare costs and resource utilization. Pharmacoeconomics 2012;30(2):147–170.

[19] Siris ES, Adler R, Bilezikian J, et al. The clinical diagnosis of osteoporosis: a position statement from the National Bone Health Alliance Working Group. Osteoporos Int 2014;25(5):1439–1443.

[20] Camacho PM, Petak SM, Binkley N, et al. American Association of Clinical Endocrinologists and American College of Endocrinology clinical practice guidelines for the diagnosis and treatment of postmenopausal osteoporosis: executive summary. Endocr Pract 2016;22(9):1111–1118.

[21] Kanis JA, Melton LJ III, Christiansen C, Johnston CC, Khaltaev N. The diagnosis of osteoporosis. J Bone Miner Res 1994;9(8):1137–1141.

[22] Assessment of fracture risk and its application to screening for postmenopausal osteoporosis. Report of a WHO Study Group. World Health Organ Tech Rep Ser 1994;843:1–129.

[23] Lewiecki EM, Laster AJ. Clinical review: clinical applications of vertebral fracture assessment by dual-energy x-ray absorptiometry. J Clin Endocrinol Metab 2006;91(11):4215–4222.

[24] Genant HK, Jergas M. Assessment of prevalent and incident vertebral fractures in osteoporosis research. Osteoporos Int 2003;14(Suppl 3):S43–S55.

[25] Vokes TJ, Dixon LB, Favus MJ. Clinical utility of dual-energy vertebral assessment (DVA). Osteoporos Int 2003;14(11):871–878.

[26] Cosman F, Krege JH, Looker AC, et al. Spine fracture prevalence in a nationally representative sample of US women and men aged ≥40 years: results from the National Health and Nutrition Examination Survey (NHANES) 2013–2014. Osteoporos Int 2017;28(6):1857–1866.

[27] Silva BC, Leslie WD, Resch H, et al. Trabecular bone score: a noninvasive analytical method based upon the DXA image. J Bone Miner Res 2014;29(3): 518–530.

[28] Harvey NC, Glüer CC, Binkley N, et al. Trabecular bone score (TBS) as a new complementary approach for osteoporosis evaluation in clinical practice. Bone 2015;78:216–224.

[29] van de Laarschot DM, Smits AA, Buitendijk SK, Stegenga MT, Zillikens MC. Screening for atypical femur fractures using extended femur scans by DXA. J Bone Miner Res 2017;32(8):1632–1639.

[30] La Rocca Vieira R, Rosenberg ZS, Allison MB, Im SA, Babb J, Peck V. Frequency of incomplete atypical femoral fractures in asymptomatic patients on longterm bisphosphonate therapy. AJR Am J Roentgenol 2012;198(5):1144–1151.

[31] Kanis JA, Harvey NC, Johansson H, Odén A, Leslie WD, McCloskey EV. FRAX update. J Clin Densitom 2017;20(3):360–367.

[32] Melton LJ III, Chrischilles EA, Cooper C, Lane AW, Riggs BL. How many women have osteoporosis? JBMR Anniversary Classic. JBMR, Volume 7, Number 9, 1992. J Bone Miner Res 2005;20(5):886–892.

[33] Buckley L, Guyatt G, Fink HA, et al. American College of Rheumatology guideline for the prevention and treatment of glucocorticoid-induced osteoporosis. Arthritis Care Res (Hoboken) 2017;69(8):1095–1110.

[34] Marsh D, Akesson K, Beaton DE, et al; IOF CSA Fracture Working Group. Coordinator-based systems for secondary prevention in fragility fracture patients. Osteoporos Int 2011;22(7):2051–2065.

[35] Eisman JA, Bogoch ER, Dell R, et al; ASBMR Task Force on Secondary Fracture Prevention. Making the first fracture the last fracture: ASBMR task force report on secondary fracture prevention. J Bone Miner Res 2012;27(10):2039–2046.

[36] Aizer J, Bolster MB. Fracture liaison services: promoting enhanced bone health care. Curr Rheumatol Rep 2014;16(11):455.

[37] Javaid MK, Kyer C, Mitchell PJ, et al; IOF Fracture Working Group. EXCO. Effective secondary fracture prevention: implementation of a global benchmarking of clinical quality using the IOF Capture the Fracture Best Practice Framework tool. Osteoporos Int 2015;26(11):2573–2578.

[38] Guideline for the prevention of falls in older persons. American Geriatrics Society, British Geriatrics Society, and American Academy of Orthopaedic Surgeons Panel on Falls Prevention. J Am Geriatr Soc 2001;49(5):664–672.

[39] Prevention CfDCa. Algorithm for Fall Risk Screening, Assessment, and Intervention. 2017.

[40] Larsen ER, Mosekilde L, Foldspang A. Vitamin D and calcium supplementation prevents osteoporotic fractures in elderly community dwelling residents: a pragmatic population-based 3-year intervention study. J Bone Miner Res 2004;19(3):370–378.

[41] Institute of Medicine (US) Committee to Review Dietary Reference Intakes for Vitamin D and Calcium. Ross AC, Taylor CL, Yaktine AL, et al., eds. In. Dietary Reference Intakes for Calcium and Vitamin D. Washington, DC: National Academies Press; 2011.

[42] Holick MF. Vitamin D status: measurement, interpretation, and clinical application. Ann Epidemiol 2009;19(2):73–78.

[43] Moyad MA. Vitamin D: a rapid review. Dermatol Nurs 2009;21(1):25–30, 55.

[44] Hathcock JN, Shao A, Vieth R, Heaney R. Risk assessment for vitamin D. Am J Clin Nutr 2007;85(1):6–18.

[45] Ross AC, Taylor CL, Yaktine AL, Del Valle HB. Dietary Reference Intakes for Calcium and Vitamin D. Washington, DC: National Academies Press; 2011.

[46] Chesnut CH III, Silverman S, Andriano K, et al; PROOF Study Group. A randomized trial of nasal spray salmon calcitonin in postmenopausal women with established osteoporosis: the prevent recurrence of osteoporotic fractures study. Am J Med 2000;109(4):267–276.

[47] Binkley N, Bolognese M, Sidorowicz-Bialynicka A, et al; Oral Calcitonin in Postmenopausal Osteoporosis (ORACAL) Investigators. A phase 3 trial of the efficacy and safety of oral recombinant calcitonin: the Oral Calcitonin in Postmenopausal Osteoporosis (ORACAL) trial. J Bone Miner Res 2012;27(8):1821–1829.

[48] Rossouw JE, Anderson GL, Prentice RL, et al; Writing Group for the Women's Health Initiative Investigators. Risks and benefits of estrogen plus progestin in healthy postmenopausal women: principal results From the Women's Health Initiative randomized controlled trial. JAMA 2002;288(3): 321–333.

[49] Gennari L, Merlotti D, De Paola V, Martini G, Nuti R. Bazedoxifene for the prevention of postmenopausal osteoporosis. Ther Clin Risk Manag 2008;4 (6):1229–1242.

[50] Pinkerton JV, Pickar JH, Racketa J, Mirkin S. Bazedoxifene/conjugated estrogens for menopausal symptom treatment and osteoporosis prevention. Climacteric 2012;15(5):411–418.

[51] Ettinger B, Black DM, Mitlak BH, et al; Multiple Outcomes of Raloxifene Evaluation (MORE) Investigators. Reduction of vertebral fracture risk in postmenopausal women with osteoporosis treated with raloxifene: results from a 3-year randomized clinical trial. JAMA 1999;282(7):637–645.

[52] Cummings SR, Black DM, Thompson DE, et al. Effect of alendronate on risk of fracture in women with low bone density but without vertebral fractures: results from the Fracture Intervention Trial. JAMA 1998;280(24):2077–2082.

[53] Harris ST, Watts NB, Genant HK, et al; Vertebral Efficacy With Risedronate Therapy (VERT) Study Group. Effects of risedronate treatment on vertebral and nonvertebral fractures in women with postmenopausal osteoporosis: a randomized controlled trial. JAMA 1999;282(14):1344–1352.

[54] Reginster J, Minne HW, Sorensen OH, et al; Vertebral Efficacy with Risedronate Therapy (VERT) Study Group. Randomized trial of the effects of risedronate on vertebral fractures in women with established postmenopausal osteoporosis. Osteoporos Int 2000;11(1):83–91.

[55] Chesnut CH III, Skag A, Christiansen C, et al; Oral Ibandronate Osteoporosis Vertebral Fracture Trial in North America and Europe (BONE). Effects of oral ibandronate administered daily or intermittently on fracture risk in postmenopausal osteoporosis. J Bone Miner Res 2004;19(8):1241–1249.

[56] Black DM, Delmas PD, Eastell R, et al; HORIZON Pivotal Fracture Trial. Once-yearly zoledronic acid for treatment of postmenopausal osteoporosis. N Engl J Med 2007;356(18):1809–1822.

[57] Black DM, Rosen CJ. Postmenopausal osteoporosis. N Engl J Med 2016; 374(21):2096–2097.

[58] Favus MJ. Bisphosphonates for osteoporosis. N Engl J Med 2010;363(21): 2027–2035.

[59] Hellstein JW, Adler RA, Edwards B, et al; American Dental Association Council on Scientific Affairs Expert Panel on Antiresorptive Agents. Managing the care of patients receiving antiresorptive therapy for prevention and treatment of osteoporosis: executive summary of recommendations from the American Dental Association Council on Scientific Affairs. J Am Dent Assoc 2011;142(11):1243–1251.

[60] Prolia (denosumab). Thousand Oaks, CA: Amgen Inc; 2018.

[61] Cummings SR, San Martin J, McClung MR, et al; FREEDOM Trial. Denosumab for prevention of fractures in postmenopausal women with osteoporosis. N Engl J Med 2009;361(8):756–765.

[62] Saag KG, Shane E, Boonen S, et al. Teriparatide or alendronate in glucocorticoid-induced osteoporosis. N Engl J Med 2007;357(20):2028–2039.

[63] Neer RM, Arnaud CD, Zanchetta JR, et al. Effect of parathyroid hormone

(1–34) on fractures and bone mineral density in postmenopausal women with osteoporosis. N Engl J Med 2001;344(19):1434–1441.

[64] Miller PD, Hattersley G, Riis BJ, et al; ACTIVE Study Investigators. Effect of abaloparatide vs placebo on new vertebral fractures in postmenopausal women with osteoporosis: a randomized clinical trial. JAMA 2016;316(7): 722–733.

[65] Binkley N, Silverman SL, Simonelli C, et al. Monthly ibandronate suppresses serum CTX-I within 3 days and maintains a monthly fluctuating pattern of suppression. Osteoporos Int 2009;20(9):1595–1601.

[66] Cosman F, Nieves JW, Dempster DW. Treatment sequence matters: anabolic and antiresorptive therapy for osteoporosis. J Bone Miner Res 2017;32(2):198–202.

[67] Leder BZ, Tsai JN, Uihlein AV, et al. Denosumab and teriparatide transitions in postmenopausal osteoporosis (the DATA-Switch study): extension of a randomised controlled trial. Lancet 2015;386(9999):1147–1155.

[68] Cosman F, Miller PD, Williams GC, et al. Eighteen months of treatment with subcutaneous abaloparatide followed by 6 months of treatment with alendronate in postmenopausal women with osteoporosis: results of the ACTIVExtend trial. Mayo Clin Proc 2017;92(2):200–210.

[69] O'Hanlon CE, Parthan A, Kruse M, et al. A model for assessing the clinical and economic benefits of bone-forming agents for reducing fractures in postmenopausal women at high, near-term risk of osteoporotic fracture. Clin Ther 2017;39(7):1276–1290.

[70] Nexus AMCP. Maastricht University, the Netherlands, Radius Health, Inc., MA, Cedar-Sinai Medical Center and UCLA School of Medicine, Los-Angeles, CA, University of Liège, Belgium; AMCP—Academy of Managed Care Pharmacy; 2018.

[71] van Geel TA, van Helden S, Geusens PP, Winkens B, Dinant GJ. Clinical subsequent fractures cluster in time after first fractures. Ann Rheum Dis 2009;68(1):99–102.

[72] Fraser M, McLellan AR. A fracture liaison service for patients with osteoporotic fractures. Prof Nurse 2004;19(5):286–290.

[73] Wright SA, McNally C, Beringer T, Marsh D, Finch MB. Osteoporosis fracture liaison experience: the Belfast experience. Rheumatol Int 2005;25(6): 489–490.

[74] Charalambous CP, Mosey C, Johnstone E, et al. Improving osteoporosis assessment in the fracture clinic. Ann R Coll Surg Engl 2009;91(7):596–598.

第三十五章
关于椎体强化术的
专家技巧

王林峰 / 译

35.1 若您希望恢复高度，需注意入路

Alessandro Cianfoni

球囊后凸成形术（BKP）最初的预期优势是可以实现椎体骨折患者的高度恢复和脊柱复位，但始终未能彻底证明球囊后凸成形术能够实现显著的骨折复位。在接受球囊后凸成形术治疗的病例中，多达 1/3 的患者没有显著地恢复高度，这可能是因为球囊扩张的轨迹的原因导致骨折内牵张无效，或者是因为球囊放气后使先前恢复的高度丢失以及后凸复位。

目前已有的引进新型经皮穿刺器械，以配合椎体骨水泥增强术共同实现骨折复位和后凸矫治。椎体支架（VBS；DePuy Synthes–Johnson & Johnson）和 SpineJack（Vexim-Stryker）两种系统提供了进行椎体后凸成形术的可能性，其中椎体后凸成形术的内部框架由产生椎体内部牵张的刚性器械组成。此类器械的膨胀方式不同于球形和离心膨胀的球囊。此类器械以一种可预见的方式以及施加一种垂直于主骨折轴的强大的颅尾牵张力的方式扩展。

为了使该器械发挥其颅尾牵张力，并获得最有效的骨折复位和高度恢复，将器械置入椎体的轴线至关重要，但有时往往低估其重要性。

尽管用于椎体成形术和球囊后凸成形术的经椎弓根入路旨在使椎弓根及其周围的安全区域尽可能远离椎弓根内侧皮质边界，但在采用结构植入物的椎体后凸成形术中，应调整椎弓根入路，以便沿平行于原折前终板预期排列的轴线将器械置入椎体内（图 35.1）。若只有一个终板骨折和变形，则器械的插入角度与轴线可与完好终板平行。垂直于该轴线进行的牵张接近于椎体的原骨折前形状，并允许器械能够实现最大限度的扩展和骨折复位（图 35.2、图

35.3）。器械的插入角度与轴线形成夹角则会导致牵张力以与一个或两个终板不垂直的角度入射，从而导致骨折复位效率降低，并增加医源性终板破裂的风险，这可能会限制器械的扩展，使其高度恢复程度低于最佳状态。

但沿着预期的线路置入并不总是非常容易。椎体压缩性骨折最常见的损伤部位是上终板，通常椎弓根和上终板之间会形成一个不利的进入角度。在这种情况下，需要从椎弓根的最尾端进行经椎弓根入路，然后在上终板下切向进入（图 35.1）。

进入椎弓根的尾端部通常具有一些技术挑战：

·进入后部皮质的过程中，穿刺器更倾向于尾端滑动，但存在无意进入神经孔的风险。

·椎弓根的尾端通常比颅骨部分小；应注意不要破坏保护中央管的内侧椎弓根皮质和保护神经孔的下皮质（图 35.1）。

因此建议使用一个斜面尖头的（12~14 号规格）穿刺器进行初始进入，以便能够沿最佳入路进入和控制。这将确保对穿刺器的最大控制和精确定位，尤其是当穿刺器滑动到骨折的终板下方时。初始进入后，通过使用克氏针替换插入更大的穿刺器入路。这样，较大的穿刺器便可以放置在牵张器械的指定位置上（图 35.2）。

若入路正确，则牵张器械的扩展可以在椎体内以最佳的颅尾方向进行，从而最大限度地增加整个椎体高度恢复和后凸矫治的机会（图 35.2、图 35.3）。

若您希望进行骨折复位，并且恢复骨折前椎体高度，以优化疼痛缓解、生理生物力学，并防止相邻和远处椎体发生更多骨折，则需要高度重视穿刺入路！

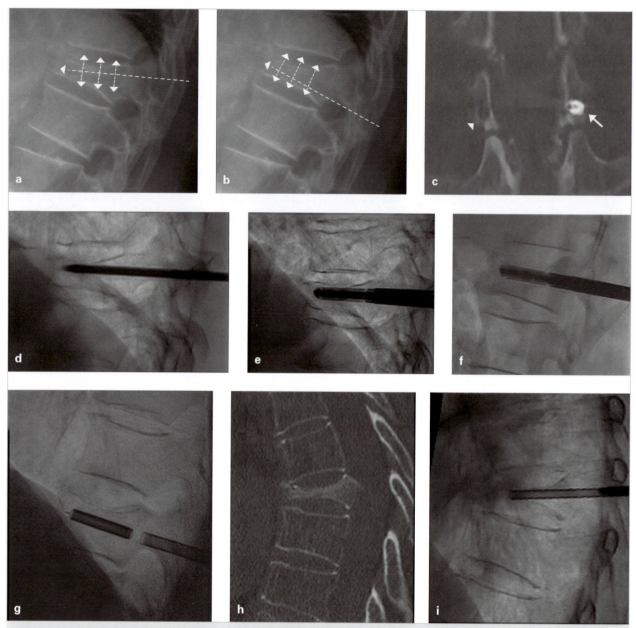

图 35.1 实现高度恢复的椎弓根入路示例。(a, b) 胸腰连接部的 X 线侧位片显示了两条经椎弓根进入 T12 楔形椎体的轴线。上终板的变形比下终板大。(a) 可以轻松使用并用于椎弓根成形术的椎弓根中心的标准入路 (长虚线箭头)。若将其用于插入牵张器械以恢复高度,则该器械施加的垂直力 (短虚线箭头) 将在两个终板上形成一个入射角度,从而阻止有效的高度恢复。(b) 长虚线箭头表示插入和操作牵张器械的更为准确的轴线。该入路沿椎弓根的尾端方向进入,并使用小箭头预测该器械将如何进行骨折复位和更有效地恢复椎体高度。术后冠状面多平面重建 CT 图像显示了右侧 (箭头尖) 椎弓根下段穿刺器留下的孔和左侧 (箭头) 伤椎置钉。(d~g) 沿椎弓根下段经椎弓根入路的 4 个示例,以沿准确的轴线以及平行于完好下终板插入牵张器械 [图 d 中的 12 号规格穿刺器,图 e 和图 f 中的 Spinejack,图 g 中的椎体支架 (VBS)]。(h) 胸正中扁平椎的矢状多平面重建 CT 图像,以及 (i) 其相应的过程内荧光透视影像显示了椎体在塌陷的终板之间 (套管如图 i 所示)

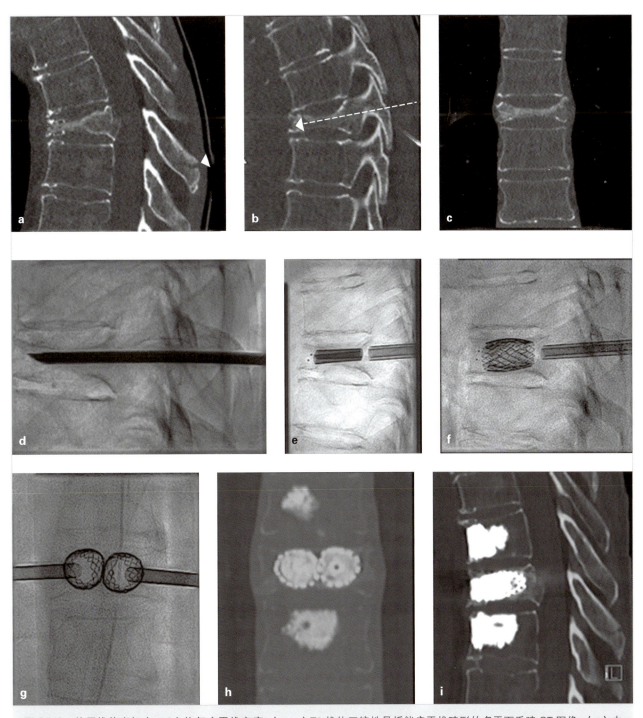

图 35.2　使用椎体支架（VBS）恢复扁平椎高度。（a~c）T8 椎体压缩性骨折伴扁平椎畸形的多平面重建 CT 图像。（a）中央矢状位影像显示了椎体塌陷和棘突骨折引起的局部后凸（箭头尖）。（b）通过椎弓根观察矢状图像来研究椎弓根与骨折上终板之间的角度对影响椎弓根入路轴线（虚线箭头）至关重要。（c）冠状图像显示了明显的终板塌陷。在具有明显椎体中央塌陷的病例中，更倾向于正中侧位的前后位穿刺器入路。（d）斜尖穿刺器通过椎弓根的尾端插入，并在终板之间精确地控制和推进。然后使用一根较大的入路插管通过一根克氏针更换穿刺器，该插管允许插入安装在球囊上的椎体支架中（e）。（f，g）球囊膨胀，椎体支架展开。骨水泥增强后，（h，i）术后 CT 图像显示骨折复位，明显的高度恢复和后凸矫正

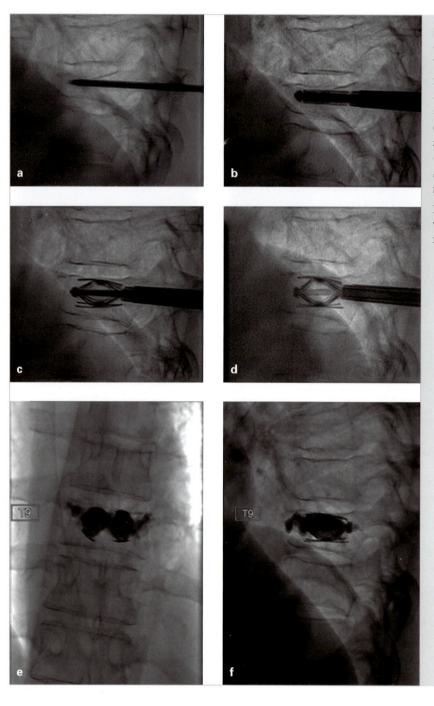

图 35.3 使用 Spinejack 进行的高度恢复。侧位荧光透视影像显示了外伤后 T9 压缩性骨折，并且椎体高度损失超过 50%。两个终板均骨折和变形，但其排列几乎平行。（a）斜尖穿刺器沿着平行于两个终板的轴线放置。穿刺器沿着椎弓根的尾端放置，并在上终板下方滑动。该入路允许插入与预期骨折前终板对准平行的 Spinejack 牵张器械（b），以使 Spinejack 进行颅尾牵张，从而有效地进行骨折复位和高度恢复（c, d）。如术后（e）前后位和（f）侧位荧光透视影像所示，已完成骨水泥增强术

参考文献

[1] Beall D, Lorio MP, Yun BM, Runa MJ, Ong KL, Warner CB. Review of vertebral augmentation: an updated meta-analysis of the effectiveness. Int J Spine Surg 2018;12(3):295–321.

[2] Disch AC, Schmoelz W. Cement augmentation in a thoracolumbar fracture model: reduction and stability after balloon kyphoplasty versus vertebral body stenting. Spine 2014;39(19):E1147–E1153.

[3] Rotter R, Martin H, Fuerderer S, et al. Vertebral body stenting: a new method for vertebral augmentation versus kyphoplasty. Eur Spine J 2010;19(6):916–923.

[4] Diel P, Röder C, Perler G, et al. Radiographic and safety details of vertebral body stenting: results from a multicenter chart review. BMC Musculoskelet Disord 2013;14:233.

[5] Wang D, Zheng S, Liu A, et al. The role of minimally invasive vertebral body stent on reduction of the deflation effect after kyphoplasty: a biomechanical study. Spine 2018;43(6):E341–E347.

[6] Noriega D, Krüger A, Ardura F, et al. Clinical outcome after the use of a new craniocaudal expandable implant for vertebral compression fracture treatment: one year results from a prospective multicentric study. BioMed Res Int 2015;2015:927813.

[7] Noriega D, Maestretti G, Renaud C, et al. Clinical performance and safety of 108 SpineJack implantations: 1-year results of a prospective multicentre single-arm registry study. BioMed Res Int 2015; 2015:173872.

35.2 椎体成形术和椎体后凸成形术的经验与教训

Deborah H. Tracy

完成椎体后凸成形术或椎体成形术时，准确完成针头放置和最佳填充以及获得良好的术后效果都很重要。这些技术包括使用最后图像保持功能；在驱动进针时使用斜角针以获得最大的针头转向能力；在可视化困难的情况下放大图像，并用免缝胶带包扎伤口部位（保持5天）。

荧光检查法的最后1min保持功能允许保存屏幕上的最后图像（图35.4）。例如，若在到达内侧皮质

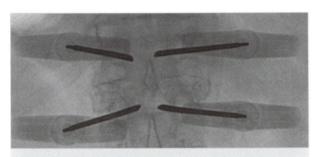

图35.4　胸腰连接部的前后位片显示了经椎弓根入路放置的双侧椎体充填扩张针，以及使用最后图像保持功能所获得的高质量图像

时保存了前后位（AP）视图，然后旋转到侧位，并显示出进针不在椎体中，则显示的前后位图像信息可用于确定椎弓根内侧是否有足够的推进空间。此外，最后图像保持功能可以在注入骨水泥前显示侧位片，以查看在注入骨水泥之前已经存在的密度，例如，在注入前将视觉记录钙化的主动脉或结肠内的不透光物质，以避免将这些密度与骨水泥外渗相混淆。X线束准直仪将通过减少穿过X线管的电子数来减少散射，并有效改善图像质量（图35.5~图35.7）。

若高节段的骨折需要精确的穿刺轨迹，则应使用斜角针驱动进入椎体。斜角向上将驱动针尖向上，斜角向下将驱动针尖向下，斜角中间将驱动针尖向中心移动，而斜角外侧将驱动针尖向外移动（图35.8、图35.9）。若靠近内侧皮质时需要空间通过椎弓根内侧壁，这一点特别有用。

在伤口上保留透明薄膜敷料可以使患者的看护人监视出血、肿胀和感染，同时在透明薄膜敷料下保持无菌环境（图35.10）。

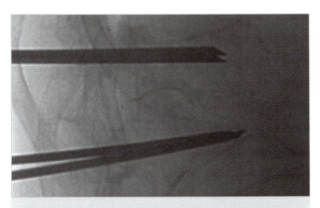

图35.5　胸腰连接部的侧位片显示了放置在T12和L1椎体中的椎体填充扩张针。该图像通过使用实时荧光检查法获得

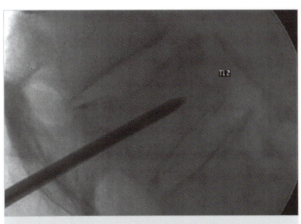

图35.6　侧位荧光透视片显示了L1椎体存在两个针头，以及主动脉钙化，这些均从最后图像保持功能中获得

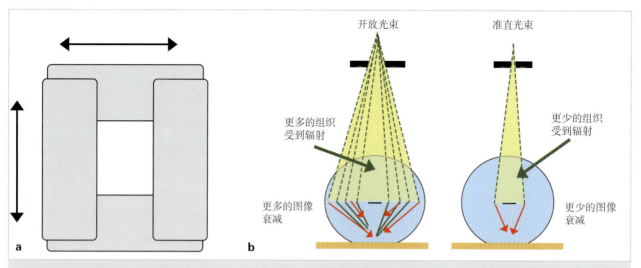

图 35.7 （a）准直仪由可移动的平行光管组成，以限制 X 线场的几何形状，该几何形状可以是圆形或矩形。（b）准直仪用于限制对患者的辐射量，这也会产生较少的 X 线散射和相关的图像衰减

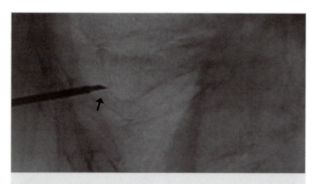

图 35.8 胸腰连接部的侧位 X 线片显示，针头进入椎体时，斜角尖（黑色箭头）朝下，然后针尖将向下移动

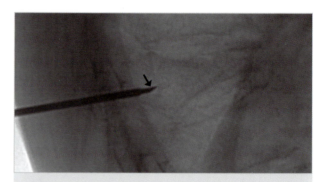

图 35.9 胸腰连接部的侧位 X 线片显示，针头进入椎体时，斜角尖（黑色箭头）朝上，然后针尖将向上移动

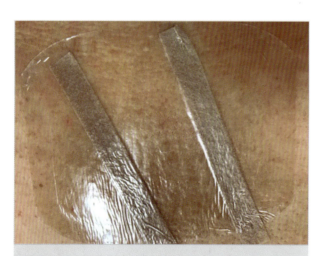

图 35.10 带有免缝胶带和薄膜敷料的患者腰椎后凸成形术切口的照片

35.3 优秀是一种习惯

Derrick D. Wagoner

"我们要反复地去做一件事。优秀，不是一个行为，而是一种习惯。"

——Will Durant

我们有幸为患者提供一种治疗方法，该方法几乎可以立即缓解他们所经历的痛苦，同时恢复因疾病而丧失的功能。我们必须牢记要把患者放在首位。需要强调的是，由于许多骨折不需要治疗，因此没有为患者提供椎体骨折的介入治疗。许多椎体骨折并不会十分疼痛，也不会限制患者的功能。关于骨折是否需要治疗的问题主要取决于一个问题，即：患者有多痛？若患者感到剧烈疼痛，则其功能肯定会减弱。此时不应考虑不进行手术干预是否会自发"痊愈"或继续卧床不起，因为在接下来的4~6周内可能发展成肺炎。并且此时的治疗的好处远大于风险。

35.4 脊柱骨坏死（Kümmel-Verneuil 病）

Stephan Becker

骨坏死（ON）、血管坏死、假关节和 Kümmel's 脊柱炎是腰椎骨质疏松性骨折（VOF）的严重并发症。有人曾讨论过前穿支血管破裂会导致椎体假关节；因此，骨坏死主要位于椎体的前部（图 35.11）。除腰椎骨质疏松性骨折外，恶性肿瘤、感染、放射治疗、肝硬化、酒精中毒、类固醇治疗、结节病、镰状细胞性贫血等血红蛋白病、库欣综合征、高歇综合征、潜水事故后的气压病也可能导致骨坏死。然而，骨质疏松症和骨折是迄今为止发展为骨坏死的主要原因。这种病理学表现为典型的 X 线和磁共振成像变化。通常，通过 X 线或计算机断层扫描可以发现椎体内裂隙，也被称为"气征"，表明椎体内有液体和 / 或气体。通过核磁共振成像可以发现椎体内有液体或气体，并根据裂隙内的情况，可以在 T1 和 T2/ 短时反转恢复序列（STIR）上看到一个暗区或亮区。

在典型的骨坏死病例中，不会发生骨愈合，然而严重脊柱后凸畸形和背神经结构受压的风险会大大增加。若只进行站立位 X 线检查，则可能会漏诊这种疾病；因此，建议进行俯卧或仰卧 X 线检查，这有助于做出正确的诊断。

不建议采用非手术治疗，以免引起合并症。过去已采用过椎体成形术和球囊后凸成形术（BKP）。这两种技术均会导致严重的骨吸收、塌陷和骨水泥脱位以及骨坏死，但这在球囊后凸成形术中更常见（图 35.12）。众所周知，球囊后凸成形术和其他骨移位的椎体强化术后的骨水泥填充会导致椎体的应力遮挡和未受骨折影响椎体的骨吸收增加，因此认为在骨坏死中应避免使用球囊后凸成形术和其他类似的方法。而在椎体成形术中尚未发现应力遮挡

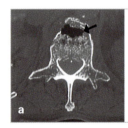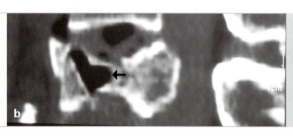

图 35.11　一例 T12 椎体压缩性骨折患者的计算机断层扫描（CT）轴位（a）和矢状位重建（b）图像显示，椎体前部存在骨坏死并伴有气体（黑色箭头）的迹象。这是椎体内气体存在的典型位置

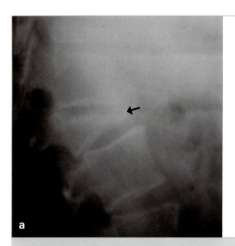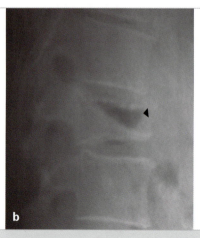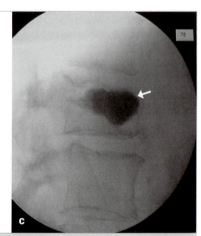

图 35.12　一例 72 岁男性的 X 线侧位片（a，b）和侧位荧光透视影像（c）显示，患者站立时（图 a 中的黑色箭头），椎体压缩骨折出现严重塌陷，并充满空气（图 b 中的黑色箭头尖）。椎体增大后，椎体裂隙内有正常的骨水泥填充物（图 c 中的白色箭头）

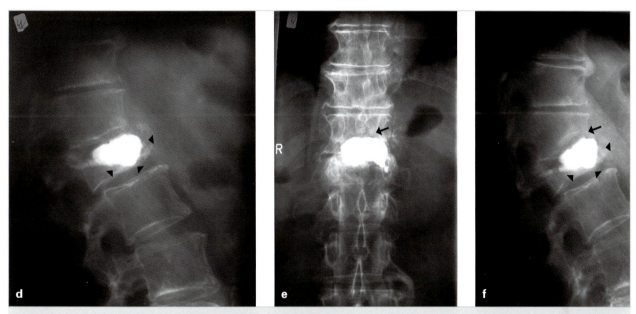

图 35.12（续） 椎体强化术后 6 周，骨水泥周围出现骨吸收（图 d 中的黑色箭头尖），10 周后，骨吸收（图 f 中的黑色箭头尖）加重，同时出现 D11 相邻水平椎体骨折（图 e 和图 f 中的黑色箭头）

现象。

　　为了实现良好的骨水泥填充和相互连接，在骨坏死的情况下，应由经验丰富的医生进行椎体成形术。迄今为止，使用 Kiva 植入物或 SpineJack 等植入物进行的新的保骨椎体后凸成形术尚未导致骨水泥脱位，并且表现出了在不增加应力遮挡和骨水泥脱位风险的情况下，可以实现椎体的良好稳定性（图 35.13）。

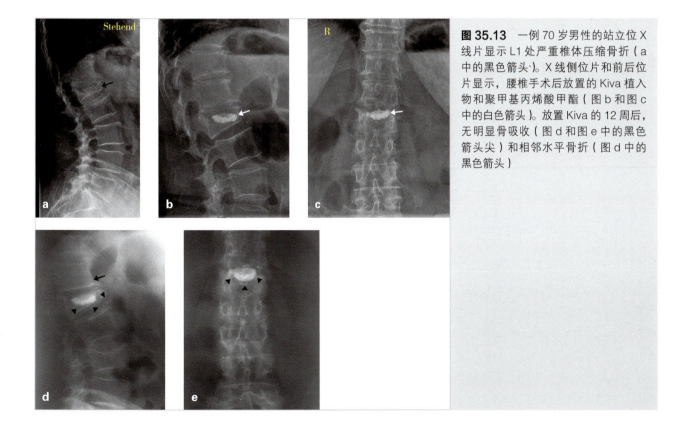

图 35.13 一例 70 岁男性的站立位 X 线片显示 L1 处严重椎体压缩骨折（a 中的黑色箭头·）。X 线侧位片和前后位片显示，腰椎手术后放置的 Kiva 植入物和聚甲基丙烯酸甲酯（图 b 和图 c 中的白色箭头）。放置 Kiva 的 12 周后，无明显骨吸收（图 d 和图 e 中的黑色箭头尖）和相邻水平骨折（图 d 中的黑色箭头）

参考文献

[1] Chou LH, Knight RQ. Idiopathic avascular necrosis of a vertebral body. Case report and literature review. Spine 1997;22(16):1928–1932.

[2] Hasegawa K, Homma T, Uchiyama S, Takahashi H. Vertebral pseudarthrosis in the osteoporotic spine. Spine 1998;23(20):2201–2206.

[3] Huy MD, Jensen ME, Marx WF, Kallmes DF. Percutaneous vertebroplasty in vertebral osteonecrosis (Kümmell's spondylitis). Neurosurg Focus 1999;7(1):e2.

[4] Ito M, Motomiya M, Abumi K, et al. Vertebral osteonecrosis associated with sarcoidosis. Case report. J Neurosurg Spine 2005;2(2):222–225.

[5] Jang JS, Kim DY, Lee SH. Efficacy of percutaneous vertebroplasty in the treatment of intravertebral pseudarthrosis associated with noninfected avascular necrosis of the vertebral body. Spine 2003;28(14):1588–1592.

[6] Maheshwari PR, Nagar AM, Prasad SS, Shah JR, Patkar DP. Avascular necrosis of spine: a rare appearance. Spine 2004;29(6):E119–E122.

[7] Murakami H, Kawahara N, Gabata T, Nambu K, Tomita K. Vertebral body osteonecrosis without vertebral collapse. Spine 2003;28(16):E323–E328.

[8] Van Eenenaam DP, el-Khoury GY. Delayed post-traumatic vertebral collapse (Kummell's disease): case report with serial radiographs, computed tomographic scans, and bone scans. Spine 1993;18(9):1236–1241.

[9] Young WF, Brown D, Kendler A, Clements D. Delayed post-traumatic osteonecrosis of a vertebral body (Kummell's disease). Acta Orthop Belg 2002;68(1):13–19.

[10] Allen BL Jr, Jinkins WJ III. Vertebral osteonecrosis associated with pancreatitis in a child. A case report. J Bone Joint Surg Am 1978;60(7):985–987.

[11] Brower AC, Downey EF Jr. Kümmell disease: report of a case with serial radiographs. Radiology 1981;141(2):363–364.

[12] Hutter CD. Dysbaric osteonecrosis: a reassessment and hypothesis. Med Hypotheses 2000;54(4):585–590.

[13] Lieberman IH, Dudeney S, Reinhardt MK, Bell G. Initial outcome and efficacy of "kyphoplasty" in the treatment of painful osteoporotic vertebral compression fractures. Spine 2001;26(14):1631–1638.

[14] Maldague BE, Noel HM, Malghem JJ. The intravertebral vacuum cleft: a sign of ischemic vertebral collapse. Radiology 1978;129(1):23–29.

[15] Van Bockel SR, Mindelzun RE. Gas in the psoas muscle secondary to an intravertebral vacuum cleft: CT characteristics. J Comput Assist Tomogr 1987;11(5): 913–915.

[16] Bhalla S, Reinus WR. The linear intravertebral vacuum: a sign of benign vertebral collapse. AJR Am J Roentgenol 1998;170(6):1563–1569.

[17] McKiernan F, Faciszewski T. Intravertebral clefts in osteoporotic vertebral compression fractures. Arthritis Rheum 2003;48(5):1414–1419.

[18] Becker S. The impact of cement stiffness, bone density and filling volume after balloon kyphoplasty and the risk of stress shielding on adjacent vertebral fractures. Osteoporos Int 2010;21(Suppl 1):118–119.

[19] Dabirrahmani D, Becker S, Hogg M, Appleyard R, Baroud G, Gillies M. Mechanical variables affecting balloon kyphoplasty outcome: a finite element study. Comput Methods Biomech Biomed Engin 2012;15(3):211–220.

[20] Krüger A, Oberkircher L, Kratz M, Baroud G, Becker S, Ruchholtz S. Cement interdigitation and bone-cement interface after augmenting fractured vertebrae: a cadaveric study. Int J Spine Surg 2012;6(1):115–123.

[21] Rohlmann A, Boustani HN, Bergmann G, Zander T. A probabilistic finite element analysis of the stresses in the augmented vertebral body after vertebroplasty. Eur Spine J 2010;19(9):1585–1595.

35.5 骨水泥增强术

Majid Khan

经皮椎体成形术（PVP）被广泛用于治疗骨质疏松性椎体压缩骨折（VCF），但据报道，患者的症状可随疼痛性质的变化而出现部分反应。转诊至我们的机构后，我们重新检查了此类病例的影像，发现在某些病例中，骨水泥沉积太少，但更常见的是，在治疗椎体的一侧骨水泥分布不均匀。

作者在实践中发现，使用不当技术失败后采取补救措施对一些患者而言可能非常有益，并有助于防止开放性手术治疗。根据临床和影像学检查结果来选择合适的患者至关重要，而且应该记住，并非所有患者均适合进行重复椎体成形术。

经皮椎体成形术可通过单侧或双侧椎弓根入路，使用直针或弯针注入骨水泥。无论针型如何，骨水泥均应放置在能够确保水泥充分均匀沉积的中线上。在某些使用不当操作技术的病例中，我们确实可以看到患者的骨水泥分布不均匀或椎体内有少量骨水泥。与单侧椎弓根技术相比，使用双侧椎弓根技术的注入更容易获得更均匀的骨水泥分布。当此类椎体成形术病例被视为治疗失败的病例时，在开腹手术前，进行重复的挽救性骨水泥增强术可以被认为是首选，尤其是对于最初使用单侧椎弓根入路的患者而言。

骨水泥可通过椎体侧面的椎弓根注入，以此注入方式用于将骨水泥输送到先前部分未填充的椎体部分。这将使水泥分布更加均匀，并有助于填补以前未填充的裂缝。对于最初采用双侧椎弓根入路的患者，重复椎体成形术在技术上较为困难，但通常椎弓根的大小足以进行重复椎体强化术。有时，小椎弓根可能需要使用小规格的入路插管和输送口，以便正确进入椎体。脊柱节段较高的，尤其是胸椎，可以采用椎弓根旁入路。

作者的临床实践主要集中在病理性溶骨性压缩性骨折的治疗上，包括椎体后壁在内的椎骨皮质完全破坏的所有类型的转移性疾病病例。

病理性骨折椎体的水泥填充与骨质疏松性椎体压缩骨折的填充有很大不同，因为良性骨折通常具有均匀的填充模式，在注入点可以看到骨水泥球的形成，而骨水泥球的尺寸会随着注入更多的骨水泥而增大，并且在恒定荧光透视影像下观察到注入时，被认为填充了椎体的前部和中部。在严重的溶骨性病理性骨折椎体中，最初的骨水泥注入显示，骨水泥向阻力最小的通道扩散，并且可以看到其向着破裂的后方皮质快速移动。若发生这种情况，操作人员可能必须停止注入，因为椎管内的外渗会导致神经损伤，而限制骨水泥用量的结果有时会导致椎体不稳定。

经验和教训

输送骨水泥前将造影剂注入椎体中，以获得最小阻力的穿刺路线。根据注入造影剂所得结果，输送口的尖端可以向前延伸或延伸到椎体内的另一个位置。若最初的直针无法到达另一个合适的位置，则可以使用弯针将骨水泥输送到不同位置。

观察到骨水泥延伸到椎体的后 1/3 处或与任何椎体壁破裂的皮质邻接后，笔者通常会等待 2~3min，以便使水泥稍微硬化，从而阻碍不必要的骨水泥渗漏。这项技术可以帮助更多的骨水泥沉积到椎体的相应区域。

35.6 椎体强化术的技巧和技术

Thomas Guido Andreshak, Edward Yoon

35.6.1 椎体强化术后的骨水泥增强技巧

压缩性骨折患者在椎体成形或椎体强化术中，骨水泥填充不足会导致骨折扩展、塌陷或不愈合。采用慢速低压骨水泥和浓骨水泥是成功填充骨水泥的关键。骨填充插管需要放置在骨水泥球的中间，此外，必须通过在骨折裂隙和椎弓根之间的椎体承重部分添加骨水泥来实现椎体骨折的稳定性。

重新评估先前的椎体成形或椎体强化术时，可以使用正位片来显示椎弓根轮廓和椎体上缘。可以使用经椎弓根或椎弓根旁入路来重新进入椎体。Kambin 三角提供了到达上终板的通道，以获得足够的插管内侧轨迹，并避开神经管和神经根。建议使用较小的（10~11 号规格）套管进行修复。操作人员需要确定没有新的下壁骨折，若没有明显的术后疼痛缓解，则需要怀疑是否出现因裂隙未充满、椎体塌陷或骨水泥周围的再骨折。站立位立侧位 X 线片可用于显示明显的椎体塌陷和高度的位置变化。计算机断层扫描（CT）还可以显示真空裂隙和裂缝。

若怀疑存在并发症，则磁共振成像（MRI）或骨扫描也可用于评估术后并发症。计算机断层扫描也可用于评估骨水泥填充物在填充骨折裂隙和稳定椎体整体结构方面的适当性。

35.6.2 椎体后凸成形术和创伤后螺钉移位后 L3 椎弓根螺钉的修复

一名 78 岁的女性，既往有原发性骨质疏松症病史，经常跌倒，并由于椎管狭窄和脊柱侧凸而失去平衡，其在跌倒前 4 周进行了 L3~S1 脊柱融合术（图 35.14）。患者表现出新的和不断加重的背痛，其性质与外科手术的疼痛不同，且在切口附近。侧位 X 线片显示 L2 和 L3 的骨质疏松性椎体压缩骨折，以及左侧 L3 椎弓根螺钉在 L2~L3 椎间板上方开裂（图 35.15）。矢状短时反转恢复序列（STIR）和造影后 T1 加权磁共振成像显示典型的 L2 椎体骨折和 L3 椎体终板骨折的椎体线性信号异常（图 35.16）。

决定在 L2 处进行球囊后凸成形术来治疗椎体上

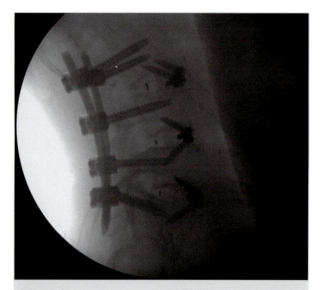

图 35.14 侧位 X 线片显示椎弓根螺钉和杆之间的脊柱融合以及 L3~S1 的椎体间融合，且无并发症

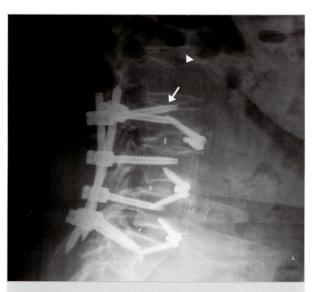

图 35.15 侧位 X 线片显示 L2（白色箭头尖）和 L3 的骨质疏松性椎体压缩骨折，以及 L3 椎弓根螺钉在 L2~L3 椎间板空间（白色箭头）上方开裂

方的椎体压缩性骨折，并决定在 L3 处进行球囊后凸成形术来治疗椎体骨折，并使骨折复位（图 35.17）。引导钻头穿过左侧 L3 椎弓根，远离上终板，然后将

膨胀性球囊放置在椎体左侧的中心位置（图 35.18）膨胀性球囊已充气，并且还经椎弓根旁入路在右侧放置一步式插管器（图 35.19）。

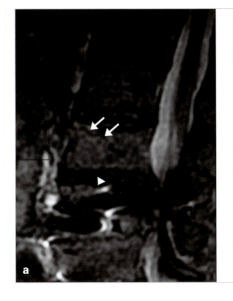
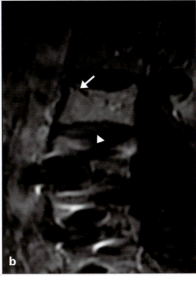

图 35.16 矢状短时反转恢复序列（STIR）（a）和造影后 T1 加权（b）矢状图像显示 L2 椎体内线性信号异常（图 a 和图 b 中的白色箭头）和 L3 的上终板畸形（图 a 和图 b 中的白色箭头尖），表明 L2 和 L3 的椎体压缩性骨折

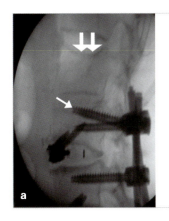
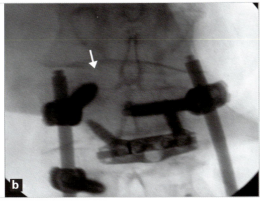

图 35.17 术中侧位（a）和前后位（b）荧光透视影像显示 L2 压缩骨折（a 中的白色粗箭头）和 L3 压缩骨折，并且椎弓根螺钉伸入 L2~L3 椎间盘间隙（图 a 和图 b 中的白色细箭头）

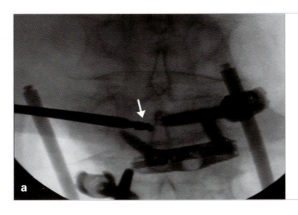
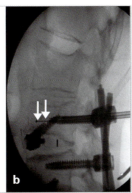

图 35.18 前后位（a）荧光透视影像显示，钻头（白色箭头）穿过左侧 L3 椎弓根，远离上终板。侧位（b）荧光透视影像显示，膨胀性球囊位于椎体左侧中心（白色箭头）

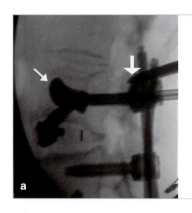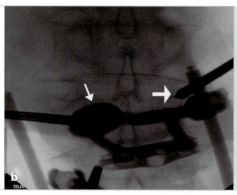

图 35.19 侧位（a）和前后位（b）荧光透视影像显示，球囊已充气，并形成了骨空隙（图 a 和图 b 中的白色细箭头）。还通过椎弓根入路在右侧放置了一步式插管器（图 a 和图 b 中的白色粗箭头）

然后，将钻头通过插管器穿过椎体的中心，靠近充气的左侧球囊（图 35.20）。然后用力转向 L2 椎体，放置双侧经椎弓根膨胀性球囊并充气。放置钻头后，右侧 L3 钻头未放置球囊，因为若与对侧椎弓根螺钉接触，球囊有破裂的风险（图 35.21）。然后在 L2 和 L3 水平注入聚甲基丙烯酸甲酯，并用骨水泥填充空隙（图 35.22）。最终图像显示，没有骨水泥渗漏或外渗（图 35.23）。

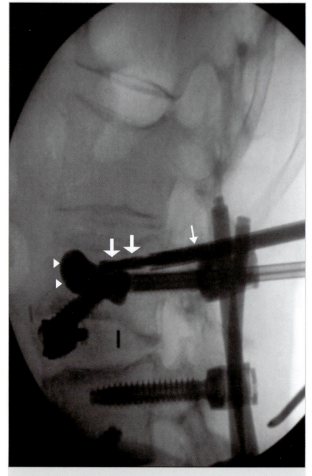

图 35.20 侧位荧光透视影像显示，钻头（白色粗箭头）穿过椎弓根旁插管器（白色细箭头）进入椎体。还可以看到充气的左侧球囊（白色箭头尖）

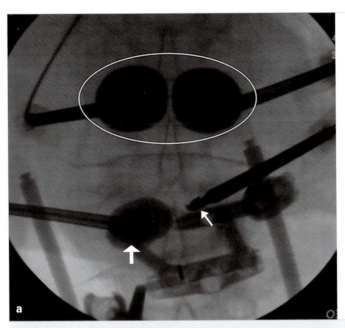
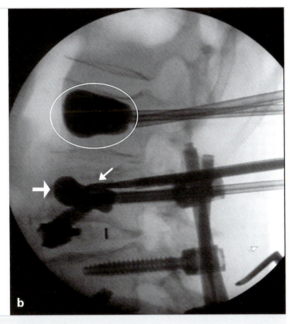

图 35.21 前后位（a）和侧位（b）荧光透视影像显示，左右膨胀性球囊在 L2 水平（白色圆圈）充气。最初放置了右侧 L3 钻头（图 a 和图 b 中的白色细箭头），但由于在对侧椎弓根螺钉上充气球囊会导致其破裂，因此未在该位置使用球囊

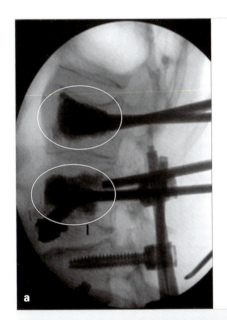
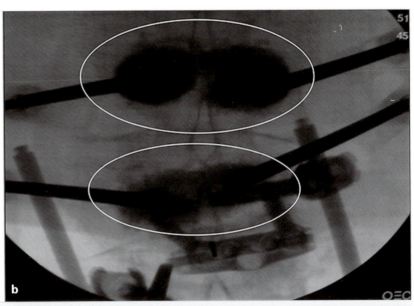

图 35.22 侧位（a）和前后位（b）荧光透视影像显示，骨水泥填充了 L2 和 L3（白色圆圈内的区域）的空隙

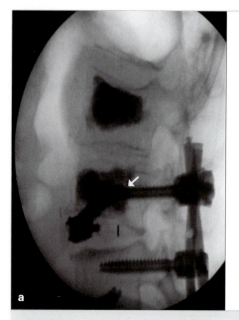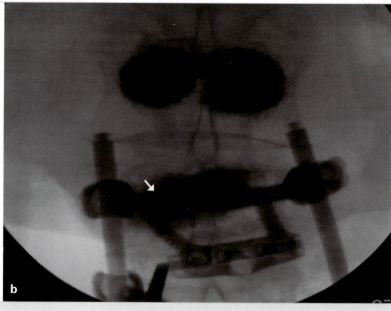

图 35.23 手术结束时的最终图像显示，无骨水泥渗漏或外渗，并且左侧 L3 椎弓根螺钉处于最佳位置（图 a 和图 b 中的白色箭头）

35.6.3 椎体成形术后复发性骨折的治疗

一例 74 岁的女性因口服类固醇激素而患有原发性骨质疏松症和继发性骨质疏松症，表现为术后腰部疼痛。该患者于 2012 年先后接受了 T6 椎体成形术和 T11 椎体成形术（图 35.24），并于 2013 年接手了 L2 球囊后凸成形术。观察到 L2 上终板进一步凹陷且骨水泥体积最小（图 35.25）。决定使用钻头、膨胀性球囊（IBT）、骨刮匙和羟基磷灰石骨水泥修复 L2 椎体（图 35.25~ 图 35.28）。

采用单侧椎弓根旁入路，以在复发性椎体塌陷处进入椎体上方（图 35.25）。使用钻头钻机进入塌陷部位（图 35.26），该塌陷部位高于先前存在的骨水泥，低于塌陷的上终板。为了引导球囊扩张到正确的位置，在中央椎体的上部和前部插入刮匙（图 35.27）。然后，在先前经刮匙治疗的椎体前部和中央椎体的上方扩张球囊（图 35.28）。使用骨水泥填充空隙，并支撑 L2 的上终板（图 35.29）。此外，由于骨折，还对 L1 椎体进行了椎体后凸成形术，仅在核磁共振成像上可见（图 35.29）。患者报告疼痛减轻了 90%，并于术后第二天出院。

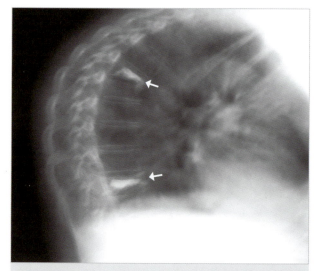

图 35.24 侧位 X 线片显示了 T6 和 T12 椎体成形术（白色箭头）

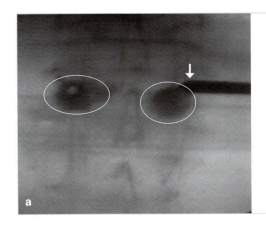
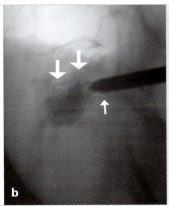

图 35.25　（a）前后位和（b）侧位荧光透视片显示，椎体充填扩张针（图 a 和图 b 中的白色细箭头）通过 L2 处先前增强的骨水泥进入椎体（图 a 中的白色圆圈）。具有最小体积的骨水泥和复发性塌陷（图 b 中的白色粗箭头）

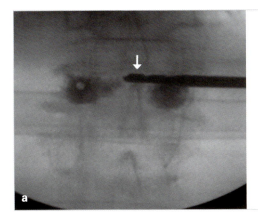
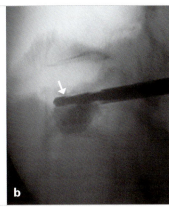

图 35.26　（a）前后位和（b）侧位透视图显示，使用钻头（图 a 和图 b 中的白色箭头）在 L2 上终板塌陷下方的骨水泥上侧面进行椎弓根旁入路

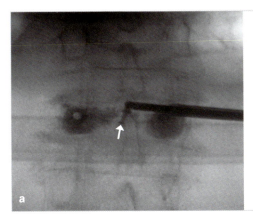
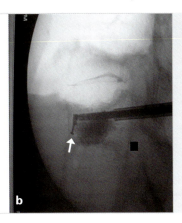

图 35.27　（a）前后位和（b）侧位荧光透视片显示，刮匙（图 a 和图 b 中的白色箭头）已插入上椎体的中央和前部，旨在引导球囊扩张到正确的位置

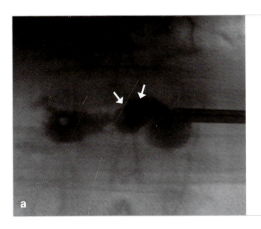
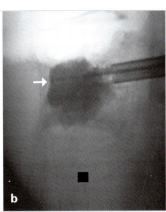

图 35.28　（a）前后位和（b）侧位荧光透视片显示，球囊在先前经刮匙治疗的中央椎体的上部、前部（图 a 和图 b 中的白色箭头）处扩张

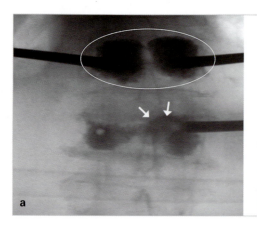
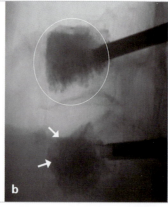

图 35.29 （a）前后位和（b）侧位荧光透视片显示，骨水泥填充了先前产生的空隙（图 a 和图 b 中的白色箭头）。由于骨折仅在磁共振成像上可见，因此在 L1 水平（图 a 和图 b 中的白色圆圈）也进行了球囊后凸成形术

35.6.4　椎体强化术后允许放置椎弓根螺钉

在某些情况下，椎体强化术后可能需要在椎体内放置椎弓根螺钉。若出现腰椎滑脱和椎管狭窄，则可能需要在以后进行减压和融合手术。在融合后的连接部处，通常需要在先前的增强水平附近进行手术减压和融合。骨质疏松症患者可能在需要修复的椎弓根螺钉周围骨折。无论出于何种原因，最理想的方式是能够轻松进入之前进行椎体强化术的椎体水平。

保持椎弓根螺钉置入的可达性的技术使用 4.2mm（8 号规格）的针头；一旦针头从骨水泥块内的位置拔出，就可以使用几乎任何一种脊柱内固定系统，用 5.5mm 的螺钉填充余隙孔（图 35.30）。这项技术涉及首先用与椎弓根螺钉置入相同的方法放置针头。针头放置采用双侧经椎弓根放置，并且螺钉应尽可能平行于终板。一旦放置了针头并进行了椎体强化术，至少一半针头应保留在椎体中，直到骨水泥充分硬化为止。拔出针头后，针孔仍留在骨水泥内（图 35.31、图 35.32）。从而方便以后使用克氏针重新插管。然后将椎弓根螺钉置于克氏针上，并拧入最佳位置。这项技术避免了使用难以操作的带孔螺钉，并允许用硬件稳定近端连接水平。在椎体强化术后数月至数年内，通常会保留通过骨水泥通道进入椎体的入路。

35.6.5　椎体强化术的技巧和技术

一例 76 岁的男性，在腰椎融合术后 2 个月出现腰痛。椎弓根螺钉和杆结构上部的 L2 椎体中可见椎体压缩骨折，并且在冠状面和矢状面中 L2 椎体的压缩率为 25%（图 35.33）。矢状短时反转恢复序列磁

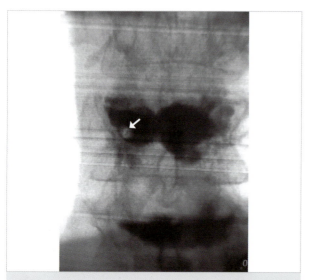

图 35.30　L1 椎体的前后位荧光透视片显示，骨水泥中有一个圆孔（白色箭头）

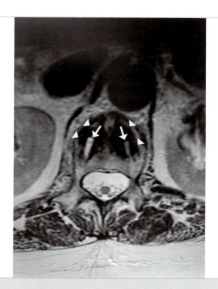

图 35.31　轴位 T2 加权磁共振成像显示了双侧骨水泥块（白色三角）内的针迹（白色箭头）

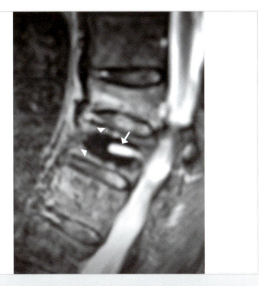

图 35.32 矢状短时反转恢复序列（STIR）磁共振成像显示了骨水泥块（白色三角）内充满液体的轨迹（白色箭头）

共振成像也显示了部分复位的裂隙（图 35.34）。

前后位荧光透视片显示，下椎弓根足够张开以进入椎体，因此选择了 3 号膨胀性球囊（图 35.35）。左侧下经椎弓根入路可实现钻头的最佳定位（图 35.36），并使用刮匙通过破坏阻止扩张的骨骼来帮助进行适当的球囊扩张（图 35.37）。刮除术后，在椎体内放置球囊以支撑并使骨折复位（图 35.38）。左侧骨水泥固定良好，但单侧入路仍有不足（图 35.39）。因此，右侧也采用了类似的技术进行插管。使用钻头横穿骨水泥团，以确保两个骨水泥团的最佳位置（图 35.40）。随后，使用球囊在右侧为对侧骨水泥注入创建空隙，以使水泥填充空隙并支撑终板 / 螺钉 – 骨连接处（图 35.41、图 35.42）。

患者诉疼痛立即缓解，行动能力得到改善，并停止使用助行器。这样，患者便可以照顾最近接受手术的配偶。医生还说明了可以使用合成代谢骨制剂治疗其潜在的骨质疏松症。

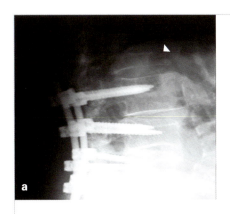
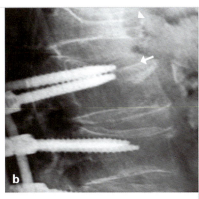
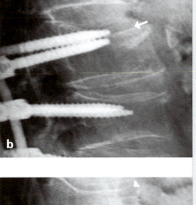
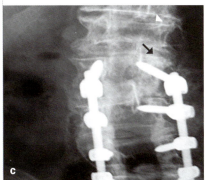
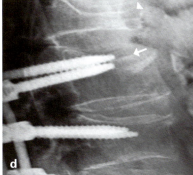

图 35.33 术后 2 个月进行的侧位 X 线片（a）和腰痛发作时的侧位 X 线片（b）。可见病理性椎体骨折的压缩率为 25%（图 b 和图 d 中的白色箭头）。注意到了冠状（图 c 中的黑色箭头）和矢状（图 b 和图 d 中的白色箭头）。还注意到了慢性 L1 骨折（白色箭头）

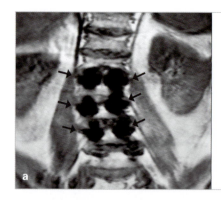 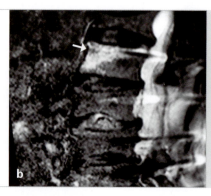

图 35.34 （a）冠状 T1 加权和（b）矢状短时反转恢复序列（STIR）图像显示，与站立位侧位 X 线片相比，椎弓根螺钉和杆结构（图 a 中的黑色箭头）以及骨折裂口（图 b 中的白色箭头）和仰卧位部分复位的效果更好

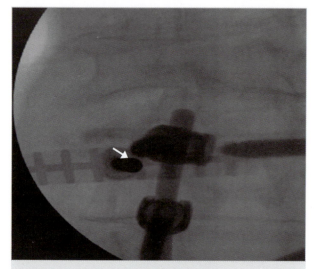

图 35.35 前后位荧光透视片显示，椎弓根下段椎体充填扩张针进入，正好低于现有椎弓根螺钉（白色箭头）。该段椎弓根可以通过经皮穿刺进入

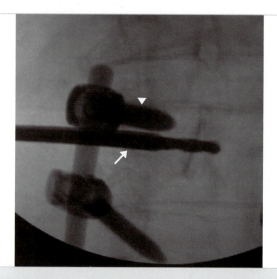

图 35.36 前后位荧光透视片显示，下经椎弓根入路、钻头（白色箭头）穿过椎弓根螺钉（白色箭头）下方进入椎体中心

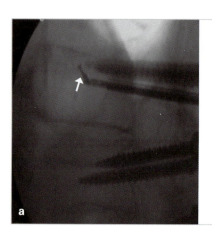 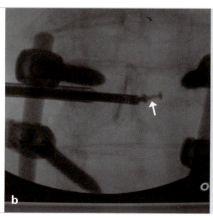

图 35.37 （a）侧位和（b）前后位荧光透视片显示，朝向前方和对侧椎体插入刮匙（图 a 和图 b 中的白色箭头），旨在引导球囊扩张到正确的位置

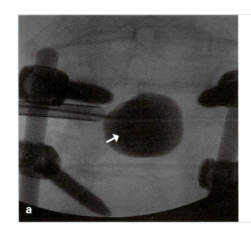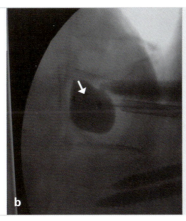

图 35.38　（a）前后位和（b）侧位荧光透视片显示，球囊在椎体中部（图 a 和图 b 中的白色箭头）和先前经刮匙治疗的区域同心扩张

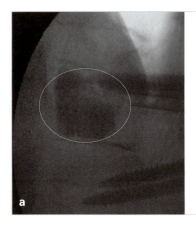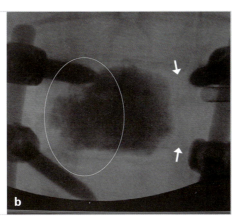

图 35.39　（a）侧位和（b）前后位荧光透视片显示，水泥位于椎体的中前部（图 a 中的白色椭圆形区域内），左侧黏合良好（图 b 中的白色圆圈内区域），但通过左侧的非管道方法，右侧水泥仍然不足（图 b 中的白色箭头）

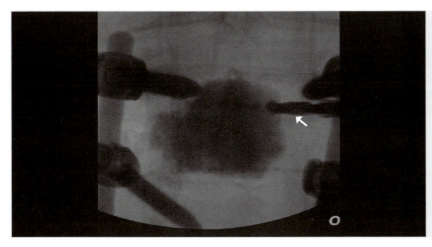

图 35.40　前后位荧光透视影像显示，钻头（白色箭头）穿过水泥团，并在右侧使用与之前在左侧所做的类似的方法进入椎体右侧，以便进行球囊扩张

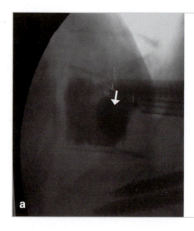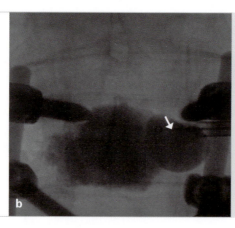

图 35.41 （a）侧位和（b）前后位荧光透视片显示了一个膨胀性球囊，该球囊（图 a 和图 b 中的白色箭头）可为对侧骨水泥注入创造空隙

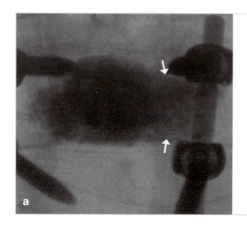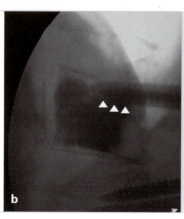

图 35.42 （a）前后位和（b）侧位荧光透视片显示，骨水泥填充了空隙（图 a 中的白色箭头）并支撑终板和螺钉 – 骨连接处（图 b 中的白色三角）

35.7　溶骨性转移性病变患者的射频消融术和椎体强化术

Bassem Georgy

一例 63 岁的男性，因转移性肺病扩散至脊柱而出现了腰痛。整个胸腰椎中可见多个病灶，术前计算机断层扫描（CT）显示在 T12 和 L1 水平出现相对明确的溶骨性病灶。T12 病灶累及椎体的左半部分，L1 病灶累及椎体前部的 2/3（图 35.43~ 图 35.45）。患者在查体时胸腰段水平存在剧烈叩击痛。进行椎体强化术旨在稳定脊柱和控制疼痛。由于疾病的局灶性，首先使用 STAR 消融器械（美国犹他州南约旦市 Merit Medical）对病灶进行射频消融。使用单侧椎弓根入路在两个水平上进行消融，平均每个水平消融 8min（图 35.44）。然后通过克氏针更换入路通道，并在消融病灶中心放置 Kiva 植入物（美国加利福尼亚州圣何塞市 Benvenue Medical）（图 35.45）。术后 CT 图像显示病灶中心植入物位置良好，注入少量骨水泥，且无渗漏（图 35.46）。

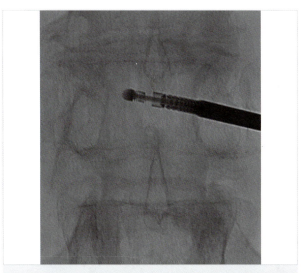

图 35.44　前后位荧光透视影像显示，射频消融装置通过单侧经椎弓根右侧入路放置

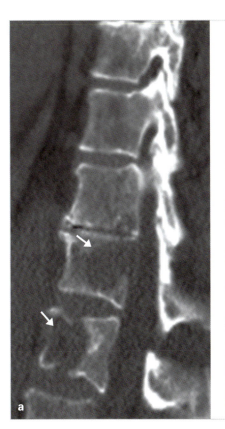

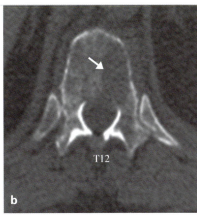

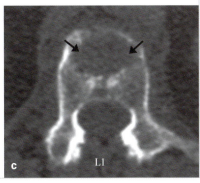

图 35.43　矢状位计算机断层扫描（CT）重建图像（a）显示涉及 T12 和 L1 椎体的溶骨性病灶（图 a 中的白色箭头）。轴位计算机断层扫描图像还显示涉及 T12 左侧椎体（图 b 中的白色箭头）和 L1 椎体前部（图 c 中的黑色箭头）的溶骨性病灶

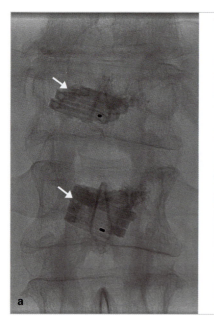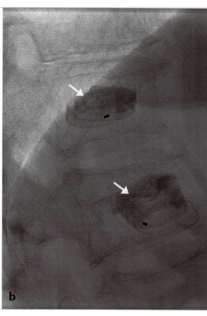

图 35.45 前后位（a）和侧位（b）荧光透视片显示，Kiva 植入物位于 T12 和 L1 椎体（图 a 和图 b 中的白色箭头）内

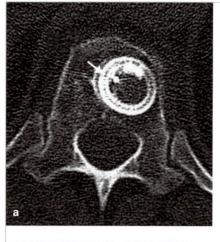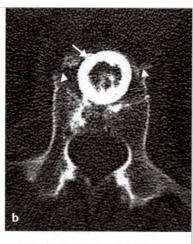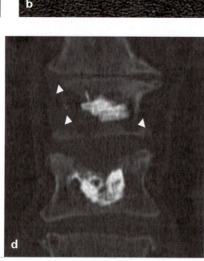

图 35.46 轴位（a，b）计算机断层扫描图像以及矢状位（c）和冠状位（d）CT 重建图像显示，Kiva 植入物和骨水泥（白色箭头）位于溶骨性转移灶（白色三角）内

35.8 血管造影无明显动静脉分流的脊椎血管瘤导致脊髓充血

John D. Barr, Marco C. Pinho

　　一例具有 2 个月的进行性下肢运动和感觉障碍，无法行走和尿失禁病史的 70 岁的男性患者。磁共振成像（MRI）显示 T2 脊髓信号强度（SI）异常增高，远端脊髓周围有多个流空，并且 T10 处具有较大的椎体血管瘤（图 35.47a，b）。由于患者过于肥胖［体质指数（BMI）50］，所以成像效果不佳。完整的脊髓血管造影未显示硬脑膜动静脉（AV）瘘，正如预期的那样。还观察到没有动静脉分流的 T10 血管瘤的血管增多（图 35.48）。

　　第二天进行的动态对比增强磁共振血管成像（MRA）显示，充盈异常扩张的髓周静脉前，T10 水平处早期硬膜外静脉丛增强（图 35.49）。尽管没有血管造影证实的动静脉分流，磁共振血管成像显示较大的 T10 血管瘤是动静脉分流和脊髓静脉高压的可能原因。通过经皮椎弓根注入总量为 5.5mL 的 Onyx-34（爱尔兰都柏林美敦力公司）来完成 T10 血管瘤的栓塞。该操作应在全身麻醉下进行。鉴于聚甲基丙烯酸甲酯的存在可能会使将来可能的任何外科手

术治疗变得复杂，因此选择了 Onyx 栓塞术，而不是聚甲基丙烯酸甲酯（PMMA）。

　　栓塞前即刻双侧 T10 肋间动脉造影及经皮直接椎体造影（图 35.50）再次显示椎体血管增多，且无动静脉分流。栓塞后的图像和动脉造影证实了伴有 Onyx 以及最小量残留血管增多的大面积椎体栓塞（图 35.51a，b）；因此，认为没有必要再进行经动脉血管栓塞术。从全身麻醉中醒来后，患者几乎立即报告下肢感觉改善。其症状在接下来的一个月里得到了明显改善，行动受限以及尿失禁也得到了改善。

　　栓塞后约 2 个月，患者开始出现症状恶化，并在第 4 个月时恢复到治疗前水平。再次进行磁共振成像和磁共振血管成像后显示，脊髓持续性异常 SI、多个流空、T10 水平硬膜外神经丛早期增强和髓周静脉扩张。通过经双侧 T10 肋间动脉注入总量为 4mL 的 Onyx-34 成功地完成了血管瘤的经动脉血管栓塞术（图 35.52a，b）；这比平常更困难，因为已经就位的 Onyx 削弱了新注入的 Onyx 的可视性。栓塞前即

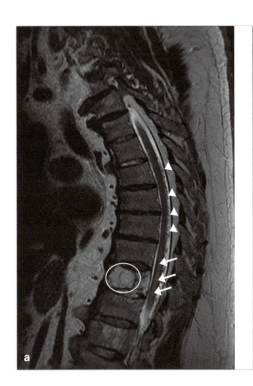
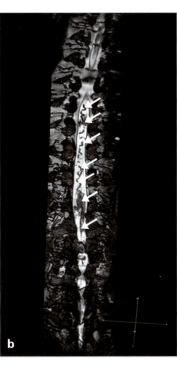

图 35.47 预处理 T2 加权矢状位磁共振成像（a）显示了远端脊髓信号强度增加（白色箭头），周围广泛的流空（白色三角），以及较大的 T10 血管瘤（白色圆圈）。平衡稳态自由进动（平衡快速场回波）的弯曲冠状面重建（b）更好地显示了曲折充血的静脉网（白色箭头）

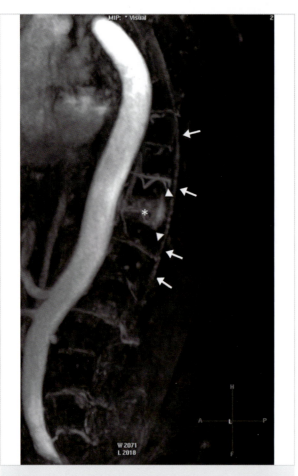

图 35.48　矢状位对比增强磁共振血管成像动脉晚期显示了 T10 肋间动脉增大和 T10 血管瘤（＊）血管增多。动态序列显示 T10 处硬膜外静脉丛早期充盈（白色三角），以及随后的髓周静脉充盈（白色箭头）

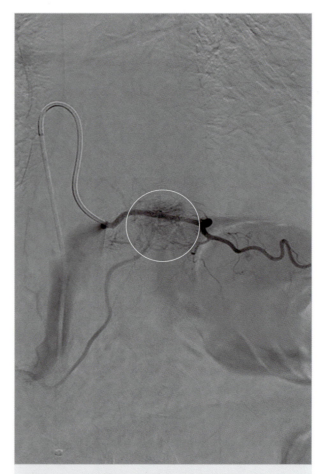

图 35.49　选择性左 T10 肋间动脉造影（前后位片）仅显示血管瘤（白色圆圈内的血管）的血管增多，且无动静脉分流

刻双侧 T9~T11 肋间动脉造影再次显示 T10 椎体血管增多，且无动静脉分流。患者的神经功能继续衰退，伴有截瘫和尿失禁，以及磁共振成像显示的脊髓肿胀和水肿恶化。由于患者过于肥胖可能会带来很高的风险，因此，为了彻底消除残留的动静脉分流而进行的开放式椎体次全切除术被认为不可行。

约 1 年后，患者开始出现剧烈的放射性中腹疼痛，这与 T10 皮节分布一致。然而其神经系统状态没有变化。重复进行的磁共振成像和磁共振血管成像显示，脊髓水肿明显恶化，现已超过 T3~T4 水平（图 35.53a，b），以及下胸椎脊髓新发的斑片状异常增强，和非增强坏死灶，这与静脉梗死一致，使慢性充血性脊髓病复杂化。认为必须彻底消除明显持续性动静脉分流，以预防伴上肢损伤的进行性脊髓病，并可能减轻新发神经根疼痛。开放式椎体次全切除术再次被认为具有不可接受的风险。

考虑了射频（RF）消融、射频消融联合聚甲基丙烯酸甲酯增强和立体定向放射外科手术等治疗方案。鉴于患者持续的剧烈疼痛，与放射外科手术有关的潜伏期等不利因素。鉴于两种栓塞治疗均未能彻底消除动静脉分流，我们认为射频消融与聚甲基丙烯酸甲酯增强相结合的成功率最高。但我们认识到注入过程中对聚甲基丙烯酸甲酯进行可视化将很困难，并且大量 Onyx 的存在增加了渗漏到椎管或神经孔的风险。然而，患者已基本达到或低于目标水平的脊髓功能丧失这一事实可以平衡这种额外的风险。主要治疗目标是预防进行性上行性脊髓病。在计算机断层扫描引导下或锥束计算机断层扫描下注入聚甲基丙烯酸甲酯被认为可以更精确地放置聚甲基丙烯酸甲酯，但由于患者过于肥胖，这些方法被使用。

初次治疗 17 个月后，患者在全身麻醉下使用

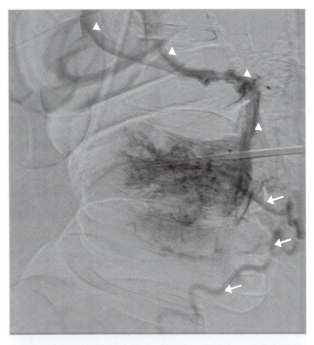

图 35.50 T10 椎体造影（侧位片）仅显示了血管瘤的硬膜外（白色箭头）和中心静脉（白色三角）引流

OsteoCool 系统（爱尔兰都柏林美敦力公司）进行 T10 射频消融。消融术前，进行了即刻椎体造影，但未发现动静脉分流。消融术后，注入总量为 7mL 的聚甲基丙烯酸甲酯，直到硬膜外神经丛出现极少量的隆起为止（图 35.54a，b）。治疗目标是尽可能阻断血供应并使血管瘤与硬膜外神经丛分离。

射频消融术和增强手术后，患者的疼痛几乎立即消失。其神经系统状态在其他方面保持稳定。最后一次手术后 5 个月进行的磁共振成像和磁共振血管成像显示，脊髓水肿、肿胀和增强得到缓解，下胸椎出现萎缩和骨髓软化（与静脉梗死的位置相对应），并且只有极少量的持续性动静脉分流（图 35.55a，b）。该病例因缺乏传统的基于导管的脊髓血管造影和直接椎体造影所证实的动静脉分流而值得关注。虽然这种分流在磁共振成像和动态磁共振血管成像上表现为异常的硬膜内流空，但尚未发现其他引起髓周静脉扩张的原因。第一次和第三次介入治疗后的积极治疗反应以及最后一次介入治疗后影像异常的几乎完全缓解证实了这种明显的细微动静脉分流会导致严重的脊髓静脉高压。

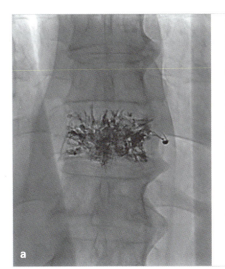
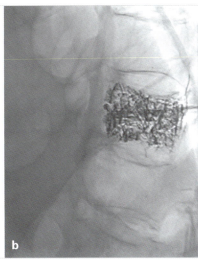

图 35.51 经皮后栓塞后的正位（a）和侧位（b）X 线片显示，Onyx 已广泛浸润了血管瘤

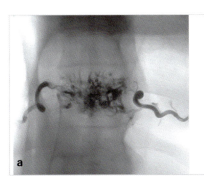
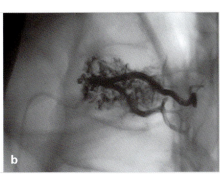

图 35.52 动脉栓塞后，后前位（a）和侧位（b）X 线片显示，其他 Onyx 已进一步浸润了血管瘤

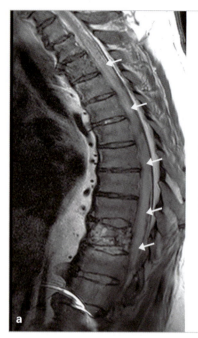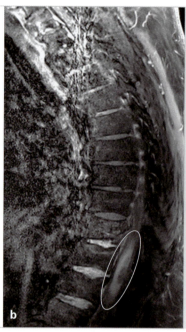

图 35.53 动脉栓塞术后 1 年进行磁共振成像检查。矢状面（a）中的 T2 加权图像显示脊髓信号强度异常增加，并且肿胀现在已扩展至上胸椎（白色箭头）。对比后 T1 加权像（b）显示，脊髓圆锥内有明显异常增强的区域（白色圆圈内），具有不规则的低增强病灶，这与静脉梗死位置一致

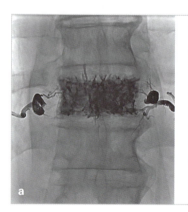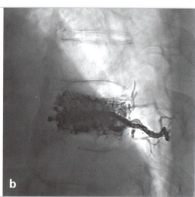

图 35.54 射频消融术后（a）后前位和（b）侧位增强 X 线片显示，聚甲基丙烯酸甲酯和 Onyx 已广泛浸润了血管瘤

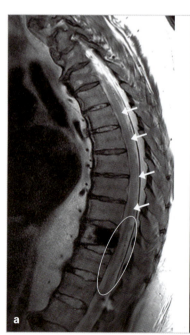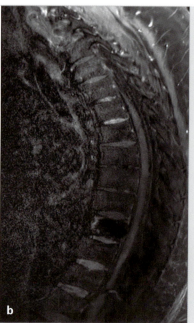

图 35.55 最后一次手术后 5 个月的矢状位 T2 加权（a）和 T1 加权对比增强（a）磁共振成像显示，脊髓水肿、肿胀和增强（白色箭头）有明显改善，下胸椎（白色圆圈内）出现萎缩和骨髓软化。动态磁共振血管成像（b）仅显示极少量持续性动静脉分流

35.9 采用椎体强化术器械治疗创伤性椎体骨折

Stefano Marcia

脊柱外伤是一种常见病，可引起轻微或严重的并发症。过去已经发布了多种试图确定稳定和不稳定骨折以及手术和非手术性骨折的分类系统（参见第二章）。创伤性椎体骨折可以定义稳定类型和不稳定类型的骨折根据脊柱三柱或者四柱理论。尽管文献中存在多种分类系统，但 Magerl 分类法是最常用的，该分类法将损伤类型分为具有多个亚型的压缩性损伤、旋转性损伤和牵张性损伤。严重程度从 A 增加到 C，在每个组中，通常亚组中的严重程度从 0.1 增加到 0.2~0.3。所有这些病理形态均由损伤机制支持，而损伤机制决定了损伤程度。损伤类型及其分组和亚组也可以提示治疗方式。

创伤性椎体骨折患者的治疗方式众所周知，并且已在许多方案中定义（第二章）。一个重要的因素是，是否存在相关的临床神经症状，如脊髓病、运动障碍和膀胱或肠道功能障碍。损伤特征可以通过使用诊断成像资源［如 X 线、磁共振成像（MRI）、多探测器计算机断层扫描（MDCT）或同时使用磁共振成像/多探测器计算机断层扫描］来进一步定义，但治疗理念和策略仍存在显著差异。

Magerl A1 型椎体压缩性骨折（VCF）是经皮椎体成形术（PVP）、经皮球囊后凸成形术（BKP）或椎体强化术（VA）的主要适应证，但这些类型的骨折也可以通过矫形装置，以及卧床休息至少为 3~6个月的医学干预或物理治疗进行治疗。这种非手术治疗（NSM）的有效性很低，并且不能有效降低椎体压缩性骨折恶化的可能性，还伴随着其他塌陷和后凸畸形的恶化。此外，还应考虑到矫形支架也将引起其他问题，如心肺疾病、睡眠障碍和胃肠蠕动下降。

A1 型和 A2 型骨折（A2.3 除外）被认为是稳定类型的骨折，而爆裂骨折和累及后壁的骨折，尤其是缺乏足够前柱支撑的 A3.3 型骨折被认为是不稳定类型的骨折。屈伸 – 牵张性损伤在 B1~B3 型骨折中属于不稳定类型的骨折。C 型骨折的不稳定性程度最高，其以旋转分量为特征。非手术治疗适用于 A1型、A2 型和一些评级较低的 A3 型骨折。在这些患者中，在急诊室或住院期间进行轴向移动和支具，随

后在物理治疗师的监督下进行活动和行走。在 A2.3钳形骨折中，可能需要进行手术治疗并进行二次前路椎体置换。爆裂骨折（A3）的特征是不能承受前向负荷，因此将这些骨折定为不稳定损伤。在 A3 骨折中，看不见的后路损伤率很高，若存在，则可以作为后路内固定的指征。

根据 AO 原理（解剖复位：骨折复位和固定，以恢复功能性解剖关系；稳定固定：根据骨折和损伤的具体类型要求，采用刚性固定或夹板固定；保持良好的血液供应：通过小心处理和轻柔的复位技术来保持软组织和骨骼的血液供应；早期活动：实现骨折部位和患者的早期安全活动)，作为球囊后凸成形术的发展和替代品，近几年来引入了椎体强化术机械装置。研制这些装置的目标是最大限度地恢复椎体高度，并尽可能恢复原始的解剖排列。临床经验表明，球囊后凸成形术的一个局限性是椎体弹性回缩可导致球囊放气后恢复的高度的丧失，同时由于椎体爆裂骨折难以用离心膨胀的球囊治疗而导致难以治疗 A2 骨折。由于某些置入式椎体充填扩张装置能够恢复椎体的生理高度，获得更均匀的骨水泥分布，并具有更好的轴向承载力，因此这种治疗方法当然可以治疗患有更复杂的 A2 和 A3 骨折，以及损伤较小的 Magerl A1 骨折的患者。由于某些椎体充填扩张装置可能会导致韧带断裂，因此可能会更好地复位较复杂的爆裂骨折，并且可以将骨折碎片拉到一起并使其稳定。市场上最常用的椎体充填扩张系统如下：Osseofix（美国加利福尼亚州卡尔斯巴德 Alphatec Spine Inc），一种自膨胀钛网笼；椎体支架（VBS；瑞士索洛图恩州辛迪思公司），一种球囊扩张钛支架；Tektona（瑞士日内瓦 SpineArt），一种椎体重塑系统；以及 SpineJack（法国巴尔马 Vexim），一种椎体支架。

这些手术可以在配有 C 形臂的手术室或血管造影室中进行。通常使用局部麻醉、中度镇静或深度镇静，但有些外科医生更喜欢使用全身麻醉。

所有这些植入物均需要相同的双侧椎弓根入路，通过使用前后位（AP）片或斜视图置入通道，然后在前后位投影中前进至椎弓根的内侧。从前后位片

中可以看到椎弓根内侧缘是一个非常重要的解剖标志，以检查并确保侧位片中显示的椎弓根是否在椎体后部，然后再将其推进椎体。

OsseoFix 网笼状植入物使用 2 根克氏针，将其插入到入路通道中，然后取出通道并将钻头插入椎体前 1/3 处。植入物输送系统有助于插入 2 个钛网笼。机械驱动系统用于以可控方式展开可膨胀笼。根据术前计算机断层扫描确定的术前计划选择钛网笼的大小。然后通过专用骨填充剂进行骨水泥注入。尽管传统的 OsseoFix 植入物与骨水泥一起使用，但是一些作者还介绍了不注入聚甲基丙烯酸甲酯的网笼植入物。

椎体支架装置代表了球囊后凸成形术的发展，其具有可膨胀的 CoCrWNi 合金支架，可通过球囊充气进行输送。通过工作通道，可使用金属钻头进入椎体前部，并为金属植入物的放置创建通道。然后拆下钻头，插入机械系统。连接这些系统，并在荧光透视引导下使球囊膨胀并使支架扩张。植入物展开后，将聚甲基丙烯酸甲酯注入由球囊和扩张支架形成的空腔中。可以通过缓慢注入系统（如骨填充剂）或 1mL 注射器注入骨水泥。通常使用高黏度骨水泥来防止外渗。

Tektona 装置的引入需要同样的双侧椎弓根入路。取出导锥内芯后，插入一根钝丝。插入后，在钝丝上使用预先装配有工作插管的金属钻进入椎体前部。然后将钻头从工作插管上断开并取下，并将椎体骨折复位器（VFR）机械系统插入工作通道中。插入椎体骨折复位器后，可以通过挤压手柄来扩展薄片。使用荧光透视引导检查薄片的位置及其膨胀程度，直到达到所需的骨折复位为止。达到所需的膨胀后，移除椎体骨折复位器，并将工作通道留在原位。然后制备聚甲基丙烯酸甲酯并将其注入空腔。使用骨水泥专用的混合装置混合，然后在连续的荧光透视引导下通过骨水泥填充物注入。然后移除骨填充物和工作通道。

SpineJack 植入物的概念不同于其他椎体充填扩张系统，因为其能够进行头尾向扩张（而不是大多数其他器械中看到的球形扩张）。这允许仅以优化高度恢复的方式将力施加在椎体终板上。由于骨折复位引起的韧带断裂，在这种高度恢复过程中也可以看到骨折片的复位。放置穿刺器入路锥后，插入克氏针。然后，使用手动空心铰刀为扩张创建路径。然后通过对侧椎弓根重复该过程。然后将植入物放入椎体中，并通过手动旋转多功能手柄进行扩张。植入物的扩张可实现骨折复位和高度恢复，并为骨折的椎体提供机械支撑。放置植入物后，可以在荧光透视引导下通过专用的骨填充剂注入骨水泥（图 35.56、图 35.57）。完成所有这些步骤后，患者将在

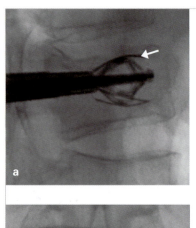
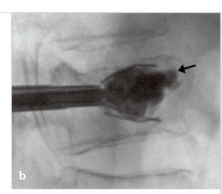
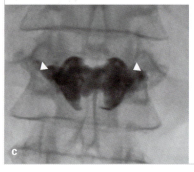
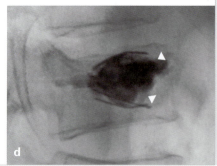
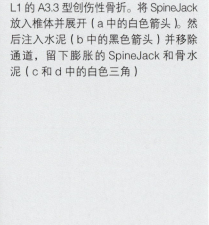

图 35.56 使用 SpineJack 器械治疗 L1 的 A3.3 型创伤性骨折。将 SpineJack 放入椎体并展开（a 中的白色箭头）。然后注入水泥（b 中的黑色箭头）并移除通道，留下膨胀的 SpineJack 和骨水泥（c 和 d 中的白色三角）

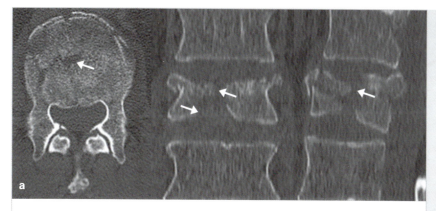

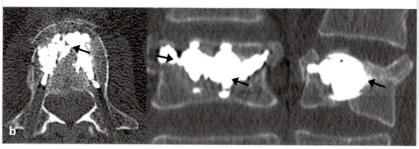

图 35.57　在放置 SpineJack 之前（a）和之后（b）进行计算机断层扫描检查。观察到 Magerl A3.3 骨折具有明显的骨折粉碎（图 a 中的白色箭头）和椎体高度损失。放置 SpineJack 并注入骨水泥后，骨折碎片显示稳定（图 b 中的黑色箭头），并且已恢复椎骨高度

医院接受 2~3h 的临床监护，然后出院。

　　市场上所有可用的各种器械均有其自己的特征和复位椎体压缩性骨折的方法。尽管大多数方法均能有效地复位骨折并稳定椎体，但 SpineJack 似乎最适合于治疗创伤性骨折，即使是 A2 或 A3 型骨折也可以单独使用，而无须任何其他后路器械。

参考文献

[1] Magerl F, Aebi M, Gertzbein SD, Harms J, Nazarian S. A comprehensive classification of thoracic and lumbar injuries. Eur Spine J 1994;3(4):184–201.

[2] Vaccaro AR, Lehman RA Jr, Hurlbert RJ, et al. A new classification of thoracolumbar injuries: the importance of injury morphology, the integrity of the posterior ligamentous complex, and neurologic status. Spine 2005;30(20): 2325–2333.

[3] Denis F. The three column spine and its significance in the classification of acute thoracolumbar spinal injuries. Spine 1983;8(8):817–831.

[4] Vaccaro AR, Oner C, Kepler CK, et al; AOSpine Spinal Cord Injury & Trauma Knowledge Forum. AOSpine thoracolumbar spine injury classification system: fracture description, neurological status, and key modifiers. Spine 2013;38(23):2028–2037.

[5] Zhang L, Zou J, Gan M, Shi J, Li J, Yang H. Treatment of thoracolumbar burst fractures: short-segment pedicle instrumentation versus kyphoplasty. Acta Orthop Belg 2013;79(6):718–725.

[6] Yi L, Jingping B, Gele J, Baoleri X, Taixiang W. Operative versus non-operative treatment for thoracolumbar burst fractures without neurological deficit. Cochrane Database Syst Rev 2006(4):CD005079.

[7] Fuentes S, Blondel B, Metellus P, Gaudart J, Adetchessi T, Dufour H. Percutaneous kyphoplasty and pedicle screw fixation for the management of thoraco-lumbar burst fractures. Eur Spine J 2010;19(8):1281–1287.

[8] Verlaan JJ, Dhert WJA, Oner FC. Intervertebral disc viability after burst fractures of the thoracic and lumbar spine treated with pedicle screw fixation and direct end-plate restoration. Spine J 2013;13(3):217–221.

[9] Muto M, Marcia S, Guarnieri G, Pereira V. Assisted techniques for vertebral cementoplasty: why should we do it? Eur J Radiol 2015;84(5):783–788.

[10] Filippiadis DK, Marcia S, Ryan A, et al. New implant-based technologies in the spine. Cardiovasc Intervent Radiol 2018;41(10):1463–1473.

[11] Verlaan JJ, van de Kraats EB, Oner FC, van Walsum T, Niessen WJ, Dhert WJ. Bone displacement and the role of longitudinal ligaments during balloon vertebroplasty in traumatic thoracolumbar fractures. Spine 2005;30(16): 1832–1839.

[12] Ender SA, Wetterau E, Ender M, Kühn JP, Merk HR, Kayser R. Percutaneous stabilization system Osseofix for treatment of osteoporotic vertebral compression fractures: clinical and radiological results after 12 months. PLoS One 2013;8(6):e65119.

[13] Eschler A, Ender SA, Ulmar B, Herlyn P, Mittlmeier T, Gradl G. Cementless fixation of osteoporotic VCFs using titanium mesh implants (OsseoFix): preliminary results. BioMed Res Int 2014;2014:853897.

[14] Hartmann F, Griese M, Dietz SO, Kuhn S, Rommens PM, Gercek E. Two-year results of vertebral body stenting for the treatment of traumatic incomplete burst fractures. Minim Invasive Ther Allied Technol 2015;24(3):161–166.

[15] Kruger A, Oberkircher L, Figiel J, et al. Height restoration of osteoporotic vertebral compression fractures using different intravertebral reduction devices: a cadaveric study. Spine J 2015;15(5):1092–1098.

[16] Noriega D, Maestretti G, Renaud C, et al. Clinical performance and safety of 108 spinejack implantations: 1-year results of a prospective multicentre single-arm registry study. BioMed Res Int 2015;2015:173872.

[17] Vanni D, Galzio R, Kazakova A, et al. Third-generation percutaneous vertebral augmentation systems. J Spine Surg 2016;2(1):13–20.

35.10 椎体强化术：提示和技巧

Wayne J. Olan

2018 年秋季，随着 Stryker 推出 SpineJack 器械，我们进入了椎体充填扩张和固定的新时代，本产品的使用，以及其适应证和性能的微妙之处，将有助于最大限度地提高操作人员成功率和患者的利益，并确保在使用本器械时获得最大的临床效益。

为了最大化 SpineJack 的效益并实现复位，我们使用一种简单的技术来确保充分利用了该器械的提升力和减少其还原力。提升 SpineJack 前，确保两个 SpineJack 均放置在适当位置并且具有足够宽的视野，然后对椎体进行前后位（AP）成像，以便观察到固定植入物的手柄的底部。确认手柄的底部与待处理椎体的下终板平行，可保证操作人员确保器械可以垂直于终板打开，并最大限度地促进最有效的终板提升和随后的椎体复位。请记住，患者的前后位并不总是意味着椎体的前后位。

参考文献

[1] A Prospective, Multicenter, Randomized, Comparative Clinical Study to Compare the Safety and Effectiveness of Two Vertebral Compression Fracture (VCF) Reduction Techniques: The SpineJack and the KyphX Xpander Inflatable Bone Tamp. The U.S. National Library of Medicine and Clinical Trials. gov Web site. https://clinicaltrials.gov/ct2/show/NCT02461810. Published May 1, 2018. Accessed October 31, 2018.

35.11　采用背根神经节刺激疗法治疗骨折后持续性压迫性神经根痛

Timothy Deer

2011 年，一项针对 10 例慢性神经痛患者的初步研究首次报道了目前形式的背根神经节（DRG）刺激。近年来，这种疗法已被批准在美国、欧洲和澳大利亚广泛用于局灶性神经性疼痛。在当前文献中，尚未报道使用背根神经节刺激来治疗椎体骨折和随后的椎体后凸成形术后的持续性神经痛。

该患者是一例 53 岁的女性，在翻车事故中 L1 椎骨发生创伤性骨折。该患者成功地接受了椎体强化术和椎体后凸成形术，该骨折累及椎体，并对后柱及邻近神经结构无明显损伤，但术后立即出现剧烈的烧灼性双侧脚痛。核磁共振成像检查显示尚无压迫或后凸，但疼痛持续存在，最终导致物理治疗、抗惊厥药和阿片类药物治疗失败。随后，该患者被转诊至一位介入性疼痛医生进行神经调节。

该患者在全身麻醉下接受双侧 S1 DRG 刺激，并进行神经监测（图 35.58）。在第十天缓解了 85% 的疼痛，随后患者接受了永久性置入。在 6 个月的随访中，L1 区域及脚痛都得到了很好的控制，患者在无须口服药物的情况下恢复了正常工作的状态。该病例显示了骨折充分稳定后对术后，但术后病程中并发神经性疼痛的潜在解决方案。

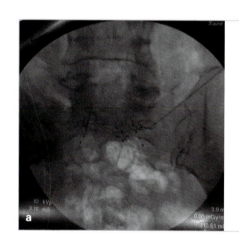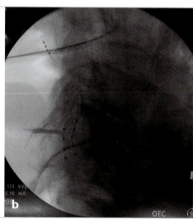

图 35.58（a，b）全身麻醉下用神经监测刺激双侧 S1 DRG

35.12 椎体强化术的技巧和诀窍

Neal H. Shonnard

35.12.1 热加速骨水泥

椎体压缩性骨折的骨水泥增强使用聚甲基丙烯酸甲酯（PMMA）或骨水泥。骨水泥通过产生放热反应的聚合过程进行固化和凝固。混合后立即对骨水泥施加约 120° F（1° F=1℃ ×1.8+32）的热量（图 35.59），持续 10~20s，以加速聚合过程，从而增加骨水泥的黏度。较浓的骨水泥可以更好地控制骨水泥的分布，并降低骨水泥椎体外渗漏的概率。骨水泥在水浴中加热后，立即注入骨水泥，并在侧位荧光透视下进行密切观察。

35.12.2 双侧骨水泥固定术的单侧椎弓根入路

标准的单侧椎弓根入路可一次穿过身体同侧的椎弓根或经椎弓根旁入路。将通道放入椎体中，然后将钻头插入并倾斜，以到达椎体前部的中线处（图 35.60）。取出钻头后，插入刮匙（图 35.61a），并向对侧椎弓根展开（图 35.61b，c）。将刮匙从椎体前部向后拉至椎体后 1/3 处（图 35.62）。将刮匙朝向椎体的对侧部分倾斜时，重复此技术，直到刮匙到达前后位片上观察到的对侧椎弓根的位置（图 35.61c）。球囊的后续膨胀（图 35.63）将倾向于符合先前刮除的位置，并且骨水泥也将流入由刮匙和球囊形成的空腔中（图 35.64）。

35.12.3 避免错节段手术

用于确定预期治疗水平的可靠术中 X 线技术使

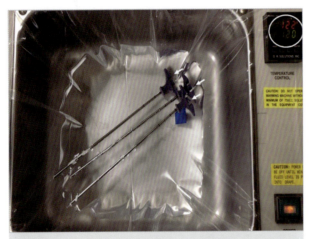

图 35.59 在 120° F（白色圆圈）下进行热浴，以提高骨水泥的黏度。将骨填充剂与骨水泥（白色箭头）放置在水浴中 10~15s

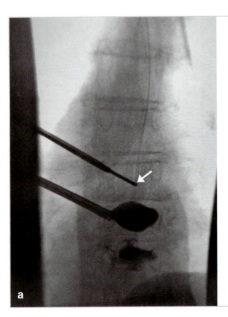
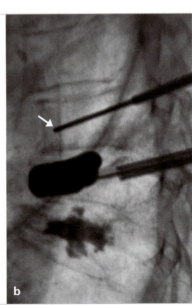

图 35.60 正中胸椎的（a）前后位和（b）侧位荧光透视片显示，钻头倾斜到椎体（图 b 中的白色箭头）前部的中线处（图 a 中的白色箭头）

用置于 L2 水平的 14 号规格针头。使用 L2 椎弓根处的 14 号规格针头作为参考点，从骨盆向近端计数腰椎水平。荧光透视向近侧移动，以计算远端胸椎水平，直到达到预期水平（图 35.65）。这项技术有助于确定非移位的中部、近端胸椎体骨折，并避免错节段手术入路。

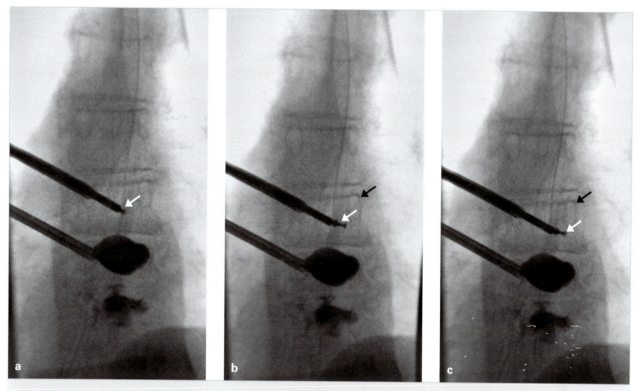

图 35.61　正中胸椎的前后位荧光透视片显示，取出钻头后，插入刮匙（图 a 中的白色箭头），并朝对侧椎弓根展开（图 b 和图 c 中的白色箭头；图 b 和图 c 中的黑色箭头显示椎弓根）

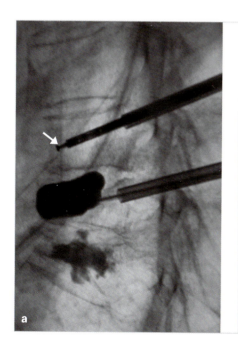
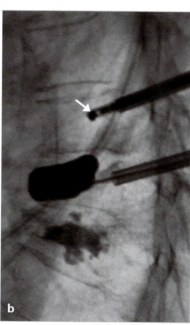

图 35.62　（a，b）正中胸椎的侧位荧光透视片显示，将刮匙从前椎体向后拉至椎体的后 1/3 处（白色箭头）

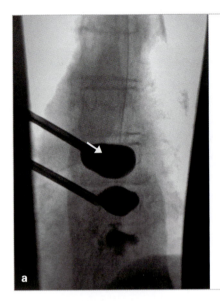
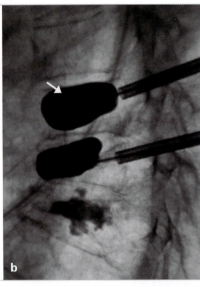

图 35.63 正中胸椎的（a）前后位和（b）侧位荧光透视片显示，先前刮除位置的球囊扩张（图a和图b中的白色箭头）

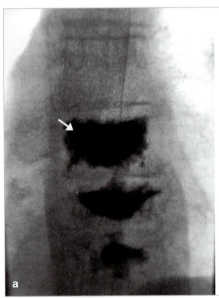
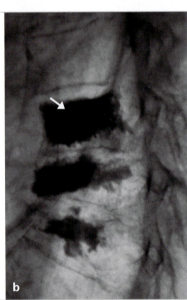

图 35.64 正中胸椎的（a）前后位和（b）侧位荧光透视片显示，刮匙和球囊形成的空腔位置填充了足够的骨水泥（图a和图b中的白色箭头）

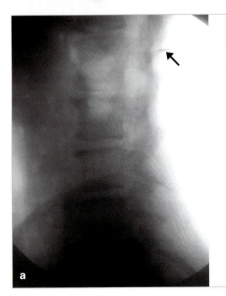
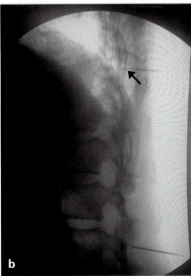

图 35.65 腰椎（a）和胸腰段（b）的侧位荧光透视片显示，L2椎弓根后方有一根14号规格的针头（a中黑色箭头）。将第二根针放置在T10后面紧靠目标的位置（图b中的黑色箭头）

35.13　伴扁平椎的胸椎压缩骨折治疗

J. Dana Dunleavy

其中包括一例胸椎扁平椎。有趣的是，这强调了及时治疗压缩性骨折患者的重要性，因为在识别和治疗之间的间隔中骨折会继续发展。

许多实践不治疗胸椎压缩性骨折（甚至有人散布虚假信息，认为腰椎强化术具有临床益处，而胸椎强化术没有益处），也不治疗扁平椎或爆裂骨折，因为具有"不安全性"。上述两种情况背后的事实是，其在技术上更具挑战性，但同样有助于治疗，而且只要有适当的计划和技术，可以非常安全地实现最佳结果（图 35.66~ 图 35.70）。

与腰椎相比，胸椎椎弓根较短、较窄，并且头尾角更大，因此切口应该比计划手术的节段更偏向头侧。在所提供的病例中，在显著压缩骨折内置入弯曲通道的同时，还使用 Merit 定向骨凿（犹他州南约旦市 Merit Medical Systems，Inc）获得了椎弓根内入路。

从而实现良好的骨水泥填充，并且骨水泥不会渗入椎间板间隙。许多外科医生期望并允许椎间板间隙内存在骨水泥，因为这被认为是胸扁平椎无法避免的情况。但这种方法表明，可以得到很好的高度恢复和骨水泥填充，并具有改善的稳定性，而且骨水泥不会外渗至椎间板间隙中。

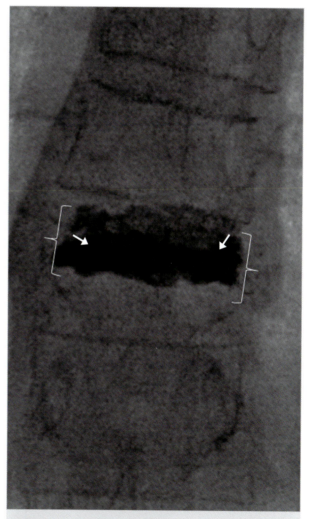

图 35.67　手术结束时获得的前后位荧光透视影像显示，治疗后的严重骨折内高度恢复良好（白色大括号）和骨水泥填充良好（白色箭头），并且没有任何骨水泥外渗到椎动脉丛、椎间板或硬膜外间隙

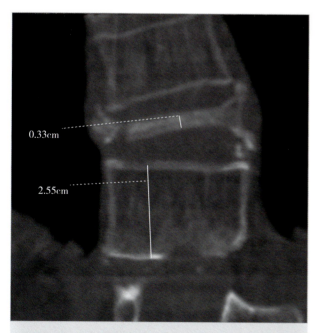

0.33cm

2.55cm

图 35.66　在血管造影套件（冠状面）中获得的计算机断层扫描显示，胸椎椎体骨折厚度仅为 3mm，而相邻椎体的厚度为 26mm，相差 8.7 倍

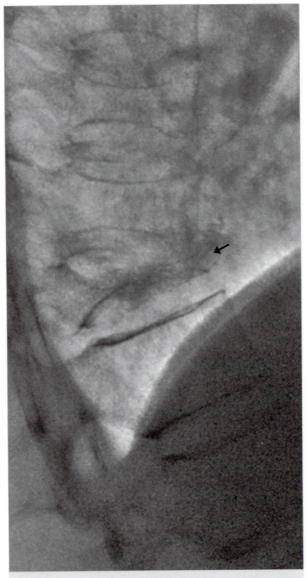

图 35.68 术中侧位荧光透视影像显示，因严重的椎体压缩而造成的目标范围（黑色箭头）较小

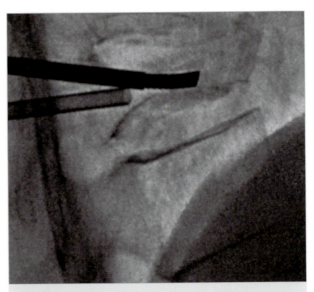

图 35.69 尽管单侧椎弓根治疗可行，但在严重压缩骨折中需使用双侧椎弓根技术，以最大限度地填充骨水泥

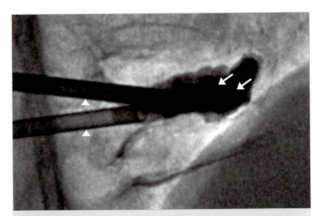

图 35.70 侧位荧光透视影像显示，已通过两个通道（白色箭头）推送到椎体内的骨水泥（白色三角）。若一次只向一侧通道注入骨水泥，则应将针芯置于骨导针内，以避免骨水泥穿过中线进入对侧通道，否则骨水泥会在对侧通道内硬化，从而妨碍通过该侧进行治疗

35.14 经前外侧入路椎体成形术治疗 C3 椎体骨髓瘤

Bassam Hamze, Jean-Denis Laredo

椎体成形术在脊柱多发性骨髓瘤的治疗中占有重要地位。然而，颈椎椎体成形术相对少见，通常通过前外侧入路进行。

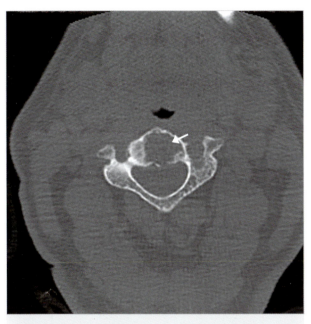

图 35.71 C3 椎体的轴位计算机断层扫描图像显示，C3椎体发生骨溶解（白色箭头）

病例报告

一例 63 岁的男性，因持续性颈痛而就诊。X 线片显示，C3 椎体骨溶解不良。血液和骨髓样本显示了多发性骨髓瘤。计算机断层扫描（CT）（图 35.71）和磁共振成像（MRI）显示，椎体松质骨严重破坏，而皮质骨保存相对较好。椎体后皮质保存大体完整，并且肿瘤无硬膜外浸润。

经过多学科会诊后，决定采用椎体成形术治疗该病灶。在全身麻醉，以及透视引导下进行该手术。患者处于卧位，头部处于中间位置。手臂向下拉，以便于 C3 侧位荧光透视片检查。用手按压颈动脉和颈静脉以使其分开，并通过颈动脉 - 颈静脉束和气管食管解剖之间的前外侧上升入路，推进 11 号规格 ×100mm 长的穿刺器（犹他州南约旦市 Merit Medical 肯辛通同轴骨活检套件）。前后位荧光透视片显示，C3 椎体接近中线，侧位荧光透视片显示，已将通道推入椎体。总量为 2.5mL 的聚甲基丙烯酸甲酯（PMMA；Vertecem V+DePuy Synthes）在侧位荧光透视下缓慢注入椎体（图 35.72）。

术后 CT 显示，无骨水泥外渗（图 35.73）。患者在介入治疗 6h 后能够站立。术后几天均无大碍，并且颈痛由术前 80/100mm 降至术后 20/100mm。

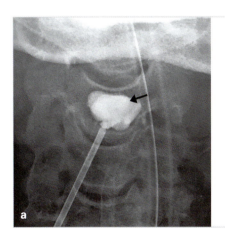
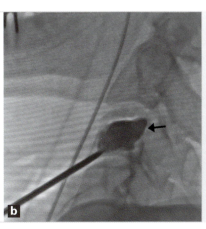

图 35.72 前后位（a）和侧位（b）荧光透视影像显示，使用聚甲基丙烯酸甲酯骨水泥填充 C3 椎体（图 a 和图 b 中的黑色箭头）

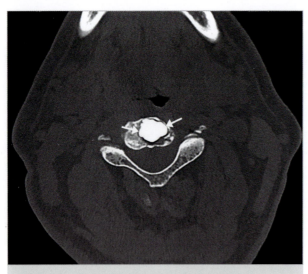

图 35.73 C3 椎体的轴位计算机断层扫描图像显示，骨溶解区域内的聚甲基丙烯酸甲酯（白色箭头）

参考文献

[1] McDonald RJ, Trout AT, Gray LA, Dispenzieri A, Thielen KR, Kallmes DF. Vertebroplasty in multiple myeloma: outcomes in a large patient series. AJNR Am J Neuroradiol 2008;29(4):642–648.

[2] Pflugmacher R, Schleicher P, Schröder RJ, Melcher I, Klostermann CK. Maintained pain reduction in five patients with multiple myeloma 12 months after treatment of the involved cervical vertebrae with vertebroplasty. Acta Radiol 2006;47(8):823–829.

35.15 椎体后凸成形术后再骨折

James R. Webb

有时，患者在椎体后凸成形术后疼痛会得到部分缓解，此外，还可以通过注入其他聚甲基丙烯酸甲酯（PMMA）来缓解此疼痛。在严重压缩性骨折（如扁平椎畸形或粉碎性 Magerl A 型骨折）中，骨折稳定性不足的情况更为常见。一般而言，这是因为疼痛是由微观的骨小梁运动导致，并且骨折线处没有足够的聚甲基丙烯酸甲酯来充分稳定椎体并缓解疼痛。大多数情况下，这是由于在骨水泥注入过程中采取了谨慎措施，而且不可预测。决定患者是否再次骨折或骨折是否不稳定的关键因素是患者在治疗后是否被转诊至叩击检查阴性（CFPE）。若没有，而且这种检查方法仍然会引起疼痛，则作者认为这种情况是骨折未愈合，而不是复发性骨折。

更为常见的情况是，在首次椎体后凸成形术后无症状的患者出现再骨折。这可能在初次手术后的几天或几年内发生。记录再骨折的最明确方法是在术后随访期间将叩击检查从阳性转换为阴性。然后，在某个时候，患者可能会在先前治疗的水平上发展出新的骨折，导致叩击检查再次呈阳性。作者在每次随访时均会记录所有水平（T1~L5）的叩击检查结果。这不仅有助于记录骨折的时间和年龄，还有助于记录那些具有多个叩击检查阳性水平和多处骨折患者在不同时间治疗的进展情况。

应以与原发性骨折相同的方式处理再骨折。患者进行其他保守治疗失败后，椎体后凸成形术对复发性骨折有效。有时只有椎体内有足够的空间进行椎体成形术，术前计划计算机断层扫描通常有助于分析现有的骨水泥形态并找到合适的针入路。横切面成像有助于确定残留骨质且聚甲基丙烯酸甲酯较

少的区域。这些部位通常与引起疼痛的残余骨折有关。除此之外，影像诊断还存在问题，因为没有明确的标准可帮助确定复发性椎体骨折。

在平片上，椎体再骨折很少表现为出现其他塌陷。椎旁短时反转恢复序列（STIR）水肿或椎体内水肿与预期不相称，这可能是确认再骨折最有用的影像学发现。椎体后凸成形术后，增强的短时反转恢复序列信号和放射性示踪剂摄取均很常见，并且通常认为在椎体强化术后属于正常情况。因此，治疗临床医生必须：（1）了解影像诊断再骨折的局限性；（2）仅凭临床病史和体检就能轻松诊断骨折。

根据作者的经验，与先前的研究相比，很少见到明显的确定性骨折结果，如 T1 低信号骨折线、充满液体的不稳定裂隙或显著增加的短时反转恢复序列信号，但偶尔也会发现这些结果，并能够在诊断成像研究中找到。

这些数据表明了一例 60 岁的女性患有继发性骨质疏松症的典型案例，主要是由于慢性选择性 5 羟色胺再吸收抑制剂（SSRI）和甲状腺功能减退所致。其 T 评分为 −1.5 分，并且在初次就诊时发现有 6 个轻度高度损失性椎体压缩性骨折。治疗后，表现为在 T5 水平和 T9 水平叩击时出现复发性疼痛，并抱怨疼痛，其疼痛量表上评分为 10/10 分。然后，她接受了椎体后凸成形术，并注意到在术后 4 天疼痛得到改善，在术后 1 个月的随访中，疼痛评分保持在 2/10 分，4 个月后达到 1/10 分。第一次椎体后凸成形术是 5 年前在 T9 水平上进行，第二次椎体后凸成形术是在 7 个月前在 T5 水平上进行（图 35.74、图 35.75）。

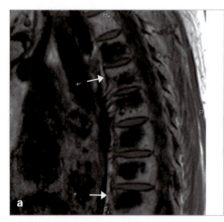 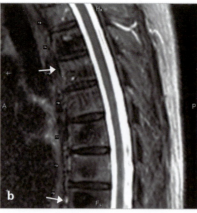

图 35.74 （a）矢状位 T1 加权磁共振成像显示，T5 和 T9 水平上没有任何特定的 T1 低信号骨折线（白色箭头）。（b）矢状短时反转恢复序列（STIR）磁共振成像显示，在所有先前治疗的水平上，非特异性短时反转恢复序列升高（白色箭头表示非特异性骨髓和椎旁信号增强）。例如，在 T5 水平时，骨髓中短时反转恢复序列信号的增强并不比 T6 水平或其他治疗水平时大

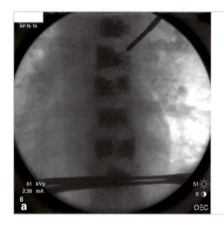 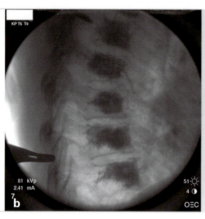

图 35.75 （a）前后位荧光透视影像显示，T5 水平和 T9 水平上的标记与叩击检查时引起的患者疼痛位置相对应。这些区域在椎体后凸成形术期间开始减轻。（b）侧位荧光透视影像显示，胸椎椎体似乎充满了聚甲基丙烯酸甲酯，这表明椎体骨折常发生在似乎得到较好治疗的椎体中

35.16 三联疗法治疗椎体压缩骨折

Michael J. DePalma

我们将非愈合性骨质疏松性椎体压缩骨折（VCF）的合理治疗方案称之为三联疗法，包括：（1）经皮（椎体强化术）稳定骨折；（2）潜在代谢性骨疾病的治疗；（3）适当和适应性姿势和身体力学的运动训练。经皮椎体强化术治疗非愈合性骨质疏松性椎体压缩骨折疼痛可持续减低椎体压缩骨折的发病率和死亡率，并可通过直接注入骨水泥或骨胶或在骨水泥固化前产生空隙来进行。各种各样的骨折增强装置均容易获得，并且每种均与成功的专利要求有关。但与选择合适的患者相比，使用哪种骨折修复方法对确定治疗是否成功可能并不是很重要。

尽管在磁共振成像检查中可见广泛的骨水肿，但仍可观察到无症状的椎体压缩骨折。新的报告也表明，椎体压缩骨折的节段水平上的椎间关节可成为静态或无痛椎体压缩骨折患者腰痛的来源。因此，尽管磁共振成像显示形态异常，但椎体压缩骨折可能不是造成患者腰痛的原因。在磁共振成像或计算机断层扫描（CT）上观察到的椎体压缩骨折的存在必须得到临床医生进行查体之后的实践支持。假设仰卧位对疼痛的椎体压缩骨折敏感且特殊，则叩击推定疼痛的椎体压缩骨折时会产生疼痛。

仅稳定椎体压缩骨折本身不足以充分治疗骨折和降低复发性椎体压缩骨折的风险。患有骨质疏松性椎体压缩骨折后一年内，仅 25% 的患者被开具了治疗其潜在的骨疾病的处方药。开始用药后，患者的依从性会发生变化，并且在开始用药后的 6~12 个月内，患者的依从性可能会下降到 1/4。接受双膦酸盐治疗至少 5 年的骨质疏松症患者的椎体压缩骨折发生率与未接受治疗的患者相似。除非有禁忌证，否则用阿巴洛肽或特立帕肽进行药物治疗，并结合适量的维生素 D 和钙补充剂，这样有助于促进骨愈合，并减少 65%~86% 的新骨折的发生。激素缺乏，如老年男性睾酮水平降低，可能导致骨量减少或骨质疏松症，因此，此类情况也必须加以解决。这一综合方法有助于降低发生其他椎体压缩性骨折的风险，并直接解决和治疗患者骨质疏松性骨折的根本原因。

驼背姿势可能会导致脊柱后凸加剧，从而增加其他椎体压缩骨折的风险。成功减少后凸畸形的策略可能包括多个方面，如通过优化椎体高度和改善姿势维持性来使骨折复位。患者的姿势、神经肌肉调节和退行性椎间盘疾病与日常活动和骨折风险之间的有动态关系。随着年龄的增长，功能性肌肉运动单位也会逐渐退化，从而降低个人的姿势控制能力，进一步导致脊柱后凸。在健康绝经后女性中，一项为期 2 年的结构化背部伸张锻炼计划已经证明，在计划终止后长达 8 年的时间内，仍可以降低椎体压缩骨折的发生率并增加骨密度。同样，椎体压缩骨折强化后的运动训练减少了椎体压缩骨折的数量。尽管直观，但客观证据也表明，伸展运动有助于保持骨密度，并能够防止基线和其他椎体压缩骨折，这可能是由于姿势和脊柱稳定性得到了改善。

参考文献

[1] Alvarez L, Alcaraz M, Pérez-Higueras A, et al. Percutaneous vertebroplasty: functional improvement in patients with osteoporotic compression fractures. Spine 2006;31(10):1113–1118.

[2] Taylor RS, Taylor RJ, Fritzell P. Balloon kyphoplasty and vertebroplasty for vertebral compression fractures: a comparative systematic review of efficacy and safety. Spine 2006;31(23):2747–2755.

[3] Hulme PA, Krebs J, Ferguson SJ, Berlemann U. Vertebroplasty and kyphoplasty: a systematic review of 69 clinical studies. Spine 2006;31(17):1983–2001.

[4] Linovitz R, Westerlund E, Peppers T, et al. An evaluation of the safety and efficacy of an alternative material to polymethylmethacrylate bone cement for vertebral augmentation. White Paper; 2010.

[5] Wardlaw D, Cummings SR, Van Meirhaeghe J, et al. Efficacy and safety of balloon kyphoplasty compared with non-surgical care for vertebral compression fracture (FREE): a randomised controlled trial. Lancet 2009;373(9668):1016–1024.

[6] McKiernan FE. The broadening spectrum of osteoporotic vertebral fracture. Skeletal Radiol 2009;38(4):303–308.

[7] Bogduk N. The pain of Vertebral Compression Fractures Can Be in the Posterior Elements. ISIS 16th Annual Scientific Meeting, Las Vegas, NV; 2008:201–202.

[8] Langdon J, Way A, Heaton S, Bernard J, Molloy S. Vertebral compression fractures--new clinical signs to aid diagnosis. Ann R Coll Surg Engl 2010;92(2):163–166.

[9] Andrade SE, Majumdar SR, Chan KA, et al. Low frequency of treatment of osteoporosis among postmenopausal women following a fracture. Arch Intern Med 2003;163(17):2052–2057.

[10] McCombs JS, Thiebaud P, McLaughlin-Miley C, Shi J. Compliance with drug therapies for the treatment and prevention of osteoporosis. Maturitas 2004;48(3):271–287.

[11] Tosteson ANA, Grove MR, Hammond CS, et al. Early discontinuation of treatment for osteoporosis. Am J Med 2003;115(3):209–216.

[12] Segal E, Tamir A, Ish-Shalom S. Compliance of osteoporotic patients with different treatment regimens. Isr Med Assoc J 2003;5(12):859–862.

[13] Liberman UA, Weiss SR, Bröll J, et al; The Alendronate Phase III Osteoporosis Treatment Study Group. Effect of oral alendronate on bone mineral density and the incidence of fractures in postmenopausal osteoporosis. N Engl J Med 1995;333(22):1437–1443.

[14] Miller PD, Hattersley G, Riis BJ, et al; ACTIVE Study Investigators. Effect of abaloparatide vs placebo on new vertebral fractures in postmenopausal women with osteoporosis: a randomized clinical trial. JAMA 2016;316(7):722–733.

[15] Neer RM, Arnaud CD, Zanchetta JR, et al. Effect of parathyroid hormone (1–34) on fractures and bone mineral density in postmenopausal women with osteoporosis. N Engl J Med 2001;344(19):1434–1441.

[16] Kayanja MM, Togawa D, Lieberman IH. Biomechanical changes after the augmentation of experimental osteoporotic vertebral compression fractures in the cadaveric thoracic spine. Spine J 2005;5(1):55–63.

[17] Sinaki M, Itoi E, Wahner HW, et al. Stronger back muscles reduce the incidence of vertebral fractures: a prospective 10 year follow-up of postmenopausal women. Bone 2002;30(6):836–841.

[18] Pollintine P, Dolan P, Tobias JH, Adams MA. Intervertebral disc degeneration can lead to "stress-shielding" of the anterior vertebral body: a cause of osteoporotic vertebral fracture? Spine 2004;29(7):774–782.

[19] McComas AJ, Fawcett PR, Campbell MJ, Sica RE. Electrophysiological estimation of the number of motor units within a human muscle. J Neurol Neurosurg Psychiatry 1971;34(2):121–131.

[20] Huntoon EA, Schmidt CK, Sinaki M. Significantly fewer refractures after vertebroplasty in patients who engage in back-extensor-strengthening exercises. Mayo Clin Proc 2008;83(1):54–57.

索引